科学出版社普通高等教育案例版医学规划教材

供药学、药物制剂、临床药学、药物分析、药物化学、中药学、制药工程、医药营销等专业使用

案例版

人体解剖生理学

第 2 版

主　　编　邢德刚　付元山
副 主 编　涂永生　张义伟　孙艳宏
编　　委（按姓氏汉语拼音排序）

巴迎春	昆明医科大学	付元山	大连医科大学
胡光强	西南医科大学	霍福权	西安交通大学
李　晶	佳木斯大学	李　丽	牡丹江医科大学
李筱贺	内蒙古医科大学	孟金兰	广东药科大学
欧阳厚淦	江西中医药大学	孙艳宏	内蒙古医科大学
涂永生	广州医科大学	伍庆华	江西中医药大学
邢德刚	广东药科大学	殷盛明	大连医科大学
张　量	沈阳医学院	张　敏	莆田学院
张艳丽	大连医科大学	张义伟	宁夏医科大学
赵海燕	首都医科大学		

编写秘书　曾　志　广东药科大学

科学出版社

北　京

郑 重 声 明

为顺应教学改革潮流和改进现有的教学模式，适应目前高等医学院校的教育现状，提高医学教育质量，培养具有创新精神和创新能力的医学人才，科学出版社在充分调研的基础上，首创案例与教学内容相结合的编写形式，组织编写了案例版系列教材。案例教学在医学教育中，是培养高素质、创新型和实用型医学人才的有效途径。

案例版教材版权所有，其内容和引用案例的编写模式受法律保护，一切抄袭、模仿和盗版等侵权行为及不正当竞争行为，将被追究法律责任。

图书在版编目（CIP）数据

人体解剖生理学 / 邢德刚, 付元山主编. -- 2 版. -- 北京：科学出版社, 2024.6. -- (科学出版社普通高等教育案例版医学规划教材). -- ISBN 978-7-03-078793-4

I. R324

中国国家版本馆 CIP 数据核字第 20249XN144 号

责任编辑：李　植 / 责任校对：宁辉彩
责任印制：赵　博 / 封面设计：陈　敬

科学出版社 出版
北京东黄城根北街 16 号
邮政编码：100717
http://www.sciencep.com

北京市金木堂数码科技有限公司印刷
科学出版社发行　各地新华书店经销

*

2016 年 8 月第　一　版　　开本：787×1092　1/16
2024 年 6 月第　二　版　　印张：20 1/2
2025 年 8 月第九次印刷　　字数：511 000

定价：88.00 元
（如有印装质量问题，我社负责调换）

前　言

《人体解剖生理学》（案例版）（第 2 版）是为更好的贯彻《国务院办公厅关于加快医学教育创新发展的指导意见》《高等学校课程思政建设指导纲要》，根据目前高等院校医学教学的现状，为适应"新医科"教学改革和改进现有的案例版教材而编写。

本教材是在第 1 版的基础上进行适当增删并重新编排而成，编写组成员是来自全国十几所高等医学院校的专家，都有多年的解剖学或生理学教学经验，在编写过程中，力求进一步突出案例版教材特色，精益求精，梳理知识点，字斟句酌，解剖和生理相关内容相辅相成。通过大量的案例，将基础理论与实际联系的要求寓于教材内，为药学等专业学生在学习中激发热情，启迪灵感，提升积极性和主动性提供参考。在保证教材内容体现教学要求的同时，加强了本教材的立体化建设，在教材中融入了很多数字资源内容，扫描二维码即可查看。新版教材与相关配套数字资源的同步建设，使得本教材真正达到内容丰富，形成总体上的全方位、立体化格局，适合各级各类学校，结合不同学历教育和不同培养目标的要求，方便教师对教学过程的掌握，又适合各类人员的自学所用。本教材可作为高等院校药学等相关专业的本科生的教材，也可作为高等院校非药学专业学生素质教育的教材，并可供相关专业教师、科研人员、研究生及其他有兴趣者阅读。

由于我们水平有限，教材中难免存在问题和不足之处，恳请同行专家及广大师生给予批评指正和提出宝贵意见，以便再版时修订。

邢德刚　付元山
2024 年 5 月

目 录

第一章 绪论 ·· 1
 第一节 人体解剖生理学概述 ··· 1
 第二节 生理学研究的基本范畴 ··· 3
 思考题 ··· 7
第二章 人体的基本组成 ··· 8
 第一节 细胞 ·· 8
 第二节 组织 ·· 12
 思考题 ·· 21
第三章 细胞的基本功能 ··· 22
 第一节 细胞膜的物质转运功能 ··· 22
 第二节 细胞的跨膜信号转导 ·· 26
 第三节 细胞的生物电活动 ··· 29
 第四节 肌细胞的收缩功能 ··· 36
 思考题 ·· 44
第四章 运动系统 ·· 45
 第一节 骨 ··· 45
 第二节 肌 ··· 53
 思考题 ·· 56
第五章 血液系统 ·· 57
 第一节 血液的组成和理化特性 ··· 57
 第二节 血细胞生理 ·· 60
 第三节 血液凝固和纤维蛋白溶解 ·· 66
 第四节 血型和输血 ·· 72
 思考题 ·· 76
第六章 循环系统的结构与功能 ·· 77
 第一节 循环系统的组成和结构 ··· 77
 第二节 心脏的生物电活动及生理特性 ···································· 86
 第三节 心脏的泵血功能 ·· 97
 第四节 血管生理 ··· 104
 第五节 心血管活动的调节 ··· 115
 第六节 器官循环 ··· 123
 思考题 ·· 126
第七章 呼吸系统 ·· 127
 第一节 呼吸系统的组成和结构 ··· 127
 第二节 肺通气 ·· 131
 第三节 肺换气和组织换气 ··· 138
 第四节 气体在血液中的运输 ·· 141
 第五节 呼吸运动的调节 ·· 145
 思考题 ·· 151

第八章　消化与吸收 ... 152
- 第一节　消化系统的组成和结构 ... 152
- 第二节　消化系统生理功能概述 ... 157
- 第三节　口腔内消化 ... 160
- 第四节　胃内消化 ... 161
- 第五节　小肠内消化 ... 166
- 第六节　大肠的功能 ... 170
- 第七节　吸收 ... 171
- 思考题 ... 174

第九章　能量代谢与体温 ... 175
- 第一节　能量代谢 ... 175
- 第二节　体温及其调节 ... 181
- 思考题 ... 188

第十章　泌尿系统的结构及功能 ... 189
- 第一节　泌尿系统的组成和结构 ... 189
- 第二节　尿生成的过程 ... 193
- 第三节　尿生成的调节 ... 207
- 第四节　肾功能评价 ... 213
- 第五节　尿的排放 ... 215
- 思考题 ... 217

第十一章　感觉器官 ... 218
- 第一节　感受器、感觉器官及其一般生理特性 ... 218
- 第二节　眼的结构与视觉功能 ... 219
- 第三节　耳的结构与功能 ... 229
- 思考题 ... 237

第十二章　神经系统的结构与功能 ... 238
- 第一节　神经系统的组成与结构 ... 238
- 第二节　神经元与神经胶质细胞的一般功能 ... 254
- 第三节　神经元之间的信息传递 ... 256
- 第四节　神经系统的感觉分析功能 ... 263
- 第五节　神经系统对躯体运动的调节 ... 266
- 第六节　自主神经系统对内脏活动的调节 ... 274
- 第七节　脑的高级功能和脑电图 ... 278
- 思考题 ... 283

第十三章　内分泌系统 ... 284
- 第一节　内分泌系统的组成和结构 ... 284
- 第二节　激素 ... 287
- 第三节　下丘脑与垂体的结构和功能联系 ... 292
- 第四节　主要内分泌腺的功能 ... 295
- 思考题 ... 304

第十四章　生殖系统 ... 305
- 第一节　男性生殖系统结构和功能 ... 305
- 第二节　女性生殖系统结构和功能 ... 311
- 思考题 ... 321

参考文献 ... 322

第一章 绪 论

【学习目标】

掌握：人体解剖生理学的研究对象和任务；内环境与稳态的概念；生命活动的基本特征；生理功能的调节；机体内反馈控制系统。

熟悉：解剖学和生理学的研究方法；生理学研究的水平；解剖学的基本术语。

了解：解剖学和生理学的发展与现代医学的关系；生理学研究的方法；机体内前馈控制系统。

第一节 人体解剖生理学概述

一、人体解剖生理学的研究对象和任务

人体解剖生理学是研究正常人体形态结构和功能活动规律的科学。它包括人体解剖学和人体生理学两个方面的内容。人体解剖学（human anatomy）是研究人体各部分正常形态和结构的一门科学。人体的基本结构及功能单位是细胞；结构及功能相似的一类细胞通过细胞间质聚合在一起构成组织；不同组织有机组合构成器官；结构及功能密切相关的几个器官协调配合，共同实现特定的生理功能而成为系统。人体解剖学的任务就是揭示构成人体的这些细胞、组织、器官以及系统的组成和形态结构。人体生理学（human physiology）是一门研究机体生命活动现象及其功能活动规律的科学。机体是自然界中有生命物体的总称。人体是一个结构与功能极其复杂的统一整体，人体的生命活动实际上是机体各个系统、器官、细胞乃至基因分子所有功能活动互相作用和统一整合的总和。因此，人体生理学的研究任务不仅要研究人体各系统器官和不同细胞正常生命的功能活动现象和规律并阐明其内在机制，还需研究在整体水平上各系统、器官、细胞乃至基因分子之间的相互联系。

二、人体解剖生理学与医学的关系

人体解剖学和生理学的发展与医学的发展有着密切的关系。在人类长期与疾病作斗争的过程中，必然要求对与疾病产生相关的人体正常的解剖学和生理学知识进行探索；反过来，认识人体正常的结构和功能之后，可以更好地促进临床医药学的发展。例如，心脏电生理的研究有助于提高临床对心律失常等疾病的防治水平；通过对细胞膜上的离子通道结构及功能的研究，研制出了诸如钙离子通道阻断剂一类通过作用于特定离子通道治疗疾病的药物。

人体解剖学和生理学都是生命科学的重要分支，是学习医学的重要基础。人体结构是生理功能的物质基础，而生理功能则是形态结构的运动形式。二者既有不同的研究对象，又有密切联系。人体解剖生理学是将人体解剖学及生理学的知识进行有机整合，帮助学生在了解人体形态结构的基础上，深入学习人体生理学的知识，为进一步学习后续课程，如药理学、病理学及其他医药学专业相关课程打下坚实的基础。只有具备了人体解剖生理学的基本知识，才能更好地理解疾病的发生和发展过程，也才能懂得各种药物治疗疾病的原理。药学工作者在寻找新药和新剂型、研究药物的药理和毒理作用时，人体解剖生理学是必不可少的基础理论之一。而且，人体解剖生理学的基本理论和基本方法也能为临床实践提供极为重要的科学思维方法和研究手段。

三、解剖学姿势、方位术语和人体的面

（一）解剖学姿势与方位术语

为了正确描述人体结构的形态、位置和毗邻关系，解剖学上常采用一些公认的统一的标准和规范化的用语。

人体的标准解剖学姿势，即身体直立，面部向前，两眼平视前方，两足并立，足尖向前，上肢下垂于躯干两侧，掌心向前。不管人整体或局部处于何种位置，都要按此标准姿势进行描述。

常用于描述方位的术语有：

1. 上和下 用于描述结构距颅顶或足底远近关系，近头颅为上，近足底为下。如眼位于鼻之上，而口则位于鼻之下。在动物则可用颅侧、尾侧作为对应名词。

2. 前和后或腹侧和背侧 凡距身体腹面近者为前，距背面近者为后，如乳房在前胸壁，脊柱在消化管的后面。

3. 内侧和外侧 用于描述结构与人体正中矢状面相对距离的远近，如眼位于耳的内侧，耳位于眼的外侧。

4. 内和外 是表示与空腔相互位置关系的描述，近内腔者为内，远内腔者为外，如腹腔内、外等。

5. 浅和深 用于对与皮肤表面相对距离关系的描述，近皮肤表面者为浅，远者为深。

6. 近侧和远侧 常用于对四肢的描述，凡距肢体根部近者为近侧，远离肢体根部者为远侧。

（二）人体的解剖面

1. 矢状面 将人体分成左右两部的切面称矢状面，该面与水平面垂直。正中矢状面将人体分成左右相等的两半。

2. 冠（额）状面 将身体分为前后两部的切面，该面与水平面垂直。

3. 水平或横切面 将身体分为上下两部的切面，该面与地面平行。

四、生理学的研究方法

生理学是一门实验性的科学，它的很多知识都是通过对人体生命活动及规律的观察和对动物进行实验研究获得的。由于生物伦理学对实验对象的限制，生理学的研究大多数是在动物（特别是脊椎动物）上进行实验，动物实验按其进程可分为急性实验（acute experiment）和慢性实验（chronic experiment）。

（一）急性实验

急性实验是以动物活体标本或完整动物为实验对象，通过人为控制实验条件，在短时间内观察和干预动物标本或动物整体特定的生理活动，并记录实验结果作为依据进行分析、推断的实验，急性实验可分为在体（in vivo）实验和离体（in vitro）实验。

1. 在体实验 也称活体解剖实验，是指在麻醉或清醒状态下的动物身上进行观察或实验。例如，在家兔颈总动脉插入套管测定动脉血压，刺激减压神经、静脉注射某些药物时观察动脉血压的变化。在体实验条件易控制、较简单，适宜于器官或系统水平的研究。

2. 离体实验 是将器官或细胞从体内分离出来，在一定实验条件下进行的能深入到细胞或分子水平的研究。例如，坐骨神经-腓肠肌标本、蛙心灌流等。这种方法的优点是排除了无关因素的影响，实验条件易于控制、结果便于分析，但由于离体条件与真实生理条件的差异，应结合在体实验对结果进行分析。

（二）慢性实验

慢性实验是指用完整、清醒的动物作为研究对象，尽量使动物所处的环境接近于自然状态，

在一定时间内，在同一动物身上反复、多次观察完整机体内某些器官功能活动或生理指标变化的实验。例如，研究唾液分泌的调节时，实验前先将唾液腺导管开口移至颊部体表，可以反复多次观察和记录唾液的分泌活动；为研究某种药物的药理或毒理作用，常常在一段时间内给动物饲喂某种药物，观察某些功能活动的变化也属于慢性实验。慢性实验的优点是保存了各器官的自然联系和相互作用，便于观察某一器官在正常情况下的生理功能及其与整体的关系。缺点是体内条件太复杂，干扰因素较多，实验条件难以完全控制。

急性、慢性实验作为常用的两种生理学实验方法，各有长处，但都存在某些局限，因此要解决某个科学问题，应根据研究目的进行科学合理的设计，将急性和慢性实验、离体和在体实验所得到的结果进行综合客观的分析，以便得到正确、可靠的结论。

五、生理学研究的三个水平

构成人体的基本结构和功能单位是细胞，不同细胞构成了不同的器官，各种器官又相互联系组成了不同的功能系统，各系统相互协调构成机体生命活动的统一整体。机体的正常生命活动离不开各细胞、组织、器官与系统之间的相互配合。因此，认识生理学可从研究细胞和分子水平、器官和系统水平以及整体水平入手。

1. 细胞和分子水平 以细胞及其所含的物质分子为研究对象。生理活动的物质基础是生物机体，构成机体的最基本结构和功能单位是各种细胞，体内各个器官的功能都是由构成该器官的各个细胞的特性决定的，例如肌肉的功能与肌细胞的生理特性分不开，腺体的功能与腺细胞的生理特性分不开等。因此，研究一个器官的功能，需要从细胞的水平上进行。细胞的生理特性又是由构成细胞的各个分子，特别是细胞中各种生物大分子的物理学和化学特性决定的。例如肌细胞发生收缩时的肌丝滑行。因此，细胞和分子水平的研究不仅帮助人们更加深入理解了生命现象和各种生理功能活动的规律，更重要的是促进了对疾病的治疗和提高了人类健康水平。

2. 器官和系统水平 人们对生理学的研究最早是从器官和系统水平开始的，是以器官系统为研究对象，研究各器官、系统的功能及其调节机制，从而阐明各器官、系统的活动规律和它们在整体生理功能中所起的作用以及各种因素对其活动的影响。如心脏射血、血液在心血管系统中流动的规律以及神经、体液因素对心脏和血管活动的影响等，就要以心脏、血管和循环系统作为研究对象。

3. 整体水平 是以完整的机体为研究对象，分析在各种生理条件下不同器官、系统之间相互联系和协调的规律。人体是一个有机的整体，构成这一整体的各器官系统之间表现出高度的依赖性，它们总是相互配合、相互制约，从而保障生命活动的正常进行。例如剧烈运动时，在神经、内分泌系统的调节下，心跳加快，心输出量增加，而血管系统中的血流量发生重新分配；骨骼肌血流量增多；消化、内分泌系统功能相对减少；泌尿系统功能相对减少，尿量减少；呼吸系统活动增强，呼吸加深加快。整体水平的研究不能只局限于机体本身，还要认识到人与环境相互依存、相互影响的自然规律，环境、社会、人之间的辩证关系。

以上三个水平的研究，它们相互间不是孤立的，而是相互联系和相互补充的。当我们要阐明某一生理功能的机制时，一般需要用多种实验技术，从以上三个水平进行研究，并对不同水平的研究结果进行综合分析，才能得到比较全面和整体的认识。

第二节 生理学研究的基本范畴

一、机体的内环境及稳态

1. 体液及其分布 人体内的液体总称体液（body fluid）。正常成年人的体液总量约占身体重量的60%，按其分布可分为细胞内液和细胞外液两大类。细胞内的液体称为细胞内液（intracellular fluid），约占体液的2/3；人体内存在于细胞外的体液，称为细胞外液（extracellular fluid)，约占体液的1/3。细胞外液的1/4分布在心血管系统的管腔内，也就是血浆；其余3/4分布在全身的组织间隙中，称为组织液（interstitial fluid）。此外，还有少量的淋巴液和脑脊液等。

2. 内环境 人体内绝大多数细胞并不与外界环境直接接触，而是浸浴于机体内部的细胞外液中，因此细胞外液是细胞直接接触和赖以生存的环境。法国生理学家克劳德（Claude）首先提出了一个重要的概念，即细胞外液是细胞在体内直接所处的环境，故称之为内环境（internal environment），以区别于整个机体所处的外环境。

3. 稳态 稳态（homeostasis）是指在正常生理情况下，机体内环境的各种成分和理化性质保持相对稳定的状态。稳态是生理学中最重要的基本概念之一，也是细胞进行正常生命活动的必要条件。

内环境的稳态不是固定不变的静止状态，而是各种理化性质在不断变化中所达到的动态平衡状态。稳态包括两方面的含义，一方面是指细胞外液的理化特性保持相对稳定，不随外环境的变动而明显改变。例如温度，自然环境有春夏秋冬的变化，但人的体温总是稳定在37℃左右，变动范围不超过1℃。另一方面是指稳定状态并不是固定不变的，而是在一定范围内不断变化，处于动态平衡之中。

目前有关稳态的概念已不再局限于内环境的理化性质，而是扩展到机体的各项生理功能保持相对稳定的状态。人体的生命活动就是在内环境稳态不断破坏和不断恢复过程中得以进行和保持的动态平衡。如果稳态不能维持，超过机体的调节能力，则机体的正常生理功能受到严重影响，可导致疾病的发生，甚至机体的死亡。保持内环境稳态是一个复杂的生理过程，人体通过神经、体液等多种调节方式而实现内环境稳态，使内环境理化性质保持动态平衡。

案例1-1

患者，男性，12岁，1个月前无诱因出现恶心、呕吐，1天可以吐10次左右，没有时间分别，与进食无关系，偶尔有反酸，呕吐物为胃内容物，无血性物。口服"胃药"治疗近2周，后因为一直没有康复，入院治疗。肝功能、肾功能、心功能和胃镜检查均正常，实验室检查血钾、血钠、血氯低于正常值，血浆pH＞7.45。怀疑反复的恶心呕吐可能是神经源性，最后确诊为髓母细胞瘤。

问题：
1. 反复的恶心呕吐对内环境稳态有什么影响？
2. 内环境稳态被破坏，为了维持稳态，机体哪些器官或系统可能会加强活动，来纠正内环境稳态失衡。

提示：
1. 患者由于长期呕吐，会丢失大量的液体，引起机体的体液量减少，从而使血浆减少，导致血压降低。呕吐丢失大量的酸性胃液，可能使机体内环境的酸碱平衡受破坏，造成碱中毒。呕吐还会使钾离子、钠离子和氯离子丢失，造成血钾、血钠、血氯浓度降低，引起低钾低氯血症。
2. 丢失大量的体液，患者有较强烈的渴感，促进患者饮水，补充体液量的减少。血压也会因体液的大量丢失而降低，心血管系统通过减压反射活动，使血压不会因血浆量异常出现明显变化。肾脏是机体调节水分的最重要器官，当体液减少时，肾脏对水的重吸收增加，使患者尿量大大减少，以恢复患者的体液量。肾脏正常的排泄酸性代谢物活动受到抑制，以纠正机体的碱中毒。患者的呼吸系统也参与调节，减少CO_2排出量，使体内HCO_3^-增加，有利于纠正碱中毒。这些器官系统纠正内环境失衡的活动，都是通过神经调节和体液调节实现的。

二、生命活动的基本特征

1. 新陈代谢 生物体与环境之间不断进行物质交换和能量交换，以实现自我更新的过程称为新陈代谢（metabolism）。它包括合成代谢和分解代谢两个方面。合成代谢是指机体从外界环境中摄取营养物质，合成机体自身的结构成分或更新衰老的组织结构并贮存能量的过程（也称同化作用）；分解代谢是指机体分解自身物质，同时释放能量的过程（也称异化作用）。新陈代谢一旦停止，生命也就随之终结。

2. 兴奋性　用针刺手指时，手会立即缩回，这是机体对刺激作出的反应。人体生活的环境常因各种因素的作用而不断变化。人体及其组织细胞所处环境因素的变化统称为刺激（stimulus）。

刺激可以作用于整个机体，也可以作用在器官组织，甚至作用在细胞上。刺激若要引起反应，必须具有一定的强度。以电刺激作用于骨骼肌为例，很小的刺激强度不会引起骨骼肌收缩，随着刺激强度增加到某一数值，骨骼肌则发生了收缩反应，这种能刚好引起组织产生反应的最小刺激强度，称为阈强度（threshold intensity）或阈值。随着刺激强度的进一步增大，骨骼肌的收缩反应也相应增大，直到达到某一值时再增加刺激强度，骨骼肌的收缩反应不再继续增大，这种引起组织发生最大反应的最小强度的刺激称为最适刺激。此外，刺激还得有足够的作用时间，如果作用时间过短，刺激强度再大也是无效的。

在刺激的作用下，机体或组织细胞所发生的变化称为反应。如果反应由相对静止变为活动状态，或功能活动由弱变强的，称为兴奋（excitation）；反之由活动状态变为相对静止，或功能活动由强变弱称为抑制（inhibition）。可兴奋组织或细胞接受刺激后产生兴奋的能力，称为兴奋性（excitability）。兴奋性的高低可反映组织产生兴奋的难易程度，兴奋性高的组织在接受刺激后较易产生兴奋，兴奋性低的组织则需较强的刺激才能产生兴奋。

3. 适应性　当人体长期生活在某一特定环境中，在环境的影响下，其本身可以慢慢形成一种特殊的、适合自身生存的反应方式。这种机体根据环境变化调整自身行为和生理功能的过程称为适应。机体根据环境变化而调整体内各部分活动使之相协调的功能称为适应性（adaptability）。

4. 生殖　个体的生命活动不能永存，为了延续种系，必须繁殖后代。人体生长发育到一定阶段时，男性和女性两种个体中发育成熟的生殖细胞相结合，便可形成与自己相似的子代个体，这种功能称为生殖（reproduction）。

三、生理功能的调节

当机体所处的外环境发生变化或内在功能状态改变时，机体内环境的各种成分或理化性质会发生变化。这时，机体会通过一系列的调节活动，以恢复内环境的稳态，从而维持机体的正常功能，这种过程称为生理功能的调节（regulation）。机体生理功能的调节方式主要有神经调节（nervous regulation）、体液调节（humoral regulation）和自身调节（autoregulation）。

1. 神经调节　神经调节是指通过神经系统的功能活动进行调节的方式。神经调节的基本形式是反射（reflex）。反射是指在中枢神经系统的参与下，机体对内、外环境的变化所做出的规律性反应。反射活动的结构基础是反射弧（reflex arc），典型的反射弧由感受器、传入神经、神经中枢、传出神经和效应器五个部分组成。感受器能够感受机体内、外环境的变化，并将这种变化转换成电信号，通过传入神经纤维传到相应的神经中枢，中枢对传入信号进行分析综合后作出反应，再经传出神经纤维传至效应器，改变后者的活动状态。如看到食物或进食引起唾液分泌的过程。

神经调节的特点是反应迅速、准确、作用部位局限和作用时间短暂。

2. 体液调节　体液调节是指机体某些细胞分泌的特殊化学物质通过体液途径而影响生理功能的一种调节方式。这种特殊的化学物质可以是由内分泌腺或内分泌细胞分泌的激素，如胰岛素、甲状腺激素等；也可以是由某些组织细胞产生的特殊化学物质，如细胞因子、组胺等；亦或是组织细胞代谢的某些产物，如 CO_2、乳酸等。一些由内分泌细胞分泌的激素经血液运输到达靶细胞发挥其作用，称为远距分泌（telecrine）。例如，甲状腺分泌的甲状腺激素，胰岛分泌的胰岛素就是通过这种方式调节机体的代谢活动。有些激素经组织液扩散，作用于邻近的细胞发挥作用，称为旁分泌（paracrine），如一些胃肠激素对消化道运动和分泌的调节就是这种形式。有些神经元也可分泌激素，由血液运输作用于远隔部位的靶细胞，称为神经分泌（neurocrine），如下丘脑视上核和室旁核合成的血管升压素，沿神经元轴突通过轴浆运输至神经垂体储存，再释放入血，通过血液运输作用于肾小管上皮细胞和血管平滑肌细胞。

人体内多数内分泌腺或内分泌细胞接受神经支配，其分泌活动受到相应神经的调节，在这种情况下，神经与体液调节密切联系在一起，体液调节使神经调节的范围得以延伸，称为神经-体液调节（neurohumoral regulation）。例如，肾上腺髓质接受交感神经节前纤维的支配，当交感神经兴奋时，肾上腺髓质细胞分泌肾上腺素和去甲肾上腺素，对机体产生广泛的影响。

和神经调节相比较，体液调节具有反应较缓慢、作用持续时间较长、作用范围较广泛等特点。体液调节对机体稳态的维持具有十分重要的作用。

3. 自身调节 自身调节是指机体的一些细胞、组织或器官不依赖于神经和体液调节，而是由其自身特性对内外环境变化产生适应性反应的过程。例如，在一定范围内增加心肌、骨骼肌的初长度可增强肌肉的收缩张力；肾入球小动脉的口径会因血压升高致血管壁所受到的牵张刺激程度增加而缩小。这种反应在去除神经支配和体液因素的影响以后仍然存在。

自身调节的特点是影响范围局限、调节幅度小、灵敏度低，调节常局限于某些器官和组织细胞内，但在维持该器官或组织细胞生理功能的稳定中仍然具有一定的生理意义。

四、体内的控制系统

机体的各种调节系统之所以能够非常精确地将人体各项功能活动调控在一个适当的水平，是因为人体内存在许多不同类型的控制系统，从控制论的观点分析，控制系统可分为非自动控制系统、反馈控制系统和前馈控制系统三大类，其中非自动控制系统在人体内极为少见，下面主要介绍反馈控制系统和前馈控制系统（图1-1）。

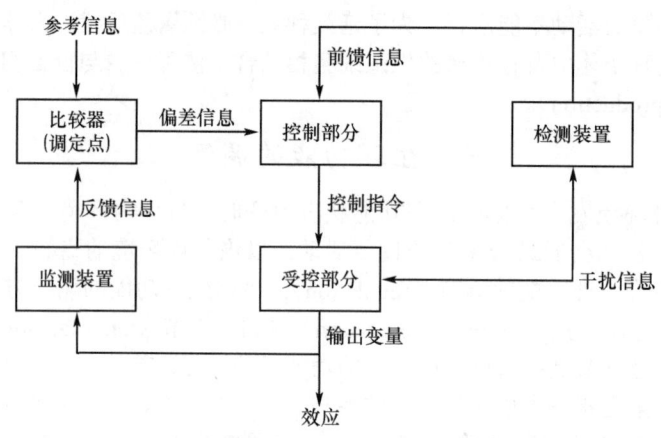

图1-1 反馈控制系统和前馈控制系统示意图

（一）反馈控制系统

在这类控制系统中，控制部分和受控制部分之间存在着双向信息联系。一方面控制部分发出控制信息，影响受控部分的功能活动，而控制部分自身的活动又接受来自受控部分返回信息的影响。由受控部分发出的反馈信息反过来影响控制部分活动的过程称为反馈（feedback）。根据反馈信息对控制部分作用的结果，又将反馈分为负反馈和正反馈。

1. 负反馈 受控部分发出的反馈信息调整控制部分的活动，最终是使受控部分的活动向原先活动相反的方向变化，称为负反馈（negative feedback）。负反馈是机体内最为普遍的一种反馈控制形式，对机体稳态的维持发挥着重要的作用。例如，调节血压快速波动的压力感受性反射就是典型的负反馈，在这里心脏和血管作为受控部分，其活动受到控制部分延髓心血管中枢调控。当动脉血压突然升高时，通过颈动脉窦、主动脉弓的压力感受器，将血压升高的反馈信息输送至心血管中枢，调整其原有的活动和发出的指令，使心脏活动减弱，血管舒张，从而使血压降低，恢复到正常水平。相反，当动脉血压降低时，心血管中枢活动也会做出相应调整，以加强心脏的活动，并使血管收缩，从而使血压回升到正常水平。

2. 正反馈　受控部分发出的反馈信息促进和加强控制部分的活动，使其活动向着与原来相同的方向进一步加强，称为正反馈（positive feedback）。可见，正反馈控制的特性不是维持系统的稳态或平衡，而是破坏原先的平衡状态，建立新的平衡。其意义在于使机体的某项生理功能不断加强，直到最后完成。如分娩过程，在分娩的时候，胎头下降压迫子宫颈，宫颈受到牵张可反射性地引起催产素分泌增加，从而进一步加强子宫收缩，转而使子宫颈进一步受到牵张，如此反复，直至胎儿娩出为止。其他如排尿、排便、射精、血液凝固等也都属于正反馈调节。

（二）前馈控制系统

前馈控制系统是指控制部分在反馈信息尚未到达前，已经受到前馈信息的影响，及早纠正其指令可能出现的偏差，这种自动控制形式称为前馈（feed-forward）。显然前馈较之负反馈更具预见性，能够弥补负反馈控制的滞后，使机体尽可能地避免因干扰信息而导致的某一生理功能的波动，从而使生理功能的调控更为精准。例如冬泳时，在人体温还未降低前，通过视觉、环境等刺激已提前发动了体温调节机制，使产热增加和散热减少。进食之前，食物的形象、气味及有关的语言等条件刺激引起唾液分泌增加，为食物的消化提前做好准备也是前馈。前馈控制系统可以使机体的反应具有一定的超前性和预见性。但前馈控制可能发生失误，如见到食物后引起唾液和胃液分泌，但可能因某种原因没有吃到食物，则唾液和胃液的分泌就成为一种失误。

（付元山　邢德刚）

思 考 题

1. 何谓稳态？内环境稳态的维持有何生理意义？
2. 简述生理功能调节的主要方式及其特点。
3. 负反馈、正反馈有什么不同，各有什么生理意义？
4. 简述人体基本的解剖方位和解剖面。

第二章 人体的基本组成

【学习目标】

掌握：细胞膜的化学组成及结构；各种被覆上皮的分类和主要分布；结缔组织的基本特征；疏松结缔组织的光镜特点；骨骼肌、心肌和平滑肌的结构特点；神经元的结构和分类。

熟悉：细胞器的主要结构与功能；神经组织的构成；神经元的光镜结构。

了解：细胞周期的概念及其意义；内、外分泌腺的区分；染色质与染色体；细胞分裂的主要方式；细胞衰老的特征性变化。

第一节 细 胞

细胞是构成人体的基本结构和功能单位，由细胞膜、细胞质和细胞核3部分组成（图2-1）。

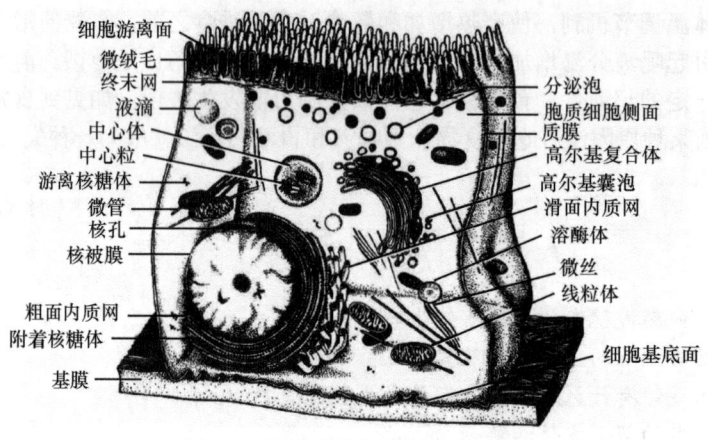

图 2-1 细胞膜的超微结构模式图

一、细 胞 膜

人和动物细胞的最外层结构是细胞膜（cell membrane），又称质膜（plasma membrane）。细胞内一些在结构及功能上具有密切联系的膜性细胞器，称为内膜系统（endomembrane system）。细胞膜与内膜系统具有相似的结构，通常将两者总称为生物膜（biological membrane）。细胞膜不但是细胞和细胞外环境之间的屏障，也是细胞和细胞外环境之间进行物质交换、信息传递的门户。细胞必须通过细胞膜从周围获得氧和营养物质，将代谢产物排出到细胞外。进入体内的药物或异物，或者是体内产生的激素等化学物质，很多都是首先作用于细胞膜，然后才引起细胞产生相应的生理效应。细胞膜的这些功能是由它的结构决定的。下面重点介绍细胞膜的结构。

（一）细胞膜的结构

细胞膜主要是由脂质、蛋白质和糖类组成。细胞膜的分子结构，目前公认的是液态镶嵌模型（fluid mosaic model）学说（图2-2）。该学说认为细胞膜是脂质双分子层作为细胞膜的基本骨架，其中镶嵌着具有不同分子结构和生理功能的蛋白质。

1. 膜脂 生物膜上的脂质统称膜脂（membrane lipid），主要有磷脂、糖脂和胆固醇。每个膜脂分子包括亲水性的头部和疏水性的尾部（图2-2），其中亲水的头部排列在脂质双分子层的内、外表面，分别与细胞内液与细胞外液接触；膜脂分子疏水的尾部则两两相对位于双分子层的中间。

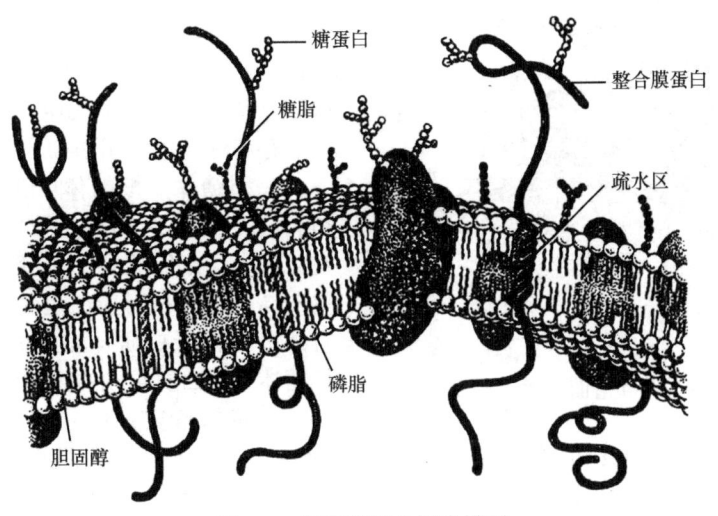

图 2-2 细胞膜液态镶嵌模型

2. 膜蛋白 根据膜蛋白与膜脂的结合方式不同，分为表面膜蛋白（peripheral membrane protein）和整合膜蛋白（integral membrane protein）两类。表面膜蛋白主要分布在细胞膜的内、外表面。整合膜蛋白嵌入脂质双分子层中，有的贯穿膜的全层，两端分别暴露于膜的内、外两侧；有的深埋于膜内，还有的一端嵌入膜内，另一端暴露在膜外。膜蛋白往往充当受体、载体、通道及酶的作用，在细胞间识别、物质跨膜转运及跨膜信号转导等方面起着重要作用。正常体温条件下，膜脂质在人体内呈溶胶状态，可使镶嵌的膜蛋白具有一定的自由移动性。

3. 膜糖类 细胞膜上的糖类多为寡糖和多糖链，大都与膜蛋白或膜脂结合形成糖蛋白或糖脂，分布在细胞膜外表面，常作为一种分子标记，与外来刺激相接触，发挥受体及抗原的功能，与细胞间的识别、信息交换、细胞免疫、细胞黏着、细胞癌变以及对药物和激素的反应等密切相关。

（二）细胞膜的功能

细胞膜有物质转运、信息传递、细胞识别、细胞防御、受体及抗原属性等功能。

二、细 胞 质

细胞质包括基质、细胞器和内含物。

基质是细胞内无定形的胶状物质。内含物是一些代谢产物或储存物，如糖原、脂滴等。细胞器（organelle）是细胞质内具有一定形态和特定功能的结构，如线粒体、内质网、核糖体、高尔基复合体、溶酶体、过氧化物酶体、中心体、微丝、微管和中间丝等。

1. 线粒体 线粒体（mitochondria）为两层膜结构，内膜向内伸出一些板状或管状的皱折，称为线粒体嵴。线粒体内含有多种与生物氧化有关的酶系，是细胞有氧呼吸和供能的场所，能把营养物质完全氧化，产生 ATP，为细胞活动提供能量，故把其称为"人体的动力工厂"（图 2-3）。

2. 内质网 内质网（endoplasmic reticulum）呈囊状或管泡状的膜性结构。表面大量核糖体附着的，称为粗面内质网（rough endoplasmic reticulum），大多数为扁平囊，核糖体合成的蛋白质经粗面内质网输送。表面没有核糖体附

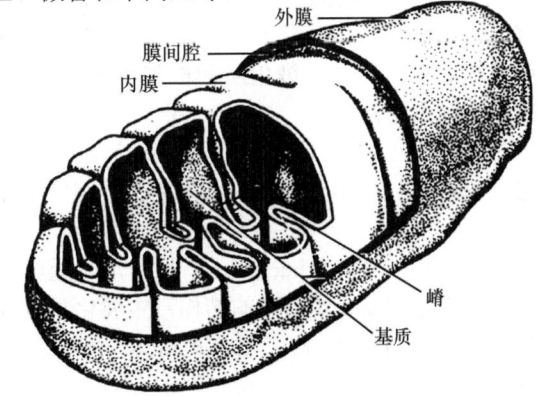

图 2-3 线粒体结构立体模式图

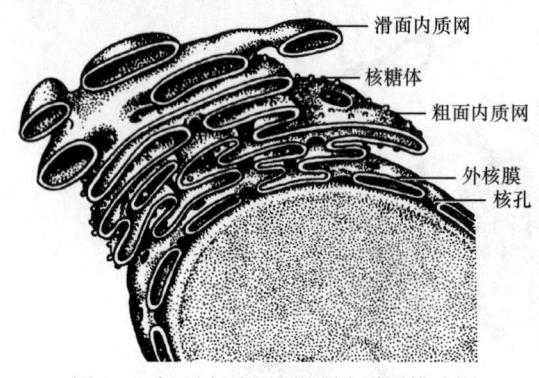

图 2-4　粗面内质网和滑面内质网模式图

着的，称为滑面内质网（smooth endoplasmic reticulum），其功能复杂，主要参与解毒、类固醇激素的合成、脂类代谢、激素的灭活、钙离子贮存和释放等（图2-4）。

3. 核糖体　核糖体（ribosome）也称核蛋白体，是由核糖核酸和蛋白质组成的致密颗粒。散在于细胞质中的核糖体主要合成自身需要的结构蛋白；附着在粗面内质网的核糖体能合成分泌性蛋白质、溶酶体和膜蛋白。因此，核糖体是蛋白质合成的重要场所。

4. 高尔基复合体　高尔基复合体（Golgi complex）是位于细胞核周围的囊状结构，其主要功能是对来自粗面内质网的蛋白质进一步加工、浓缩、分类和包装，最终形成分泌颗粒，排出细胞外，故有"蛋白质的加工厂"之称。

5. 溶酶体　溶酶体（lysosome）是一种膜包绕的颗粒状小体，含有多种酸性水解酶，是细胞内的消化器官，对处理细胞内衰老、破损结构及内吞的病毒、细菌等起着重要作用。

知识拓展　　　　　　　　　溶酶体与疾病

　　临床上风湿关节炎的病因尚不清楚。此病所表现出来的关节滑膜组织的炎症变化以及关节软骨的腐蚀，被认为是细胞内的溶酶体的局部释放所致。其原因可能是由于某种类风湿因子，如抗IgG，被巨噬细胞、中性粒细胞等吞噬，促使溶酶体酶外溢。其中的一些酶，如胶原酶，能腐蚀软骨，产生关节的局部损害，而软骨消化的代谢产物；如硫酸软骨素，又能促使激肽的产生而参与关节的炎症反应。

---

6. 过氧化物酶体　过氧化物酶体（peroxisome）又称微体（microbody），含多种与过氧化氢代谢有关的酶，如过氧化氢酶，该酶可消除对细胞有害的过氧化氢。

7. 中心体　中心体（centrosome）由两个相互垂直的短筒状中心粒构成，是细胞分裂的推进器。中心体在细胞有丝分裂时，特别明显。中心体与细胞分裂时期中纺锤体的形成和染色体的移动有关。

8. 微丝、微管和中间丝　微丝、微管和中间丝是由不同的蛋白质构成的丝状结构，一方面在细胞内起支架作用，构成细胞的骨架。另一方面与细胞内物质运输、细胞运动和细胞分裂等有关。

三、细　胞　核

细胞核（nucleus）是细胞遗传和代谢的控制中心，在细胞生命活动中起决定作用。细胞核的形状和细胞形态相适应。细胞通常只有1个核（除成熟红细胞外）（图2-1），也可有多个核。细胞核由核膜、核仁、染色质和核基质（核骨架）等组成（图2-5）。

1. 核膜　核膜（nuclear envelope）由内外两层核膜组成，核膜上有核孔，核膜外层有核糖体附着。

2. 核仁　核仁（nucleolus）呈球形，无膜包绕，是细胞间期核中出现的结构，主要化学成分是 RNA 和蛋白质。核仁是合成 rRNA 和核糖体等的场所。

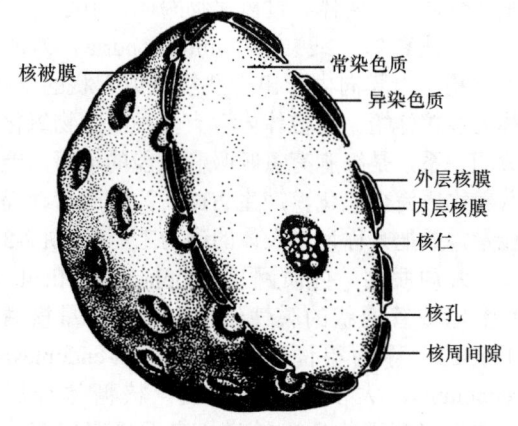

图 2-5　细胞核超微结构模式图

3. 染色质和染色体 染色质（chromatin）和染色体（chromosome）是同一物质分别处于不同功能阶段的不同的构型。染色质或染色体都是由 DNA、组蛋白、非组蛋白及少量 RNA 构成的。染色质是分裂间期细胞核内可被碱性染料染色的物质，染色体是指细胞分裂期时，染色质浓缩成杆状或条状结构。正常染色体是恒定的，人体体细胞中有 46 条（23 对）染色体，称二倍体，44 条常染色体（autosome）和 2 条性染色体（sex chromosomes），其中 1 条较短的为 Y 染色体，1 条较长的为 X 染色体。常染色体男女相同，性染色体男性为 XY，女性为 XX。人类生殖细胞中有 23 条染色体（单倍体）。DNA 中含有许多遗传基因，是遗传物质的载体。根据染色体的特征并按顺序排列的图案，称为染色体组型（图 2-6），男性 46，XY，女性为 46，XX。

细胞核内除染色质与核仁以外的核液部分，称为核基质（nuclear matrix），在结构上与核纤层及核孔复合体有密切联系。

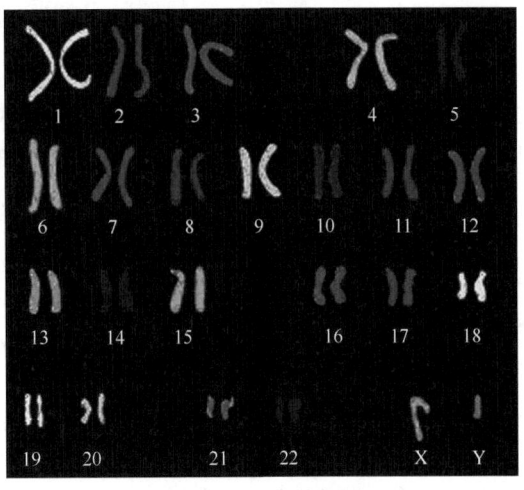

图 2-6 染色体组型

四、细胞增殖

细胞增殖（cell proliferation）是生命体的基本特征之一。一个细胞分裂后形成两个子细胞。从上一次分裂完成开始到下一次分裂结束为止，这样一个细胞增殖周期，称为细胞周期（cell cycle）。细胞周期可以分为两个阶段，即分裂间期和有丝分裂期。

1. 分裂间期 分裂间期是以细胞内部 DNA 的合成为中心，又可分为 DNA 合成前期（G_1 期）、DNA 合成期（S 期）和 DNA 合成后期（G_2 期）（图 2-7）。

（1）G_1 期：该期是从细胞分裂完成到 DNA 开始复制的时期，有大量的 RNA 与蛋白质合成，是细胞生长的主要阶段，也为进入 S 期准备必要的物质基础。

（2）S 期：细胞由 G_1 期进入 S 期，主要是进行 DNA 的复制，组蛋白和非组蛋白等染色质蛋白的合成。DNA 复制是细胞增殖的关键，只要 DNA 复制一开始，细胞的增殖活动就会进行下去，直到分裂成两个细胞为止。

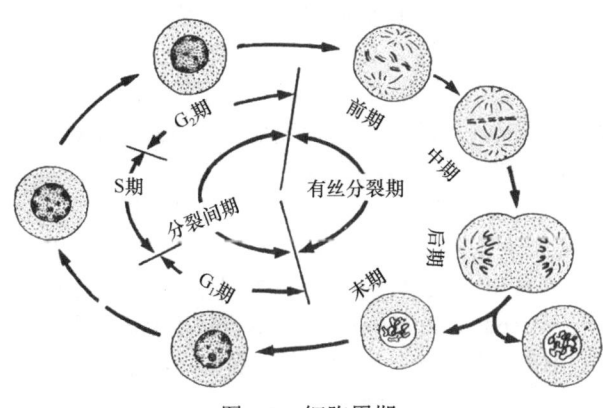

图 2-7 细胞周期

（3）G_2 期：此期合成与有丝分裂有关的物质。细胞继续进行 DNA 和蛋白质的合成，同时合成一些特殊蛋白质，如合成一种可溶性蛋白激酶，以便引起核破裂，也可合成使染色体聚集的成熟促进因子，构成纺锤丝的微管蛋白等。

2. 有丝分裂期 有丝分裂期也称 M 期，主要以染色体的形成和变化过程为主要依据，分为前期、中期、后期、末期四个时期（图 2-7）。

（1）前期：染色质浓缩、螺旋化并形成染色体，核仁缩小并解体，有丝分裂期开始。

（2）中期：染色体移向中央，形成赤道板，着丝点附着在纺锤丝上。

（3）后期：两条姐妹染色单体在纺锤丝的牵引下，在着丝粒处分离并分别移向细胞两极，成为数目相等的两组染色体。

(4) 末期：两组染色单体已移至细胞的两极，纺锤丝消失；染色体解旋重新成为染色质，核膜也重新出现，形成两个子核，同时胞质也一分为二，至此两个子代形成。

五、细胞衰老

细胞衰老（cell senescence）也称细胞老化（cell aging），是指细胞在正常环境条件下发生的生理功能和增殖能力减退并发生细胞形态相应改变，最后趋向死亡的现象。细胞衰老伴随细胞化学成分、细胞结构与功能的改变等。同时，细胞衰老也是一个非常复杂的生理过程。

六、细胞凋亡

细胞凋亡（cell apoptosis）是指为维持内环境稳定，由基因控制的细胞自主的有序的死亡。细胞凋亡与细胞坏死不同，细胞凋亡不是一个被动的过程，而是主动过程，它涉及一系列基因的激活、表达以及调控等的作用。它并不是病理条件下，自体损伤的一种现象，而是为更好地适应生存环境而主动争取的一种死亡过程。

根据上述细胞生命活动特点可设计一些抗肿瘤药物，通过干扰细胞周期进程和细胞凋亡相关信号途径，影响癌基因和抑癌基因的表达，降低端粒酶的活性等抑制细胞增殖，诱导凋亡而发挥抗肿瘤的药理作用。

第二节 组 织

组织（tissue）由细胞和细胞间质构成，是构成机体器官的基本成分。细胞间质位于细胞之间，对细胞起支持和营养作用。按照形态结构和功能特点不同，组织可分为上皮组织、结缔组织、肌组织和神经组织。

一、上皮组织

上皮组织（epithelial tissue）由大量密集排列的上皮细胞和少量细胞间质构成。包括被覆上皮、腺上皮和感觉上皮，具有保护、吸收、分泌、排泄和感觉等功能。其特点如下：①细胞数量多且排列紧密，细胞间质少；②上皮组织内一般无血管，营养来自结缔组织；③神经末梢丰富；④再生能力强；⑤上皮细胞有极性，朝向体表或有腔器官的腔面，称游离面；与游离面相对的另一面，称基底面。上皮细胞基底面附着于基膜上，并借此与结缔组织相连。

1. 被覆上皮 被覆上皮（covering epithelium）覆盖于身体表面，衬贴在体腔和有腔器官内表面，根据上皮细胞层数和细胞在垂直切面上的形状进行分类。

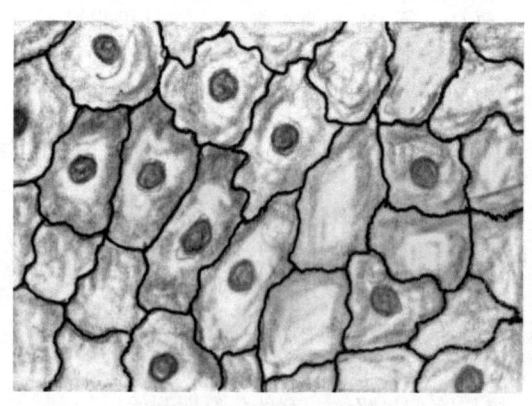

（1）单层扁平上皮：单层扁平上皮（simple squamous epithelium）又称单层鳞状上皮，由一层扁平细胞组成。从上皮表面观察，细胞呈不规则形或多边形，核椭圆形，位于细胞中央；细胞边缘呈锯齿状或波浪状，互相嵌合。在垂直切面上，细胞扁薄，胞质很少，含核的部分略厚（图2-8）。

衬贴在心、血管和淋巴管腔面的单层扁平上皮称内皮（endothelium），其功能主要是保持器官表面光滑，利于血液或淋巴流动。分布在胸膜腔、腹膜腔和心包腔内表面的单层扁平上皮称间皮（mesothelium），主要作用是减少器官间的摩擦。

图2-8 单层扁平上皮

（2）单层立方上皮：单层立方上皮（simple cuboidal epithelium）由一层近似立方形的细胞组成，核圆，位于细胞中央。从上皮表面观察，细胞呈六角形或多角形；在垂直切面上，细胞呈立方形。主要分布在甲状腺滤泡、肾小管、胆小管等处，具有分泌和吸收功能（图2-9）。

（3）单层柱状上皮：单层柱状上皮（simple columnar epithelium）由一层棱柱状细胞组成。从表面观察，细胞呈六角形或多角形；在垂直切面上，细胞为柱状，核呈长椭圆形，靠近细胞基底部（图2-10）。此种细胞大多分布于胆囊、胃、肠黏膜和子宫内膜及输卵管黏膜等处，有吸收或分泌功能。肠道腔面的单层柱状上皮中，除柱状细胞外，还散在有杯状细胞（goblet cell），它可分泌黏液，具有润滑和保护肠黏膜的作用。

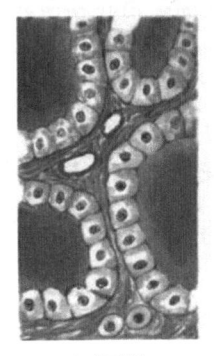

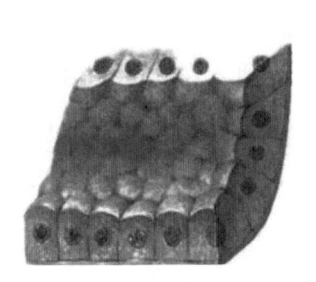

A 表面观　　B 侧面观
图2-9　单层立方上皮

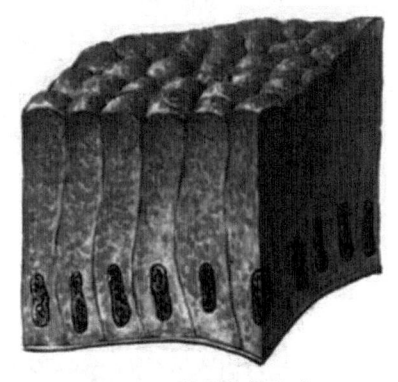

图2-10　单层柱状上皮

知识拓展　　　　　　　　　轮状病毒性肠炎

轮状病毒性肠炎多发生在半岁至两岁左右婴幼儿。潜伏期通常为2~3天。起病急，主要临床表现为腹泻，排黄色水样便，无黏液及脓血，一般5~10次/天，重者超过20次/天，无腥臭味，常伴脱水、酸中毒及电解质紊乱。常伴有发热，体温在37.9~39.5℃。30%~50%病儿早期出现呼吸道症状。病毒侵入肠道后，在小肠绒毛顶端的柱状上皮细胞上复制，使细胞发生空泡变性和坏死，其微绒毛肿胀，排列紊乱和变短，受累的肠黏膜上皮细胞脱落，遗留不规则的裸露病变，致使小肠黏膜吸收水和电解质受损，肠腔内大量积聚而引起腹泻。

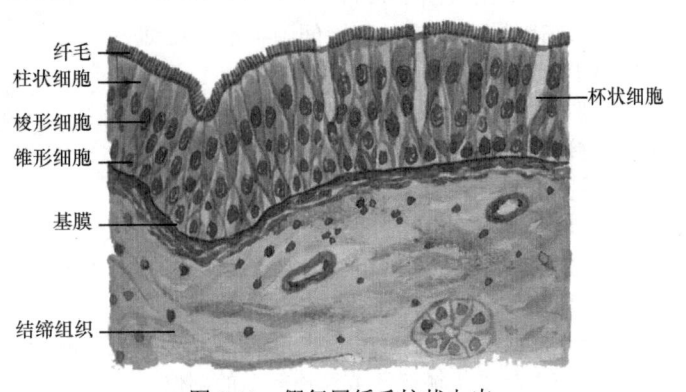

（4）假复层纤毛柱状上皮：假复层纤毛柱状上皮（pseudostratified ciliated columnar epithelium）由柱状细胞、梭形细胞、锥形细胞和杯状细胞组成，其中以柱状细胞最多，其游离面有大量纤毛。这些细胞高矮不一，核的位置不在同一水平上，但基底部均附着于基膜，在垂直切面上观察貌似复层，而实为单层（图2-11）。主要分布在呼吸道黏膜。

纤毛
柱状细胞
梭形细胞
锥形细胞
基膜
结缔组织
杯状细胞

图2-11　假复层纤毛柱状上皮

（5）复层扁平上皮：复层扁平上皮（stratified squamous epithelium）又称复层鳞状上皮，由多层细胞组成。在垂直切面上，细胞形状不一，紧靠基膜的一层基底细胞为矮柱状或立方形，分裂增殖能力较强，新生的细胞不断向浅层移动，补充衰老或损伤脱落的浅表细胞。复层扁平上皮具

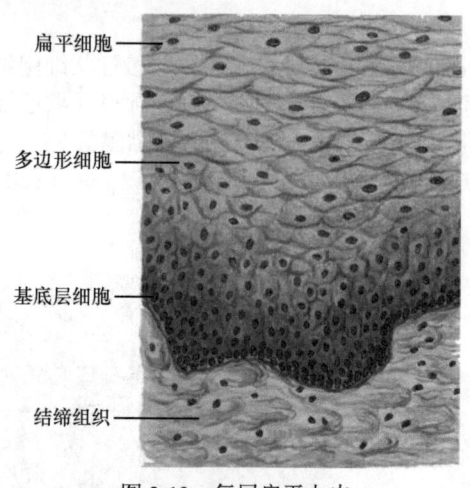

图 2-12 复层扁平上皮

有耐摩擦和阻止异物侵入等作用，受损伤后有很强的再生修复能力，分布于口腔、食管、阴道黏膜和皮肤的表皮（图 2-12）。

（6）变移上皮：变移上皮（transitional epithelium）由多层细胞构成。变移上皮的特点是细胞形状和层数可随器官的收缩与扩张状态而发生变化。如膀胱空虚时，上皮变厚，细胞层数变多，表层细胞呈大的立方形；膀胱充盈时，上皮变薄，细胞层数减少，细胞呈扁梭形，主要分布在肾盂、输尿管、膀胱等处（图 2-13）。

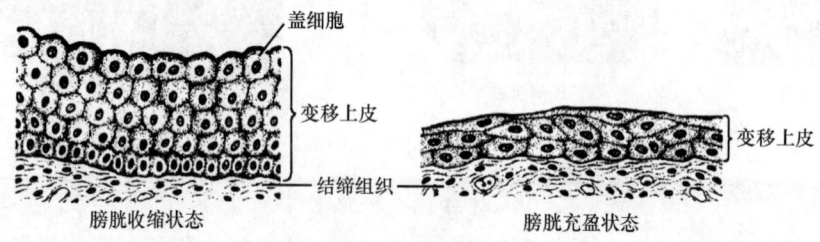

图 2-13 变移上皮

2. 上皮组织的特殊结构

（1）上皮细胞的游离面

1）微绒毛：是上皮细胞游离面伸出的微细指状突起，在电镜下才能清楚辨认。微绒毛使细胞的表面积显著增大，有利于细胞的吸收功能，故在吸收功能活跃的细胞中较发达（图 2-14）。

2）纤毛：是上皮细胞游离面伸出的较粗的指状突起，比微绒毛粗而长，在光镜下能看见，具有定向节律性摆动的能力。能够清除和运送细胞表面的物质，如呼吸道的纤毛，即以此方式把灰尘和细菌等推至咽部以痰的形式咳出（图 2-11）。

（2）上皮细胞的侧面：细胞排列密集，细胞间隙很窄，在细胞相邻面形成特殊构造的细胞连接（图 2-14）。

1）紧密连接：位于细胞侧面的顶端，是相邻细胞膜形成的 2~4 个点状融合，紧密连接封闭细胞间隙，阻挡某些物质穿过细胞间隙，进入深部组织，具有屏障作用。

2）中间连接：多位于紧密连接下方。相邻细胞之间有间隙，内有中等电子密度的丝状物连接相邻的细胞膜，多见于上皮细胞间和心肌细胞间，有保持细胞形状和传递细胞收缩力的作用。

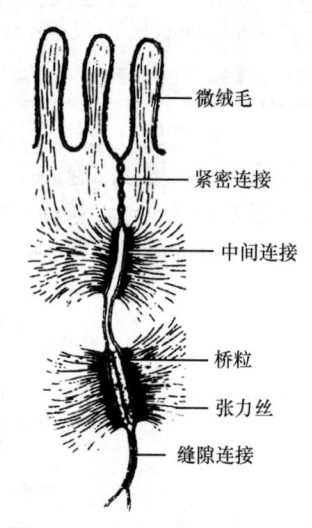

图 2-14 上皮细胞的特殊结构

3）桥粒：呈斑状连接，大小不等，位于中间连接的深部，主要存在于上皮细胞间。桥粒是一种很牢固的细胞连接，分布于易受机械刺激或摩擦较多的部位。

4）缝隙连接：是相邻两细胞膜形成的间断融合，并有小管通连。缝隙连接有利于细胞之间物质交换和传导信息。

（3）上皮细胞的基底面

1）基膜：是上皮细胞基底面与结缔组织之间共同形成的薄膜。基膜除具有支持、连接和固着作用外，还是半透膜，有利于上皮细胞与结缔组织之间进行物质交换。

2）质膜内褶：是上皮细胞基底面的细胞膜折向胞质所形成的许多内褶，起到扩大细胞基底部的表面积作用，有利于物质的吸收。

3. 腺上皮和腺 腺上皮（glandular epithelium）是由腺细胞组成的以分泌功能为主的上皮。腺（gland）是以腺上皮为主要成分的器官。腺细胞的分泌物中含酶、糖蛋白和激素等。有些腺的分泌物经导管排至体表或器官腔内，称外分泌腺（exocrine gland），由分泌部和导管两部分组成，如汗腺、唾液腺等。有的腺没有导管，分泌物释入血液，称内分泌腺（endocrine gland），如甲状腺、肾上腺等。

二、结 缔 组 织

结缔组织（connective tissue）由细胞和大量细胞间质构成，细胞散居于细胞间质内，分布无极性。其特点是：①细胞数量少，但种类多；②细胞间质多由纤维和基质构成；③血管和神经末梢丰富；④形式多样，分布广泛，具有支持、连接、充填、营养、保护、修复和防御等功能。广义的结缔组织包括固有结缔组织、软骨、骨和血液等。通常所说的结缔组织一般指固有结缔组织（proper connective tissue），包括疏松结缔组织、致密结缔组织、脂肪组织和网状组织。

案例2-1

患者，女，15岁，晚餐食用大量海鲜，皮肤多处瘙痒，出现皮疹就诊。体格检查：躯干及四肢可见散发性大片红色疹块。搔刮或用力划皮肤后会出现红晕反应，疹块消退后不留痕迹。生命体征平稳。临床诊断：荨麻疹。

问题：

1. 日常生活中，你对该病了解吗？
2. 用所学知识解释该病引起皮肤红色疹块的原因。

提示：

1. 荨麻疹（urticaria）是一种血管皮肤反应，典型表现为短暂发痒的水疱暴发，水疱为边界清晰、中心苍白、光滑、轻度高出皮面的红斑，形状及大小表现多样。此反应由局部组胺或高敏反应引起的其他血管活性物质的释放引起的。通常有明确的原因，如某种药物、食物、蚊虫叮咬、吸尘器或接触性过敏原的高敏反应、情感压力或环境因素。

2. 荨麻疹的发病原因可分变态反应与非变态反应两型。变态反应型主要是第Ⅰ型，是抗原与抗体IgE作用于肥大细胞与嗜碱性粒细胞，使它们的颗粒脱落而产生一系列化学介质的释放，从而引起毛细血管扩张、通透性增加、平滑肌痉挛、腺体分泌增加等，产生皮肤、黏膜、消化道和呼吸道等症状。第Ⅱ型是抗原抗体复合物激活补体，形成过敏毒素，吸引中性粒细胞释放溶酶体酶，刺激肥大细胞释放组胺与组胺类物质而发病，例如痢特灵或注入异种血清蛋白引起荨麻疹等反应。非变态反应型由某些生物的、化学的及物理的因素可直接作用于肥大细胞与嗜碱性粒细胞，使其释放颗粒而发病。

（一）固有结缔组织

1. 疏松结缔组织 疏松结缔组织（loose connective tissue），又称蜂窝组织，主要由多种细胞和大量细胞间质构成。细胞有成纤维细胞、巨噬细胞、浆细胞、肥大细胞、脂肪细胞和未分化的间充质细胞等。间质的主要成分由胶原纤维、弹性纤维、网状纤维等多种纤维和基质组成（图2-15）。该组织广泛分布于器官之间和组织之间，具有连接、支持、防御和修复等功能。

（1）成纤维细胞：成纤维细胞（fibroblast）是疏松结缔组织中最主要的细胞，细胞扁平，多突起，胞质较丰富，呈弱嗜碱性。胞核较大，呈椭圆形，染色浅，核仁明显。成纤维细胞可产生基质和纤维，促进组织再生和修复。

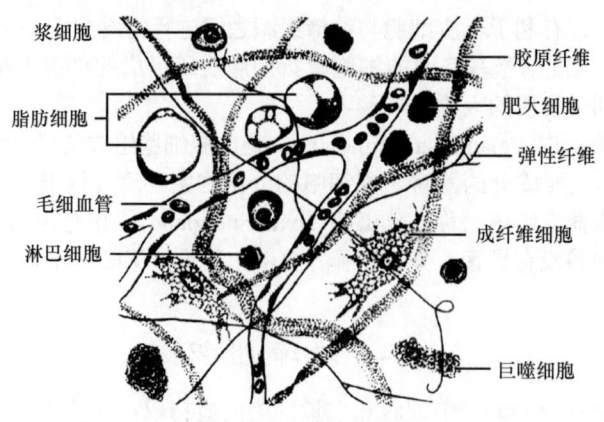

图 2-15 疏松结缔组织

（2）巨噬细胞：巨噬细胞（macrophage）细胞形态不规则，有突起，胞核较小，呈圆形，着色较深。胞质丰富，多呈嗜酸性，含大量溶酶体、吞噬体、吞饮小泡和残余体。巨噬细胞是由血液内单核细胞穿出血管后分化而成，具有以下功能：①趋化性和变形运动：当巨噬细胞周围出现细菌的产物、炎症变性蛋白等物质时，巨噬细胞受刺激伸出伪足，向这些物质的高浓度部位进行定向移动，在机体防御和免疫反应中起重要作用；②吞噬作用：巨噬细胞具有强大的吞噬能力，可吞噬细菌、病毒、异体细胞、碳粒、粉尘、衰老死亡的自体细胞等；③抗原递呈作用：巨噬细胞在发挥吞噬作用的同时，能捕捉、加工处理和呈递抗原，参与机体的免疫应答；④分泌作用：巨噬细胞有活跃的分泌功能，能合成和分泌数十种生物活性物质，如溶菌酶、干扰素、补体等，参与机体的防御功能。

（3）浆细胞：浆细胞（plasma cell）呈卵圆形或圆形，核圆，多偏居细胞一侧，核内染色质丰富，呈车轮状排列，细胞质嗜碱性。浆细胞能合成、储存及分泌免疫球蛋白，即抗体，参与体液免疫应答。

（4）肥大细胞：肥大细胞（mast cell）呈圆形或椭圆形，胞体较大，胞核小而圆，位于中央。胞质内充满了粗大的嗜碱性颗粒，颗粒内含肝素、组胺、白三烯等。肝素有抗凝血作用，组胺和白三烯可引起荨麻疹、哮喘和休克等过敏反应。

（5）脂肪细胞：脂肪细胞（fat cell）细胞体积大，多呈球形，细胞质含脂滴，脂滴将细胞核和胞质挤到细胞一侧。在 HE 染色标本中，脂滴已被溶解，细胞呈空泡状。脂肪细胞可合成和贮存脂肪，参与脂类代谢。

（6）未分化的间充质细胞：未分化的间充质细胞（undifferentiated mesenchymal cell）是一种原始、幼稚的未分化细胞，形态与成纤维细胞相似，为多能干细胞之一，保留着多向分化的潜能。在炎症及创伤修复时可增殖分化为成纤维细胞、新生血管壁的内皮细胞和平滑肌细胞等。

> **知识拓展　　　　　　　　　　　　创伤与修复**
>
> 　　创伤可分为损伤和无菌创伤。它们都存在组织修复，轻度的创伤仅限于表皮，可通过上皮再生迅速愈合。深度的创伤则出现皮肤、皮下组织、肌组织的损伤及断裂，即伤口。伤口形成后，首先是出血形成血凝块，然后是炎性细胞浸润，纤维结缔组织细胞增生形成肉芽组织来填平伤口，血管的长入和成纤维细胞的增多，肉芽组织改建成新生的结缔组织而恢复。修复过程需要维生素参与，消耗大量的胶原蛋白，因此，创伤的患者要补充足够的维生素和蛋白质。

2. 致密结缔组织　　致密结缔组织（dense connective tissue）以胶原纤维为主要成分，细胞和基质少，纤维粗大，排列致密，以支持和连接为其主要功能，主要见于真皮、硬脑膜、巩膜、内脏器官的被膜和肌腱等处。

3. 脂肪组织　脂肪组织（adipose tissue）由大量脂肪细胞聚集构成，主要分布在皮下、网膜和系膜等处，是体内最大的贮能库，具有维持体温、支持、缓冲和保护等作用。

4. 网状组织　网状组织（reticular tissue）由网状细胞、网状纤维和基质构成。网状细胞较大，呈星形，多突起，相邻细胞的突起连接成网。胞核较大，染色浅，核仁明显。由网状细胞产生的网状纤维交织成网，分布于基质中。网状组织存在于造血组织和淋巴组织中，为血细胞发生和淋巴细胞发育提供适宜的微环境。

（二）软骨和骨

1. 软骨　软骨（cartilage）由软骨组织及其周围的软骨膜共同构成。软骨组织由软骨细胞、软骨基质和纤维构成。软骨细胞包埋在软骨基质中，细胞所在的腔隙称软骨陷窝。软骨细胞（chondrocyte）的大小、形状和分布有一定的规律，软骨周边的软骨细胞较小，靠近软骨中央的细胞体积逐渐增大，变成圆形或椭圆形，成群存在。软骨基质由纤维成分和基质组成，基质呈凝胶状，主要成分是蛋白聚糖和水。

根据软骨基质中所含纤维成分不同，软骨可分为三种，即透明软骨、纤维软骨和弹性软骨（图2-16）。

（1）透明软骨：透明软骨（hyaline cartilage）基质中含大量水分和少量的胶原纤维，因呈半透明状而得名。主要构成肋软骨、关节软骨、呼吸道内的软骨等。

（2）弹性软骨：弹性软骨（elastic cartilage）基质中含大量弹性纤维，有较强的弹性。分布于耳廓、外耳道、咽鼓管及会厌等处。

（3）纤维软骨：纤维软骨（fibrous cartilage）基质中含大量的胶原纤维束，韧性强大，呈不透明的乳白色。分布于椎间盘、关节盘及耻骨联合等处。

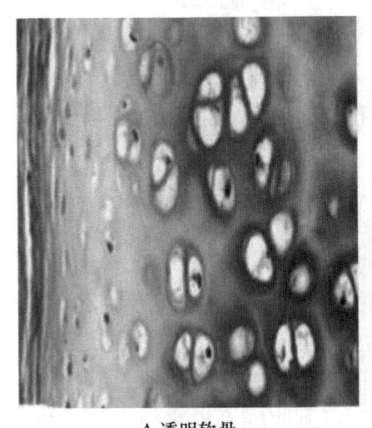

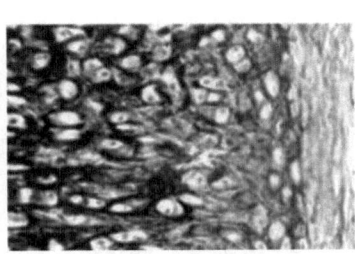

A 透明软骨　　B 弹性软骨　　C 纤维软骨

图 2-16　软骨

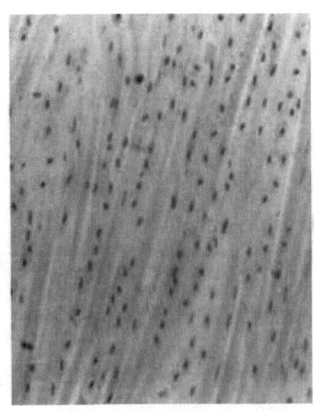

2. 骨组织　骨组织（osseous tissuc）由骨细胞和钙化的细胞间质（骨基质）组成，细胞间质中有大量骨盐沉积，使骨组织成为人体最坚硬的组织之一。

（1）骨细胞：呈扁椭圆形，多突起，单个分散于骨板内或骨板之间，胞体所在的腔隙称骨陷窝。成骨细胞和破骨细胞分布于骨组织表面，它们能产生新的骨质和吞噬旧的骨质，参与骨的生长和改建（图2-17）。

（2）骨基质：骨基质（bone matrix）简称骨质，包括有机质和无机质，含水极少。有机质包括大量胶原纤维和少量基质，基质呈凝胶状，主要成分是蛋白聚糖及其复合物，使骨具有韧性和弹性。无机质主要是磷酸钙和碳酸钙等钙盐，使骨具有硬度。钙盐密集而规则地沉积在胶原纤维间，形成既韧又硬的板状结构，称骨板，骨板以不同形式排列，形成骨密质和骨松质。

无机质和有机质的结合，使骨既有弹性又很坚硬。骨的化学成分因不同年龄而变化。成年骨组织中有机质和无机质的比例约为 3∶7，是最为合适的比例，使骨的硬度、弹性和坚韧性达到最好，具有最大的抗压能力；幼年骨组织中有机质较多，弹性大而硬度小，外伤时不易发生骨折或折而不断，临床称青枝骨折；老年骨组织中无机质相对较多，脆性大，易发生粉碎性骨折。

（3）骨的发生：骨发生于中胚层的间充质。间充质先形成膜状，以后在膜的基础上骨化，称膜内成骨（intramembranous ossification）。有的间充质先发育成软骨，以后再骨化，称软骨内成骨（endochondral ossification）。颅顶骨和面颅骨的发生属于膜化骨，四肢骨（锁骨除外）和颅底骨的发生属于软骨化骨。

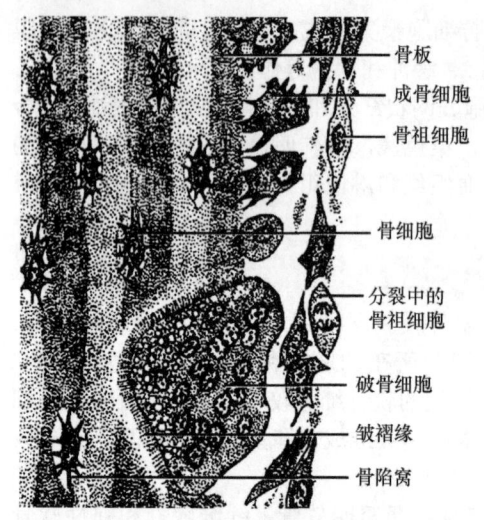

图 2-17 骨组织中的各种细胞

三、肌 组 织

肌组织（muscle tissue）主要由肌细胞构成，肌细胞间有少量结缔组织、血管、淋巴管和神经。肌细胞呈细长纤维状，又称肌纤维（muscle fiber）。肌细胞的细胞膜称肌膜（sarcolemma），细胞质称肌浆（sarcoplasm）。肌浆中含有大量与细胞长轴平行排列的肌丝，它是肌纤维收缩和舒张的物质基础。

根据肌纤维的结构和功能特点，肌组织可分为骨骼肌、心肌和平滑肌三种，前两种属横纹肌。骨骼肌受躯体神经支配，为随意肌；心肌和平滑肌受自主神经支配，为不随意肌。

（1）骨骼肌（skeletal muscle）又称横纹肌，一般借肌腱附着于骨骼。在光镜下骨骼肌纤维呈长圆柱形，沿肌纤维的纵轴，可见明、暗相间的横纹，肌膜外面有基膜贴附。细胞核呈扁椭圆形，核染色质少，着色较浅（图 2-18）。致密结缔组织形成肌外膜、肌束膜和肌内膜。

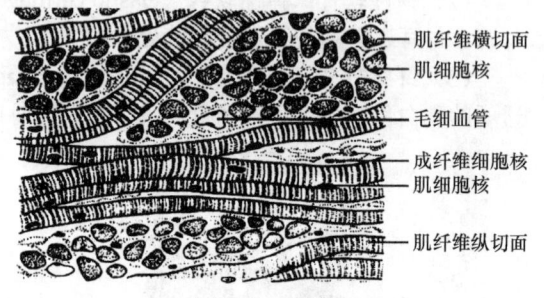

图 2-18 骨骼肌

（2）心肌（cardiac muscle）主要分布于心和邻近心的大血管根部，其收缩具有自动节律性，不易疲劳，不受意识支配，属不随意肌。光镜下心肌纤维为短圆柱状，有分支，相互连接成网，细胞连接处染色深，称闰盘（intercalated disk）（图 2-19）。

（3）平滑肌（smooth muscle）广泛分布于血管壁和内脏器官，其收缩不受意识支配，也属不随意肌。光镜下平滑肌纤维呈梭形，一般长为 200μm，有肌丝，但无横纹（图 2-20），收缩时可扭曲呈螺旋形。

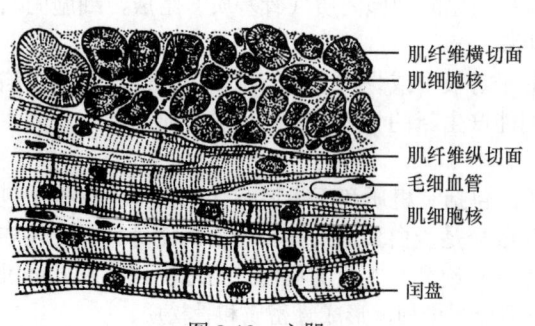

图 2-19 心肌

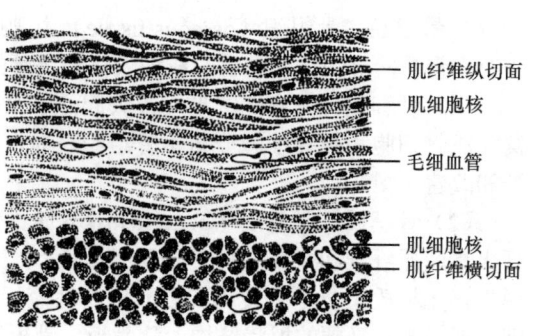

图 2-20 平滑肌

四、神经组织

神经组织（nervous tissue）由神经细胞（nerve cell）和神经胶质细胞（neuroglial cell）组成，是神经系统中最主要的组织成分。神经细胞也称神经元，是神经系统的结构和功能单位，具有接受刺激、传导冲动和整合信息的能力。神经胶质细胞的数量为神经元的10～50倍，对神经元起支持、保护、营养和绝缘等作用。

1. 神经元 神经元的形态不一，按神经元突起的数量可分为假单极神经元、双极神经元和多级神经元三类，均由胞体和突起两部分构成（图2-21）。

（1）胞体：是神经元的营养和代谢中心。细胞核位于胞体中央，大而圆，核仁大而清晰。细胞质除含有一般的细胞器外，还含有许多粗大的强嗜碱性颗粒或小块，称尼氏体（Nissl body），也叫嗜染质。尼氏体由发达的粗面内质网和游离核糖体构成，表明神经元具有活跃的蛋白质合成功能。细胞膜具有接受刺激、处理信息、产生和传导神经冲动的功能。神经递质（neurotransmitter）是指在神经元、肌细胞或感受器间的化学突触中充当信使作用的特定化学物质，简称递质。神经原纤维（neurofibril）在镀银标本上，呈棕黑色细丝，在胞体内交织成网。电镜下，它是由神经丝和微管集合成束而形成，除构成神经元的细胞骨架外，还参与营养物质、神经递质及离子等物质的运输。

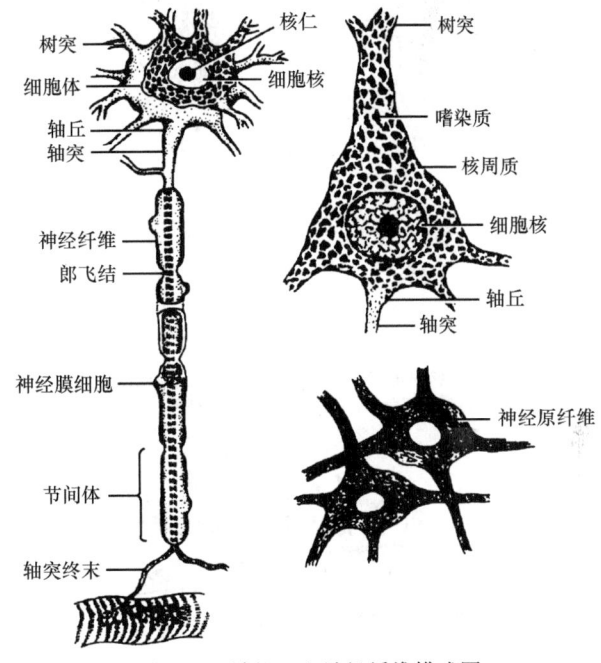

图2-21 神经元和神经纤维模式图

（2）突起：神经元的突起分为树突和轴突两种（图2-21）。

1）树突（dendrite） 每个神经元有一或多个树突，形如树枝状，其内部结构与胞体相似，主要功能是接受刺激。

2）轴突（axon） 每个神经元只有一个轴突，一般由胞体发出，长短不一，短的仅数微米，长的可达1米以上。轴突起始部位常呈圆锥形，称轴丘，此区及轴突内均无尼氏体，故染色淡。轴突一般比树突细，全长直径较均一，有侧支呈直角分出。轴突的主要功能是传导神经冲动。

> **知识拓展　　　　　　　　　神经元损伤**
> 神经元的胞体是神经元的代谢、营养中心。在神经元的胞体或突起受到伤害或轴突断离时，损伤部位距胞体较远，则胞体可出现逆行性改变，继而胞体肿胀、核偏位、尼氏体溶解，重者核消失。如轻度伤害，3周后胞体开始恢复。而被损伤的神经纤维远端的轴突及髓鞘在12～24小时可逐渐出现解体和脂滴，称此过程为演变反应。

2. 神经胶质细胞 神经胶质细胞又称神经胶质（neuroglia），广泛分布于中枢和周围神经系统，数量多，形态多样，也有突起，但无轴突和树突之分，对神经元起到支持、营养、保护、绝缘、修复和形成髓鞘等功能。

中枢神经系统的神经胶质细胞有四种，星形胶质细胞（astrocyte）是体积最大、数量最多的一种神经胶质细胞。细胞呈星形，核圆形或卵圆形，较大，染色较浅。能分泌神经营养因子和多

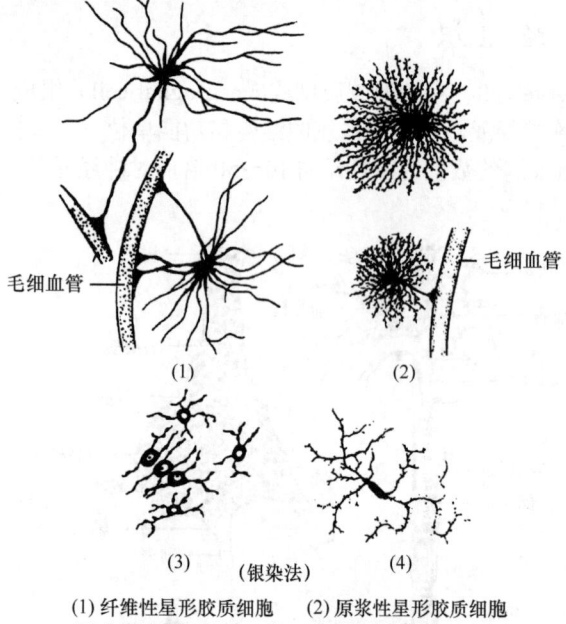

种生长因子，维持神经元的生存及其功能活动。少突胶质细胞（oligodendrocyte）分布于神经元胞体附近及轴突周围。其突起末端扩展成扁平薄膜，包绕神经元的轴突形成髓鞘，是中枢神经系统的髓鞘形成细胞。小胶质细胞（microglia）属单核吞噬细胞系统的成员，是最小的神经胶质细胞。当中枢神经系统损伤时，小胶质细胞可转变为巨噬细胞，吞噬细胞的碎屑及退化变性的髓鞘（图 2-22）。室管膜细胞（ependymal cell）为立方形或柱形，分布在脑室及脊髓中央管的腔面，形成单层上皮，参与脉络丛的构成。

周围神经系统的神经胶质细胞主要包括以下两种：施万细胞（Schwann cell）又称神经膜细胞，形成有髓神经纤维的髓鞘；卫星细胞（satellite cell）又称背囊细胞，是神经节内的神经元胞体周围的一层扁平细胞，对神经节细胞有营养和保护作用。

五、神经纤维

神经纤维（nerve fiber）由神经元的长轴突及包绕它的神经胶质细胞构成。根据神经胶质细胞是否形成髓鞘，分为有髓神经纤维（myelinated nerve fiber）和无髓神经纤维（unmyelinated nerve fiber）。有髓神经纤维的轴突除起始段和终末处均包有髓鞘。髓鞘分成许多节段，各节段间的缩窄部称郎飞结（Ranvier node）。相邻两个郎飞结之间的一段称结间体（图 2-23）。无髓神经纤维轴突外无髓鞘，无郎飞结。

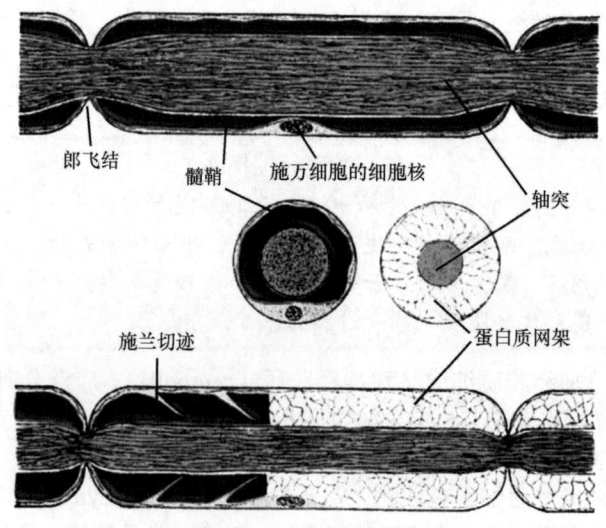

(1) 纤维性星形胶质细胞　(2) 原浆性星形胶质细胞
(3) 少突胶质细胞　(4) 小胶质细胞

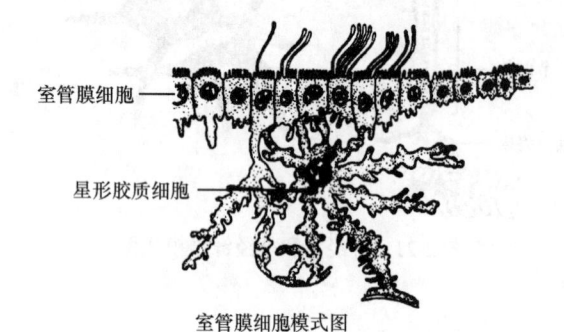

图 2-22　中枢神经系统的神经胶质细胞

图 2-23　有髓神经纤维

神经纤维的功能是传导神经冲动。有髓神经纤维的轴膜兴奋呈跳跃式传导，故传导速度快。无髓神经纤维因无髓鞘和郎飞结，神经冲动只能沿轴膜连续传导，故传导速度慢。

（张义伟）

思 考 题

1. 胞质中有哪些主要细胞器及其生理意义。
2. 被覆上皮的分类与分布。
3. 疏松结缔组织有哪些细胞和纤维？
4. 比较骨骼肌、平滑肌、心肌三种肌组织的形态结构与功能。
5. 神经元的结构和功能。

第三章 细胞的基本功能

【学习目标】

掌握：细胞膜的跨膜物质转运功能；细胞静息电位和动作电位的概念、特征及其产生机制；动作电位的引起和传导；神经-肌接头的兴奋传递。

熟悉：局部电位的特点；骨骼肌的收缩机制；影响肌肉收缩的因素；兴奋-收缩偶联。

了解：细胞跨膜信号转导；细胞兴奋后兴奋性的周期性变化；骨骼肌收缩的外部表现和力学分析。

细胞是构成人体最基本的结构和功能单位，机体的各种生理功能和生化反应以及其他生命活动都是在细胞及其产物的基础上进行的。人体的细胞有 200 余种，尽管细胞的种类不同，但大都具有一些共同的功能特征，要了解人体各器官、系统的生理功能，必须首先了解细胞的基本功能。本章主要介绍细胞具有普遍性的基本功能，包括细胞膜的结构和物质转运功能、细胞的信号转导功能、生物电现象和肌细胞的收缩功能。

第一节 细胞膜的物质转运功能

细胞在新陈代谢过程中，与外界交换是非常活跃的，即细胞外的营养物质如葡萄糖、氨基酸、脂肪酸和氧气等进入细胞内；同时，胞内的代谢产物如 CO_2、尿素等不断排出胞外。这些物质交换都要经过细胞膜。细胞在长期的进化过程中逐渐形成了不同物质的跨膜转运方式，常见的有以下几种。

一、被动转运

被动转运（passive transport）是指物质分子或离子顺着浓度梯度或电-化学梯度进行的跨膜转运，不需要消耗能量。根据物质的转运过程是否需要膜上蛋白质的帮助，又可将被动转运分为单纯扩散和膜蛋白介导的易化扩散。

（一）单纯扩散

单纯扩散（simple diffusion）是指一些脂溶性物质和少数分子量很小的水溶性物质从细胞膜的高浓度一侧向低浓度一侧移动的过程。根据物理学原理，溶液中的分子都在不停地进行热运动，浓度不同的溶液放在一起，则分子净移动的方向是从高浓度到低浓度，该过程是一种简单的物理扩散，没有生物学的转运机制参与。扩散的方向和速度取决于物质在膜两侧的浓度差和膜对该物质的通透性，扩散的最终结果是该物质在膜两侧的浓度差消失。细胞膜的基本组成是脂质双分子层，只有脂溶性小分子物质，如 O_2、CO_2、N_2、NH_3、乙醇、尿素等才能以单纯扩散的形式通过细胞膜。水分子虽然是极性分子，但它的分子极小、又不带电荷，也能以单纯扩散的方式通过细胞膜，但膜脂质对水的通透性很低，扩散速度很慢；此外，因为水分子还可通过"水通道"穿越细胞膜。

（二）易化扩散

易化扩散（facilitated diffusion）是指在膜蛋白的帮助下，非脂溶性的小分子物质或带电离子顺浓度梯度或电位梯度进行的跨膜转运。根据参与蛋白质的不同，易化扩散可分为经通道易化扩散和经载体易化扩散两种形式：

1. 经通道易化扩散 体液中的带电离子，如 Na^+、K^+、Ca^{2+}、Cl^- 等跨膜转运须通过纵贯脂质双分子层的、中央带有亲水性孔道的膜蛋白来实现。这种能使离子跨过膜屏障进行转运的蛋白质孔道称为离子通道（ion channel）（图 3-1）。

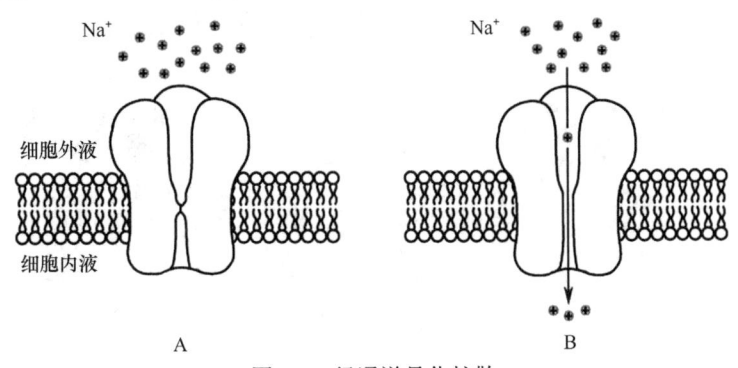

图 3-1 经通道易化扩散
A. 通道关闭；B. 通道开放

离子通道具有以下基本特征：

（1）离子选择性：每种通道都对一种或几种离子具有较高的通透能力，而对其他的离子通透性很小或不通透。通道对离子的选择取决于通道开放时该水性孔道的几何大小和孔道壁的带电状况。由于通道有各自的离子选择性，故分别被命名为 Na^+ 通道、K^+ 通道、Ca^{2+} 通道等。

（2）转运速度快：通道对物质的转运速度非常快，每秒钟通过的离子可达 $10^6 \sim 10^8$ 个分子。

（3）门控特性：在不同的条件下，通道蛋白可处于不同的构型或功能状态，表现为开放或关闭，这种通道的开放或关闭现象称为门控。根据通道门控的控制因素不同，通道主要分为 3 类：①电压门控通道（voltage-gated channel），这类通道受膜电位调控，在这类通道的分子结构中，存在一些对膜电位改变敏感的基团，当膜两侧电位差发生改变，通常是在膜去极化到一定电位时开放，因此也称为电压依从性离子通道，如神经元上的 Na^+ 通道。体内也有少量电压门控通道在膜发生超极化时开放，如存在于心肌细胞膜中的 I_f 通道。②化学门控通道（chemically-gated channel），这类通道的开关受膜所在的环境中某些化学物质的影响，这类化学物质主要来自细胞外液，如激素、递质等。如肌细胞膜上的钠离子通道。③机械门控通道（mechanically-gated channel），这类通道受机械刺激调控，通常是膜的局部受牵拉变形时被激活，如触觉的神经末梢、听觉的毛细胞、血管壁上的内皮细胞以及骨骼肌细胞等都存在这类通道（图 3-2）。

除上述门控离子通道外，还有一类被称为非门控通道。非门控通道总是处于开放状态，外在因素对之无明显影

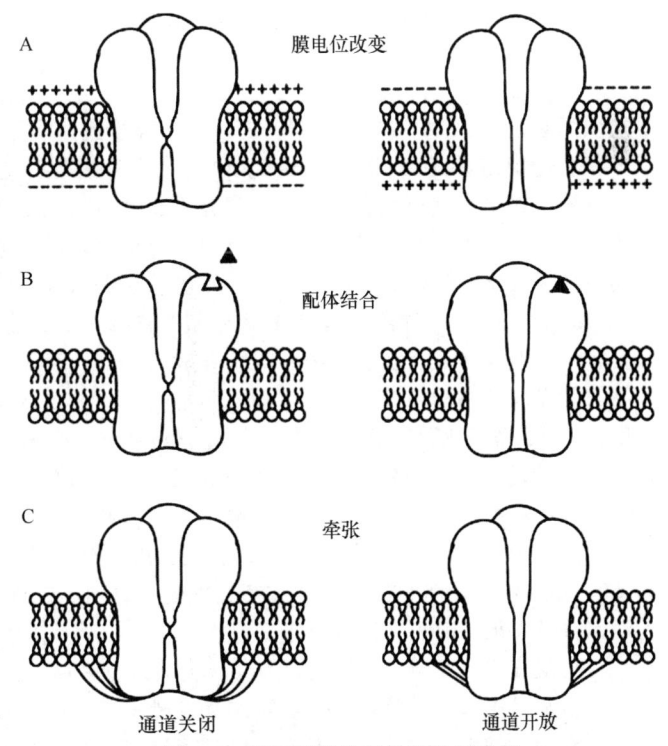

图 3-2 离子通道的门控特性示意图
A. 电压门控通道；B. 化学门控通道；C. 机械门控通道

响，如神经细胞膜上的钾通道。

2. 经载体易化扩散　是由细胞膜中的特殊载体蛋白协助完成的转运方式。载体蛋白上存在与某物质的结合位点，当在膜的一侧与某物质结合后，可通过载体蛋白构象变化，使结合位点转向膜的另一侧，从而完成某物质的跨膜转运。葡萄糖、氨基酸顺浓度差的跨膜转运就属于这种类型的易化扩散（图3-3）。

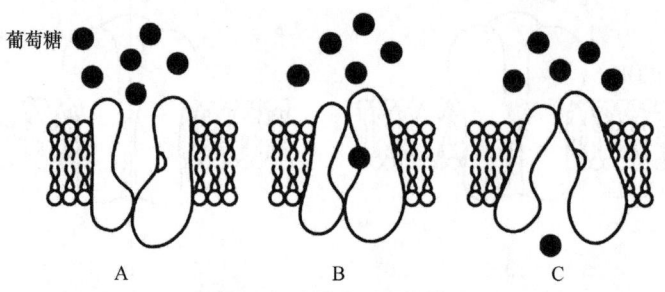

图3-3　经载体易化扩散

A. 细胞外高浓度葡萄糖；B. 葡萄糖与载体蛋白结合位点结合；C. 载体蛋白变构，结合位点移至细胞膜内侧，解离葡萄糖

经载体易化扩散具有以下特征：

（1）结构特异性：各种载体蛋白仅能识别和结合具有特定结构的物质。例如，在同样浓度差的情况下，右旋葡萄糖的转运量大大超过左旋葡萄糖（人体内可利用的糖类都是右旋的）。

（2）饱和现象：在一定范围内，载体转运量一般与膜两侧被转运物质的浓度差成正比。随着膜一侧物质浓度的增加，物质的转运量随之增加。但由于细胞膜上某种载体的数量以及该载体所具有的与被转运物结合的位点数有限，当浓度增加到一定程度，载体对物质的转运量已达到饱和状态后，转运物质的速率不能再继续增加。

（3）竞争性抑制：如果有两种结构相似的物质都能与同一载体结合，两底物之间将发生竞争性抑制。如果某一载体对结构类似的A、B两种物质都有转运能力，那么A物质增加会减弱它对B物质的转运能力，这是因为有一定数量的结合位点竞争性地被A所占据的结果。

知识拓展　　　　　　　　　离子通道病

离子通道病是指离子通道的结构或功能异常所引起的疾病，具体表现在编码离子通道亚单位的基因发生突变或表达异常，或体内出现针对通道的病理性内源性物质时，离子通道的功能发生不同程度的减弱或增强，导致机体整体生理功能紊乱，形成某些先天性或后天获得性疾病，主要累及神经、肌肉、心脏、肾脏等系统和器官。

1. 钾通道病　钾离子通道在所有可兴奋性和非兴奋性细胞的重要信号转导过程中具有重要作用，其家族成员在调节神经递质释放、心率、胰岛素分泌、神经细胞分泌、上皮细胞电传导、骨骼肌收缩、细胞容积等方面发挥重要作用。已经发现的钾通道病有良性家族性新生儿惊厥、1型发作性共济失调、阵发性舞蹈手足徐动症伴发作性共济失调等。

2. 钠通道病　钠离子通道在大多数兴奋细胞动作电位的起始阶段起重要作用，已经发现的钠通道病有高钾型周期性瘫痪、正常血钾型周期性瘫痪、先天性肌无力等。

3. 钙通道病　钙离子通道广泛存在于机体的不同类型组织细胞中，参与神经、肌肉、分泌、生殖等系统的生理过程。已经发现的钙通道病有家族性偏瘫型偏头痛、低钾型周期性瘫痪、共济失调、肌无力综合征等。

4. 氯通道病　氯离子通道广泛分布于机体的兴奋性细胞和非兴奋性细胞膜及溶酶体、线粒体、内质网等细胞器的质膜，在细胞兴奋性调节、跨上皮物质转运、细胞容积调节和细胞器酸化等方面具有重要作用。已经发现的氯通道病有先天性肌强直、隐性遗传全身性肌强直、囊性纤维化病、遗传性肾结石病等。

二、主动转运

主动转运（active transport）是指细胞通过本身的某种耗能过程，将某种物质的分子或离子由膜的低浓度一侧移向高浓度一侧的过程。根据物质转运过程中是否需要ATP直接供给能量，可将其分为原发性主动转运和继发性主动转运。

1. 原发性主动转运 原发性主动转运（primary active transport）是细胞膜上具有ATP酶活性的特殊蛋白质即离子泵直接通过水解ATP获得能量，帮助一种或一种以上的物质逆着各自的电-化学梯度进行跨膜转运。在生物体内有很多这样的离子泵，例如，同时转运Na^+和K^+的钠-钾泵，转运Ca^{2+}的钙泵，以及转运H^+离子的质子泵（有氢钾泵和氢泵两种）等。临床上治疗胃溃疡和十二指肠溃疡时采用的药物奥美拉唑就是一种质子泵抑制剂，可特异性结合并抑制胃腺壁细胞膜上的氢钾泵（H^+-K^+-ATP酶），阻断胃酸分泌。细胞膜上普遍存在着一种钠-钾泵（sodium-potassium pump）的结构，简称钠泵，也称Na^+-K^+依赖式ATP酶（Na^+-K^+-ATPase）。钠泵分子是由α和β两个亚单位组成的二聚体蛋白质。水解ATP的部位和阳离子结合部位都在α亚单位，β亚单位的功能尚不完全清楚。α亚单位的内侧有3个与Na^+结合的位点，外侧有两个与K^+结合的位点，靠近Na^+结合位点处有ATP酶的活性。膜内Na^+浓度升高和膜外K^+浓度升高过程中引起的信息变化使泵激活；每消耗1分子ATP，可将3个Na^+移出膜外，同时把2个K^+移入膜内，因而保持了膜内高K^+和膜外高Na^+的不均衡离子分布（图3-4）。

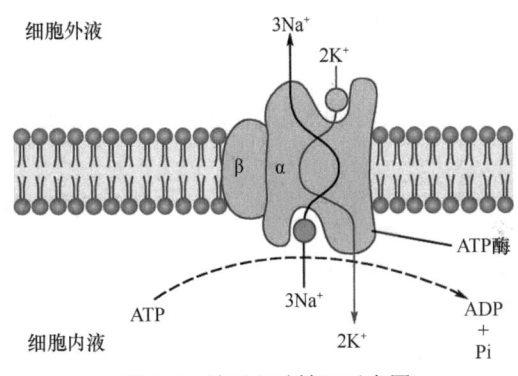

图3-4 钠泵主动转运示意图

钠泵消耗的能量占人体细胞新陈代谢所释放的能量的20%～30%，某些细胞用于钠泵转运的能量甚至高达70%，可见钠泵的活动对维持细胞功能的重要性。钠泵活动的生理意义是：①钠泵活动建立和维持的Na^+、K^+在细胞内外的浓度梯度是细胞生物电产生的先决条件；②钠泵活动造成的细胞内高K^+是许多代谢过程的必需条件；③钠泵将Na^+排出细胞，将减少水分子进入细胞内，对维持细胞的正常体积、渗透压和离子平衡有一定意义；④钠泵建立的细胞外较高的Na^+浓度所贮存的势能为继发性主动转运提供势能储备。

> **案例3-1**
> 一位43岁的年轻男子向医生诊所提出上腹部疼痛的主诉。经过彻底检查，病人被诊断为消化性溃疡病。他开始服用抑制胃"质子泵"的药物。
> **问题：**
> 1. 上面提到的"质子泵"是什么？
> 2. 这种药物会阻碍那种细胞膜物质转运？
> 3. 细胞膜主动转运方式有哪几种？
> **提示：**
> 1. 质子泵具体指的是胃腺壁细胞膜上的氢钾泵。
> 2. 这种药物会阻碍氢钾泵，阻断胃酸分泌。氢钾泵为原发性主动转运。
> 3. 主动转运输分为原发性主动转运和继发性主动转运。

2. 继发性主动转运 继发性主动转运（secondary active transport）是一些物质借助于原发性主动转运建立的某离子浓度梯度所具有的势能，在载体帮助下逆浓度梯度所进行的跨膜转运。与原发性主动转运相比，继发主动转运所需能量不是直接来自 ATP 的分解，而是来自钠泵活动所建立的势能。其中，如果某种物质的转运方向与 Na$^+$ 顺浓度梯度的转运方向一致则称为同向转运（symport）；如果彼此方向相反则称为逆向转运（antiport）。例如，在完整的在体肾小管和肠黏膜上皮细胞，由于在细胞的基底-外侧膜（或基侧膜，即靠近毛细血管和相邻上皮细胞侧的膜）上有钠泵存在，因而能造成细胞内 Na$^+$ 浓度经常低于小管液和肠腔液中 Na$^+$ 浓度的情况，于是 Na$^+$ 不断由小管液和肠腔液顺浓度差进入细胞，由此释放的势能则用于葡萄糖分子的逆浓度差进入细胞。葡萄糖主动转运所需的能量不是直接来自 ATP 的分解，而是来自膜外 Na$^+$ 的高势能。但造成这种高势能的钠泵活动是需要分解 ATP 的，因而葡萄糖的主动转运所需的能量还是间接地来自 ATP（图 3-5）。氨基酸在小肠的吸收方式与之相似。

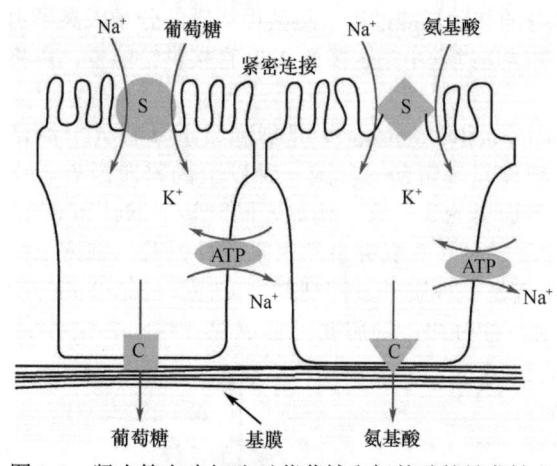

图 3-5　肾小管上皮细胞对葡萄糖和氨基酸的继发性主动转运示意图

三、出胞和入胞

上述各种跨膜转运的物质虽有差别，但共同特征是均为小分子物质。一些大分子、固态物质或液态物质团块只能通过细胞膜复杂的结构和功能改变，来实现跨膜转运。

1. 出胞　出胞（exocytosis）指大分子物质或物质团块排出细胞的过程。出胞主要见于细胞的分泌活动，如内分泌腺把激素分泌到细胞外液中，消化腺细胞分泌消化酶、神经末梢释放神经递质等。细胞的各种蛋白质分泌物先是在粗面内质网上合成，再到高尔基复合体被一层膜性结构所包被，形成分泌囊泡，后者再逐渐移向特定部位的细胞膜内侧，准备分泌或暂时储存。有些细胞的分泌过程是持续进行的，有些则有明显的间断性。分泌过程的最后阶段是囊泡逐渐向细胞膜内侧移动，最后囊泡膜和细胞膜在某点接触和相互融合，并在融合处出现裂口，将囊泡一次性地排空，而囊泡的膜也就变成了细胞膜的组成部分。

2. 入胞　入胞（endocytosis）是指大分子物质或某些物质团块进入细胞的过程。如侵入体内的细菌、病毒、异物或血浆中脂蛋白颗粒、大分子营养物质等进入细胞。如果进入细胞的物质是固体物质，称为吞噬（phagocytosis）；如果进入细胞的物质是液体，称为吞饮或胞饮（pinocytosis）。吞噬主要发生在巨噬细胞和中性粒细胞，作用是消除异物、病原微生物，清除衰老和死亡的细胞等。吞饮过程可发生在所有细胞。入胞时，首先是细胞外液中的某些物质与细胞膜接触，引起该处的质膜发生内陷，或伸出伪足包绕异物，再出现膜结构的断离，最后是异物连同包被它的那一部分膜整个地进入细胞质中。吞饮又分为液相入胞和受体介导入胞。液相入胞（fluid-phase endocytosis）是细胞外液连同所含溶质一起被直接摄入细胞的过程。受体介导入胞（receptor-mediated endocytosis）是由细胞膜上的特异受体介导某些大分子物质摄入细胞的过程。如结合了铁离子的运铁蛋白、多种生长调节因子和胰岛素等一部分多肽类激素、抗体和某些细菌毒素，以及一些病毒（流感和小儿麻痹病毒）等都是通过这种过程进入细胞（图 3-6）。

第二节　细胞的跨膜信号转导

整个生命过程中，自始至终都要受遗传信息及环境变化信息的调节控制。机体在对内、外环境变化的适应过程中，既要实现自身复杂的功能，又要适应环境的各种变化，细胞之间必须有完善的信息联系，即具有信号转导（signal transduction）功能。能在细胞间传递信息的称为信号分子，大约有几百种，如激素、神经递质、细胞因子、气体分子（如 NO）等。临床上治疗疾病所

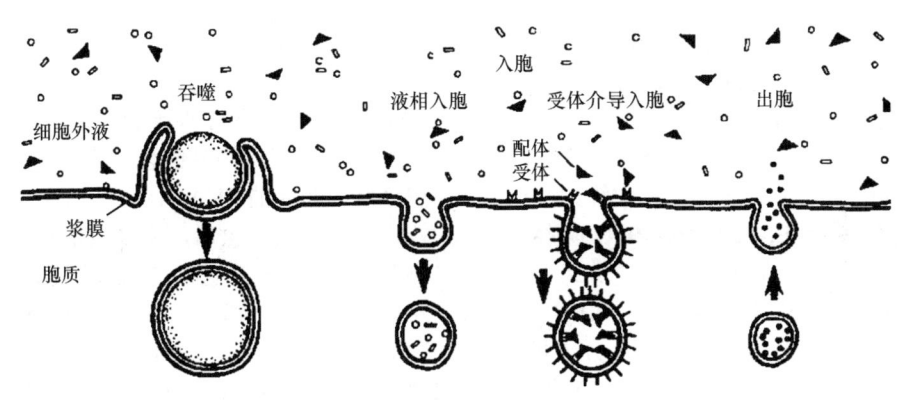

图 3-6 出胞和入胞示意图

用的药物也可作为特殊的信号分子影响细胞的功能从而发挥药理作用。除了少数脂溶性的信号分子或药物，如类固醇激素、甲状腺激素等可以直接进入细胞，与胞内受体结合后发挥生理效应外，大多数必须首先作用于细胞膜上的受体，通过膜受体影响细胞膜上另外的一种或几种功能蛋白质以实现跨膜信号转导（transmembrane signal transduction），进而改变细胞内的功能活动。根据膜受体及其相关联的信号分子种类的不同，主要有以下几种跨膜信号转导的途径。

一、G蛋白耦联受体介导的跨膜信号转导

G蛋白耦联受体是迄今为止发现的最大的受体家族。当受体与配体结合使受体活化后，通过一组能与GTP结合的称之为G蛋白的调节蛋白相互作用来完成信号跨膜转导。以下首先介绍该信号系统的信号分子，然后再介绍具体的信号转导过程。

（一）G蛋白耦联受体信号转导中的信号分子

1. G蛋白耦联受体（也称促代谢型受体） 由一条7次穿膜的肽链构成，故也称之为7次跨膜受体。其共同的作用特点是它们都通过G蛋白的介导，影响某些酶的活性，从而改变细胞内第二信使的浓度，产生特定的生物学功能。如β肾上腺素受体、α_2肾上腺素受体、乙酰胆碱M受体、5-羟色胺受体、嗅觉受体、视紫红质以及多数肽类激素的受体等，这类受体总数近100种，是最大的受体家族。

2. G蛋白（G protein） 是耦联膜受体和蛋白效应器（酶或离子通道）的膜蛋白。

3. G蛋白效应器（G protein effector） 包括酶和离子通道两类。G蛋白调控的酶主要有细胞膜内侧面上的腺苷酸环化酶（adenylate-cyclase，AC）、磷脂酶C（phospholipase C，PLC）、磷酸二酯酶（phosphodiesterase，PDE）和磷脂酶A_2（phospholipase A_2，PLA_2）。这些酶都可催化生成（或分解）第二信使，实现细胞外信息向细胞内的转导。此外，G蛋白也直接或间接通过第二信使调控离子通道的活动。

4. 第二信使（second messenger） 指激素、递质、细胞因子等信号分子作用于细胞膜后产生的细胞内信号分子（通常将作用于细胞膜的信号分子称为第一信使）。较重要的第二信使有：环磷酸腺苷（cyclic adenosine monophosphate，cAMP）、三磷酸肌醇（inositol triphosphate，IP_3）、二酰甘油（diacylglycerol，DG）、环磷酸鸟苷（cyclic guanosine monophosphate，cGMP）和Ca^{2+}等。它们调节的靶蛋白主要是各种蛋白激酶和离子通道，产生以靶蛋白构象变化为基础的级联反应和细胞功能改变。

（二）G蛋白耦联受体介导的主要信号转导途径

1. 受体-G蛋白-AC-PKA途径 细胞膜上存在的腺苷酸环化酶，可催化胞质内的ATP生成cAMP。平时cAMP的生成与分解保持平衡，使它的浓度在细胞内保持在10^{-7}mol/L以下。当细胞外信号物质（配体）作用于靶细胞，可使cAMP浓度在几秒钟之内升高几倍。

cAMP 主要通过激活蛋白激酶 A（protein kinase A，PKA）来实现信号转导。在不同类型的细胞中，PKA 通过使底物蛋白磷酸化而发挥其生物作用。PKA 的底物蛋白不同，因此 cAMP 在不同的靶细胞中具有不同的功能，例如，肝细胞内 cAMP 水平的升高可激活 PKA，PKA 又激活磷酸化酶激酶，后者促使肝糖原分解；在心肌细胞，PKA 可使 Ca^{2+} 通道磷酸化，增加细胞膜上有效的 Ca^{2+} 通道数量，从而增强心肌收缩力；在胃黏膜壁细胞，激活的 PKA 可促进胃酸的分泌。

2. 受体-G 蛋白-PLC-DG/PKC 途径　许多配体与受体结合后，可经 Gi 家族或 Gq 家族中的某些亚型激活磷脂酶 C（PLC），PLC 可将膜脂质中含量甚少的二磷酸磷脂酰肌醇（phosphatidylinositol bisphosphate，PIP_2）迅速水解为两种第二信使物质，即三磷酸肌醇（IP_3）和二酰甘油（DG）。IP_3 是水溶性的小分子物质，它在生成后离开细胞膜，与内质网或肌质网膜上的 IP_3 受体结合。IP_3 受体是一种化学门控的钙释放通道（calcium release channel），激活后可导致内质网或肌质网中 Ca^{2+} 的释放和肌质 Ca^{2+} 浓度升高。二酰甘油生成后仍留在细胞膜内，它与膜磷脂中的磷脂酰丝氨酸共同将胞质中的蛋白激酶 C（protein kinase C，PKC）结合于膜的内面，并使之激活。Ca^{2+} 和 PKC 可进一步作用于信号蛋白或功能蛋白，实现细胞内的信号转导。

3. Ca^{2+} 信号系统　由上述 IP_3 从胞内钙库释放进胞质的 Ca^{2+}，以及经细胞膜中电压门控或化学门控通道由胞外进入胞内的 Ca^{2+}，一方面作为带电离子可影响膜电位而直接改变细胞的功能，但更重要的是作为第二信使，通过与胞内多种底物蛋白相结合而发挥作用，参与多种胞内信号转导过程。

二、离子通道受体介导的信号转导

离子通道是镶嵌在细胞膜的脂质双层中贯穿整个膜的大分子蛋白质，其中央形成允许某些离子通过的亲水性孔道。目前已确定体内至少有三种类型的离子通道，可对相应的刺激起反应，完成跨膜信号转导。

1. 化学门控通道　这类通道是同时具有受体和离子通道功能的蛋白质分子，激活后可引起离子的跨膜流动，故也称为促离子型受体。主要分布在肌细胞终板膜和神经细胞的突触后膜中，通道的开闭取决于膜两侧特定的化学性信号。神经-骨骼肌接头的信号传递就是离子通道型受体介导的信号转导的典型例子。骨骼肌细胞终板膜上的 N_2 型乙酰胆碱（acetylcholine，ACh）受体即是一种离子通道型受体。

另外，一些氨基酸类递质，如谷氨酸、门冬氨酸、γ-氨基丁酸和甘氨酸等，也是通过与 N 型 ACh 门控通道类似的机制影响其靶细胞，其中有些是 Ca^{2+} 通道，有些是 Cl^- 通道。

2. 电压门控通道　体内很多细胞，如神经细胞和各种肌细胞，在它们的细胞膜中有多种电压门控通道蛋白质，可由膜两侧出现的电位改变使通道开放，并由随之出现的跨膜离子流使通道所在膜发生跨膜电位改变。例如，前述的终板膜由 ACh 门控通道开放而出现终板电位时，这个电位改变可使相邻的肌细胞膜中的电压门控式 Na^+ 通道和 K^+ 通道相继激活，使肌细胞产生动作电位。当动作电位在神经纤维膜和肌细胞膜上传导时，也是由一些电压门控通道被邻近已兴奋的膜的电位变化所激活，结果使这些通道所在的膜也相继出现特有的电变化。由此可见，电压门控通道所起的功能，是一种跨膜信号转换，只不过它们接受的外来刺激信号是电位变化，经过电压门控通道的开闭，引起细胞膜出现新的电变化或其他细胞内功能变化。

3. 机械门控通道　体内存在不少能感受机械性刺激并导致细胞功能改变的细胞。如内耳毛细胞顶部的听毛在受到切应力的作用产生弯曲时，毛细胞会出现短暂的感受器电位，这也是一种跨膜信号转换，即外来机械性信号通过某种结构变化的过程，使细胞膜上机械门控通道开放而引起细胞的跨膜电位变化。

三、酶偶联受体介导的信号转导

酶偶联受体是指细胞膜上一些既有受体作用又有酶作用的蛋白质分子。酶偶联受体有多种，其中比较重要的有酪氨酸激酶受体和鸟苷酸环化酶受体。酶偶联受体既有与信号分子结合的位点，起受体作用，又具有酶的催化作用，通过这种双重作用来完成信号转导功能，这种信号转导称为酶偶联受体介导的信号转导。体内大部分生长因子和一部分胰岛素等肽类激素就是通过这种方式转导的。

G蛋白耦联受体、离子通道受体和酶耦联受体三种信号转导都是通过膜受体介导的。也有一些信号是通过细胞内受体介导的，如一氧化氮等一些气体分子不通过膜受体而是通过细胞内受体介导。

第三节　细胞的生物电活动

细胞进行生命活动时都伴有电现象，这种电现象称为细胞生物电（bioelectricity）。是由某些带电离子跨细胞膜流动而产生的，由于生物电发生在细胞膜两侧，故又称为跨膜电位（transmembrane potential），简称膜电位（membrane potential，MP）。细胞水平的生物电现象主要有两种表现形式：安静时具有的静息电位和受有效刺激时产生的动作电位。临床上诊断疾病时广泛应用的心电图、脑电图、肌电图和胃肠电图等是在器官水平上记录到的生物电，它们是在细胞生物电活动基础上发生总和的结果。

一、静息电位及其产生机制

（一）细胞的静息电位

静息电位（resting potential，RP）是指细胞处于静息状态时，膜两侧存在的外正内负的电位差。如果规定细胞膜外电位为零，则静息电位表现为膜内电位较膜外为负。不同组织的静息电位不同，大都在 -100~-10mV 之间。例如骨骼肌细胞的静息电位约 -90mV，神经细胞约 -70mV，平滑肌细胞约 -55mV，红细胞约 -10mV。静息电位在大多数细胞是一种稳定的直流电位（一些有自律性的心肌细胞和胃肠道平滑肌细胞例外），只要细胞未受到外来刺激而且保持正常的新陈代谢，静息电位就稳定在某一相对恒定的水平。

生理学中，通常将安静时细胞膜两侧处于外正内负状态称为极化（polarization）。当静息电位的数值向膜内负值加大的方向变化时，称为膜的超极化（hyperpolarization）；相反，如果膜内电位向负值减小的方向变化，称为去极化（depolarization）；去极化至零电位后膜电位若进一步变为正值，使膜两侧电位的极化与原来的极化状态相反，称为反极化（reverse polarization），膜电位高于零电位的部分称为超射（overshoot）；细胞先发生去极化，然后再向正常安静时膜内所处的负值恢复，则称为复极化（repolarization）。

（二）静息电位产生的机制

静息电位实际上仅存在于细胞膜内外表面之间，在膜的外表面有一薄层正离子，内表面有一薄层负离子。形成这种状态的基本原因是带电离子的跨细胞膜转运。静息电位产生原理主要有两个：①细胞内外各种离子的浓度分布不均，即存在浓度差。所有正常生物细胞内的 K^+ 浓度超过细胞外 K^+ 约30倍，而细胞外 Na^+ 浓度超过细胞内 Na^+ 浓度约12倍，这是钠泵活动的结果。在这种情况下，K^+ 必然会有一个向膜外扩散的趋势，而 Na^+ 有一个向膜内扩散趋势（表3-1）。②在不同状态下，细胞膜对各种离子的通透性不同。膜在安静状态下对 K^+ 通透性最大，对 Na^+ 和 Cl^- 少量通透，对大分子的有机负离子（多是蛋白质离子）不通透。那么只有 K^+ 移出膜外，而膜内带负电荷的有机负离子不能随之移出细胞，于是随着 K^+ 移出，出现膜内变负而膜外变得较正的状态。K^+ 的这种外向扩散并不能无限制地进行，这是因为移到膜外的 K^+ 所造成的外正内负的电位差，将对 K^+ 的继续外移起阻碍作用，而且 K^+ 移出得愈多，这种阻碍就会愈大。当浓度差（促使 K^+ 外流的动力）与电位差（阻止 K^+ 外流的阻力）相抗衡时，K^+ 的跨膜净移动停止。于是，由于 K^+ 外流所造成的膜两侧的电位差也稳定于某一数值不变，这种内负外正的电位差称为 K^+ 的平衡电位。根据 Nernst 公式可以精确计算离子平衡电位的数值（式3-1）。

$$E_x = \frac{RT}{ZF}\ln\frac{[X^+]_o}{[X^+]_i}$$

（式 3-1）

式中 R 是通用气体常数，Z 是离子价，F 是法拉第常数，T 是绝对温度；式中只有 $[X^+]_o$ 和 $[X^+]_i$ 是变数，分别代表膜外侧和内侧的离子浓度。如果把有关数值代入（式3-1），室温以 29.2℃ 计算，再把自然对数化为常用对数，则（式3-1）可简化为（式3-2）：

$$E_x = \frac{8.31\times(29.2+273)\times10^3}{1\times96500}\times2.3026\lg\frac{[X^+]_o}{[X^+]_i}(mV)$$

$$= 60\lg\frac{[X^+]_o}{[X^+]_i}(mV)$$

（式 3-2）

表 3-1　哺乳动物骨骼肌细胞内、外主要离子的浓度

离子	细胞内液离子浓度（mmol/L）	细胞外液离子浓度（mmol/L）
Na^+	12.0	145.0
K^+	155.0	4.5
Cl^-	4.2	116.0
Ca^{2+}	10^{-4}	1.0
A^-	155.0	0.0

注：表中 Ca^{2+} 浓度为游离 Ca^{2+} 浓度；A^- 代表有机阴离子。

可以由 Nernst 公式计算得到 K^+ 平衡电位的理论数值，而静息电位的实际数值略小于理论数值。例如枪乌贼巨大神经纤维 K^+ 平衡电位的计算数值为 −87mV，而它的实测值为 −77mV。原因是膜在静息时对 Na^+ 也有一定的通透性（膜对 K^+ 的通透性是 Na^+ 通透性的 10～100 倍），因此，细胞静息时有少量的 Na^+ 逸入细胞内；由于膜外 Na^+ 浓度大于膜内，即使少量的 Na^+ 逸入膜内也会抵消一部分 K^+ 外移造成的膜内负电位。

二、动作电位及其产生机制

（一）细胞的动作电位

动作电位（action potential，AP）是指细胞在静息电位基础上接受有效刺激后，细胞膜两侧产生的一个迅速的可向远处传播的膜电位波动。可兴奋细胞在受到刺激时可有不同形式的外在表现，如肌肉的收缩、腺体的分泌等，而动作电位是其兴奋时产生的共同变化，动作电位是可兴奋细胞处于兴奋状态的标志。

通过图 3-7 中的实验，观察单一神经纤维动作电位的产生和波形特点。由图中可见，当神经纤维在安静状况下受到一次短促的阈刺激或阈上刺激时，膜内原来存在的负电位将迅速消失，进而变成正电位，即膜内电位在短时间内可由原来的 −70mV 变到 +35mV 的水平，构成了动作电位变化曲线的上升支（去极相）。但是，由刺激所引起的这种膜内外电位的倒转只是暂时的，随后，膜电位又迅速复极化恢复至静息电位水平（复极相）。在神经纤维，它一般历时 0.5～2.0ms，在描绘的图形上表现为一次短促而尖锐的形似高耸尖锐的、山峰样的脉冲变化。人们常把这种构成动作电位主要部分的脉冲样变化，称之为锋电位（spike potential）。在锋电位下降支最后恢复到静息电位水平以前，膜电位出现低幅、缓慢的波动，称为后电位（after-potential），它包括负后电位和正后电位。前者指膜电位复极到静息电位水平前维持一段较长时间的去极化，持续 5～30ms；后者是紧随其后的一段超过静息电位水平的超极化状态，最后才恢复到受刺激前的静息电位水平。

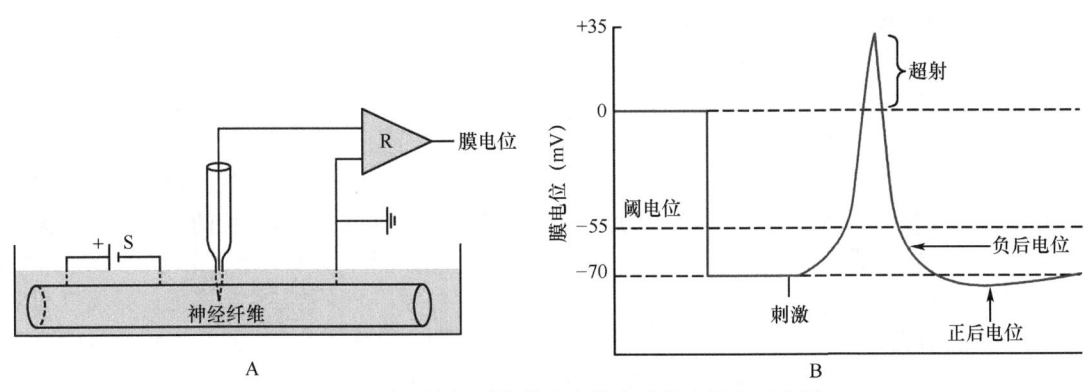

图 3-7　测量单一神经纤维静息电位和动作电位的示意图

A. 显示实验记录装置，S 表示刺激器，R 表示信号记录系统。B. 显示记录到的膜电位曲线，包括三个部分：当两个电极都在膜外时，电位为零；当微电极插入膜内时，可记录到稳定的电位差（静息电位）；当神经受适当刺激时则产生一个动作电位

（二）动作电位产生机制

前已述及细胞外 Na^+ 的浓度比细胞内高得多，它有从细胞外向细胞内扩散的趋势，但 Na^+ 能否进入细胞是由细胞膜上 Na^+ 通道的状态来控制的。当细胞在受到刺激产生兴奋时，首先是受刺激部位细胞膜上少量的 Na^+ 通道开放，少量 Na^+ 顺浓度差流入细胞，使膜电位减小。当膜电位减小到一定数值（阈电位）时，会引起膜上大量电压门控 Na^+ 通道开放，膜对 Na^+ 的通透性突然增大，Na^+ 在浓度差和电位差（静息时的外正内负）的作用下快速、大量内流，细胞内正电荷数迅速增加，造成膜内负电位的迅速消失，继而达到正电位水平，形成膜的去极化和反极化，这就形成了锋电位陡直的上升支。当内流的 Na^+ 在膜内形成的正电位足以阻止 Na^+ 的净移入时为止，膜电位达到一个新的平衡点，这就是 Na^+ 平衡电位。

但是，膜内电位停留在 Na^+ 平衡电位水平的时间极短，随着大量电压门控 Na^+ 通道失活关闭，Na^+ 通透性消失，并伴随出现了电压门控 K^+ 通道开放，K^+ 通透性增大，K^+ 快速外流，膜内电位迅速下降，又恢复到极化状态，亦即出现复极化，造成了锋电位曲线的快速下降支。

细胞每兴奋一次或产生一次动作电位，总有一部分 Na^+ 在去极化时进入膜内，一部分 K^+ 在复极时逸出膜外，但由于离子移动受到各离子的平衡电位的限制，它们的实际进出量是很小的。据估计，神经纤维每兴奋一次，进入膜内的 Na^+ 量大约只能使膜内的 Na^+ 浓度增大约八万分之一，复极时逸出的 K^+ 量也类似这个数量级。即便神经连续多次产生兴奋，短时间内也不大可能明显地改变膜内高 K^+ 和膜外高 Na^+ 这种基本状态，而只要这种不均衡的离子分布还能维持，静息电位就可以维持，新的兴奋就可能再一次产生。细胞膜两侧 K^+、Na^+ 离子的不均衡分布，主要是靠钠泵消耗代谢能建立起来的。钠泵对膜内 Na^+ 浓度增加十分敏感，Na^+ 的轻微增加就能促使钠泵的活动，因此在每次兴奋后的静息期内，钠泵活动都会增强，将兴奋时进入膜内的 Na^+ 泵出，将复极时逸出膜外的 K^+ 泵入，使兴奋前原有的离子分布状态得以恢复。

综上所述，当神经和骨骼肌细胞受刺激而兴奋时，细胞膜上的离子通道被激活而迅速开放，随即又关闭，从而导致 Na^+、K^+ 等先后地移动，形成动作电位的不同组成部分。其过程简述如下。

（1）去极相（即上升支）主要由细胞外 Na^+ 快速内流而产生。Na^+ 内流的动力是膜内、外 Na^+ 的浓度差及静息状态下膜两侧的电位差。Na^+ 内流的条件是细胞膜对 Na^+ 通透性的突然增大。去极相发展的最高水平，即动作电位的幅度相当于静息电位绝对值与超射值之和。这一过程可被 Na^+ 通道的阻滞剂河豚毒（TTX）所阻断。

（2）复极相（即下降支）主要由细胞内 K^+ 外流而产生。K^+ 外流的动力是膜内、外 K^+ 的浓度差以及反极化状态下的电位差。K^+ 外流的条件是细胞膜对 K^+ 通透性的增加。K^+ 的外流使膜电位由反极化状态恢复到静息电位的水平。K^+ 外流可被 K^+ 通道阻滞剂四乙胺（TEA）所阻断。

（3）复极后膜电位已恢复到静息电位水平，细胞膜对 Na^+、K^+ 的通透性也恢复，但是膜内、外的离子分布尚未恢复。此时细胞内 Na^+ 浓度稍增加，细胞外 K^+ 浓度也增加。这种膜内 Na^+ 增多、膜外 K^+ 增多的状态激活了细胞膜上的钠泵，使之加速运转，将细胞内多余的 Na^+ 运至细胞外，将细胞外多余的 K^+ 摄回细胞内，使细胞膜内外的离子分布恢复到安静时的水平。

动作电位有如下的特点：①"全或无"现象。任何刺激一旦使膜去极化达到阈值即可记录到动作电位，一旦产生动作电位，其幅值就达最大，增大刺激强度，动作电位的幅值不再增大。也就是说，动作电位要么不产生，要么产生最大。②不衰减性传导。基于动作电位"全或无"现象，动作电位在细胞膜的某一处产生后，可沿着细胞膜进行传导，无论传导距离多远，其幅度和形状均不改变。③脉冲式传导。动作电位产生后会存在不应期，使连续的多个动作电位不可能融合在一起，因此两个动作电位之间总是具有一定的间隔，形成脉冲式。

知识拓展　　　　　　　　　　膜片钳技术

1976 年德国马普生物物理研究所 Neher 和 Sakmann 创建了膜片钳技术（patch clamp recording technique）。这是一种以记录通过离子通道的离子电流来反映细胞膜单一的或多个的离子通道分子活动的技术。它和基因克隆技术并驾齐驱，给生命科学研究带来了巨大的前进动力。

这一伟大的贡献，使 Neher 和 Sakmann 获得 1991 年度的诺贝尔生理学或医学奖。膜片钳实验是用一个尖端光洁、直径约 1μm 的玻璃微电极同神经或肌细胞的膜接触而不刺入，然后在微电极另一端开口施加适当的负压，将与电极尖端接触的那一小片膜轻度吸入电极尖端的纤细开口，这样在这小片膜周边与微电极开口处的玻璃边沿之间形成紧密的封接，把吸附在微电极尖端开口处的那一小片膜同其余部分的膜在电学上完全隔离开来。在这种条件下，微电极所记录到的电流变化就只同该膜片中通道分子的功能状态有关。因此，此片膜内开放所产生的电流流进玻璃吸管，用膜片钳放大器测量此电流强度，就代表离子通道电流。膜片钳技术被称为研究离子通道的"金标准"。是研究离子通道的最重要的技术。膜片钳技术已从常规膜片钳技术发展到全自动膜片钳技术，目前已经广泛地用于药物筛选。

（三）动作电位的触发

刺激作用于细胞可以引起动作电位，但不是任何刺激都能触发动作电位。只有当膜内负电位去极化达到某一临界值时，引起细胞膜中大量 Na^+ 通道开放，才能引发一次动作电位。这个能触发动作电位的临界膜电位称为阈电位（threshold potential, TP）。因此，静息电位去极化达到阈电位是产生动作电位的必备条件。有人将阈电位形象地称之为燃点。阈电位大约比正常静息电位的绝对值小 10~20mV，例如，神经细胞的静息电位为 -70mV，它的阈电位约为 -55mV。当一个适当的刺激引起一个膜电位发生初始去极化达到阈电位时，细胞膜上的电压门控 Na^+ 通道突然大量快速开放，膜的 Na^+ 电导迅速提高，使得细胞外大量的 Na^+ 在强大的电-化学驱动力的作用下快速内流，内向 Na^+ 电流导致膜电位发生快速去极化。膜的去极促使 Na^+ 通道开放是一个正反馈的过程，又称为再生性循环（regenerative cycle），随着膜的去极化，越来越多的 Na^+ 通道开放，导致更多的 Na^+ 内流，其结果是膜电位迅速去极化直至最后接近于 Na^+ 的平衡电位的水平。一般来说，细胞兴奋性的高低与细胞的静息电位和阈电位的差值有关，即差值越大，细胞的兴奋性越低。例如，超极化时静息电位增大，使它与阈电位之间的差距扩大，受刺激时静息电位去极化不容易达到阈电位，所以，超极化使细胞的兴奋性下降。

电压门控 Na^+ 通道的激活与失活是形成动作电位的必要条件。电压门控 Na^+ 通道存在着激活、失活和静息三种不同状态（图 3-8）。目前认为，电压门控 Na^+ 通道有两道闸门，一个位于通道的外侧，称为激活门。另一个位于通道的内侧，称为失活门。它们的开闭都受膜电位的控制，具有各自的电压依赖性。开闭的速度也有差异，有各自的时间依赖性。静息时，激活门是关闭的，失活门是开放的，Na⁺不能通过通道内流。当膜电位去极化时，激活门的构象突然发生改变，闸门打开，Na⁺的通透性增大500~5000倍，Na⁺迅速内流。Na⁺通道的激活门打开的同时失活门关闭，但失活门构象变化比激活门稍慢，失活门关闭要延迟1~2ms。也就是说，Na⁺通道的开放时间只有1~2ms。只有在这段时间内，激活门和失活门全开放，Na⁺才能内流引起动作电位的去极相。失活门关闭之后Na⁺通道处于失活状态，任何刺激均不能使之开放。关闭的失活门直到膜电位恢复或接近静息电位水平时才能再开放。随着失活门的开放，激活门关闭，Na⁺通道重新恢复到静息状态，这一过程称为复活。

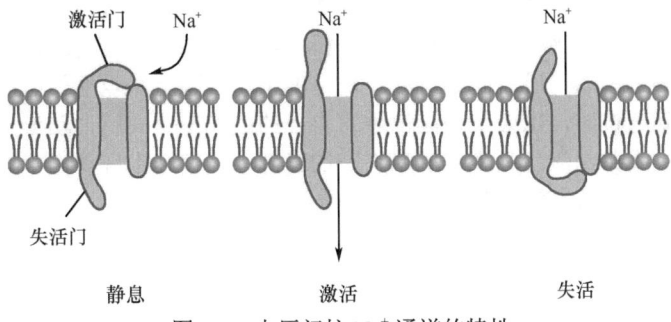

图3-8 电压门控Na⁺通道的特性

案例3-2

患者，女性，56岁。因"全身无力2天，呕吐、腹泻1天"入院。患者自诉昨天上午因全身无力在私人诊所静脉输液治疗后回家，下午开始出现恶心，呕吐胃内容物4~5次，腹泻为水样便，7~8次。出现四肢乏力，具体表现为下蹲后不能站起，不能上下楼梯，平路能行走，无心悸心慌，无呼吸困难。血生化检查：K⁺ 2.69mmol/L（血钾正常值为3.5~4.5mmol/L）。临床诊断为急性胃肠炎合并低钾血症。

问题：

1. 低钾对细胞生物电活动有什么影响？
2. 如果不及时治疗，患者病情会如何发展？

提示：

1. 低钾血症时，细胞内外K⁺的浓度差增加，静息电位的负值加大，细胞出现超极化，与阈电位差距加大，触发动作电位的刺激阈值增加，兴奋性降低。
2. 病情加重可能会出现以下临床表现
（1）骨骼肌无力和瘫痪：神经—肌肉的兴奋性和传导性下降，首先出现肌无力，肌无力加重，并累及躯干和上肢肌肉，可发生瘫痪。如果影响呼吸肌，会发生呼吸衰竭。
（2）平滑肌无力和麻痹：容易发生食欲不振、恶心、呕吐、腹胀、便秘，严重时发生麻痹性肠梗阻，如果累及膀胱平滑肌，也可发生尿潴留。
（3）循环系统病变：低血钾会引起心肌自律细胞兴奋性和传导组织传导性的异常，可出现多种心律失常。还可导致心脏工作细胞及其传导组织的功能障碍，也可导致心肌多发性、小灶性坏死，诱发或加重心功能不全。
（4）对肾功能损害：低钾血症时，肾小管上皮细胞钠泵活性减弱，细胞内K⁺降低，氢—钠交换增多，尿液呈酸性，发生代谢性碱中毒；细胞内Na⁺增多还引起尿浓缩功能减退，出现多尿，夜尿增多，低比重尿，低渗尿，还可诱发急性肾功能衰竭。

（四）动作电位的传导

可兴奋细胞的特征之一，是在任何一处膜上产生的动作电位，可在同一细胞上和不同细胞间传导。

1. 动作电位在同一细胞的传导　动作电位一旦在细胞膜的某一点产生，就会迅速沿着细胞膜向周围传播，一直到整个细胞膜都产生动作电位，如图 3-9A 所示。图中为枪乌贼的无髓神经纤维的某一小段，因受到足够强的外加刺激而出现了动作电位，即该处出现了膜两侧电位的暂时性倒转，由静息时的内负外正变为内正外负，但和该段神经相邻接的神经段仍处于安静时的极化状态。由于膜两侧的溶液都是导电的，于是在已兴奋的神经段和与它相邻的未兴奋的神经段之间，将由于电位差的存在而有电荷移动，称为局部电流（local current）。它的运动方向是膜外的正电荷由未兴奋段移向已兴奋段，膜内的正电荷由已兴奋段移向未兴奋段。这样流动的结果，是造成未兴奋段膜内电位升高而膜外电位降低，亦即引起该处膜的去极化。这一过程开始时，就相当于电紧张性扩布。根据上述关于兴奋产生的机制的分析，当任何原因使膜的去极化达到阈电位的水平时，都会大量激活该处的 Na^+ 通道而导致动作电位的出现。因此，当局部电流的出现使邻接的未兴奋的膜去极化到阈电位时，也会使该段出现它自己的动作电位。所谓动作电位的传导，实际是已兴奋的膜部分通过局部电流"刺激"了未兴奋的膜部分，使之出现动作电位。这样的过程在膜表面连续进行下去，就表现为兴奋在整个细胞的传导。

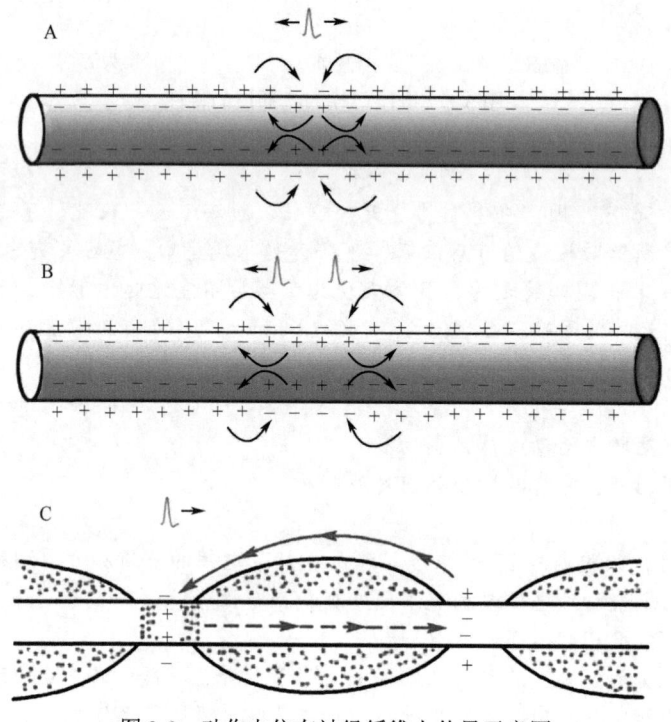

图 3-9　动作电位在神经纤维上传导示意图
A. 和 B. 动作电位在无髓神经纤维上双向传导；C. 动作电位在有髓神经纤维上跳跃式传导

兴奋传导机制虽然以无髓神经纤维为例，但在其他可兴奋细胞的兴奋传导，基本上遵循同样的机制。有髓神经纤维在轴突外面包有一层相当厚的髓鞘，髓鞘主要成分的脂质是不导电或不允许带电离子通过的，因此只有在髓鞘暂时中断的郎飞结处，轴突膜才能和细胞外液接触，使跨膜离子移动得以进行。因此，当有髓神经纤维受到外加刺激时，动作电位只能在邻近刺激点的郎飞结处产生，而局部电流也就在相邻的郎飞结之间形成。因此，动作电位表现为跨过每一段髓鞘而在相邻郎飞结处相继出现，这称为兴奋的跳跃式传导（salutatory conduction）（图 3-9B）。跳跃式传导时的兴奋传导速度，比无髓神经纤维或一般细胞的传导速度要快得多，并且与无髓神经纤维比较，动作电位在有髓神经纤维传导同样的距离所需要转运的离子更少，所消耗的能量也相对更少，因而更加节能。

2. 动作电位在不同细胞之间的传导　根据细胞与细胞之间联系的方式不同，动作电位在不同细胞之间的传导机制也有所差异。在某些组织，如心肌和平滑肌的细胞间存在缝隙连接（gap junction）。在缝隙连接部位，相邻的两个细胞的膜靠得很近，细胞间距离小于 3nm。每侧细胞膜上都规则地排列着一些称为连接体（connexon）的蛋白颗粒。每个连接体都是由 6 个称为连接子（connexin）的单体蛋白形成的同源六聚体，中央围成一个亲水性孔道（图3-10）。两侧膜上的连接体端端相连，使两个连接体的亲水性孔道对接，形成允许离子通过的通道。这些通道通常是开放的，因而形成细胞间的一个低电阻区。当一个细胞产生动作电位，可通过与上述同一细胞相同的传导机制，通过流经缝隙连接的局部电流很快传导至另一个细胞。由于动作电位通过缝隙连接的传导速度快，便于这些组织的细胞同步活动。在神经细胞之间以及运动神经纤维与骨骼肌细胞之间动作电位的传导只能通过细胞间的特殊结构，即神经细胞间的突触和神经-肌接头，通过化学物质的帮助实现动作电位传导。

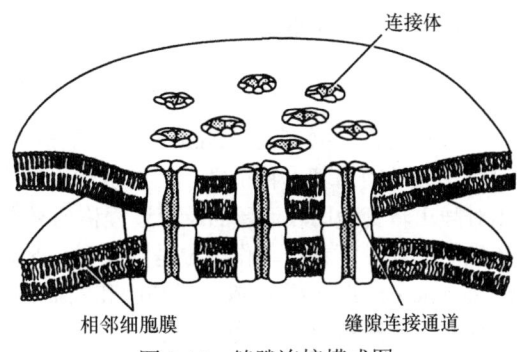

图3-10 缝隙连接模式图

案例 3-3

患者，男性，25 岁。3 天前自觉上牙自发性、阵发性剧烈疼痛，遇冷热刺激疼痛加重。昨天夜间疼痛剧烈，不能睡眠，入院诊断为牙髓炎，行根管治疗术，在牙上钻孔前，需要在患牙附近注射局部麻醉药止痛，常用的局部麻醉药是 Na⁺ 通道的阻滞剂。

问题： 请用学过的生理学知识解释为什么注射局部麻醉药以后，病人在根管治疗术过程中感觉不到疼痛？

提示： 痛觉感受器受到刺激产生兴奋（神经冲动），兴奋通过神经纤维传导到大脑痛觉中枢产生痛觉。其中兴奋在神经纤维上的传导是由局部电流完成的。病人在注射了 Na⁺ 通道的阻滞剂的局部麻醉药后，神经纤维上的钠离子通道被阻断，因此不能产生动作电位（兴奋），兴奋的传导无法进行，由刺激产生的疼痛信号无法传向中枢，因此，患者在根管治疗术过程中不会感到疼痛。

（五）局部电位

如果所施加的去极化的刺激强度不足以使膜去极化达到阈电位，引发动作电位，但仍然可以引起受刺激局部产生一定程度的去极化电位，这就是局部电位（local potential）。

局部电位的去极化是由于外加电刺激直接对细胞膜电位的影响所产生的电紧张电位，再加上少量钠通道激活所致少量 Na⁺ 内流的主动成分，因而具有普通的电紧张电位的特征，即：①不表现"全或无"的特征，局部反应幅度随刺激强度的增加而增大；②没有不衰减传播的特性，即局部电位的幅度随着传播距离增加而越来越小，直至最后消失；③总和现象，如在细胞膜相邻的部位同时给予刺激，所引起的局部电位在彼此的电紧张传播范围内可以发生叠加或总和，称为空间总和（spatial summation）；如果在同一部位给予一定频率的连续刺激，则在同一部位先后产生的局部电位也能够发生叠加或总和，称为时间总和（temporal summation）（图3-11）。体内许多电信号都具有上述局部反应的特征，如肌细胞的终板电位，感受器细胞的感受器电位和神经元突触处的

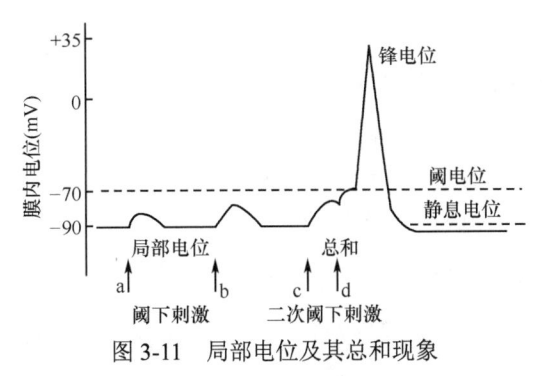

图3-11 局部电位及其总和现象

突触后电位等。如果局部反应总和起来使膜电位达到阈电位，也可引发动作电位。

三、细胞的兴奋性及其变化

1. 兴奋性 兴奋性（excitability）是指机体的组织或细胞接受刺激后发生反应的能力或特性，它是生命活动的基本特征之一。当机体、器官、组织或细胞受到刺激时，功能活动由弱变强或由相对静止转变为比较活跃的反应过程称为兴奋（excitation）。在现代生理学中，兴奋是指动作电位产生的过程，可看作动作电位是同义语。凡是受刺激后能产生动作电位的细胞，称为可兴奋细胞（excitable cell）。神经细胞、肌细胞和腺细胞都属于可兴奋细胞。细胞能否引起兴奋，取决于细胞本身的兴奋性和所给刺激的性质。

刺激（stimulus）是指细胞所处环境的变化，包括物理、化学和生物等性质的环境变化。刺激能否使细胞发生反应，特别是使某些细胞产生动作电位，取决于三个要素，即刺激强度、刺激持续的时间以及刺激强度对时间的变化率（单位时间内强度的变化）。生理学实验中通常是固定强度对时间的变化率，研究刺激强度和刺激持续时间这两个参数对于细胞兴奋的影响。在一定范围内，如果刺激持续时间较短，则使细胞发生兴奋所需的刺激强度就较大；反之，刺激持续时间越长，则引起细胞兴奋所需的刺激强度就越小。如将刺激持续的时间也加以固定，只改变刺激强度，可测定出能使组织或细胞发生兴奋或产生动作电位的最小刺激强度，后者称为阈强度（threshold intensity）或阈值。相当于阈强度的刺激称为阈刺激（threshold stimulus）。大于阈强度的刺激为阈上刺激，小于阈强度的刺激为阈下刺激。阈值一般可作为衡量细胞兴奋性的指标，两者之间呈反变关系，即阈值越大表明兴奋性越低，反之，兴奋性越高。当一个去极化性质的电刺激强度达到阈强度时，恰好使受刺激的细胞的膜电位达到阈电位，引发动作电位。

2. 细胞一次兴奋后兴奋性的变化规律 细胞在发生一次兴奋后，由于通道功能状态的变化，会导致其兴奋性出现有规律的变化，经历几个不同的时期：

（1）绝对不应期：绝对不应期（absolute refractory period）是在细胞兴奋发生的当时以及兴奋后最初的一段完全没有兴奋性的时期。对于骨骼肌细胞或神经细胞而言，此期的钠通道完全处在失活状态，因此无论再施加多强的刺激也不能使细胞再次产生新的兴奋。由于这一时期几乎覆盖了整个动作电位的锋电位，因而动作电位的锋电位不会发生叠加。

（2）相对不应期：相对不应期（relative refractory period）是在绝对不应期之后的一段时期，此时细胞的兴奋性有所恢复，但较正常兴奋性低。原因是这一时期的部分钠通道由失活状态恢复到可以再次激活的备用状态，如果所给刺激强度足够大，可以再次引起细胞的兴奋。

（3）超常期：超常期（supranormal period）是相对不应期后，细胞经历的兴奋性略高于正常水平的时期。此期此时电压门控钠（或钙）通道已基本复活，并且在时间上与动作电位的负后电位后半段相重叠，膜电位更接近阈电位，因而细胞更容易发生兴奋。

（4）低常期：低常期（subnormal period）在时间上与动作电位的正后电位相重叠，虽然此时电压门控钠（或钙）通道都已完全复活，但由于膜电位的水平比静息电位水平更远离阈电位，因而细胞不容易发生兴奋。

第四节 肌细胞的收缩功能

人体各种形式的运动，主要是靠肌细胞的收缩活动来完成。肌肉按部位、结构及功能分为骨骼肌、心肌和平滑肌三类。其中骨骼肌和心肌在光学显微镜上显现明暗交替的横纹，故统称为横纹肌，本节重点介绍骨骼肌的收缩功能，简单介绍平滑肌收缩功能的特点。

一、骨骼肌的收缩功能

（一）骨骼肌神经-肌接头处兴奋的传递

1. 骨骼肌神经-肌接头处的结构 骨骼肌的神经-肌接头（neuromuscular junction）是由接头前

膜、接头间隙、接头后膜三部分组成。接头前膜是运动神经轴突的细胞膜；接头后膜又称终板膜（endplate membrane），是与接头前膜相对应的肌细胞膜。接头前膜和后膜之间并不直接接触，而是被充满了细胞外液的接头间隙隔开，其中尚含有成分不明的基质。如图3-12所示，运动神经纤维在到达神经末梢处时先失去髓鞘，末梢部位膨大。在神经末梢中含有大量直径约50nm的囊泡，称为突触小泡，一个囊泡内约含有上万个乙酰胆碱（acetylcholine，ACh）分子。终板膜有规律地向细胞内凹陷，形成许多皱褶，增加与接头前膜的接触，有利于兴奋的传递。在接头后膜上有与ACh特异结合的 N_2 型乙酰胆碱受体阳离子通道（N_2-ACh receptor cation channel），它们集中分布于皱褶的开口处。在终板膜的表面还分布有胆碱酯酶（acetylcholinesterase），它可将ACh分解为胆碱和乙酸。

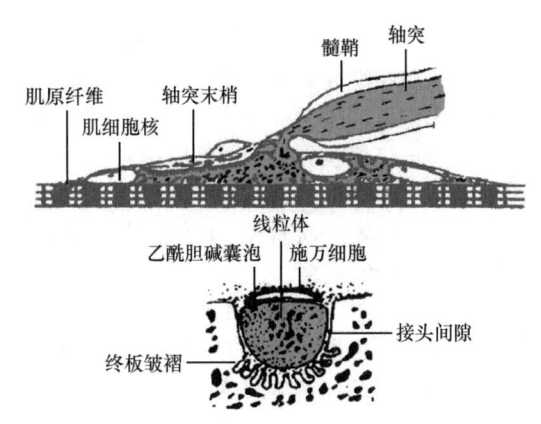

图3-12 神经-肌接头处的超微结构示意图

2. 骨骼肌神经-肌接头处兴奋的传递过程 传递是指信息由一个细胞传给另一个细胞的过程。骨骼肌神经-肌接头是将运动神经的兴奋（动作电位）传给骨骼肌细胞，故它属于兴奋在细胞间的传递，也是离子通道介导的信号转导的典型例子。

如图3-13所示，当神经末梢处有神经冲动传来时，在动作电位造成的局部膜去极化的影响下，该处特有的电压门控式 Ca^{2+} 通道开放，引起细胞间隙液中的 Ca^{2+} 进入轴突末梢，使大量囊泡向接头前膜的内侧面靠近，通过囊泡膜与接头前膜的融合，并在融合处出现裂口，使囊泡中的ACh以囊泡为单位倾囊释放入接头间隙，这种形式称为量子式释放（quantal release）。据推算，一次动作电位的到达，能使200~300个囊泡的内容排放，使近 10^7 个ACh分子被释放。当ACh分子通过接头间隙到达终板膜表面时，立即与终板膜上的 N_2 型乙酰胆碱受体结合，使离子通道

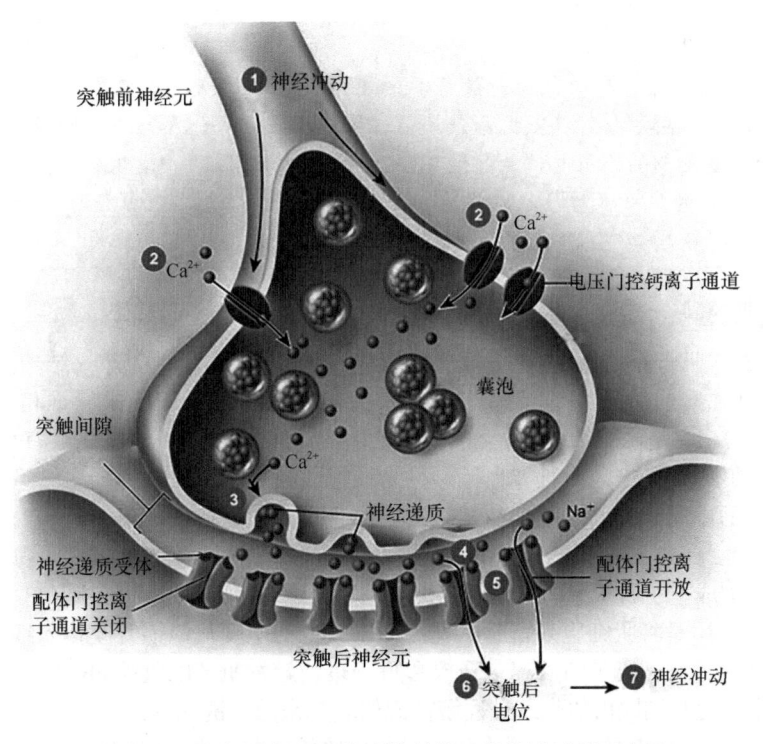

图3-13 骨骼肌神经-肌接头的结构及其传递过程示意图

开放，允许 Na^+、K^+ 等通过，以 Na^+ 的内流为主，引起终板膜静息电位减小，产生终板膜的去极化，这一电位变化被称为终板电位（end-plate potential，EPP）。终板电位属于局部电位，由于终板膜处无电压门控钠离子通道，不会产生动作电位。以电紧张性扩布的形式影响终板膜周围的肌细胞膜，与终板膜邻近的肌细胞膜与神经轴突的膜性质类似，含电压门控式 Na^+ 通道和 K^+ 通道。因而，由于终板电位的影响使得与终板膜邻接的肌细胞膜的静息电位去极化到该处膜的阈电位水平时，就会引发一次向整个肌细胞膜传导的动作电位，后者再通过"兴奋-收缩偶联"，引起肌细胞出现一次机械收缩。

正常情况下，一次神经冲动所释放的 ACh 以及它所引起的终板电位的大小，大约超过引起肌细胞膜动作电位所需阈值的 3~4 倍，因此神经-肌接头处的兴奋传递通常是 1 对 1 的，亦即运动纤维每有一次神经冲动到达末梢，都能"可靠地"使肌细胞兴奋一次，诱发一次收缩。接头传递能保持 1 对 1 的关系，还要靠每一次神经冲动所释放的 ACh 能够在它引起一次肌兴奋后被迅速清除，否则它将持续作用于终板而使终板膜持续去极化，并影响下次到来的神经冲动的效应。ACh 的清除主要靠胆碱酯酶的降解作用来完成，此酶主要分布在接头后膜上，它们大约可以在 2.0ms 的时间内将一次神经冲动所释放的 ACh 清除掉。

案例 3-4

患者，男性，21 岁。患者于剧烈运动后出现双侧眼睑下垂、复视、晨轻暮重、休息后减轻劳累后加重现象。2 周后感冒致病情加重，双眼睑下垂，眼球活动不灵活，复视，四肢无力，行走困难，上肢抬举费力。病理检查可见神经-肌接头的接头间隙加宽，接头后膜皱褶变浅并且数量减少，免疫电镜可见接头后膜 ACh 受体（AChR）明显减少，诊断为"重症肌无力"。重症肌无力是典型的自身免疫性疾病，发病机制与自身抗体介导的 ACh 受体的损害有关，治疗后病情有所好转。

问题：
1. ACh 受体在肌肉收缩过程中起什么作用，ACh 受体受损为什么引起重症肌无力？
2. 分析一下医生采取的治疗措施？

提示：
1. 目前"重症肌无力"被认为是最经典的自身免疫性疾病，发病机制与自身抗体介导的 AChR 的损害有关。主要由 AChR 抗体介导，在细胞免疫和补体参与下突触后膜的 AChR 被大量破坏，不能产生足够的终板电位，导致突触后膜传递功能障碍而发生肌无力。
2. 在病因治疗的基础上对症治疗，应用胆碱酯酶抑制剂（临床常用溴吡斯的明），通过抑制胆碱酯酶的活性来增加突触间隙乙酰胆碱的含量。

（二）骨骼肌的兴奋-收缩偶联

1. 肌管系统　肌管系统指包绕在每一条肌原纤维周围的膜性囊管状结构，由来源和功能都不相同的两组独立的管道系统组成。一部分肌管的走行方向和肌原纤维相垂直，称为横管（transverse tubule）。它是由肌细胞的表面膜向内凹入而形成。肌原纤维周围还有另一组肌管系统，就是肌质网，它们的走行方向和肌节平行，称为纵管（longitudinal tubule）。纵管系统或肌质网主要包绕每个肌节的中间部分，这是一些相互沟通的管道，但是在接近肌节两端的横管时，管腔出现膨大，称为终池（terminal cisterna），它使纵管以较大的面积和横管相靠近。每一横管和来自两侧肌节的终池，构成了三联管结构（图 3-14A）。

横管系统的作用是将肌细胞兴奋时出现在细胞膜上的电变化沿横管膜传入细胞内部；肌质网和终池的作用是通过对钙离子的贮存、释放和再积聚，触发肌节的收缩和舒张；而三联管结构是把肌细胞膜的电变化和细胞内的收缩过程衔接或偶联起来的关键部位。

2. 骨骼肌的兴奋-收缩偶联　刺激在引起骨骼肌收缩之前，先在肌细胞膜上引起一个可传导的

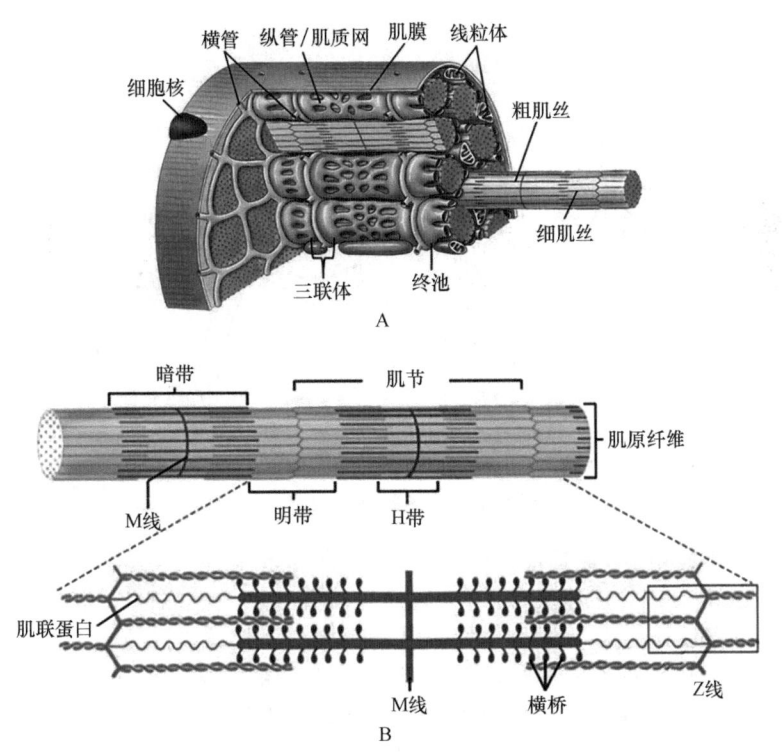

图 3-14　骨骼肌细胞的肌管系统、肌原纤维和肌节示意图
A. 肌管系统和肌原纤维示意图；B. 肌节示意图

动作电位，然后才出现肌细胞的收缩反应。将以膜的电变化为特征的兴奋过程和以肌丝的滑行为基础的收缩过程联系起来的过程称为兴奋-收缩偶联（excitation-contraction coupling）。此偶联包括三个步骤：电兴奋通过横管系统传向肌细胞的深处；三联管结构处的信息传递；肌质网（即纵管系统）对 Ca^{2+} 释放和再聚积。其中，起关键作用的物质是 Ca^{2+}，即偶联因子是 Ca^{2+}。据测定，肌细胞兴奋时肌质中 Ca^{2+} 浓度比安静时高 100 倍之多。增多的 Ca^{2+} 来自何处？三联体结构处的电变化信息导致终池中 Ca^{2+} 释放的机制：横管膜上存在一种 L-型钙通道，肌膜上的动作电位通过横管系统传向肌细胞深处，并激活横管膜和肌膜上的 L-型钙通道，通过电压敏感的肽段位移，导致"拔塞"样的变构作用，激活肌质网上的钙释放通道，使终池中的 Ca^{2+} 进入胞质，触发肌丝滑行，肌节缩短，肌肉收缩。肌质中的 Ca^{2+} 在引发肌丝滑行后，存在于肌质网膜结构中的钙泵开始活动。钙泵逆浓度差将 Ca^{2+} 从肌浆转运到肌质网中，由于肌质中 Ca^{2+} 浓度降低，Ca^{2+} 即与肌钙蛋白解离，引起肌肉舒张。钙泵是一种 Ca^{2+}-Mg^{2+} 依赖的 ATP 酶，占肌质网膜蛋白质总量的 60%，当肌质中 Ca^{2+} 浓度升高时被激活，通过分解 ATP 获得能量，驱动 Ca^{2+} 的逆浓度差转运（图 3-15A）。

在心肌，肌膜的去极化可引起 L-型钙通道开放，经通道内流的 Ca^{2+} 作用于肌质网膜上的钙释放通道，引起 Ca^{2+} 释放，即钙触发钙释放（calcium induced calcium release，CICR）（图 3-15B）。

（三）骨骼肌的收缩机制

目前公认的肌收缩机制是肌丝滑行理论（myofilament sliding theory）。其主要内容是：肌肉收缩时虽然在外观上可以看到肌纤维的缩短，但在肌细胞内并无肌丝或它们所含的分子结构的缩短，而是在每一个肌节内发生了细肌丝向粗肌丝之间的滑行。亦即由 Z 线发出的细肌丝在某种力量的作用下主动向暗带中央移动，结果各相邻的 Z 线都互相靠近，肌节长度变短，造成整个肌原纤维、肌细胞乃至整块肌肉的收缩。滑行现象最直接地证明是，肌肉收缩时并无暗带长度的变化，而只能看到明带长度的缩短。与此同时，暗带中央 H 带相应地变窄。这说明，细肌丝在肌肉收缩时也没有缩短，只是它们向暗带中央移动，与粗肌丝发生了更大程度的重叠（图 3-14B）。

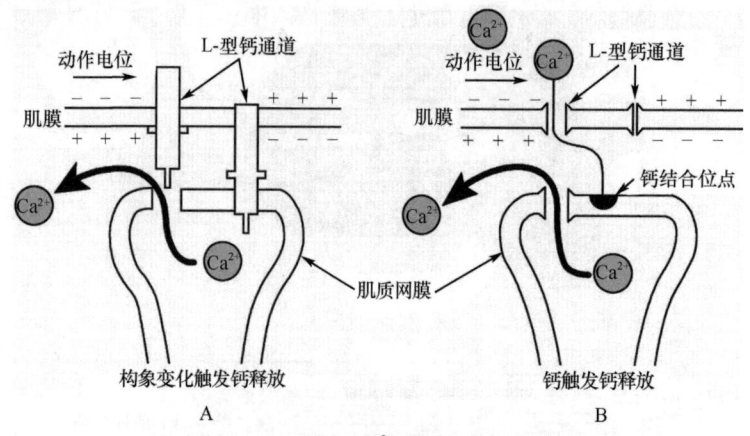

图 3-15 肌质网 Ca^{2+} 释放机制示意图
A. 骨骼肌钙释放机制；B. 心肌钙释放机制

1. 肌丝的分子组成和横桥的运动 粗肌丝主要由肌球蛋白（亦称肌凝蛋白，myosin）所组成。一条粗肌丝含有 200~300 个肌球蛋白分子，每个肌球蛋白分子呈长杆状，杆的一端有两个球形的头。每个分子由 6 条肽链构成，包括一对重链和两对轻链。肌球蛋白的杆状部分由两条重链的尾部相互缠绕形成，头部由两条重链的末端分别结合一对轻链构成（图 3-16A）。在组成粗肌丝时，各杆状部朝向 M 线而聚合成束，形成粗肌丝的主干，球状部则有规则地裸露在 M 线两侧的粗肌丝主干的表面，形成横桥（cross-bridge）（图 3-16B）。

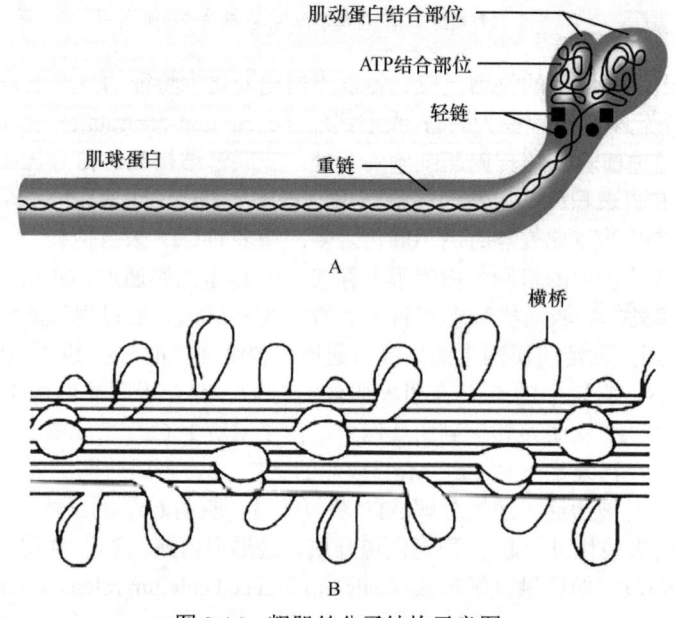

图 3-16 粗肌丝分子结构示意图
A. 肌球蛋白分子结构；B. 肌球蛋白分子排列成粗肌丝

现已证明，横桥所具有的生物化学特性对于肌丝的滑行有重要意义。横桥的主要特性有二：一是横桥在一定条件下可以和细肌丝上的肌纤蛋白分子呈可逆性的结合，同时横桥向 M 线方向扭动，继而出现横桥和细肌丝的解离、复位，然后再同细肌丝上另外的位点结合，出现新的摆动，如此反复，使细肌丝继续向 M 线方向移动；二是横桥具有 ATP 酶的作用，可以分解 ATP 而获得能量，作为横桥摆动和做功的能量来源。

细肌丝由三种蛋白质组成，其中 60% 是肌动蛋白（亦称肌纤蛋白，actin）。肌动蛋白与肌丝滑行有直接的关系，故和肌球蛋白一同被称为收缩蛋白。肌动蛋白分子单体呈球状，但它们在细肌丝中聚合成双螺旋状，成为细肌丝的主干。细肌丝中还有另外两种蛋白质，它们不直接参与肌丝间的相互作用，但可影响和控制收缩蛋白质之间的相互作用，故称为调节蛋白。其中一种是原肌球蛋白（也称原肌凝蛋白，tropomyosin），也呈双螺旋结构，在细肌丝中与肌动蛋白双螺旋并行，在肌肉安静时原肌球蛋白的位置正好在肌动蛋白和横桥之间，这就起到了阻碍两者相互结合的作用；另一种调节蛋白称为肌钙蛋白（troponin），肌钙蛋白在细肌丝上不直接和肌动蛋白分子相连接，而只是以一定的间隔出现在原肌球蛋白的双螺旋结构之上。肌钙蛋白的分子呈球形，含有肌钙蛋白 C（troponin C，TnC）、肌钙蛋白 T（troponin T，TnT）和肌钙蛋白 I（troponin I，TnI）三个亚单位。TnC 中有一些带双负电荷的结合位点，因而对肌浆中的 Ca^{2+} 有很大的亲和力；TnT 的作用是把整个肌钙蛋白分子结合在原肌球蛋白上；TnI 的作用是在 TnC 与 Ca^{2+} 结合时，把信息传递给原肌球蛋白，引起后者的分子构象发生改变，解除它对肌动蛋白和横桥相互结合的阻碍作用（图 3-17）。

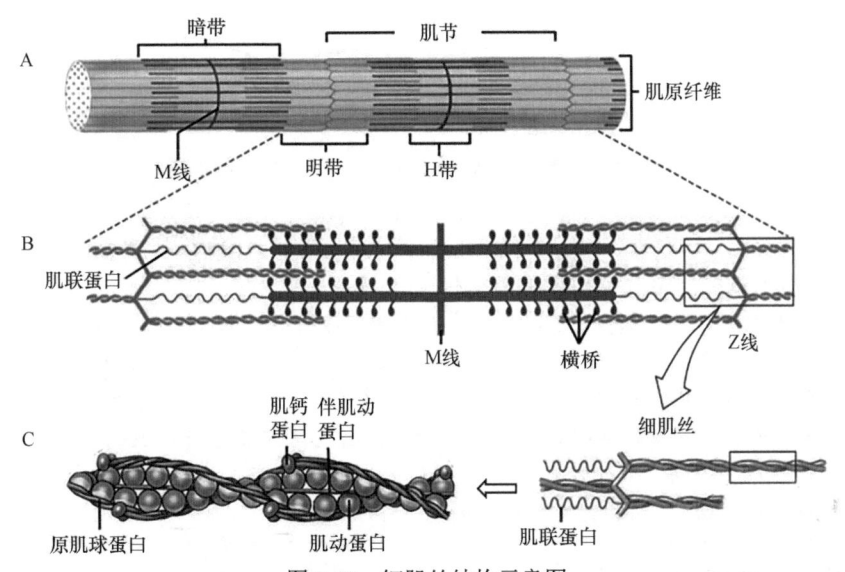

图 3-17 细肌丝结构示意图

A. 肌原纤维；B. 肌节结构；C. 细肌丝分子结构

2. 肌丝滑行的基本过程 当肌细胞上的动作电位引起肌浆中 Ca^{2+} 浓度升高时，作为 Ca^{2+} 受体的肌钙蛋白结合了足够数量的 Ca^{2+}，这就引起了肌钙蛋白分子构象的某些改变，这种改变"传递"给了原肌球蛋白，使后者的构象也发生某些改变，其结果是使原肌球蛋白的双螺旋结构发生了某种扭转，这就把安静时阻止肌动蛋白和横桥相互结合的阻碍因素除去，出现了两者的结合。在横桥与肌动蛋白的结合、摆动、解离、复位和再结合、再摆动构成的横桥循环过程中，使细肌丝不断向暗带中央移动。与此相伴随的是 ATP 的分解消耗和化学能向机械能的转换，完成了肌肉的收缩（图 3-18）。上述横桥与肌动蛋白的结合、摆动、解离、复位和再结合的过程，称为横桥周期（cross-bridge cycling），周期的长短决定肌肉的缩短速度。

> **案例 3-5**
> 患者，男性，40 岁。因腹泻 2 天在当地个人诊所静脉滴注常规药物治疗，输液半小时后患者突然出现双手搐搦，继而双前臂抽搐，疼痛难忍，送院就诊，查血钙为 1.63mmol/L（血钙正常值为 2.25～2.75mmol/L）。立即静脉推注葡萄糖酸钙治疗，半小时后上述症状逐渐缓解，临床诊断为低钙性抽搐。

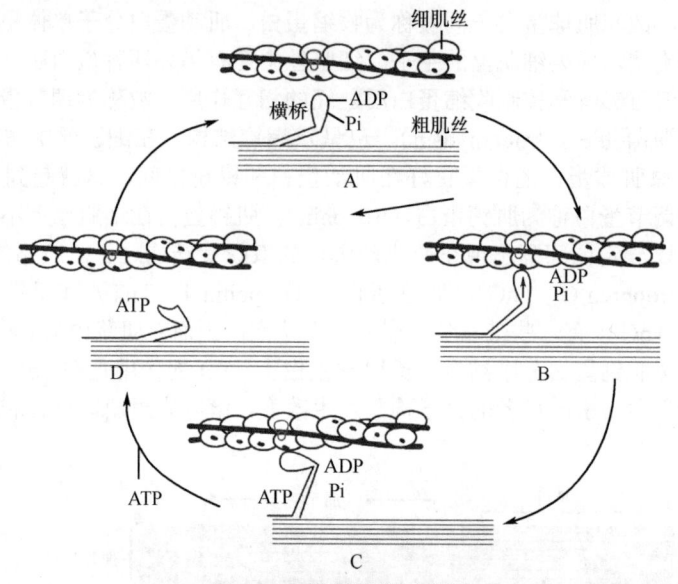

图 3-18　横桥周期示意图
A. 舒张状态；B. 横桥与细肌丝结合；C. 横桥牵引细肌丝摆动；D. 结合 ATP 的横桥与细肌丝解离

> **问题**：钙离子是兴奋-收缩的偶联因子，其作用是正性的，低钙应抑制肌肉收缩，为什么低钙反而引起肌肉兴奋性增加而出现抽搐症状？
>
> **提示**：细胞外 Ca^{2+} 对 Na^+ 内流具有竞争性抑制作用，称为"膜屏障作用"。钙离子由于"膜屏障作用"（即对钠离子内流产生竞争性抑制）的存在，细胞外高钙使钠离子内流抑制，兴奋性有所下降。当细胞外低钙时，钙离子的"膜屏障作用"减弱，使得其对钠离子向细胞内运动的拮抗作用降低，细胞兴奋性增高。但另一方面，肌浆网内贮存有足够的钙，兴奋-收缩偶联需要的钙未受影响。所以，低钙时，一方面因膜屏障作用减弱而使细胞容易兴奋，另一方面，兴奋-收缩偶联未受影响，所以表现为肌肉抽搐。

（四）骨骼肌的收缩形式

1. 等长收缩和等张收缩　肌肉收缩过程中仅有张力的增加而长度不变的收缩形式称为等长收缩（isometric contraction）；肌肉收缩时张力不变而长度缩短的收缩形式称为等张收缩（isotonic contraction）。在整体内骨骼肌收缩，既改变长度又增加张力，属于混合型。肌肉收缩时先表现为张力增加，一旦张力超过负荷，其张力就保持不变，再表现为肌肉的缩短。

2. 单收缩和强直收缩　在肌肉收缩实验时，骨骼肌受到一次有效刺激，引起肌肉一次迅速的收缩和舒张，称为单收缩（twitch）。收缩过程分潜伏期、收缩期、舒张期三个时期。若肌肉受到连续的有效刺激时，当刺激频率达到一定程度时，引起肌肉收缩的融合而出现强而持续的收缩，称为强直收缩（tetanus）。在刺激频率不同时，强直收缩的表现不同。当后一刺激落在前一次收缩的舒张期内产生的收缩总和称为不完全强直收缩（incomplete tetanus）；后一刺激落在前一次收缩的收缩期内而产生的收缩总和称为完全强直收缩（complete tetanus）。正常机体中，骨骼肌的收缩几乎全部属于完全强直收缩（图 3-19）。

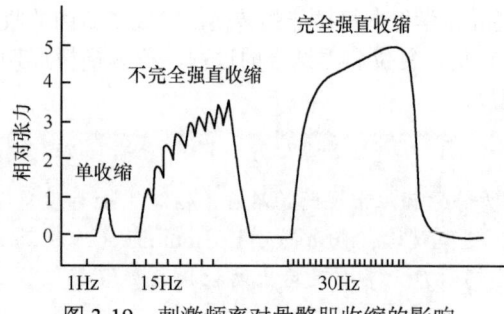

图 3-19　刺激频率对骨骼肌收缩的影响

(五) 影响骨骼肌收缩的主要因素

影响肌肉收缩的主要因素有三个，即前负荷、后负荷和肌肉本身的功能状态（即肌肉收缩能力）。前负荷和后负荷是外部作用于骨骼肌的力，而肌肉收缩能力则是骨骼肌自身内在的功能状态。

1. 前负荷　肌肉在收缩之前所承受的负荷，称为前负荷（preload）。前负荷使肌肉在收缩前就处于某种程度的被拉长状态，使它具有一定的长度，这称为初长度。在离体肌肉实验中，保持其他条件不变，改变前负荷，观察肌肉收缩张力的变化情况，可得到两者的关系曲线，称为长度-张力曲线（图3-20）。由曲线可知，当肌肉前负荷逐渐增大时，它每次收缩所产生的主动张力也相应地增大，但在前负荷超过某一限度后，再增加前负荷反而会使主动张力越来越小，以致最后下降到零。这种使肌肉收缩时产生最大张力的前负荷或初长度，称为最适前负荷或最适初长度。

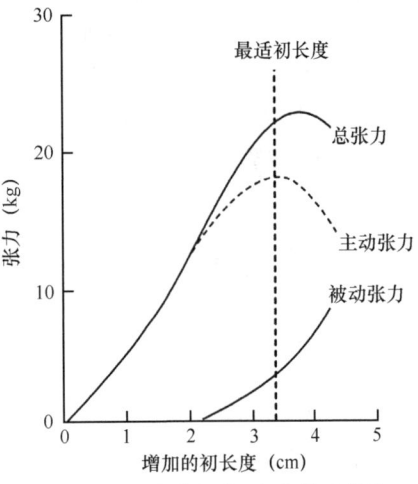

图3-20　肌肉的长度-张力关系曲线

骨骼肌在体内所处的自然长度，大致相当于它们的最适初长度。这时细肌丝和粗肌丝重叠的程度处于最理想状态，收缩时起作用的横桥数量达到最多，因而能出现最有效的收缩。当肌节初长度小于或超过最适初长度时，起作用的横桥数目都减少，收缩效果减弱（图3-21）。

2. 后负荷　肌肉收缩过程中所承受的负荷称为后负荷（afterload）。它是肌肉收缩的阻力。如果将同一块肌肉在不同后负荷条件下所产生的张力和它的缩短的速度绘成坐标曲线，可得到图3-22所示的肌张力-速度曲线。

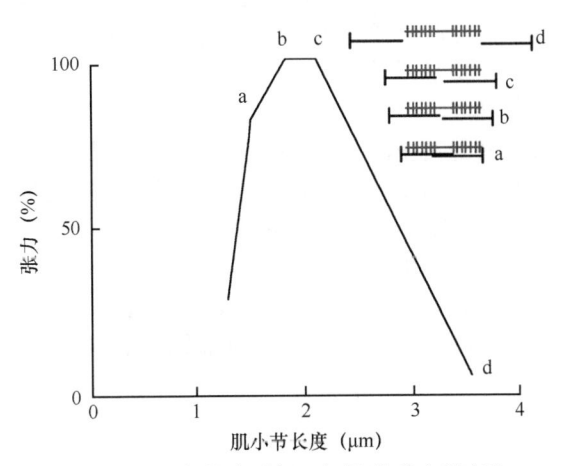

图3-21　不同初长度时粗、细肌丝重合程度和产生张力的关系示意图

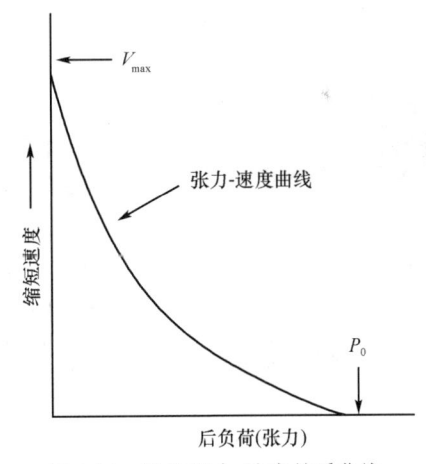

图3-22　肌的张力-速度关系曲线

由曲线可知，曲线与横坐标相交的一点，肌肉完全不能缩短，但张力却达到最大（P_0）；曲线与纵坐标相交的一点，肌肉产生的张力为零，但缩短速度达最大（V_{max}）。该曲线还反映了后负荷过大时，肌肉完全不收缩，缩短速度也为零，不利于作功；后负荷过小时（后负荷理论上为零），可以得到该肌肉在当时的功能状态下的最大收缩速度，但这时因无张力，肌肉并不做功，亦无功率输出。因此，在其他因素不变时，只有后负荷相当于最大张力的30%左右时，肌肉的输出功率最大。

3. 肌肉收缩能力　肌肉收缩能力（contractility）是指与前负荷和后负荷无关的肌肉本身的内

在特性。肌肉的这种内在的收缩特性与多种因素有关，如兴奋-收缩偶联期间胞质中 Ca^{2+} 的水平、横桥的 ATP 酶活性、细胞内各种功能蛋白及亚型的表达水平等。体内许多神经递质、体液因素、疾病时的病理变化以及一些药物大都通过调节肌肉的收缩能力来改变肌肉的收缩效能的。例如，缺氧、酸中毒，以及其他原因引起的兴奋-收缩偶联、肌蛋白质或横桥功能特性的改变，都可能降低肌肉收缩的效果；而钙离子、咖啡因、肾上腺素等体液因素则可能通过影响肌肉的收缩机制而提高肌肉的收缩效果。

二、平滑肌的收缩功能

平滑肌细胞是呼吸道、消化道、血管、泌尿和生殖等器官的主要组织成分，平滑肌属于非随意肌，与骨骼肌相比，平滑肌有以下结构和功能特点：

1. 平滑肌的分类 平滑肌分为单个单位平滑肌（single-unit smooth muscle）和多单位平滑肌（multiunit smooth muscle）。单个单位平滑肌又称内脏平滑肌（visceral smooth muscle），如小血管、消化道、输尿管和子宫等器官的平滑肌，肌细胞间有缝隙连接，便于生物电活动的迅速传布，使肌细胞能够协同工作。这类平滑肌大都具有自动节律性或自律性（autorhythmicity），可产生自发和有节律性的收缩活动。多单位平滑肌主要包括睫状肌、虹膜、竖毛肌以及气道和大血管等，肌细胞之间没有缝隙连接，常独立工作，这类平滑肌没有自律性，其收缩活动受交感和副交感神经的支配。

2. 平滑肌的结构特点 平滑肌细胞呈细长纺锤形，其肌管系统不发达。肌细胞中细肌丝明显多于粗肌丝，附着于类似 Z 盘结构的致密体，没有肌钙蛋白（图 3-23）。

3. 收缩的启动因素 平滑肌细胞中发动收缩的 Ca^{2+} 来源主要有三个：其一，经因动作电位去极化而开放的电压门控的 Ca^{2+} 通道由细胞外内流而来；其二，经配体门控的 Ca^{2+} 通道由细胞外内流而来，这类通道可由激素或神经递质-膜受体-G 蛋白途径激活；其三，激素或神经激素-膜受体-G 蛋白-磷脂酶 C-IP_3 的信号途径促使肌质网中的 Ca^{2+} 释放。

4. 平滑肌细胞兴奋-收缩偶联特点 当胞内 Ca^{2+} 增加时，Ca^{2+} 不是与肌钙蛋白结合，而是与钙调蛋白结合成复合物，使肌球蛋白轻链激酶（myosin light chain kinase，MLCK）活化，活化的 MLCK 使肌球蛋白发生磷酸化，进而与细肌丝结合产生收缩；当胞内 Ca^{2+} 减少时，肌球蛋白被肌球蛋白轻链磷酸酶（myosin light chain phosphatase，MLCP）去磷酸化，与细肌丝解离，致肌肉舒张。

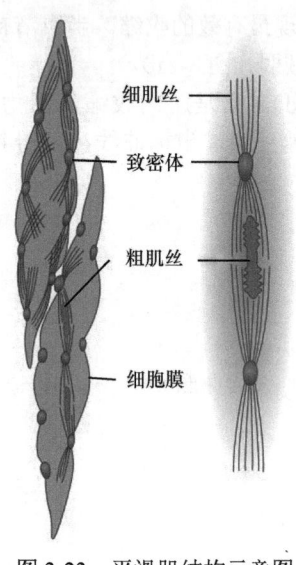

图 3-23 平滑肌结构示意图

（涂永生）

思 考 题

1. 物质被动跨膜转运的方式有哪些？各有什么特点。
2. 举例说明原发性主动转运和继发性主动转运的区别。
3. G 蛋白耦联受体介导的信号转导包括几种方式？
4. 试述静息电位和动作电位形成的机制。
5. 局部电位和动作电位有何区别？
6. 简述神经-肌接头处的兴奋传递过程。
7. 试述影响骨骼肌的收缩的因素。

第四章 运动系统

【学习目标】
掌握：骨的构造；滑膜关节的基本结构和辅助结构；肩关节、髋关节和膝关节的形态、构造。
熟悉：各部位骨的位置及名称；椎骨的形态及躯干骨的主要连结形式；肘关节的形态、构造。
了解：骨的形态、分类；各部位肌群的名称、位置。

运动系统（locomotor system）由骨、骨连结和骨骼肌组成。全身骨借骨连结形成骨骼，骨骼肌附着在骨的表面，收缩或舒张后产生运动。运动系统不仅构成人体的骨骼支架，对身体起着重要的支持和保护作用，还能在神经系统支配下完成各种运动（图4-1）。

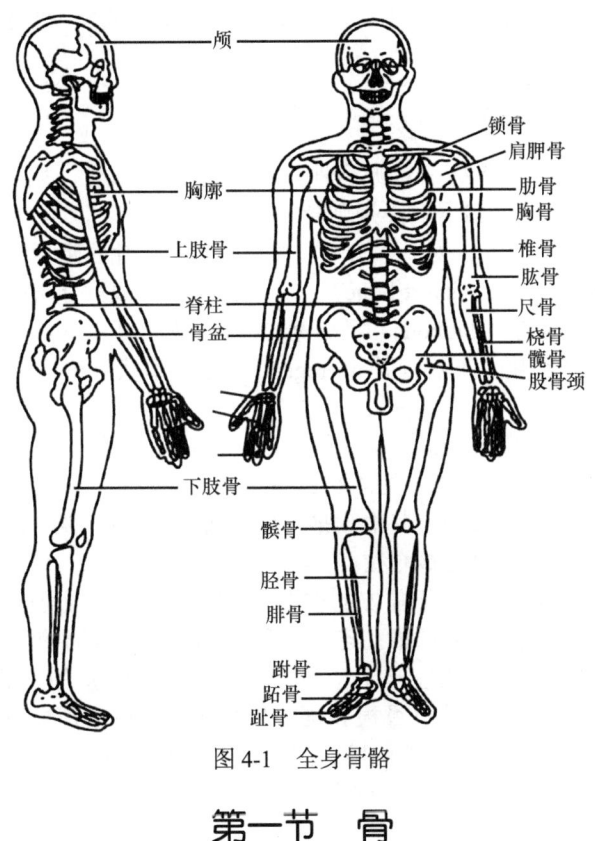

图4-1 全身骨骼

第一节 骨

一、骨

骨（bone）是一种器官，具有一定的形态、结构和功能特点。

（一）骨的构造

骨由骨质、骨膜和骨髓构成，并由血管和神经支配。骨质（bony substance）由骨组织构成，分为骨密质（compact bone）和骨松质（spongy bone）。骨密质构成骨的外层，质地致密，耐压性强。骨松质呈海绵状，由许多片状的骨小梁交织排列而成。骨小梁的排列方向与各骨所承受的压力以及相应的张力方向是一致的，因而可以承受较大的重量（图4-2）。骨膜（periosteum）是由致

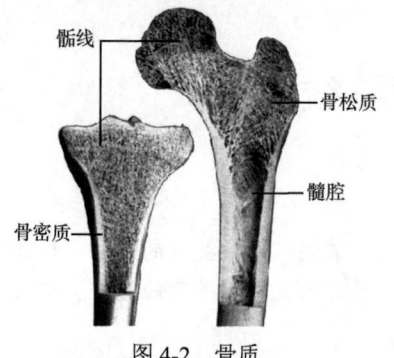

图 4-2 骨质

密结缔组织构成的薄膜，覆盖于除关节面以外的骨表面、骨髓腔内表面和骨小梁表面，对骨的营养、保护、生长及损伤后的修复起重要作用。骨髓（bone marrow）存在于长骨的髓腔和骨松质的间隙内，分为红骨髓和黄骨髓。红骨髓有造血功能，胎儿和婴幼儿时期，全身骨的骨髓均为红骨髓，随着年龄的增长，约自5岁开始，长骨骨髓腔内红骨髓逐渐被脂肪组织所代替而转变为黄骨髓。黄骨髓含大量脂肪组织，不具有造血功能，但仍保持造血潜能，当机体需要时（如体内大量失血），可转化为红骨髓恢复造血功能。

知识拓展　　为什么老年人跌倒时容易发生骨折而幼儿却不易骨折?

骨的化学成分随年龄的增长发生变化，年龄越大有机质比例越小，无机质比例越大，脆性亦明显增大。幼儿骨的无机质和有机质各占一半，因此弹性大而硬度小，不容易发生骨折；而老年人的骨有机质含量较无机质少，同时骨质也比较疏松，因此跌倒时容易发生骨折。如常见的股骨颈骨折等。

（二）骨的形态和分布

成人全身共有206块骨（包括三对听小骨），按部位分为颅骨、躯干骨和四肢骨（图4-1）。骨按形态又可分为长骨、短骨、扁骨和不规则骨。

长骨（long bone）呈管状，分为一体两端。体又称骨干，骨的两端膨大，称为骺。骨干内有空腔，称髓腔，含有骨髓。短骨（short bone）一般呈立方体，成群分布在运动灵活且连结牢固的部位，如腕骨和跗骨等。扁骨（flat bone）呈扁宽的板状，分布于头、胸等处，构成颅腔、胸腔和盆腔的壁，起支持和保护作用。不规则骨（irregular bone）形状不规则。有些不规则骨内具有腔洞，称含气骨，如上颌骨等。

1. 躯干骨　包括椎骨（vertebrae）、骶骨（sacrum）、尾骨（coccyx）、肋（rib）和胸骨（sternum），借骨连接构成脊柱、胸壁（图4-1）。

（1）椎骨：成人椎骨共有24块，其中颈椎7块、胸椎12块、腰椎5块。24块椎骨、1块骶骨、1块尾骨以及各骨之间的连结形成脊柱。

1）椎骨的一般形态：椎骨由位于前方的椎体和后方的椎弓结合而成。椎体和椎弓共同围成椎孔（vertebrae foramen）。全部椎骨的椎孔连接成椎管，椎管内容纳脊髓等。

椎体（vertebral body）呈短的圆柱形，上下面平坦，是椎骨负重的主要部分。

椎弓（vertebral arch）由成对的椎弓根和椎弓板构成。椎弓根是椎弓连于椎体的狭窄部分。在椎弓根的上、下缘各有一个切迹。邻位椎骨的上、下两个切迹，围成椎间孔，有脊神经通过。椎弓有7个突起，向两侧发出1对横突，向上伸出一对上关节突，向下伸出一对下关节突，向后正中伸出一个棘突。

2）各部椎骨的主要特征：①颈椎（cervical vertebrae）：椎体较小，横断面呈椭圆形。2~6颈椎棘突末端有分叉。颈椎有横突孔，第1颈椎又称寰椎，呈环形，由前弓、后弓和侧块构成；第2颈椎又名枢椎，其特点是椎体向上伸出一指状突起，称齿突；第7颈椎又名隆椎，棘突长，容易在皮下触及，常作为计数椎骨序数的标志。②胸椎（thoracic vertebrae）：椎弓根的上下各有上、下肋凹，横突末端前面有横突肋凹，棘突长且斜向后下方，呈叠瓦状排列。③腰椎（lumbar vertebtrae）：椎体粗壮，棘突呈垂直的板状，水平伸向后方。④骶骨：由5块骶椎融合而成，呈倒置三角形。侧部的上份有耳状面。上缘中部向前突出称岬。骶骨前面光滑，有4对骶前孔。骶骨后面粗糙隆凸，有4对骶后孔。骶前、后孔均通入骶管，分别有骶神经的前、后支通过。骶管由各骶椎的椎孔连结而成，是椎管的延续。⑤尾骨：由3~4块退化的尾椎融合而成。上接骶骨，下端游离为尾骨尖。

（2）肋：包括肋骨和肋软骨，共12对。上7对肋的前端借肋软骨连于胸骨，称真肋。下5对肋的前端不直接与胸骨相连，称假肋。其中第8～10对肋的前端借肋软骨连于上位的肋软骨，形成肋弓。第11～12对肋前端游离，称浮肋。

（3）胸骨：位于胸前壁的正中，长而扁，分为胸骨柄、胸骨体和剑突3部分。胸骨柄和胸骨体连结处微微向前凸起，称为胸骨角，侧方连结的是第2肋，所以胸骨角可作为计数肋序数的标志。

2. 上肢骨 上肢骨由上肢带骨和自由上肢骨两部构成。上肢骨每侧32块，共64块。包括锁骨、肩胛骨、肱骨、桡骨、尺骨和手骨（图4-1）。

（1）上肢带骨：包括锁骨和肩胛骨。

1）锁骨（clavicle）：位于胸廓前上方，全长略呈S形弯曲。内端粗大，称胸骨端；外端扁平，称肩峰端。

2）肩胛骨（scapula）：位于胸廓后外侧的上份，是三角形的扁骨（图4-3）。有肩胛冈、肩峰、关节盂等结构。位于胸廓背面外上，有2面、3缘和3角。上缘短，外侧份有肩胛切迹，切迹外侧有突向前外侧的指状突起，称喙突。外侧缘厚，近腋窝，称腋缘。内侧缘薄而锐利，与脊柱相对，称脊柱缘。前面与胸廓相贴，为一浅窝，称肩胛下窝。后面略凸，有一从内下横向外上的骨嵴，称肩胛冈。肩胛冈外侧端游离、扁平，称肩峰，接锁骨肩峰端。肩胛冈的上、各有一个浅窝，分别称冈上窝和冈下窝。肩胛骨上角平对第2肋，下角平对第7肋或第7肋间隙，可作为计数肋的标志。肩胛骨外侧角有一朝向外侧的梨形浅窝，称关节盂，与肱骨头构成肩关节。在关节盂上、下方各有一粗糙隆起，分别称盂上结节和盂下结节，分别有肌附着。

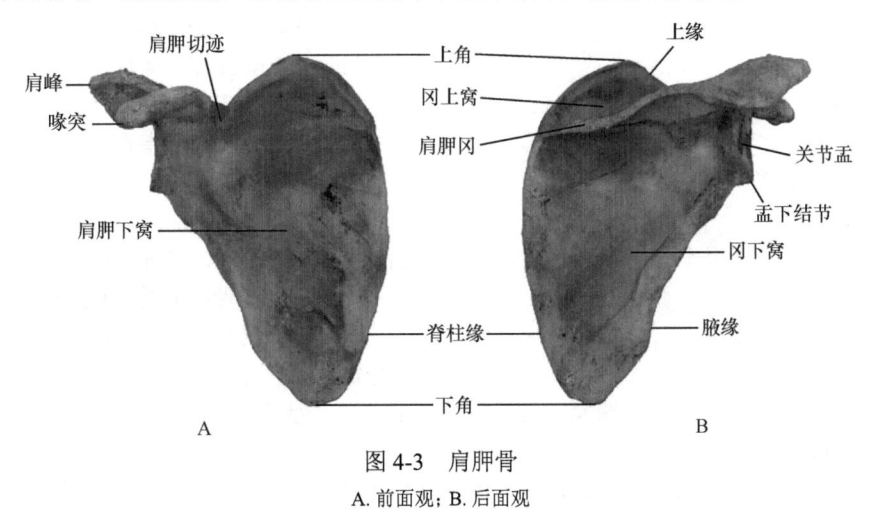

图4-3 肩胛骨
A. 前面观；B. 后面观

（2）自由上肢骨：包括肱骨、桡骨、尺骨和手骨。

1）肱骨（humerus）：为臂部的长骨，分一体两端（图4-4）。上端朝向内呈半球形，称肱骨头，同肩胛骨的关节盂构成肩关节。肱骨头周缘为解剖颈，下方为外科颈。肱骨体呈圆柱形，中部前外方有三角肌粗隆，后外侧部有自内上斜向外下方的浅沟称桡神经沟，有桡神经与肱深血管经过。当肱骨中份骨折时，可伤及沟内的桡神经。下端有肱骨滑车、肱骨小头、尺神经沟、内上髁和外上髁等结构。

> **知识拓展** "方形肩"、"垂腕征"、"爪形手"
> 肱骨的上端骨折后通常会损伤腋神经，导致三角肌瘫痪、萎缩，形成畸形，肩部失去圆形隆起的外观，肩峰突出，即"方形肩"。

肱骨中段即桡神经沟处骨折，通常会损伤桡神经，导致前臂伸肌瘫痪，形成垂腕，即"垂腕征"。

肱骨下端内侧尺神经沟处可以摸到尺神经，刺激压迫该神经，可以导致手的内侧及小指发麻。尺神经在此处位置表浅，常常由于肱骨下端骨折损伤该神经而导致"爪形手"。患者表现为小鱼际肌及骨间肌明显萎缩，各指不能互相靠拢，各掌指关节过伸，第4、5指的指间关节弯曲。

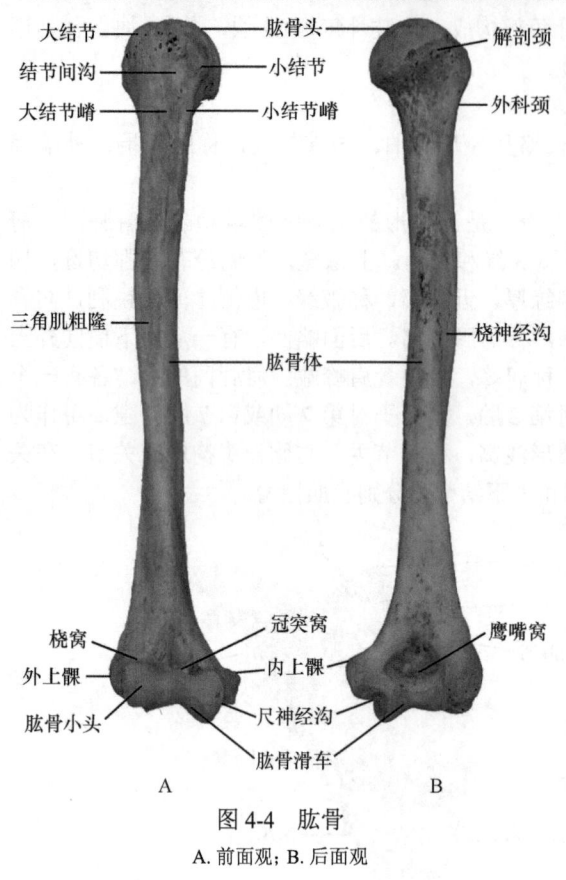

图4-4 肱骨
A. 前面观；B. 后面观

2）桡骨（radius）：位于前臂外侧。上端的膨大称桡骨头，桡骨头的下方有桡骨粗隆。下端内面有关节面，称尺切迹，下面有腕关节面与腕骨相对构成桡腕关节。桡骨下端外侧份向下的突出部分，称桡骨茎突，可在体表摸到。

3）尺骨（ulna）：位于前臂内侧。上端粗大，有鹰嘴、滑车切迹和尺骨粗隆等，下端有环状关节面和茎突，茎突可在体表摸到。

4）手骨：包括腕骨、掌骨和指骨。腕骨（carpal bones）8块，排成两列，每列4块。近侧列由桡侧向尺侧依次为手舟骨、月骨、三角骨和豌豆骨；远侧列为大多角骨、小多角骨、头状骨和钩骨。掌骨（metacarpal bones）5块，由桡侧向尺侧分别称为第1～5掌骨。指骨（phalanges of fingers）14块，拇指有两节指骨，其余各指均为3节。由近侧至远侧依次为近节指骨、中节指骨和远节指骨。

3. 下肢骨 由下肢带骨和自由下肢骨两部构成。下肢骨每侧31块，共62块。包括髋骨、股骨、髌骨、胫骨、腓骨和足骨（图4-1）。

（1）下肢带骨：髋骨（hip bone）为下肢带骨，是一略扭转的不规则骨，上下宽广，中间部狭窄肥厚。左、右髋骨与骶、尾骨连结构成骨盆。在髋骨外面的中央有圆形深窝，称为髋臼，其下有一大孔，称为闭孔。髋骨由髂骨、坐骨和耻骨融合而成。

（2）自由下肢骨：包括股骨、髌骨、胫骨、腓骨和足骨。

1）股骨（femur）：位于大腿，是人体最长最粗的长骨。上端包括球形的股骨头，朝向前内上方，与髋臼的月状面相关节。头向外下方较细的部分为股骨颈，股骨体并不直，而是呈弓状凸向前。下端有两个突向下后方的膨大，分别称为内侧髁与外侧髁。

2）髌骨（patella）：是全身最大的籽骨，位于股四头肌腱内，在体表可摸到。

3）胫骨（tibia）：位于小腿内侧。上端膨大，其前面上份较大的隆起称为胫骨粗隆。下端内侧的突起称内踝。

4）腓骨（fibula）：细长，居小腿外侧，上端称腓骨头，下端为外踝。

5）足骨：包括跗骨、跖骨和趾骨。跗骨（tarsal bones）相当于手的腕骨，每侧7块，分为跟骨、距骨、足舟骨、内侧楔骨、中间楔骨、外侧楔骨和骰骨。距骨（talus）上面有距骨滑车，跟骨后部的膨大称跟结节。跖骨（metatarsal bones）每侧5块，由内侧向外侧依次命名为第1～5跖骨。趾骨（phalanges of toes）每侧14块，踇趾为2节，其余各趾均为3节，形状和排列与指骨相似，其命名原则与指骨相同。

4. 颅骨 成人的颅（skull）是由 23 块扁骨和不规则骨构成（6 块听小骨未计入其中），按颅骨所在的位置分脑颅骨和面颅骨两部分。脑颅骨围成颅腔，容纳脑，面颅骨构成面部的支架（图 4-5）。

脑颅骨有 8 块，包括不成对的额骨、枕骨、蝶骨和筛骨，以及成对的颞骨和顶骨。面颅骨共 15 块。其中成对的有上颌骨、腭骨、颧骨、鼻骨、泪骨和下鼻甲；不成对的 3 块，即犁骨、下颌骨和舌骨。

颅底内面与脑底面的结构对应，形成阶梯状的 3 个窝，分别称颅前、中、后窝。颅前窝位置最

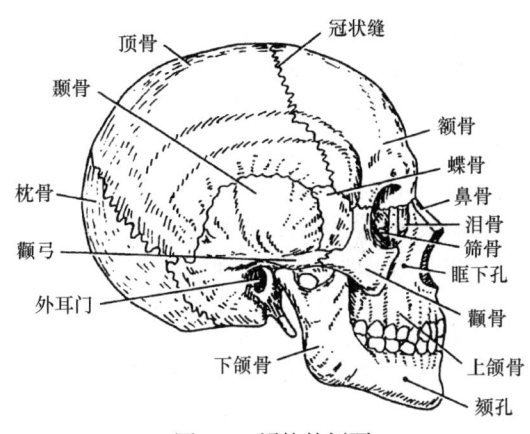

图 4-5 颅的外侧面

高，中央有许多筛孔，有嗅神经通过。颅中窝较颅前窝低，窝的中间狭窄，两侧宽广。在颅中窝中央，位于蝶骨体上面的窝为垂体窝，容纳垂体。其前外侧有视神经管，通入眶，管内有神经和血管通过。在颅中窝的两侧部，有眶上裂，向前通眶，有神经和血管通过。在眶上裂的后方，由前内向后外，依次可见圆孔、卵圆孔和棘孔。颅后窝为 3 个颅窝中最深最大的一个，窝的中央最低处有枕骨大孔。孔的前外缘上方有舌下神经管内口，此口通入舌下神经管，舌下神经由此出颅腔。在颅后窝还有颈静脉孔和内耳门，有神经穿过。

颅的外侧面有外耳门，在外耳门的前上方，有颧弓。颧弓平面将颅外侧面分为上方的颞窝和下方的颞下窝。颞窝最薄弱处在额、顶、颞、蝶 4 骨的会合处，常构成"H"形的缝，称为翼点，此处骨壁薄弱，内面有脑膜中动脉前支通过，受外力打击时易损伤而导致硬膜外血肿。颅的前面有位于面部中央的梨状孔，向后通鼻腔。孔的外上方为眶，下方为由上颌骨和下颌骨等围成的骨性口腔。

二、骨 连 结

骨与骨之间的连结装置称骨连结，分为直接连结和间接连结两类（图 4-6）。

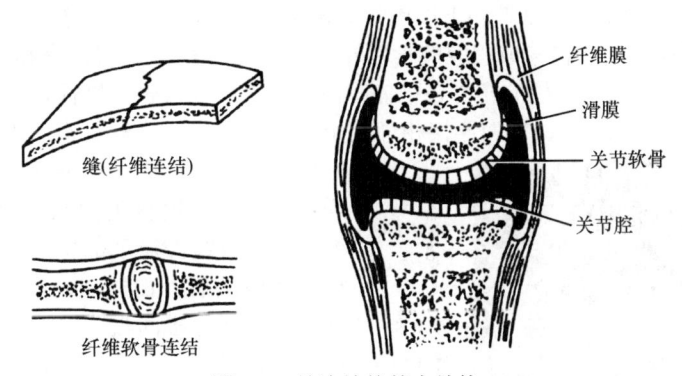

图 4-6 骨连结的基本结构

直接连结是骨与骨之间借纤维结缔组织、软骨或骨组织相连，比较牢固，一般无活动性。直接连结又分为纤维连结、软骨连结和骨性结合 3 类。间接连结又称关节（articulation）或滑膜关节（synovial joint），构成关节的骨借关节囊和韧带相连，一般具有较大的活动性（图 4-6）。

关节的基本结构包括关节面、关节囊和关节腔。关节面（articular surface）是相关两骨的接触面，一般为一凹一凸，表面覆以关节软骨。关节囊（articular capsule）由纤维结缔组织膜构成的囊，附着在关节软骨周缘并与骨膜融合接续，它包围关节，封闭关节腔。关节囊分内外两层，外层为纤维膜，内层为滑膜。纤维膜厚而坚韧，富含血管、神经；滑膜柔软而光滑，可分泌滑液

有润滑和代谢作用。关节腔（articular cavity）为关节软骨和关节囊滑膜围成的潜在性密闭腔隙，含少量滑液，腔内为负压，对维持关节的稳固性有一定作用。

关节的辅助结构包括韧带、关节盘和关节唇等结构。韧带由致密结缔组织构成，可加强关节的稳定性或限制其过度运动。关节盘位于两关节面之间的纤维软骨板，其周缘附于关节囊，可使两骨关节面间互相适应，增加关节的稳固性与灵活性。关节唇是附着于关节窝周缘的纤维软骨环，可加深关节窝，增大关节的稳固性。

关节的运动形式有屈和伸、内收和外展、旋转和环转等。

案例 4-1

患者，男性，46岁。弯腰劳动时感觉腰痛，近4个月来，疼痛范围扩大到右下肢，右下肢直腿抬高试验阳性，加强试验阳性，腰部前屈功能运动受限。CT 显示：4～5 腰椎间盘向右后突出。

诊断：椎间盘脱出症。

问题：

1. 椎间盘脱出症是什么样的疾病？
2. 诊断依据是什么？

提示：

1. 椎间盘脱出症是临床上较为常见的脊柱疾病之一，青春期后人体各种组织即出现退行性改变，其中椎间盘的退变发生较早，主要变化是髓核脱水，脱水后椎间盘失去其正常的弹性和张力，在此基础上由于外伤造成纤维环破裂，髓核即由破裂处脱出。椎间盘的后外侧正对椎间孔，同时椎间盘纤维环的后部较为薄弱，故髓核多向后外侧或后部脱出，脱出的髓核进入椎间孔或椎管，压迫脊神经根导致腰腿痛（主要是坐骨神经痛）等一系列的临床症状。由于下腰部负重大、活动多，故椎间盘脱出症常常发生在第4、第5腰椎间或第5腰椎与骶骨之间。

2. ①46岁；②腰痛合并下肢牵扯痛；③影像学 CT 显示：腰4～5 椎间盘脱出。

（一）躯干骨连结

躯干骨的24块椎骨、1块骶骨和1块尾骨借骨连结形成脊柱。脊柱构成人体的中轴，胸椎与12对肋和胸骨形成胸廓；腰椎构成腹腔的骨性外壁；骶、尾骨与下肢带骨构成骨盆。

1. 椎骨间的连结 构成脊柱的相邻各椎体间借椎间盘、前纵韧带和后纵韧带相连。

椎间盘（intervertebral discs）为连接相邻两个椎体之间的纤维软骨盘，由周围部的纤维环和中央部的髓核构成。纤维环为多层呈环形排列的纤维软骨环，髓核为柔软而有弹性的胶状物质。椎间盘具有缓冲震动的作用。如果纤维环发生破裂，髓核从后外侧脱出，压迫脊髓或脊神经根，临床上称之为椎间盘脱出症。连结椎骨的韧带包括前纵韧带、后纵韧带、黄韧带、棘间韧带和棘上韧带等（图4-7）。

2. 脊柱 在脊柱侧面观可见4个生理性弯曲，分别为颈曲、胸曲、腰曲和骶曲。其中颈曲和腰曲凸向前，胸曲和骶曲凸向后。这些生理性弯曲增大了脊柱的弹性，对维持人体的重心稳定及减轻震荡有重要意义（图4-8）。

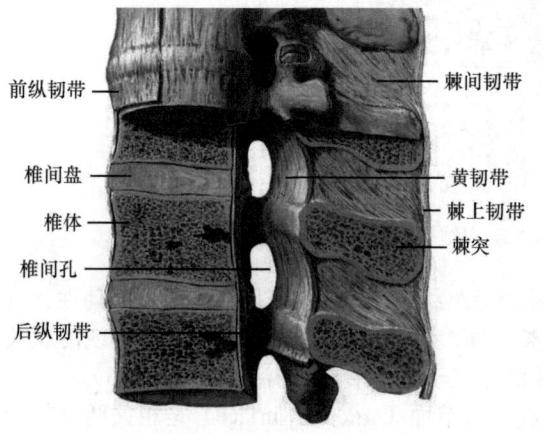

图4-7　椎骨间连结

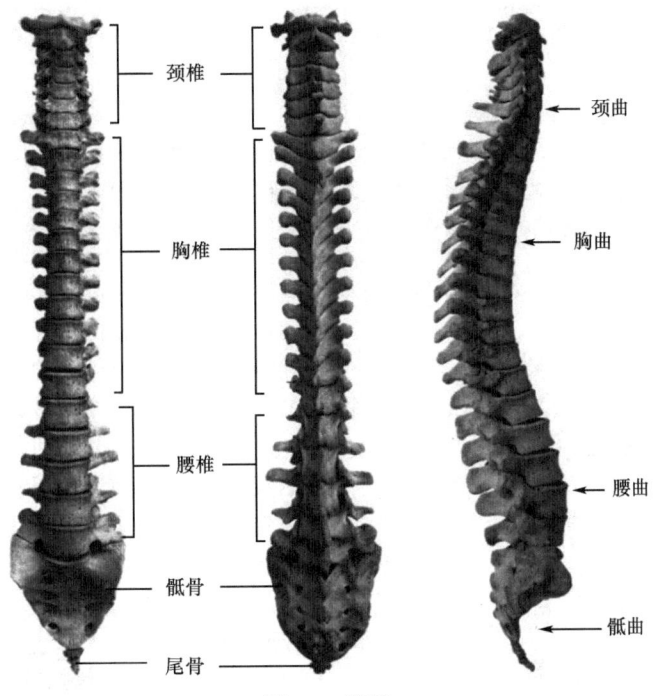

图 4-8 脊柱

3. 胸廓 由 12 块胸椎、12 对肋骨、1 块胸骨及它们之间的骨连结构成。胸廓除有保护和支持功能外，主要参与呼吸运动（图 4-9）。

（二）上肢骨连结

上肢骨的连结包括上肢带骨的连结和自由上肢骨的连结。

1. 上肢带骨的连结 包括胸锁关节、肩锁关节和喙肩韧带。

（1）胸锁关节：由锁骨的胸骨端与胸骨的锁切迹及第 1 肋软骨的上面构成，是上肢骨与躯干骨之间的唯一连结。关节囊内有纤维软骨构成的关节盘。胸锁关节允许锁骨外侧端向上、下、前、后运动，还可做轻微的旋转和环转运动。

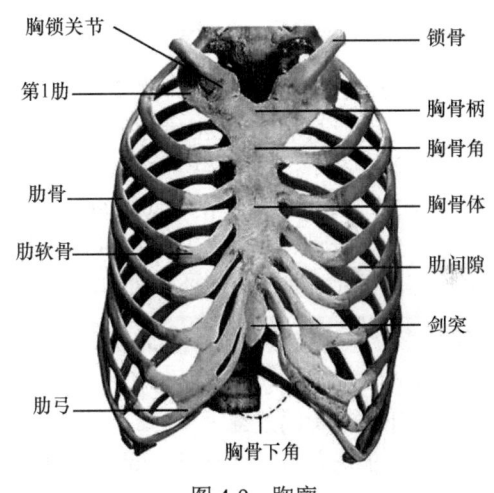

图 4-9 胸廓

（2）肩锁关节：由锁骨的肩峰端与肩峰的关节面构成。

（3）喙肩韧带：为连于肩胛骨的喙突与肩峰之间的三角形的扁韧带，它与喙突、肩峰共同构成喙肩弓，位于肩关节上方，有防止肱骨头向上脱位的作用。

2. 自由上肢骨的连结

（1）肩关节（shoulder joint）：由肱骨头与肩胛骨的关节盂构成。肱骨头大，关节盂浅而小。关节唇附着于关节盂的周缘。关节囊薄而松弛，其上方附着于关节盂的周缘，下方附着于肱骨解剖颈。肩关节为全身最灵活的关节，可作屈、伸、收、展、旋内、旋外以及环转运动（图 4-10）。

案例 4-2

20 岁男性，因在足球比赛中摔倒，右肩先着地，伤后立即出现右侧肩关节部位弧形消失，变成了方形状态，疼痛、不能活动，送入急诊。体检发现右手不能搭在左肩上，X 线肩关节正位片检查发现肩胛骨的关节盂和肱骨头失去正常位置关系，肱骨头向下脱离了关节盂和喙突。

诊断： 肩关节脱位。

提示： 方肩畸形是典型的肩关节脱位的体征。由于肱骨头脱离了关节盂，导致关节腔空、无肱骨头，肩峰突起，形成典型的方肩畸形。搭肩试验也称杜加（Dugas）试验，主要检查肩关节有无脱位。检查时先嘱患者屈肘，将手搭于对侧肩上，如果手能搭到对侧肩部，且肘部能贴近胸壁为正常。若手能搭到对侧肩部，肘部不能靠近胸壁；或肘部能靠近胸壁，手不能搭到对侧肩部，均属阳性征。

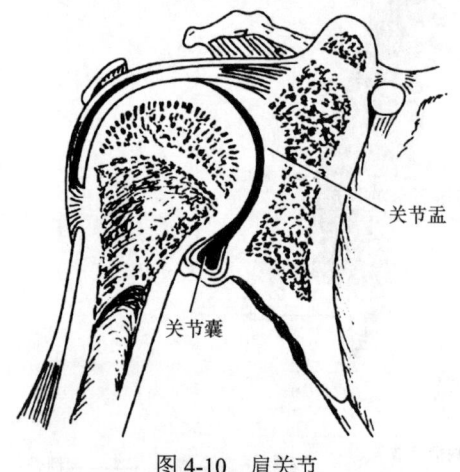

图4-10 肩关节

（2）肘关节（elbow joint）：包括3个关节，即肱尺关节、肱桡关节和桡尺近侧关节。这3个关节包裹在一个关节囊内，囊的前、后壁薄弱，两侧有副韧带加强。肘关节主要进行屈、伸运动。

1）肱尺关节：由肱骨滑车和尺骨滑车切迹构成。

2）肱桡关节：由肱骨小头和桡骨上面的关节凹构成。

3）桡尺近侧关节：由桡骨头周围的环状关节面和尺骨桡切迹构成。

（3）前臂骨的连结：包括前臂骨间膜、桡尺近侧关节和桡尺远侧关节。

1）前臂骨间膜：是连于尺骨和桡骨的骨间缘的坚韧的纤维膜。

2）桡尺近侧关节（见肘关节）。

3）桡尺远侧关节：由尺骨头的环状关节面与桡骨的尺切迹及尺骨下方的关节盘构成。

（4）手关节：包括桡腕关节、腕骨间关节、腕掌关节、掌骨间关节、掌指关节和指间关节。腕关节又称桡腕关节（radiocarpal joint），由桡骨的腕关节面和尺骨头下方的关节盘组成的关节窝和由手舟骨、月骨、三角骨组成的关节头共同构成。关节囊松弛，周围有韧带加强。桡腕关节可作屈、伸、收、展和环转运动。

（三）下肢骨连结

下肢骨的连结包括下肢带骨的连结和自由下肢骨的连结。

1. 下肢带骨的连结

（1）骶髂关节（sacroiliac joint）：由骶骨的耳状面和髂骨的耳状面构成。关节囊紧张，关节稳固，活动性小，在妊娠后期其活动度可略增大，以适应分娩功能。

（2）韧带：主要包括髂腰韧带、骶结节韧带和骶棘韧带。

（3）耻骨联合（pubic symphysis）：由两侧耻骨联合面借耻骨间盘连结而成。

（4）骨盆（pelvis）：由骶骨、尾骨和左右髋骨借关节、韧带和软骨连结而成。

2. 自由下肢骨的连结

（1）髋关节：由股骨头与髋臼连结构成，髋臼周缘附有髋臼唇，以增加髋臼的深度。关节囊紧张而坚韧。髋关节具有较大的稳定性，以适应支持功能。髋关节可作屈、伸、收、展、旋内、旋外和环转运动。

（2）膝关节（knee joint）：由股骨下端、胫骨上端和髌骨构成。关节囊薄而松弛，前壁有髌骨和髌韧带；囊内有前交叉韧带和后交叉韧带，囊外有胫侧副韧带、腓侧副韧带和髌带加强。膝关节内还有内侧半月板和外侧半月板（图4-11）。半月板一方面加深了关节窝，加强了膝关节的稳定性，同时还有缓冲运动时震荡的作用。膝关节主要做屈、伸运动。

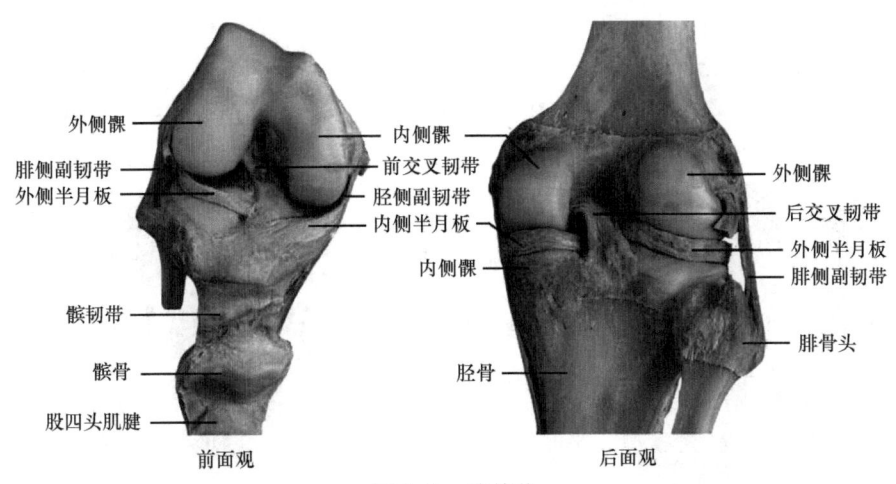

图 4-11 膝关节

（3）踝关节又称距小腿关节，由胫、腓骨下端的关节面和距骨滑车连结构成。关节囊附着于各关节面的周围，两侧有韧带加强。主要运动是伸（背屈）和屈（跖屈）。

（四）颅骨连结

颅骨之间多借缝、软骨相连接，结合较为牢固。仅颞骨和下颌骨之间构成颞下颌关节。

第二节　肌

一、肌的形态、结构与功能

运动系统的肌（muscle）均属骨骼肌（skeletal muscle），每一块肌都有一定的形态、结构和功能，有丰富的血管和淋巴管，受一定的神经支配，以关节为枢纽牵拉骨产生运动，是人体运动的动力源。

骨骼肌由肌腹和肌腱两部分构成。肌腹主要由肌纤维组成，色红而柔软，有收缩和舒张功能。肌腱主要由致密结缔组织构成，色白而强韧，无收缩功能，一般位于肌的两端，具有固定肌和传递力的作用。肌的外形多种多样，大致可分为长肌、短肌、扁（阔）肌和轮匝肌四种（图 4-12）。

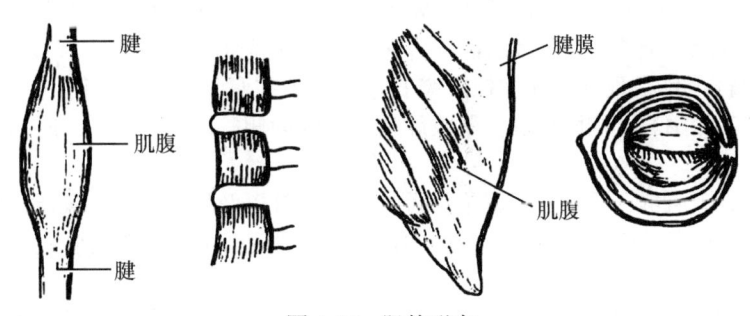

图 4-12　肌的形态

骨骼肌通常以两端附着于两块或两块以上的骨，中间跨过一个或多个关节，肌收缩时，使两骨彼此接近，而产生关节运动。

二、肌的分布

根据全身各部肌的分布部位，可分为头颈肌、躯干肌和四肢肌（图 4-13）。

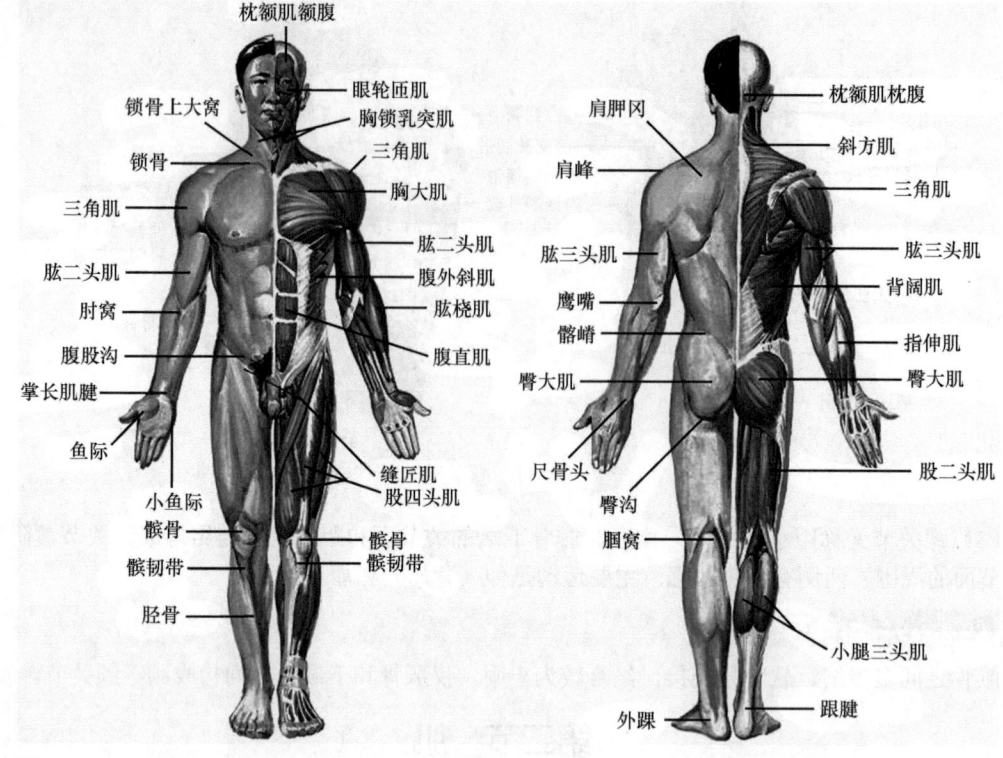

图 4-13　全身肌

（一）头颈肌

1. 头肌　分为面肌和咀嚼肌两部分。

（1）面肌：位于面部和额部、枕部，位置较浅，起于面颅骨或筋膜，止于皮肤，主要分布在眼、鼻、口和耳周围。收缩时改变面部和五官的外观，产生各种表情，故亦称表情肌。位于睑裂周围的眼轮匝肌和位于唇裂周围的口轮匝肌具有闭合眼裂和口裂的作用。枕额肌覆盖于颅盖表面，阔而薄，由枕腹和额腹及其中间的帽状腱膜组成，它们与颅部的皮肤和皮下组织共同构成头皮。面肌受面神经支配。

（2）咀嚼肌：包括咬肌、颞肌、翼外肌和翼内肌，参与咀嚼运动，受三叉神经支配。

2. 颈肌　依其所在位置分为颈浅肌群，舌骨上、下肌群和颈深肌群。

（1）颈浅肌群：包括颈阔肌和胸锁乳突肌。胸锁乳突肌斜位于颈部两侧，大部被颈阔肌覆盖，于体表可见其轮廓。一侧胸锁乳突肌收缩使头偏向同侧，面转向对侧；两侧同时收缩使头后仰（图 4-13）。

（2）舌骨上、下肌群：舌骨上肌群位于舌骨与下颌骨以及颅底之间，包括二腹肌、下颌舌骨肌等。舌骨下肌群位于舌骨下方的正中线两侧，包括胸骨舌骨肌、肩胛舌骨肌、胸骨甲状肌和甲状舌骨肌。

（3）颈深肌群：位于脊柱颈部两侧和前方，有前斜角肌、中斜角肌和后斜角肌。前、中斜角肌与第 1 肋之间形成一个三角形的间隙，称为斜角肌间隙，内有臂丛和锁骨下动脉通过。

（二）躯干肌

躯干肌可分为背肌、胸肌、膈、腹肌及会阴肌（图 4-14）。

1. 背肌　位于躯干的背面，分为浅、深两层。浅层主要有斜方肌和背阔肌。背阔肌可使肩关节内收、旋内和后伸。深层主要是竖脊肌，有使脊柱后伸、仰头和维持身体直立的作用。

2. 胸肌　位于躯干前外侧面的上部，主要有胸大肌、肋间外肌和肋间内肌。胸大肌可使肩关节内收、旋内，肋间外肌和肋间内肌可助呼吸。

3. 膈 膈（diaphragm）为向上膨隆呈穹隆状的扁薄阔肌，位于胸、腹腔之间，成为胸腔的底和腹腔的顶（图4-14）。膈的周边是肌性部，中央为腱膜，称中心腱。

膈有三个裂孔，即主动脉裂孔、食管裂孔和腔静脉孔，主要穿过的结构分别是主动脉、食管和下腔静脉（图4-14）。

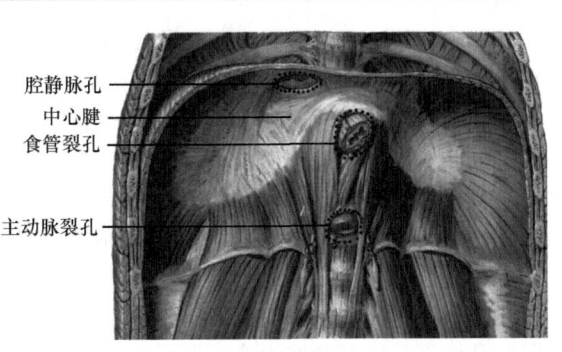

图4-14 膈

膈是重要的呼吸肌。收缩时，膈顶下降，胸腔容积扩大，引起吸气；舒张时，膈顶上升，胸腔容积缩小，引起呼气。膈肌若与腹肌同时收缩，可增加腹压，有协助排便和分娩等作用。

4. 腹肌 位于胸廓下部与骨盆之间，参与构成腹腔的前外侧壁和后壁，分为前外侧群和后群。前外侧群包括腹外斜肌、腹内斜肌、腹横肌和腹直肌。

（三）上肢肌

上肢肌按其所在部位可分为上肢带肌、臂肌、前臂肌和手肌。

1. 上肢带肌 位于肩部，主要运动肩关节，包括三角肌、冈上肌、冈下肌、小圆肌、大圆肌和肩胛下肌。其中，三角肌主要使肩关节外展。

2. 臂肌 分前、后两群，前群为屈肌，后群为伸肌。

（1）前群：前群包括肱二头肌、喙肱肌和肱肌。

1）肱二头肌（biceps brachii）：长头位于外侧，起自肩胛骨的盂上结节；短头位于内侧，起自肩胛骨的喙突。两头向下合并成一个肌腹，移行为肌腱，止于桡骨粗隆。主要作用为屈肘关节。

2）喙肱肌（coracobrachialis）：在肱二头肌短头的后方，起自肩胛骨的喙突，止于肱骨。具有协助肩关节屈和内收的作用。

3）肱肌（brachialis）：位于肱二头肌的深面，起自肱骨，止于尺骨粗隆。作用为屈肘关节。

（2）后群：肱三头肌（triceps brachii）：起端三个头，有长头、外侧头和内侧头，三个头向下以一扁腱止于尺骨鹰嘴。作用为伸肘关节，长头还可使肩关节后伸和内收。

3. 前臂肌 位于尺、桡骨的周围，分为前、后两群。

前群位于前臂的前面，分为浅、深两层，主要作用是前臂旋前、屈腕和屈指。后群位于前臂的后面，也分为浅、深两层。主要作用是前臂旋后、伸腕和伸指。

4. 手肌 主要集中在手的掌侧面，可分为外侧、中间和内侧3群。外侧群较为发达，在手掌拇指侧形成一隆起，称鱼际，故外侧群肌又称鱼际肌。内侧群位于手掌小指侧，也形成一个隆起，称小鱼际，故内侧群肌又称小鱼际肌。中间群位于掌心。

（四）下肢肌

下肢肌较上肢肌粗壮强大，与维持直立姿势、支持体重和行走相适应。下肢肌按部位可分为髋肌、大腿肌、小腿肌和足肌。

1. 髋肌 根据所在部位和作用，分为前、后两群。主要有髂肌、臀大肌和梨状肌等。臀大肌的主要作用是伸髋关节。

2. 大腿肌 位于股骨周围，分为前群、后群和内侧群。

前群有2块。缝匠肌（sartorius）位于大腿前面，扁带状，是人体最长的肌，屈髋关节和膝关节。股四头肌（quadriceps femoris）是全身体积最大、力量最强的肌，以4个头起始：股直肌、股内侧肌、股外侧肌和股中间肌，4个头向下形成一个腱，包绕髌骨的前面和两侧，继而下延为髌韧带，止于胫骨粗隆。有伸膝关节、屈髋关节的作用。

内侧群有 5 块，包括耻骨肌、长收肌、股薄肌、短收肌和大收肌。位于大腿的内侧，主要作用为内收髋关节。

后群共有 3 块，包括股二头肌、半腱肌和半膜肌。位于大腿的后面，主要是屈膝关节和伸髋关节的肌。

3. 小腿肌　位于胫、腓骨的周围，分前、后和外侧 3 群。

小腿肌前群从内侧向外侧依次有胫骨前肌、拇长伸肌和趾长伸肌，主要功能为足背屈、内翻。小腿肌外侧群主要有腓骨长肌和腓骨短肌，主要功能为足跖屈、外翻。小腿肌后群包括浅层的小腿三头肌和深层的趾长屈肌、胫骨后肌和拇长屈肌。小腿三头肌（triceps surae）由浅表的腓肠肌和深面的比目鱼肌组成，两肌合并向下移行为粗大的跟腱，止于跟骨，可上提足跟，使足跖屈。站立时，小腿三头肌固定踝关节和膝关节，防止身体前倾。

4. 足肌　可分为足背肌和足底肌。足底肌也分为内侧群、外侧群和中间群。

（张艳丽）

思 考 题

1. 关节的基本结构和辅助结构各包括哪些？
2. 椎骨的一般形态，各部椎骨的主要特点。
3. 简述椎骨间的连结。
4. 简述肩关节、腕关节、髋关节和膝关节的构成、特点及运动。
5. 膈上有哪些孔或裂孔？其中通过什么结构？
6. 试述肱二头肌的位置、起止和作用。
7. 试述小腿肌的分群及各群的作用。

第五章 血液系统

【学习目标】

掌握：血液的理化特性；红细胞的生理特性；血小板的生理特性；血液凝固的过程；ABO血型系统；输血原则及交叉配血。

熟悉：血量；白细胞的生理特性；抗凝和纤维蛋白溶解；Rh血型系统。

了解：血液的组成。

血液（blood）是存在于心血管系统内的流动结缔组织，由血浆（plasma）和悬浮于其中的血细胞（blood cell）组成。血液在心脏舒缩活动推动下，在心血管系统中不断循环流动，是人体内沟通各系统、器官、组织的桥梁，是内环境中功能最为活跃的部分。血液的功能主要包括：①运输功能：将机体必需的营养物质、激素和氧气输送至各个器官、组织和细胞，同时将机体不需要的代谢产物和二氧化碳运送到排泄器官排出体外；②缓冲功能：血液中含有多项缓冲物质，可缓冲进入血液的酸性或碱性物质，维持内环境pH相对稳定；③免疫功能：能处理入侵机体的微生物、病毒、寄生虫以及其他有害物质的侵袭，保护机体免遭损害；④参与生理止血。如果流经体内任何器官的血液量不足，可造成严重的代谢紊乱和组织损伤；血液的性质或成分变化也常常引起各个器官系统的功能紊乱。

第一节 血液的组成和理化特性

一、血液的组成

正常血液为红色黏稠液体，由血浆和悬浮其中的血细胞组成。将经抗凝剂处理的血液离心后，被分为三层（图5-1）：上层淡黄色的透明液体是血浆，下层深红色的是红细胞（erythrocyte或red blood cell，RBC），二者之间的白色薄层为白细胞（leukocyte或white blood cell，WBC）和血小板（platelet或thrombocyte）。

（一）血浆

血浆是含有多种物质的溶液，占血液总容积的55%。其中水分占91%～92%，溶质占8%～9%，溶解于其中的主要成分有：血浆蛋白、多种电解质、气体（O_2、CO_2）、营养物质、代谢废物和激素等（图5-2）。临床检验、药理学和生理学实验研究常通过测定血浆的化学成分，反映机体某些生理功能和机体物质代谢状况。

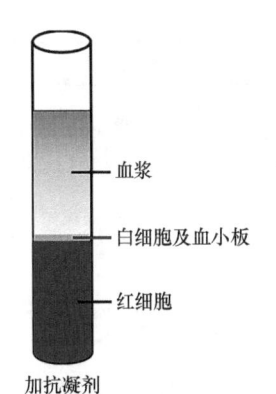

图5-1 正常血液的组成

1. 血浆蛋白 血浆中多种蛋白质的总称。正常成人血浆蛋白浓度为65～85g/L。用盐析法将血浆蛋白分为白蛋白、球蛋白和纤维蛋白原三类。其中白蛋白含量最高，为40～48g/L，主要功能是形成血浆胶体渗透压和对一些物质进行转运，如游离脂肪酸、胆红素、性激素等都能与白蛋白结合，增加亲水性而便于运输；球蛋白为15～30g/L，用电泳法又可将球蛋白区分为α1、α2、β和γ等球蛋白。除γ球蛋白来自浆细胞外，白蛋白和大多数球蛋白主要由肝脏产生。白蛋白和球蛋白含量比值（A/G）为1.5～2.5，肝脏疾病时可导致A/G下降或倒转；纤维蛋白原平时以溶解的形式存在于血浆中，是参与血液凝固过程的重要物质。

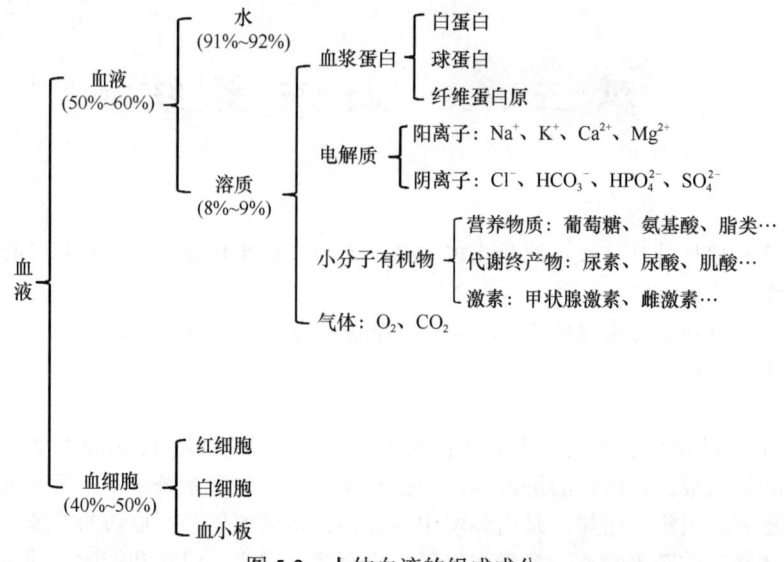

```
                    ┌ 水 (91%~92%)      ┌ 血浆蛋白 ┌ 白蛋白
                    │                   │         │ 球蛋白
        ┌ 血液       │                   │         └ 纤维蛋白原
        │ (50%~60%) │                   │
        │           │                   │ 电解质   ┌ 阳离子：Na⁺、K⁺、Ca²⁺、Mg²⁺
        │           │ 溶质 (8%~9%) ─────┤         └ 阴离子：Cl⁻、HCO₃⁻、HPO₄²⁻、SO₄²⁻
        │           │                   │
  血液 ─┤           │                   │ 小分子有机物 ┌ 营养物质：葡萄糖、氨基酸、脂类…
        │           │                   │             │ 代谢终产物：尿素、尿酸、肌酸…
        │           │                   │             └ 激素：甲状腺激素、雌激素…
        │           │                   │
        │           │                   └ 气体：O₂、CO₂
        │
        │ 血细胞     ┌ 红细胞
        └ (40%~50%) │ 白细胞
                    └ 血小板
```

图 5-2 人体血液的组成成分

2. 血浆电解质 血浆中的电解质绝大部分以离子的形式存在，其中阳离子主要以 Na^+、K^+、Ca^{2+}、Mg^{2+} 为主；负离子则主要是 Cl^-、HCO_3^-、HPO_4^{2-}、$H_2PO_4^-$ 以及蛋白质等（表5-1）。血浆电解质很容易透过毛细血管壁与组织液中的物质进行交换，因此，血浆中电解质的含量与组织液的基本相同。此外，血浆中还有葡萄糖、脂类物质（如甘油三酯、磷脂、胆固醇和脂肪酸等）、维生素，以及非蛋白氮（non-protein nitrogen, NPN）。非蛋白氮是尿素、尿酸、肌酸、氨基酸、多肽和氨等含氮化合物的总称，其中约有一半是血尿素氮（blood urea nitrogen, BUN），这些代谢产物由肾脏排出体外。

表 5-1 人体血浆和组织液中电解质含量

正离子（mmol/L）	血浆	组织液	负离子（mmol/L）	血浆	组织液
Na^+	142	145	Cl^-	104	117
K^+	4.3	4.4	HCO_3^-	24	27
Ca^{2+}	2.5	2.4	$HPO_4^{2-}/H_2PO_4^-$	2	2.3
Mg^{2+}	1.1	1.1	蛋白质（mEq/L）	14	0.4
			其他	5.9	6.2
共计	149.9	152.9	共计	149.9	152.9

血浆电解质的主要功能有：维持组织细胞的兴奋性、形成血浆晶体渗透压、维持体液的酸碱平衡等。

（二）血细胞

血细胞包括红细胞、白细胞和血小板三类细胞（图5-2）。其中红细胞数量最多，占血细胞总数的90%以上。血细胞在血液中所占的容积百分比称血细胞比容（hematocrit）。正常成年男性的血细胞比容为40%~50%，成年女性为37%~48%，新生儿平均约为55%。由于血液中白细胞和血小板仅占总容积的0.15%~1%，故血细胞比容接近于血液中的红细胞比容，测定血细胞比容可反映红细胞数量和血浆相对量。某些贫血的患者血细胞比容降低，严重脱水的患者血细胞比容增加。

二、血液的理化特性

（一）血液的密度

正常人全血的相对密度为 1.050～1.060，其大小主要取决于血液中红细胞的数量，红细胞数量越多，全血的密度越大。血浆的相对密度为 1.025～1.030，主要取决于血浆蛋白的含量。红细胞的相对密度最大，为 1.090～1.092，与红细胞内血红蛋白的含量呈正相关。利用红细胞与血浆密度的差异，可以进行血细胞比容的测定、红细胞沉降率的测定以及红细胞与血浆的分离等。

（二）血液的黏度

液体的黏度（viscosity）来源于液体内部分子或颗粒间的摩擦力，即内摩擦。血液是一种黏度较大的液体组织。一般液体的黏度的大小是与水相比而确定的，因此称为相对黏度。在 37℃ 的条件下，血液的相对黏度为 4～5，主要取决于红细胞比容。而血浆的相对黏度为 1.60～2.40，主要取决于血浆蛋白的含量。例如，严重贫血的患者，血细胞比容降低，血液黏度降低；大面积烧伤的患者，由于血浆中的水大量渗出，血液浓缩，黏度增加。另外，全血黏度还受血流切率的影响。血流速度较快时，切率较高，层流现象明显，红细胞集中在血流的中轴部分，红细胞的长轴与血管纵轴平行，红细胞移动时发生的旋转以及红细胞相互间的撞击都很少，故血液黏度较低；相反，当血液流速缓慢时，切率较低，红细胞容易发生叠连或聚集，血液黏度增高。血液的黏度是形成血流阻力的重要因素之一，血液黏度升高时，血流阻力增大，组织灌流量减少。

（三）血浆酸碱度

正常人血浆 pH 为 7.35～7.45，变动范围极小。血浆 pH 稳态有赖于血液的缓冲系统以及肺和肾的正常功能。血液的缓冲系统包括血浆和红细胞缓冲系统，都是由缓冲对（弱酸和弱酸盐）构成。血液中的缓冲物质可快速有效地减轻酸性和碱性物质对血浆 pH 的影响。

血浆缓冲系统主要包括 $NaHCO_3/H_2CO_3$、Na_2HPO_4/NaH_2PO_4 和蛋白质钠盐/蛋白质三个缓冲对，其中最重要的缓冲对是 $NaHCO_3/H_2CO_3$，二者的比值为 20，这表明体内有较多的碱的储备，通常称为"碱储（藏）"。红细胞缓冲系统主要包括 $KHCO_3/H_2CO_3$、K_2HPO_4/KH_2PO_4、$KhbO_2/HHbO_2$ 和 KHb/HHb 四个缓冲对，共同参与维持血浆 pH 的相对稳定。因此，全血的缓冲能力大于血浆。

（四）血浆渗透压

渗透现象是指两种不同浓度的溶液被半透膜隔开时，水分子可以从低浓度溶液一侧向高浓度溶液一侧移动的现象。渗透压（osmotic pressure）是渗透现象发生的动力，是一切溶液固有的特性，是溶液吸引保留水分子的力量。渗透压的高低与单位体积溶液中溶质颗粒的数目成正比，而与溶质的种类及颗粒大小无关。例如，10g/L 的 NaCl 溶液的渗透压比 10g/L 的葡萄糖溶液的渗透压大得多，原因是前者在溶液中的颗粒数目较后者多。血浆渗透压是由溶解在血浆中的各种溶质形成的渗透压，约为 300mmol/L，分为血浆晶体渗透压和血浆胶体渗透压（表 5-2）。

表 5-2 人体血浆晶体渗透压与胶体渗透压的异同

	晶体渗透压	胶体渗透压
组成	无机盐、糖等晶体物质	血浆蛋白等胶体物质（白蛋白）
压力大小	300mmol/L	1.3mmol/L
生理意义	1. 维持细胞内外水分交换 2. 保持红细胞形态功能	1. 调节毛细血管内外水分平衡 2. 维持血浆容量

1. 血浆晶体渗透压 由血浆中的晶体物质（NaCl 和葡萄糖等分子量比较小的物质）形成，

80% 来自 Na^+ 和 Cl^-。晶体物质分子量小，颗粒数目较多，因此，血浆晶体渗透压约占血浆总渗透压的 99.6%。由于血浆中的大部分晶体物质不易透过细胞膜，而水分子容易通过细胞膜，所以，当血浆晶体渗透压与血细胞内液的渗透压不相等时，水分就会在这种渗透压差的作用下进出细胞膜，从而影响血细胞的形态和容积，进而影响功能。比如当血浆晶体渗透压降低时，血浆中的水分就会透过细胞膜进入红细胞，使红细胞体积增大，严重时膨胀甚至破裂。相反，当血浆晶体渗透压升高时，红细胞内的水分就会逆渗透压梯度出细胞膜，红细胞发生萎缩，严重时影响红细胞功能。由此我们看出，血浆晶体渗透压在调节细胞内外的水平衡中发挥重要作用。

2. 血浆胶体渗透压 由血浆蛋白构成，约为 1.3mmol/L，仅占血浆总渗透压的 0.4%。在血浆蛋白中，由于白蛋白的分子量最小，分子数量最多，故血浆胶体渗透压的 75%～80% 来自白蛋白。如果血浆中白蛋白数量明显减少，即使其他种类的血浆蛋白数量增加使血浆蛋白总量不变，血浆胶体渗透压也将明显下降。

由于毛细血管壁通透性高，允许蛋白质以外的其他小分子物质自由进出。因此当血浆晶体渗透压发生改变时，血管壁内外的晶体渗透压很快得以平衡。但是血浆蛋白分子不易通过毛细血管壁，从而形成一种吸引组织液中的水向血管内回流的力量，发挥维持血管内外水平衡的作用。临床上营养不良的患者由于血浆蛋白质过少，胶体渗透压降低，血管内的水分过多地渗入组织间隙导致水肿的发生。

由此，我们看到血浆渗透压在维持细胞形态、功能及维持血管内外水平衡过程中发挥重要作用。为保证血浆渗透压相对稳定，临床实践中，我们需要根据实际情况选择不同渗透压的液体。临床上常用的有等渗溶液，低渗溶液和高渗溶液，等渗溶液就是指渗透压与血浆渗透压相等的溶液，如 0.9%NaCl 溶液，低渗溶液是指渗透压小于血浆渗透压的溶液。高渗溶液是指渗透压大于血浆渗透压的溶液。一般认为，能够使红细胞悬浮于其中并保持其形态和大小正常的溶液称为等张溶液。但等渗溶液不一定是等张溶液，例如，1.9% 的尿素是等渗溶液，而不是等张溶液，如将红细胞放入其中，红细胞容积变大甚至溶血，这是由于尿素分子可透过红细胞膜的缘故。等张溶液实质是由不能自由通过细胞膜的溶质所形成的等渗溶液。0.9% 的 NaCl 溶液既是等渗溶液又是等张溶液。

三、血　量

血量（blood volume）是指人体内血浆和血细胞量的总和。血量的相对稳定是维持机体正常生命活动的必要条件。正常成人的血液总量为体重的 7%～8%，即每千克体重含有 70～80ml 血液。因此，体重 60kg 的人血量为 4.2～4.8L。安静时，血液的大部分在心血管系统中快速循环流动，称为循环血量；小部分滞留在肝、肺、腹腔静脉及皮下静脉丛处，流动很慢，称为储存血量。在运动或大出血等情况下，储存血量可被动员释放出来，以补充循环血量。

第二节　血细胞生理

血细胞包括红细胞、白细胞和血小板三类细胞。各种血细胞均起源于骨髓造血干细胞（hemopoietic stem cell），经过不同的分化、增殖、发育、成熟过程，形成各类终末血细胞，释放进入血液循环。

一、红细胞生理

（一）红细胞的形态和数量

红细胞是血液中数量最多的血细胞，呈双凹圆碟状，直径为 7～8μm，正常成熟红细胞无细胞核，胞质中无高尔基复合体和线粒体等细胞器，但它仍具有代谢功能。我国成年男性为 $(4.0～5.5)×10^{12}/L$，女性为 $(3.5～5.0)×10^{12}/L$。血红蛋白（hemoglobin，Hb）是红细胞胞浆内的主要成分,我国成年男性血红蛋白正常值为120~160g/L;成年女性为110~150g/L。年龄、性别和居住地海拔高度等均可影响红细胞数量和血红蛋白浓度。

(二)红细胞的生理特性

1. 悬浮稳定性 正常红细胞有能相对稳定地悬浮在血浆中而不易下沉的特性,称为红细胞的悬浮稳定性(suspension stability)。将与抗凝剂混匀的血液置于血沉管中,垂直静置,由于红细胞的比重大于血浆,红细胞将逐渐下沉,通常以第一小时末血沉管中出现的血浆柱的高度来表示红细胞沉降的速度,称为红细胞沉降率(erythrocyte sedimentation rate, ESR)。用魏氏法检测的正常值,男性为0~15mm/h,女性为0~20mm/h。红细胞沉降愈快,其悬浮稳定性愈差。临床上某些疾病可出现血沉加快,如活动性肺结核、风湿热等,故检查血沉可作为辅助诊断方法之一。

红细胞具有悬浮稳定性,是由于红细胞与血浆之间的摩擦力以及红细胞间相同膜电荷所产生的排斥力阻碍红细胞下沉所引起。正常双凹圆碟形的红细胞,由于其表面积与体积的比值较大,所产生的相对摩擦力也较大,故红细胞下沉缓慢。在某些疾病时(如活动性肺结核、风湿热等),红细胞彼此能较快地以凹面相贴,称之为红细胞叠连(rouleaux formation)。叠连使红细胞团块的总表面积与总体积之比减小,摩擦力相对减小,血沉加快。决定红细胞叠连形成难易的因素主要取决于血浆而非红细胞本身。通常血浆中纤维蛋白原、球蛋白及胆固醇含量增高时,可加速红细胞叠连使血沉加快;反之,血浆中白蛋白、卵磷脂的含量增高时,红细胞沉降率减慢。

2. 渗透脆性 如将红细胞置于等渗溶液(0.9% NaCl)中,它能保持正常的大小和形态。但将红细胞悬浮于一系列浓度递减的低渗NaCl溶液中时,由于细胞内外渗透压的差别,水将渗透到细胞内,使红细胞体积增大。当红细胞体积增大到一定程度时,细胞膜会由于张力过高而发生破裂,称为溶血。红细胞在低渗溶液中发生膨胀破裂的特性称为红细胞的渗透脆性(osmotic fragility)。用来衡量红细胞对低渗溶液的抵抗力。渗透脆性越大,表明红细胞对低渗溶液的抵抗力越小;相反,渗透脆性越小,表明红细胞对低渗溶液的抵抗力越大。一般情况下,在0.45% NaCl溶液中即有部分红细胞开始破裂,在0.35%或更低的NaCl溶液中,则全部红细胞都发生破裂。临床上0.3%~0.45% NaCl溶液为正常人红细胞的脆性范围。如果红细胞放在高于0.45% NaCl溶液中时即出现破裂,表明红细胞的脆性大。同一个体的红细胞的渗透脆性并不相同,衰老的红细胞渗透脆性比较大,而新生的红细胞渗透脆性比较小。

3. 可塑变形性 血液中的红细胞在通过直径比它还小的毛细血管(<7.5μm)和血窦孔隙(3μm)时可改变其形状,通过后仍恢复原形,此特性称可塑变形性(plastic deformation)。红细胞的变形能力与红细胞膜的弹性、流动性有关,且和红细胞表面积与体积的比值成正比,比值越大,变形能力越强。而与红细胞黏度(如Hb浓度或变性)成反比。因此,正常双凹圆碟形的红细胞变形能力大于异常球形红细胞的变形能力,衰老、受损红细胞的变形能力常常降低。某些疾病如血红蛋白病、红细胞内血红蛋白变性等,均可使红细胞内容物流动性减少而不易变形,无法通过微循环,导致小血管淤塞。

(三)红细胞的生成与破坏

1. 红细胞的生成过程 正常成年人每天约产生2×10^{11}个红细胞。骨髓是成年人生成红细胞的唯一场所。红骨髓内的造血干细胞首先分化成为红系定向祖细胞,再经过原红细胞、早幼红细胞、中幼红细胞、晚幼红细胞和网织红细胞的阶段,最终成为成熟的红细胞。

2. 红细胞生成的原料 红细胞的主要成分是血红蛋白,血红蛋白由珠蛋白和一种含铁血红素组成。因此蛋白质和铁是合成血红蛋白的基本原料。成人每天约需要20~30mg铁用于红细胞生成,但只能从食物中吸取5%,其余的均来自内源性铁的重复利用。食物中的铁多为Fe^{3+},必须在胃酸作用下转变为Fe^{2+}才能被吸收和利用。胃酸缺乏时可影响铁的吸收。内源性铁均来自体内铁的再利用,衰老的红细胞被巨噬细胞吞噬后,释放出的铁与铁蛋白(ferritin)结合并贮存。各种原因所致体内铁缺乏,均可导致血红蛋白合成不足,引起缺铁性贫血(低色素小细胞性贫血)。

叶酸和维生素 B_{12} 是红细胞发育成熟过程中合成 DNA 所需的重要辅酶。叶酸缺乏时可导致合成胸腺嘧啶脱氧核苷酸必需的辅酶缺乏，DNA 合成受阻，幼红细胞分裂增殖减慢，细胞体积增大，导致巨幼红细胞性贫血。而维生素 B_{12} 参与叶酸的活化，进而增加叶酸在体内的利用而发挥作用。此外，维生素 B_{12} 和叶酸同样促进其他血细胞在骨髓中的发育，当两者缺乏时也可引起血液中白细胞和血小板数量减少。

3. 红细胞生成调节　红系祖细胞向红系前体细胞的增殖分化是红细胞生成的关键环节，不同发育阶段的红系祖细胞因细胞表面受体表达的差异而呈现出对不同造血调控因子的不同反应。

（1）促红细胞生成素：促红细胞生成素（erythropoietin，EPO）是一种糖蛋白，由 165 个氨基酸残基组成，分子量约 34kDa。主要由肾皮质肾小管周围的间质细胞（如成纤维细胞、内皮细胞）合成，肝脏也合成少量 EPO。EPO 是机体红细胞生成的重要调节物，主要促进晚期红系祖细胞增殖分化和诱导红系祖细胞向原红细胞分化。此外，还可加速幼红细胞的增殖和血红蛋白的合成，促进网织红细胞成熟并释放入血液循环。血浆 EPO 的水平与血液血红蛋白的浓度呈负相关。贫血时体内的 EPO 增高促进红细胞生成，而红细胞数量增多时，EPO 分泌则减少，从而形成了维持红细胞数量相对稳定的负反馈性调节。

肾是产生 EPO 的主要部位，若切除双肾则血浆中 EPO 的浓度急剧下降。任何引起肾氧供不足的因素，如贫血、缺氧或肾血流减少，均可促进肾脏合成 EPO 增加，进而刺激骨髓的红系祖细胞增殖分化，红细胞生成增加，从而缓解低氧状况。因此，双肾实质严重破坏的晚期肾脏病患者常因缺乏 EPO 而发生肾性贫血。另外，近年来研究显示，EPO 还可促进如心脏、神经等多种非造血组织细胞的存活和增殖。

（2）性激素：雄激素可提高血浆中 EPO 的浓度，促进红细胞的生成。若切除双肾或给予 EPO 抗体，可阻断雄激素的促红细胞生成作用。因此，雄激素主要通过刺激 EPO 的产生而促进红细胞生成。此外，雄激素也可以直接刺激骨髓进而促进红细胞生成。雌激素则降低红系祖细胞对 EPO 反应，抑制红细胞的生成。雄激素和雌激素对红细胞生成的不同效应，可能是成年男性红细胞数高于女性的原因之一。

其他激素如甲状腺激素、生长激素及糖皮质激素等可改变组织对 O_2 的要求，进而间接影响红细胞生成。

4. 红细胞的寿命与破坏　正常人红细胞在血液中的平均寿命约 120 天。每天约有 0.8% 的衰老红细胞在脾、肝和骨髓中被破坏，并由单核巨噬细胞清除。红细胞被吞噬后，血红蛋白分解，释放出铁、氨基酸和胆红素，其中铁和氨基酸可被重新利用，胆红素则经由肝脏排入胆汁，最后排出体外。

案例 5-1

患者，女性，40 岁。近 2 年来时常活动后心悸，伴面色苍白，神疲乏力，头晕等症状。既往有月经过多史。查体：体温正常，心率及呼吸正常，BP 110/80mmHg。神志清，精神尚可，形体偏瘦，唇色和指甲色淡，心肺检查 (-)，肝脾肋下未触及，腹平软，无压痛，周身皮肤无出血点，生理反射未见异常，病理反射未引出。实验室检查：血常规：红细胞计数 2.9×10^{12}/L，红细胞平均体积（MCV）低于正常，血红蛋白（Hb）80g/L，红细胞平均血红蛋白浓度（MCHC）低于正常，网织红细胞计数 1.2%，血小板计数正常，血清铁蛋白浓度降低，总铁结合力降低。心电图：正常。

问题：

1. 患者月经量多，面色苍白，头晕失眠，神疲乏力，近 2 年来时常活动后心悸，提示什么可能？

2. 实验室检查：血红蛋白、红细胞、红细胞平均体积及红细胞平均血红蛋白浓度降低，血清铁蛋白及血清铁降低，患者可能存在什么问题？

> 提示：
> 1. 有失血过多史，贫血貌。
> 2. 实验室检查显示红细胞计数、血红蛋白含量均低于正常值，红细胞平均体积减小，且血清铁蛋白降低，提示缺铁性贫血。

二、白细胞生理

（一）白细胞的数量和分类

白细胞是一类无色有核的血细胞，在血液中一般呈球形。正常成人血液中白细胞数为$(4.0\sim10)\times10^9/L$，平均约$7\times10^9/L$，白细胞可分为中性粒细胞（neutrophil）、嗜酸性粒细胞（eosinophil）、嗜碱性粒细胞（basophil）、单核细胞（monocyte）和淋巴细胞（lymphocyte）五类。前三者因其胞质中含有嗜色颗粒，又总称为粒细胞（granulocyte）。各类白细胞的形态特征、计数和分类见表5-3。

表5-3 血液中各类白细胞正常值

名称		正常值范围（$\times10^9/L$）	百分比（%）
粒细胞	中性粒细胞（杆状核）	0.04~0.5	1~5
	中性粒细胞（分叶核）	2.0~7.0	50~70
	嗜酸性粒细胞	0.02~0.5	0.5~5
	嗜碱性粒细胞	0.0~1.0	0~1
单核细胞		0.12~0.8	3~8
淋巴细胞		0.8~4.0	20~40

（二）白细胞的生理特性和功能

各类白细胞均参与机体的防御功能。白细胞所具有的变形、游走、趋化、吞噬和分泌等特性，是执行防御功能的生理基础。白细胞主要通过两种方式抵御外源性病原生物的入侵：通过吞噬作用清除入侵的细菌和病毒，通过形成抗体和致敏淋巴细胞来破坏或灭活入侵的病原体。除淋巴细胞外，所有的白细胞都能伸出伪足做变形运动，凭借这种运动，白细胞得以穿过毛细血管壁，这一过程称为白细胞渗出（diapedesis）。白细胞的渗出有赖于白细胞与内皮细胞间的相互作用和黏附分子的介导。渗出到血管外的白细胞也可借助变形运动在组织内游走，在某些化学物质吸引下，可迁移到炎症区域发挥其生理作用。白细胞朝向某些化学物质运动的特性，称为趋化性（chemotaxis）。白细胞还可分泌白细胞介素、干扰素、肿瘤坏死因子、集落刺激因子等多种细胞因子，通过自分泌、旁分泌作用参与炎症和免疫反应的调控。白细胞借助血液的运输，从它们生成的器官运送到发挥作用的部位。

1. 中性粒细胞 中性粒细胞是血液中主要的吞噬细胞，具有很强的吞噬活性，能吞噬入侵的细菌、病毒、寄生虫、抗原抗体复合物及一些坏死的组织碎片等。中性粒细胞内的颗粒为溶酶体，内含多种水解酶，可分解已杀死的病原体或其他异物。一般一个中性粒细胞吞噬数十个细菌后，本身也就解体、死亡。死亡的白细胞集团和细菌分解产物，以及被白细胞解体后释放的溶酶体酶溶解的周围组织形成脓液。血液中的中性粒细胞数减少到$1\times10^9/L$时，机体抵抗力就降低，容易发生感染。

2. 嗜酸性粒细胞 嗜酸性粒细胞的主要作用是限制嗜碱性粒细胞和肥大细胞在过敏反应中的作用；参与对蠕虫的免疫反应。嗜酸性粒细胞平时只占白细胞总数的3%，在患有过敏反应及寄生虫病时，其数量明显增加，如感染裂体吸虫病时，嗜酸性粒细胞占比可达90%。

3. 嗜碱性粒细胞 这类细胞的颗粒内含有组胺、肝素和过敏性慢反应物质等。嗜碱粒细胞释放这些活性物质的主要作用是：①组胺和过敏性慢反应物质可促使毛细血壁通透性增强，导致局部水肿，并可使支气管平滑肌收缩，从而引起荨麻疹、支气管哮喘等过敏反应症状；②嗜碱粒细胞被激活时释放嗜酸粒细胞趋化因子 A，可吸引嗜酸粒细胞，使之聚集于局部，以限制嗜碱粒细胞在过敏反应中的作用；③肝素具有抗凝血作用，有利于保持血管的通畅，且肝素还可作为酯酶的辅基，可加快血浆中脂肪的分解。当嗜碱性粒细胞存在于结缔组织和黏膜上皮时，称肥大细胞，其结构和功能与嗜碱性粒细胞相似。

4. 单核细胞 单核细胞由骨髓生成，进入血液时仍是未成熟细胞。在血液内仅生活 2~3 天，即进入肝、脾、肺和淋巴等组织，此时细胞的体积增大，细胞内溶酶体和线粒体的数目增多，发育为成熟的巨噬细胞（macrophage）。肺泡的尘细胞、肝脏的库普弗（Kupffer）细胞，以及小胶质细胞等均属巨噬细胞。巨噬细胞直径可达 50~80μm，溶酶体内颗粒增加，吞噬能力大为增强，吞噬功能表现为：①吞噬并消化病毒、疟原虫、真菌及结核分枝杆菌等；②识别和杀伤肿瘤细胞；③识别和清除变性的蛋白质、衰老受损的细胞及碎片。

巨噬细胞除有强大的吞噬功能外，还有其他一些重要作用：①加工和处理抗原，激活淋巴细胞特异性免疫功能；②释放多种细胞毒素、白介素和干扰素等，参与免疫防御机制。此外，激活的单核巨噬细胞还能合成和释放多种细胞因子，参与对其他细胞生长的调控。

5. 淋巴细胞 淋巴细胞也称免疫细胞，参与机体的特异性免疫反应。根据细胞生长发育的过程、细胞表面标志和功能的差异，将其分为 T 淋巴细胞和 B 淋巴细胞两类。T 细胞主要与细胞免疫有关，如破坏肿瘤细胞和移植的异体细胞等；B 细胞多数停留在淋巴组织内，在抗原的刺激下转化为浆细胞，产生抗体。抗体可以识别、凝集、破坏和沉淀体液中的抗原物质，因此主要与体液免疫有关。

（三）白细胞的生成与破坏

白细胞也起源于骨髓中的造血干细胞，经历定向祖细胞及可识别前体细胞阶段，然后分化为成熟白细胞。白细胞的增殖和分化受到一组造血因子（hematopoietic growth factor，HGF）的调节，包括粒细胞-巨噬细胞集落刺激因子、粒细胞集落刺激因子、巨噬细胞集落刺激因子等。此外，乳铁蛋白和转化生长因子 β 等可抑制白细胞的生成，与促白细胞生成的刺激因子共同维持正常的白细胞生成过程。不同类型白细胞的寿命不同，中性粒细胞进入组织 4~5 天后即衰老死亡或经消化道排出，若吞噬过量细菌，则释放溶酶体酶而发生"自我溶解"。单核细胞在血液中停留 2~3 天，然后进入组织，并发育成为巨噬细胞，在组织中可生存约 3 个月。淋巴细胞的寿命较难准确判断，因为这种细胞经常往返于血液-组织液-淋巴液之间。

三、血小板生理

（一）血小板的数量和形态

血小板是从骨髓成熟的巨核细胞胞质裂解脱落下来的具有代谢能力的小块细胞质。血小板体积很小，直径为 2~3μm，平均容积 8μm³。正常时呈双面微凸圆盘状，表面光滑，受刺激激活时可伸出伪足。血小板无细胞核，但有完整的细胞膜。血小板细胞质内含有多种细胞器：线粒体、α 颗粒、致密体（贮存 5-羟色胺）、类溶酶体和各种分泌小泡。

正常成年人血液中的血小板数量为（100~300）×10⁹/L。正常血小板计数可有 6%~10% 的变动范围，如午后较清晨高，冬季比春季高，剧烈运动后和妊娠晚期血小板数量会升高。

（二）血小板的生理特性

1. 黏附 黏附血小板与非血小板表面的黏着称为血小板黏附（platelet adhesion）。血小板不能黏附于正常内皮细胞的表面。当血管内皮细胞受损时，血小板即可黏附于内皮下组织。血小板的黏附需要血小板膜上 GPIb/X/V 复合物、内皮下成分（主要是胶原纤维）和血浆 vWF 的参与。GPIb/X/V 复合物是血小板表面主要的黏附受体。血管受损后，vWF 首先结合于内皮下暴露胶原纤维，引起 vWF 变构，获得与血小板膜上的 GPIb 结合的能力，从而使血小板黏附于胶原纤维上。因此，vWF 是血小板黏附于胶原纤维的桥梁。在 GPIb/X/V 复合物缺乏、vWF 缺乏和胶原纤维变性等情况下，血小板的黏附功能受损，因而可能存在出血倾向。

2. 聚集 血小板黏附在血管壁后，彼此互相聚合在一起称为血小板聚集。根据聚集发生的性质与机制不同，分为两个时相：第一聚集时相为可逆性聚集，由受损血管释放的腺苷二磷酸（ADP）使血小板的形状从平滑盘状变成球状，并具有不同长度的伪足，使血小板粘连在一起，但血流冲击时可再分散；第二聚集时相出现缓慢，为不可逆性聚集。由血小板致密颗粒释放 ADP，使黏附在血管上的血小板紧密地聚集在一起不再散开，形成血小板栓子。ADP 是引起血小板聚集最重要的物质。由受损处血管释放的 ADP 只引起可逆性聚集，血小板自身释放的 ADP 引起不可逆性聚集。目前认为 ADP 引起的血小板聚集必须有 Ca^{2+} 和纤维蛋白原的存在，而且要由 ATP 提供能量。第二聚集时相是由血小板释放的内源性 ADP 所引起。

其他引起血小板生理性聚集的还有血栓素 A_2、胶原、组胺、肾上腺素、5-HT、凝血酶等；另外细菌、病毒、抗原、抗体复合物、药物等也可引起血小板病理聚集。小剂量阿司匹林可阻止内源性 ADP 释放，抑制血小板的不可逆性聚集。

3. 释放 血小板被激活后，贮存在致密体、α-颗粒或溶酶体中的物质释放排出的现象称为血小板释放（platelet release）。释放的主要物质有 ADP、ATP、5-HT、Ca^{2+}、血小板因子 4（PF_4）、vWF、纤维蛋白原等；凡能引起血小板聚集的因素，多数能引起血小板释放反应。这些物质具有促进血小板聚集、血管收缩和血液凝固等多种作用。

4. 吸附 血小板膜可吸附血浆中的多种凝血因子（如因子Ⅰ、Ⅴ、Ⅺ等），如果血管内皮破损，随着血小板黏附和聚集于破损的局部，可通过吸附作用，使局部凝血因子浓度升高，有利于血液凝固和生理性止血。

5. 收缩 血小板中含有类似肌动蛋白和肌凝蛋白的物质，具有收缩能力。血小板活化后，胞质内 Ca^{2+} 浓度增高可引起血小板的收缩反应。由于血小板的收缩，可使血凝块收紧，有助于止血。若血小板过少，凝血块紧缩延缓，不利于止血。故手术前需要测定凝血块紧缩时间以了解患者止血功能。

（三）血小板的功能

1. 维持血管内皮的完整性 用放射性核素标记的血小板进行实验，电镜下发现，血小板可沉着于血管内壁上，与内皮细胞相互粘连与融合，对毛细血管起着支持作用，从而维持内皮的完整性。当内皮细胞脱落时，血小板可及时进行填补，使毛细血管壁得以修复。而且，血小板还可以通过释放血小板源性生长因子促进血管内皮细胞、血管平滑肌细胞和成纤维细胞增殖，有利于受损血管的修复。当体内血小板数目锐减时（$<50×10^9/L$），患者的毛细血管脆性增高，微小的创伤即可使毛细血管破裂出血，在皮下形成瘀点或紫癜。

2. 参与生理性止血 血小板在生理止血过程中发挥重要作用，此外血小板表面还可吸附血浆中多种凝血因子，使局部凝血因子浓集，并释放多种与凝血有关的因子而参与凝血（详见第三节）。

（四）血小板的生成与破坏

骨髓中的造血干细胞首先分化为巨核系祖细胞，经历原始巨核细胞、幼巨核细胞发育为成熟的巨核细胞。巨核细胞核内 DNA 合成时，细胞并不分裂，从而使核内的 DNA 含量增加十几倍，成为多倍体。在巨核细胞的发育过程中，细胞膜向胞质内凹陷，并将整个细胞质分隔成许多小区，最后各小区之间相继断裂，形成游离的血小板。一个巨核细胞可产生 2000~5000 个血小板。从原始巨核细胞到释放血小板入血需 8~10 天。进入血液的血小板 2/3 在外周血中循环，其余贮存在脾脏和肝脏。

血小板的生成受多种刺激因子和抑制因子的调节，血小板生成素（thrombopoietin，TPO）和巨核细胞集落刺激活性物质是两种主要的刺激因子。抑制血小板生成的因子主要来自于血小板本身，如血小板第4因子、β-转化生长因子等。血小板进入血液后，平均寿命只有7～14天，且只在开始两天具有生理功能。衰老的血小板在脾、肝和肺组织中被吞噬破坏。此外，有的血小板在执行功能时被消耗，比如在参与生理止血过程中，血小板聚集后，其本身会发生解体并释放出全部活性物质。

案例 5-2

患者，男性，29岁，有11年皮肤反复出现瘀点瘀斑史，且近日出现牙龈出血，鼻黏膜渗血。查体：生命体征平稳，颈部、前胸部皮肤散在小片陈旧性瘀斑。心率齐，听诊未闻及杂音，肝脾未触及。血常规结果：WBC 7.78×10⁹/L，Hb 162g/L，血小板 20×10⁹/L。骨髓涂片显示：三系增生伴随巨核细胞产板不良；骨髓病检：骨髓增生低下，粒红比例大体正常；巨核细胞易见，可见胞体较小巨核细胞，全片正常巨核细胞25个。

问题：
1. 患者出现皮肤瘀斑及牙龈出血提示什么可能？
2. 血常规及骨髓涂片结果说明什么问题？患者可能患有哪方面疾病？

提示：
1. 患者出现出血倾向，提示有血液系统疾病。
2. 血常规显示白细胞数量正常，血红蛋白数量正常，血小板数量低于正常，提示血小板功能低于正常；且骨髓图片显示增生不良和巨核细胞产板不良，巨核细胞少，提示骨髓中血小板来源前体巨核细胞增生不良，综合考虑，患者患有特发性血小板减少性紫癜。

第三节　血液凝固和纤维蛋白溶解

一、血液凝固

血液从流动的溶胶状态转变成不流动的凝胶状态的过程称为血液凝固（blood coagulation），简称血凝。从血液流出至发生凝固所需的时间称凝血时间。用玻片法测定凝血时间，正常值为2～8min。血液凝固的本质是血浆中可溶性的纤维蛋白原转变成不溶性的纤维蛋白的过程。纤维蛋白交织成网，将血细胞和血液的其他成分网罗在其中，形成血凝块。血液凝固是一系列复杂的酶促化学反应过程，需要多种凝血因子参与。

（一）凝血因子

血浆与组织中直接参与血液凝固的物质统称为凝血因子（coagulation factor 或 clotting factor）。参与凝血的因子有14种，其中由国际凝血因子命名委员会按照发现的先后顺序，以罗马数字编号的有12种（表5-4），即凝血因子 I-XIII（其中因子VI是血清中活化的Va因子，不再视为一个独立的凝血因子）。此外，参与凝血的还有前激肽释放酶（PK）、高分子量激肽原（HK）等。凝血因子的特点：①除因子IV（Ca^{2+}）和血小板磷脂外，其余凝血因子均为蛋白质。②除因子III（又称组织因子，tissue factor，TF）由组织损伤释放外，其余凝血因子均存在于血浆中，而且多数在肝脏合成，故患肝病时常伴凝血功能障碍。③因子II、VII、IX、X的合成过程中需要维生素K的参与，又称维生素K依赖因子。依赖维生素K的凝血因子的分子中均含有γ-羧基谷氨酸，可以和Ca^{2+}结合后发生变构，暴露出与磷脂结合的部位而参与凝血。当肝脏病变或维生素K缺乏时，可因凝血因子合成障碍引起凝血功能异常。④血液中具有酶特性的凝血因子都以无活性的酶原形式存在，必须通过其他酶的水解，暴露或形成活性中心后，才具有酶的活性，这一过程称为凝血因子的激活。习惯上在被激活的因子代号的右下角标上"a"（activated），如凝血酶原（因子Ⅱ）激活成为凝血酶（因子Ⅱa）。⑤因子Ⅶ以活性型存在，但必须有因子Ⅲ同时存在才起作用。⑥因子Ⅳ、Ⅲ、Ⅴ、Ⅵ和HK在凝血反应中起辅助因子（非酶促）作用。

表 5-4 凝血因子命名及来源

凝血因子	同义名	合成部位
Ⅰ	纤维蛋白原	肝细胞
Ⅱ	凝血酶原	肝细胞（需 Vit K）
Ⅲ	组织因子（TF）	内皮细胞和其他细胞
Ⅳ	Ca^{2+}	—
Ⅴ	前加速素易变因子	内皮细胞和血小板
Ⅶ	前转变素稳定因子	肝细胞（需 Vit K）
Ⅷ	抗血友病因子	肝细胞
Ⅸ	血浆凝血活酶	肝细胞（需 Vit K）
Ⅹ	Stuart-Prower 因子	肝细胞（需 Vit K）
Ⅺ	血浆凝血活酶前质	肝细胞
Ⅻ	接触因子	肝细胞
ⅩⅢ	纤维蛋白稳定因子	肝细胞和血小板

（二）血液凝固过程

在血液凝固过程中，一系列凝血因子按一定顺序相继激活生成凝血酶（thrombin），最终由凝血酶促使纤维蛋白原（fibrinogen）变为纤维蛋白（fibrin）。凝血过程可分为凝血酶原酶复合物（prothrombinase complex）形成、凝血酶原的激活和纤维蛋白生成三个基本步骤（图 5-3）。

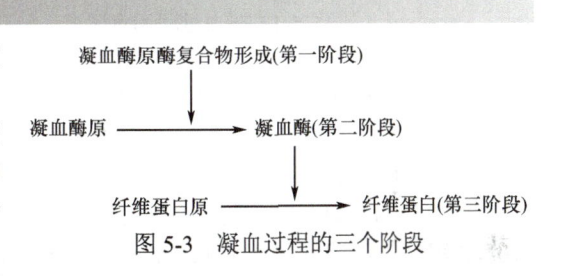

图 5-3 凝血过程的三个阶段

1. 凝血酶原酶复合物的形成　凝血酶原酶复合物即因子X酶复合物（tenase complex），是由因子Xa、Va、Ca^{2+} 和血小板磷脂（PL）共同组成的一种复合物，该复合物的关键因子是因子X，具有激活凝血酶原成为凝血酶的功能。根据因子X的激活途径和参与的凝血因子的不同，可分为内源性凝血途径和外源性凝血途径。但两条途径中的某些凝血因子可以相互激活，故二者有着密切的联系（图 5-4）。

（1）内源性凝血途径：指参与凝血的因子全部来自血浆，由因子Ⅻ被激活所启动的途径。内源性凝血途径的启动通常是因为血浆与带负电荷的物质（如玻璃、白陶土、硫酸酯和血管内膜下的胶原等）的表面接触，因子Ⅻ结合到这些异物表面并被激活为因子Ⅻa，因子Ⅻa再激活因子Ⅺ成为因子Ⅺa。此外，因子Ⅻa还能激活前激肽释放酶成为激肽释放酶，后者可反过来激活因子Ⅻ，形成更多的Ⅻa，这是正反馈效应。从因子Ⅻ结合于异物表面到因子Ⅺa的形成过程称为表面激活。表面激活还需要高分子量激肽原的参与，高分子量激肽原作为辅因子加速激肽释放酶对因子Ⅻ的激活，及Ⅻa对前激肽释放酶和因子Ⅺ的激活过程。表面激活所生成的因子Ⅺa在有 Ca^{2+} 存在下可激活因子Ⅸ，生成因子Ⅸa。因子Ⅸa在 Ca^{2+} 作用下与因子Ⅷa在活化的血小板膜磷脂表面结合成复合物，即因子X酶复合物，可以进一步激活因子X，生成因子Xa。在此激活过程中，因子Ⅷa作为辅因子，使因子Ⅸa对因子X的激活速度提高20万倍。缺乏因子Ⅷ、Ⅸ和Ⅺ的患者，凝血过程减慢，轻微外伤即可引起出血不止，分别称为甲型、乙型和丙型血友病（hemophilia）。

（2）外源性凝血途径：由血管外组织产生的组织因子与血液接触而启动的凝血过程，称为外

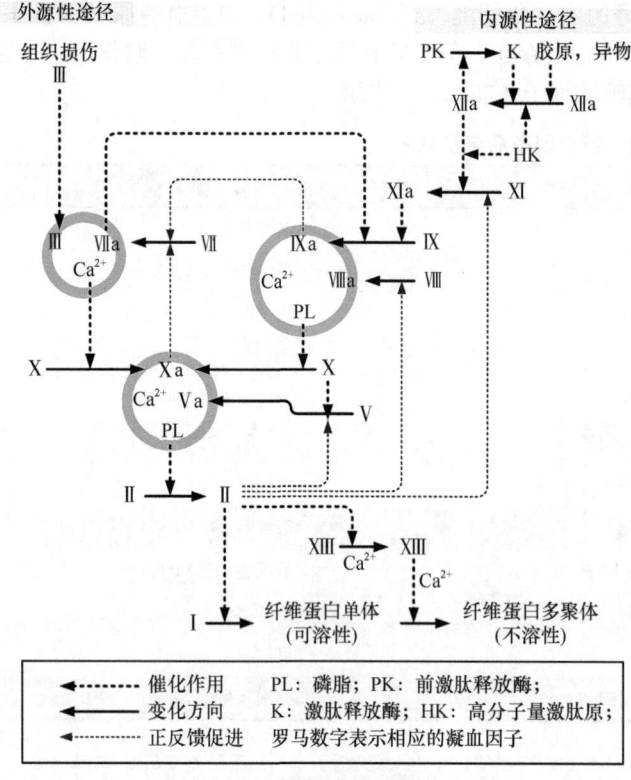

图 5-4 凝血过程示意图

源性凝血途径（extrinsic pathway），又称组织因子途径。组织因子是一种跨膜糖蛋白，在生理情况下，直接与循环血液接触的血细胞和内皮细胞不表达组织因子，只有当血管损伤时，组织细胞产生的组织因子暴露，在血浆中 Ca^{2+} 的参与下和因子Ⅶa共同组成"TF-因子Ⅶa复合物"，在磷脂和 Ca^{2+} 存在下迅速激活因子Ⅹ为因子Ⅹa，而且组织因子可起"锚定"作用，使因子Ⅹ激活只发生在受损血管的局部区域。在此过程中，组织因子是辅因子，它能使因子Ⅶa催化因子Ⅹa的激活效力增加 1000 倍。同时，生成的因子Ⅹa又能反过来激活因子Ⅶ，进而可促使更多因子Ⅹa生成，产生正反馈放大效应。此外，"TF-因子Ⅶa复合物"可激活内源性凝血途径的因子Ⅸ活化为Ⅸa，因子Ⅸa除能与因子Ⅷa结合而激活因子Ⅹ外，也能反馈激活因子Ⅶ，进一步促进外源性凝血。因此，通过"TF-因子Ⅶa复合物"的形成使内源性凝血途径和外源性凝血途径相互联系，相互促进，共同完成凝血过程。在病理状态下，细菌内毒素、补体C5a、免疫复合物、肿瘤坏死因子等均可刺激血管内皮细胞、单核细胞表达组织因子，从而启动凝血过程，可引起弥散性血管内凝血。

目前认为，TF 是生理凝血反应过程的启动物，外源性凝血途径在体内生理凝血反应的启动中起关键作用，但形成的凝血酶较少；由外源性凝血途径生成的少量凝血酶可促进内源性凝血途径的因子Ⅴ、因子Ⅷ、因子Ⅸ和血小板的激活，进而形成大量的因子Ⅹ酶复合物，从而促使生成足量的凝血酶。所以，内源性凝血途径在凝血反应开始后的放大和维持过程中发挥着非常重要的作用。

2. 凝血酶原的激活 凝血酶原（prothrombin，因子Ⅱ）在凝血酶原激活物中Ⅹa因子的作用下激活为凝血酶。凝血酶原酶复合物中的因子Ⅴa为辅因子，可使因子Ⅹa对凝血酶原激活的速度提高 10 000 倍。凝血酶具有多种功能：①使纤维蛋白原转变为纤维蛋白单体。②激活纤维蛋白稳定因子（fibrin-stabilizing factor，因子ⅩⅢ）为因子ⅩⅢa。在 Ca^{2+} 作用下，因子ⅩⅢa使纤维蛋白单体相互聚合，形成不溶于水的交联纤维蛋白多聚体凝块。③激活因子Ⅴ、因子Ⅷ、因子Ⅺ，对凝血过程起正反馈促进作用。④使血小板活化，从而为凝血酶原酶复合物的形成提供有效的磷脂表面，也可加速凝血。

3. 纤维蛋白的形成 纤维蛋白原（fibrinogen，因子Ⅰ）是一种高分子量二聚体蛋白质，由肝脏合成，在血浆中呈溶解状态。凝血酶可在 10~15 秒内将其二聚体从 N 端脱下四段小肽，即两个 A 肽和两个 B 肽，转变为单体，然后各单体之间可自动与其他单体以氢键联系形成多聚体。此多聚体不稳定，在 Ca^{2+} 和因子ⅩⅢa参与下，多聚体中的单体相互反应形成共价键，这样的纤维蛋白多聚体才是稳定的，并呈不溶解状态。它们相互连接，以蛋白质细丝纵横交错织成网状，将各种血细胞网罗其中，形成血凝块。纤维蛋白也黏附于血管的开放部位，阻止血液的进一步丢失。

血液凝固后 1~2h，由于血凝块中具有收缩能力的血小板被激活，可使血凝块回缩，释出淡黄色的液体，称为血清（serum）。与血浆相比，血清中缺乏纤维蛋白原和在凝血过程中被消耗的一些凝血因子，如因子Ⅱ、因子Ⅴ、因子Ⅷ、因子ⅩⅢ等，但也增添了少量凝血时血小板释放的物质。血小板对于血栓的回缩非常重要，血凝块回缩不良通常是由于循环血液中的血小板数量较低所致。

案例 5-3

患者，男性，7岁，其母亲主诉患儿常常出现不明原因的皮下大片瘀斑，玩耍时轻微碰撞常出现出血不止可持续数小时，乃至数周。患儿的父亲及叔侄也有类似现象。实验室检查：凝血时间延长；血小板计数正常，出血时间正常，血凝块收缩正常；凝血酶原时间正常；血浆凝血因子Ⅷ活性较正常显著下降而其他凝血因子如Ⅸ和Ⅺ活性正常。

问题：
1. 患儿不明原因出血且患儿有家族遗传史，说明什么问题？
2. 实验室检查凝血时间延长而血小板计数和出血时间正常，且血凝块收缩良好，提示什么？
3. 血浆凝血因子Ⅷ活性降低而血浆凝血因子Ⅸ和Ⅺ活性正常，可排除什么原因引起的出血？
4. 患儿可能患有何种血液疾病，如何诊断？

提示：
1. 患儿有出血倾向和家族史，提示有血液系统遗传病。
2. 实验室检查提示血小板计数和出血时间正常，血凝块收缩良好，说明血小板功能良好，但凝血时间延长，提示参与凝血的因子异常。
3. 凝血因子Ⅷ活性降低，提示凝血时间延长与Ⅷ因子有关，而凝血因子Ⅸ和Ⅺ活性正常，可排除因子Ⅸ和Ⅺ的缺乏引起的异常。
4. 根据上述三点，可确定患儿患有家族遗传性凝血因子Ⅷ缺乏，即甲型血友病。

二、抗凝和纤维蛋白溶解

正常循环血液并不凝固，即使发生生理性止血时，止血栓也只局限于病变部位。这是由于体内的生理性凝血过程在时间和空间上受到严格的控制。

（一）血液的抗凝机制

1. 生理性抗凝物质 正常人体中含有多种天然抗凝物质，这些物质在凝血过程中被启动后由激活的凝血因子所活化，并反过来对凝血过程中的一些环节加以控制，使凝血过程在适当的情况下终止。体内生理性抗凝物质主要有丝氨酸蛋白酶抑制物、肝素、蛋白质C系统和组织因子途径抑制物等。

（1）丝氨酸蛋白酶抑制物：血浆中含有多种丝氨酸蛋白酶抑制物，主要有抗凝血酶Ⅲ、C_1抑制物、$α_1$-抗胰蛋白酶、$α_2$-抗纤溶酶、$α_2$-巨球蛋白及肝素辅因子Ⅱ等。其中最主要的是抗凝血酶Ⅲ。抗凝血酶Ⅲ由肝脏和血管内皮细胞产生，通过与凝血酶及凝血因子Ⅸa、因子Ⅹa、因子Ⅺa、因子Ⅻa分子活性中心的丝氨酸残基结合而抑制其活性。肝素与抗凝血酶Ⅲ结合，可使其抗凝作用增强2000倍。正常情况下，抗凝血酶Ⅲ主要是通过与血管内皮细胞表面的硫酸乙酰肝素结合而增强血管内皮的抗凝功能。

（2）肝素（heparin）：是一种酸性黏多糖，主要由肥大细胞和嗜碱性粒细胞产生，几乎存在于所有组织中，尤以肺、心、肝和肌肉组织中含量最多，生理情况下血浆中含量甚微。肝素主要通过增强抗凝血酶Ⅲ的活性而发挥间接抗凝作用。此外，肝素还能抑制血小板发生黏附、聚集和释放反应以及抑制血小板表面凝血酶原的激活，刺激血管内皮细胞释放组织因子途径抑制物和纤溶酶原激活物，从而抑制凝血过程和激活纤维蛋白溶解过程。所以，肝素是高效能的抗凝血物质。

（3）蛋白质 C 系统：主要包括蛋白质 C（protein C，PC）、凝血酶调节蛋白、蛋白 S 和蛋白质 C 抑制物。蛋白质 C 由肝脏合成，需要维生素 K 参与。在凝血过程中，凝血因子Ⅷa、Ⅴa 是因子 X 和凝血酶原激活的限速因子。蛋白质 C 以酶原形式存在于血浆中，当凝血酶与血管内皮细胞上的凝血酶调节蛋白结合后，可以激活蛋白质 C，激活的蛋白质 C 可水解灭活因子Ⅷa 和因子 Ⅴa，抑制因子 X 及凝血酶原的激活。此外，活化的蛋白质 C 通过刺激纤溶酶原激活物释放而促进纤维蛋白溶解。血浆中的蛋白 S 是蛋白质 C 的辅因子，可使激活的蛋白质 C 作用大大增强。

（4）组织因子途径抑制物：为一种二价糖蛋白，主要由血管内皮细胞产生，是体内外源性凝血途径的特异性抑制剂。TFPI 先与因子 Xa 结合抑制因子 Xa 的催化作用，同时 TFPI 发生变构，在 Ca^{2+} 作用下与因子Ⅶa 组织因子复合物结合，形成组织因子-因子Ⅶa-TFPI-因子 Xa 四聚体，从而灭活因子Ⅶa 组织因子复合物，负反馈抑制外源性凝血途径。

2. 血管内皮　正常的血管内皮作为屏障，可防止凝血因子和血小板与内皮下的成分发生接触，从而避免凝血系统的激活和血小板活化。另外，血管内皮还具有抗血小板和抗凝血功能。内皮细胞可合成、释放前列环素（PGI_2）和一氧化氮（NO），从而抑制血小板的活化。血管内皮细胞能合成硫酸乙酰肝素蛋白多糖，使之覆盖在内皮细胞表面。血液中的抗凝血酶Ⅲ（antithrombin Ⅲ）与之结合后，可灭活因子Ⅱa、因子 Xa 等多种活化的凝血因子。内皮细胞也能合成和分泌组织因子途径抑制物（tissue factor pathway inhibitor，TFPI）和抗凝血酶Ⅲ等抗凝物质，内皮细胞还能合成并在膜上表达凝血酶调节蛋白（thrombomodulin，TM），通过蛋白质 C 系统参与对因子 Ⅴa、因子Ⅷa 的灭活。此外，血管内皮细胞还能合成和分泌组织型纤溶酶原激活物，后者可激活纤维蛋白溶解酶原而降解已形成的纤维蛋白，保证血管内血流通畅。

3. 凝血因子的激活局限于血管的受损部位　当血管局部损伤时，由于 TF 和胶原的暴露，可分别与因子Ⅶ结合和引起血小板的黏附。由于 TF 镶嵌在细胞膜上，可起"锚定"作用，使因子 X 的激活只发生在损伤区域。另一方面，因子 X 酶复合物对凝血酶原的激活是在活化血小板的磷脂膜表面进行的，黏附于受损区域的血小板的活化，可为凝血酶原的激活提供有效的磷脂膜表面。此外，纤维蛋白与凝血酶有高度的亲和力，在凝血过程中所形成的凝血酶 85%~90% 可被纤维蛋白吸附，这不仅有助于加速局部凝血反应的进行，也可避免凝血酶向周围扩散。

4. 血流的稀释作用和单核巨噬细胞的吞噬作用　进入循环的活化凝血因子可被血液稀释，并被血浆中的抗凝物质灭活，进而被单核巨噬细胞吞噬。实验证明，给动物注射一定量的凝血酶，若预先用墨汁封闭单核巨噬细胞系统，则动物可发生血管内凝血；如未封闭单核巨噬细胞系统，则不会发生血管内凝血。这表明单核巨噬细胞系统在体内抗凝机制中起重要的作用。

（二）纤维蛋白溶解

正常情况下，组织损伤后所形成的止血栓，在完成止血使命后将逐步溶解，从而恢复血管的畅通，也有利于受损组织的再生和修复。它和凝血过程一样，也是机体的一种保护性生理反应。止血栓的溶解主要依赖于纤维蛋白溶解系统（简称纤溶系统）。生理情况下，止血栓的溶解与液化在空间和时间上受到严格的控制。纤溶系统主要包括：纤维蛋白溶解酶原（plasminogen），简称纤溶酶原，又称血浆素原；纤溶酶（plasmin），又称血浆素；纤溶酶原激活物与纤溶抑制物。纤溶过程则可分为纤溶酶原的激活与纤维蛋白（或纤维蛋白原）的降解两个基本阶段（图 5-6）。

1. 纤溶酶原激活　纤溶酶原是血浆中的一种单链 β-球蛋白，它在肝、骨髓、嗜酸性粒细胞和肾中合成，然后进入血液。正常情况下，血浆中纤溶酶原无活性。纤溶酶原很容易被它的作用底物——纤维蛋白吸附。纤溶酶原在激活物的作用下发生有限水解，脱下一段肽链而被激活成具有催化活性的纤溶酶进而降解纤维蛋白。

体内主要存在两种生理性纤溶酶原激活物，包括组织型纤溶酶原激活物（tissue-type plasminogen activator，t-PA）和尿激酶型纤溶酶原激活物（urinary-type plasminogen activator， u-PA）。t-PA 是血液中主要的内源性纤溶酶原激活物，属于丝氨酸蛋白酶。在生理情况下，t-PA 主要由血管内皮细胞合成。凝血酶可使内皮细胞大量释放 t-PA。此外，内皮素、血小板活化因子、血管升压素、肾上腺素等都可以使内皮细胞释放 t-PA。健康人在静息状态下，血浆中游离形式的 t-PA 不超过 20%，绝大部分 t-PA 主要以与其抑制物 PAI-1 形成复合物的形式存在。游离型及复合物形式存在的 t-PA 均可被肝脏清除，在血浆中半衰期为 4~6 分钟。刚分泌出来的 t-PA 即具有激活纤溶酶原的活性。u-PA 是血液中仅次于 t-PA 的生理性纤溶酶原激活物，主要由肾小管、集合管上皮细胞产生。一般认为，u-PA 主要是溶解血管外的纤维蛋白而发挥一定的生理或病理作用，如在排卵、着床和肿瘤转移过程中促进细胞迁移，溶解尿液中的血凝块，其次才是清除血浆中的纤维蛋白。此外，血凝过程启动后激活的Ⅻ因子也通过激活激肽释放酶而启动纤溶过程。临床常用的溶栓药物尿激酶（UK）可直接激活纤溶酶原而使纤维蛋白溶解；利用基因重组技术生产的 t-PA 能选择性与血栓表面纤维蛋白结合成复合物，对纤溶酶原具有高亲和力及接触活性，使纤溶酶原在局部转化为纤溶酶而使血栓溶解。

2. 纤维蛋白降解 纤溶酶属于丝氨酸蛋白酶，可使纤维蛋白和纤维蛋白原降解为可溶性的小肽，这些小肽统称为纤维蛋白降解产物，其中部分小肽还具有抗凝血作用。纤溶酶是血浆中活性最强的蛋白酶，最敏感的底物是纤维蛋白和纤维蛋白原，但其特异性较差，除主要降解纤维蛋白及纤维蛋白原外，对因子Ⅱ、因子Ⅴ、因子Ⅷ、因子Ⅹ、因子Ⅻ等凝血因子及补体也有一定降解作用。血液凝固过程中纤维蛋白的形成是触发纤溶的启动因素，通过纤溶酶选择性地产生并作用于纤维蛋白形成的部位，即血凝块形成的部位，从而溶解纤维蛋白，清除血凝块，恢复正常的血管结构和血流。但当纤溶亢进时，可因凝血因子的大量分解及纤维蛋白降解产物的抗凝作用而发生出血倾向。

3. 纤溶抑制物及其作用 血管内出现血栓时，纤溶作用主要局限于血栓发生处，而不扩展到周围血液。这可能是由于血栓中的纤维蛋白分子可吸附或结合大量纤溶酶激活物所致，并且血浆中还有大量抗纤溶物质（即抑制物）。根据其作用可分为两类：一类是抑制纤溶酶原激活的抗活化素，主要有纤溶酶原激活物抑制物-1（plasminogen activator inhibitor type-1, PAI-1）。PAI-1 主要由血管内皮细胞产生，通过与 t-PA 和 u-PA 结合而使之灭活，即在纤溶酶原的激活水平发挥作用。另一类是抑制纤溶酶的抗纤溶酶，如 α_2-抗纤溶酶（α_2-AP）。α_2-抗纤溶酶主要由肝脏产生，血小板 α-颗粒中也贮存有少量 α_2-抗纤溶酶。血浆中 α_2-抗纤溶酶的浓度比 PAI-1 高约 2500 倍，是体内主要的纤溶酶抑制物。α_2-抗纤溶酶通过与纤溶酶结合成复合物而抑制其活性（图 5-5）。目前临床上已广泛应用的止血药，如凝血酸、氨甲苯酸和 6-氨基己酸等，都是通过抑制纤溶酶生成而发挥止血作用的。在正常安静情况下，由于血管内皮细胞分泌的 PAI-1 的量为 t-PA 的 10 倍，加之 α_2-AP 对纤溶酶的灭活作用，因此，血液中纤溶酶活性很低。当血管壁上有纤维蛋白形成时，血管内皮分泌 t-PA 增多。同时，由于纤维蛋白对 t-PA 和纤溶酶原具有较高的亲和力，t-PA、纤溶酶原与纤维蛋白的结合既可避免 PAI-1 对 t-PA 的灭活，又有利于 t-PA 对纤溶酶原的激活。结合于纤维蛋白上的纤溶酶还可避免血液中 α_2-AP 对它的灭活。这样能保证血栓形成部位既有适当的纤溶过程，又不致引起全身性纤溶亢进，从而能维持凝血和纤溶之间的动态平衡。

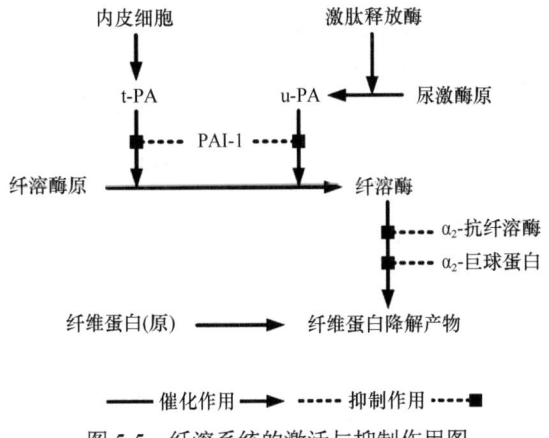

图 5-5 纤溶系统的激活与抑制作用图

三、生理性止血

正常人小血管破损后血液将从血管流出，数分钟后即可自行停止，称为生理性止血（hemostasis）。临床上用消毒的一次性采血针刺破人的耳垂或指尖，测出血延续的时间，这段时间称为出血时间（bleeding time）。正常为1～3min。检测出血时间可以反映机体生理性止血的状态。

生理性止血包括三个过程：血管收缩、血小板血栓形成和纤维蛋白凝块形成。

1. 血管收缩 小血管破损可反射性地引起受损局部及附近血管收缩，使局部血流减少，若破损不大，可使血管破口封闭，从而限制出血。引起血管收缩的原因包括：①损伤性刺激通过神经反射使血管收缩；②血管壁的损伤引起局部血管平滑肌收缩；③损伤处黏附的血小板通过释放5-羟色胺（5-HT）、血栓烷A_2（TXA_2）等缩血管物质引起血管收缩。

2. 血小板血栓形成 血管内膜损伤暴露内皮下胶原，1～2s内即启动止血过程，血小板发生黏附聚集和释放反应，从而形成一个松软的血小板血栓，堵塞伤口达到初步止血目的。

3. 纤维蛋白凝块形成 为使血栓进一步巩固，在血小板血栓形成的同时，由于血小板表面可吸附血浆中多种凝血因子，如凝血因子Ⅰ、Ⅴ、Ⅺ等，使损伤血管局部凝血因子浓集，同时血小板自身也释放一些凝血所需的因子，如血小板磷脂、血小板因子3（PF-3）等，进而在血管损伤的局部启动血液凝固过程，将血浆中可溶性的纤维蛋白原转变成不溶性的纤维蛋白，使血栓得到加固（图5-6）。

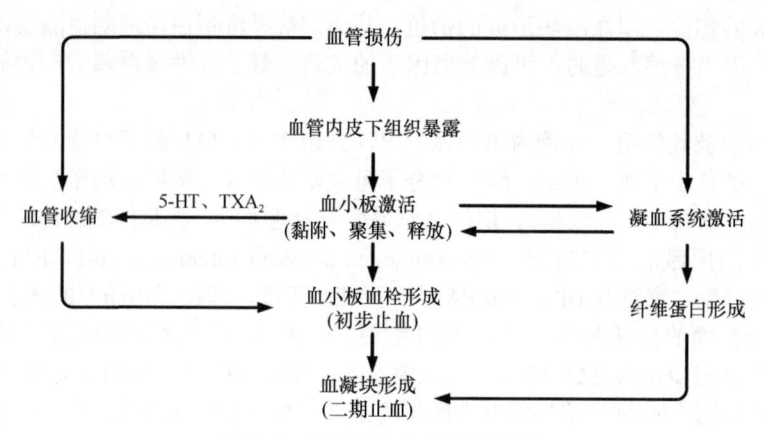

图 5-6 生理性止血过程示意图

生理性止血虽然分为以上三个过程，但这个过程相继发生并相互重叠，彼此密切相关、相互促进，使生理性止血能及时而快速进行。其中血小板在这一过程中居于中心地位。当血小板减少或功能降低时，出血时间会延长，甚至出血不止。

第四节 血型和输血

很早以前人们就观察到，在进行输血疗法时，有些患者接受输入血液后效果良好；但另一些患者则会产生严重后果，甚至导致死亡。经深入研究，发现人与人之间可能有着不同的血型。血型（blood group）是指血细胞膜上特异性抗原的类型。抗原的特异性是人体免疫系统识别"自我"和"异己"的标志。红细胞、白细胞和血小板均有血型，但通常所说的血型仅指红细胞膜上特异性抗原的类型，即红细胞血型。如果血型不匹配而进行输血，红细胞会出现"凝集"现象，凝集块可堵塞血管导致严重后果。

白细胞和血小板上除了具有一些与红细胞相同的血型抗原外，还存在一些特有的抗原类型，如白细胞上的人类白细胞抗原（human leukocyte antigen，HLA），这是引起器官移植后免疫排斥反应的重要原因。由于无关个体之间HLA表型完全相同的概率极低，因此HLA分型是法医学上鉴定亲子关系的重要依据。此外，血小板也有其特有的抗原系统，如 Zw、Ko 和 PI 系统等，因此输入血小板治疗某些疾病时也应加以注意，以避免不良反应。

1901 年奥地利病理学家与免疫学家兰茨坦纳（Landsteiner）发现了第一个人类血型系统，即 ABO 血型系统，从此揭开了人类血型的奥秘，使输血真正成为有效的临床治疗手段。迄今已发现 ABO、Rh、MNSs、Lutheran、Kell、Lewis、Duff 及 Kidd 等 25 个不同的红细胞血型系统。其中 ABO 血型系统是临床实践中意义最大的血型系统，其次是 Rh 血型系统。由于血型是由遗传决定的，血型鉴定对法医学和人类学的研究也具有重要价值。

一、ABO 血型系统

1. ABO 血型系统的抗原与分型　ABO 血型系统根据红细胞膜上是否存在 A 抗原和 B 抗原，将血液分为四种类型：红细胞膜上只含 A 抗原者为 A 型；只含 B 抗原者为 B 型；含有 A 和 B 两种抗原者为 AB 型；缺乏 A 和 B 两种抗原者为 O 型。不同血型的人血清中含有不同抗体，但不含有与自身红细胞抗原相对应的抗体，即 A 型血者的血清中只含有抗 B 抗体，B 型血者的血清中只含有抗 A 抗体。AB 型血的血清中抗 A 和抗 B 抗体都不存在，而 O 型血的血清中含有抗 A 和抗 B 两种抗体。当红细胞膜上 A 抗原和抗 A 抗体或 B 抗原和抗 B 抗体相结合时，会发生红细胞凝集反应。因此，血型抗原和血型抗体曾分别被称为凝集原（agglutinogen）和凝集素（agglutinin）。在补体的作用下，凝集的红细胞将发生破裂溶血。当给人体输入血型不相容的血液时，可发生血管内红细胞凝集和溶血反应，严重时可危及生命。

ABO 血型系统还有几种亚型，其中最重要的亚型是 A 型中的 A_1 和 A_2 亚型。A_1 型红细胞上含有 A 抗原和 A_1 抗原，而 A_2 型红细胞上仅含有 A 抗原；A_1 型血的血清中只含有抗 B 抗体，而 A_2 型血的血清中则含有抗 B 抗体和抗 A_1 抗体。同理，AB 型血型中也有 A_1B 和 A_2B 两种主要亚型。但由于 A_1 型红细胞可与 A_2 型血清中的抗 A_1 抗体发生凝集反应，而且 A_2 型和 A_2B 型红细胞比 A_1 型和 A_1B 型红细胞的抗原性弱很多，在用抗 A 抗体作血型鉴定时，容易将 A_2 型和 A_2B 型血误定为 O 型和 B 型。因此在输血时应注意 A_2 和 A_2B 亚型的存在（表 5-5）。

表 5-5　ABO 血型系统的抗原和抗体

血型		红细胞膜上的抗原	血清中的抗体
A 型	A_1	A+A_1	抗 B
	A_2	A	抗 B+ 抗 A_1
B 型		B	抗 A
AB 型	A_1B	A+A_1+B	无
	A_2B	A+B	抗 A_1
O 型		无 A，无 B	抗 A+ 抗 B

2. ABO 血型系统抗体的特性　血型抗体有天然抗体和免疫性抗体两类。ABO 血型系统存在天然抗体。新生儿出生后 2~8 个月即开始产生 ABO 血型系统的天然抗体，8~10 岁时达高峰。天然抗体多属 IgM，相对分子量大，不能通过胎盘，所以，虽然人群中母婴 ABO 血型不合比较常见，但因为 ABO 血型不合而发生的新生儿溶血病的情况并不多见。但如果母体因接受过外源性 A 或 B 抗原的刺激，则可能产生免疫性抗体。由于免疫性抗体属于 IgG 抗体，相对分子量小，则有可能通过胎盘进入胎儿体内，引起胎儿红细胞的破坏而致新生儿溶血病。但是，胎儿红细胞膜上的 A 或 B 抗原数目较少，只有成人的 1/4，因此，因母婴 ABO 血型不合而发生新生儿溶血病仅有少数。

> **案例 5-4**
>
> 孕妇，28 岁，顺产一女。出生后 24 小时内女婴即出现下肢弥漫性皮肤发黄，进而遍及全身且迅速加深。新生儿查体全身健康状况良好。实验室检查，母亲：血型 O 型，血清 IgG 抗 B 阳性；女婴：血型 B 型，脐血胆红素升高，尿胆红素阳性，粪胆红素显著升高，Hb 110g/L。初步诊断：新生儿黄疸。
>
> 问题：
> 1. 母亲血清中抗 B 的 IgG 抗体阳性，说明什么？
> 2. 试分析黄疸出现的原因。
>
> 提示：
> 1. 母亲血清含 IgG 抗体抗 B 阳性，说明母亲有可能在孕前接受含有血型抗原物质的刺激，其原因是 ABO 血型的抗原物质广泛存在于自然界，如感染及食物等使机体产生免疫性 IgG 的抗 A、抗 B 抗体。
> 2. 妊娠期时由于 IgG 抗体分子小易于通过胎盘进入胎儿体内，而胎儿是 B 型血，红细胞上含有 B 抗原，因而引起溶血，本病往往出现在首次分娩的新生儿中，溶血后会引起皮肤及眼巩膜发黄。

3. ABO 血型的遗传 人类的 ABO 血型系统的遗传是由 9 号染色体（9q34.1～q34.2）上的 A、B 和 O 三个等位基因所控制。在一对染色体上只可能出现上述三个基因中的两个，分别由父母双方各遗传一个给子代。其中 A 和 B 属于显性基因，O 属于隐性基因。所以，三个基因可组成六组基因型（genotype），但血型的表现型（phenotype）仅有四种。血型表现型相同的人，其遗传基因型不一定相同。已知父母亲血型，即可推算出子女的血型。例如红细胞表现型为 O 者，其基因型只能是 OO；而表现型为 A 者，基因型有可能是 AA 或 AO；表现型为 B 者，基因型有可能是 BB 或 BO。因此，表现型为 A 或 B 的父母完全有可能生下表现型为 O 的子女；而表现型为 AB 的父母则不可能生下表现型为 O 的子女（表 5-6）。

表 5-6 ABO 血型的遗传基因型和表现型

基因型	表现型
OO	O
AA, AO	A
BB, BO	B
AB	AB

4. ABO 血型的检测 正确测定血型是保证输血安全的基础。测定 ABO 血型的原理是利用红细胞的凝集反应，其实质也是一种抗原-抗体的免疫反应。方法是：在玻片上分别滴上一滴抗 A 和一滴抗 B 血清，在每一滴血清上再加一滴待测红细胞悬液，轻轻摇动，使红细胞和血清混匀，观察有无凝集现象，即可确定血型（图 5-7）。

二、Rh 血型系统

1. Rh 血型系统的抗原与分型 在发现 ABO 血型和其他血型系统后，临床上仍出现一些不能解释的输血事故。1940 年 Landsteiner 和 Wiener 用恒河猴（Rhesus monkey）红细胞重复注射入家兔体内，使其产生针对恒河猴红细胞的抗体，然后再用这种抗体的血清与人的红细胞混合，发现约 85% 的人的红细胞被这种血清凝集，说明这些人的红细胞具有与恒河猴红细胞同样的抗原。取其英文名的前两个字母 "Rh" 来命名该血型系统和相关抗原；另有约 15%

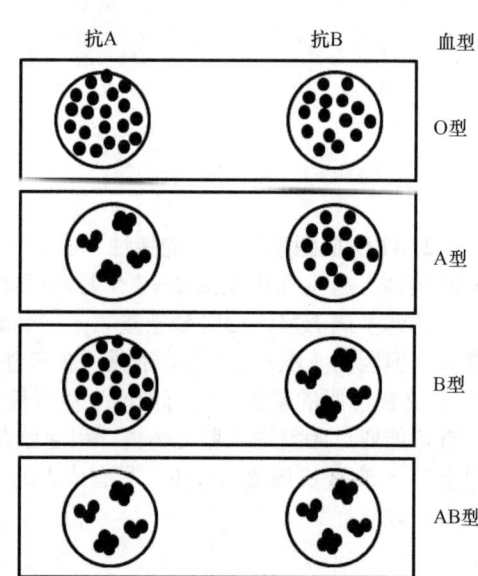

图 5-7 ABO 血型的测定

的人不发生凝集反应，表明他们的膜上没有 Rh 抗原。

现已发现 40 多种 Rh 抗原（也称 Rh 因子），与临床关系密切的是 D、E、C、c、e 5 种。其抗原性的强弱依次为 D、E、C、c、e。控制 Rh 血型抗原的基因位于 1 号染色体，由 RHD 和 RHCE 两个紧密连锁的基因构成，RHD 编码 D 抗原，RHCE 编码 Cc 和 Ee 抗原，由于血清中未发现 d 抗原，因而认为 d 是"静止基因"，在红细胞表面也不表达 d 抗原。所以理论上这三个连锁基因有 8 种组合（CDe、CDE、Cde、CdE、cDe、cdE、cde、cDE），这 8 种组合两两自由组合形成 36 种基因型，最后在红细胞表面表达出不同的抗原组合，比如 CDe 与 Cde 组合形成 CCDdee，由于 d 是"静止基因"，所以在做 Rh 分型时出具的报告一般书写为 CCDee。具有这样基因型的红细胞表达 C、D、e 抗原，不表达 E、d 抗原。另外，由于 D 抗原的抗原性最强，临床意义最为重要，因此，医学上通常将红细胞上含有 D 抗原者，称为 Rh 阳性；而红细胞上缺乏 D 抗原者，称为 Rh 阴性。与 ABO 血型不同的是，Rh 抗原只存在于红细胞上，在其他细胞和组织尚未发现。

白种人中，约有 85% 的人为 Rh 阳性血型，另有约 15% 的人为 Rh 阴性血型。在我国汉族和其他大部分民族的人中，Rh 阳性的人约占 99%，Rh 阴性的人只占 1% 左右。在有些民族的人群中，Rh 阴性的人较多，如塔塔尔族为 15.8%，苗族为 12.3%，布依族和乌孜别克族为 8.7%。在这些民族居住的地区，Rh 血型问题应受到特别重视，输血时除鉴定 ABO 血型外，还需注意 Rh 血型的鉴定。

2. Rh 血型系统抗体 无论是 Rh 阳性或 Rh 阴性的人，一般情况下其血清中不存在抗 Rh 的天然抗体。只有当 Rh 抗体阴性的人在接触到 Rh 抗原后，体内才会产生后天获得性抗 Rh 的免疫抗体，抗 Rh 抗体可以使具有相应 Rh 抗原的红细胞发生凝集反应。Rh 血型系统在医学上的意义有两点：① Rh 阴性的人第一次接受 Rh 阳性的血液不产生免疫反应，因为体内不含有抗 Rh 抗体。Rh 阴性的人接受 Rh 抗原刺激后，可产生抗 Rh 抗体；当第二次再接受 Rh 阳性血液时，红细胞上 Rh 抗原就会被血液中的抗 Rh 抗体所凝集，而引起抗原-抗体反应。因此，临床上给患者重复输血时，即使是输入同一供血者的血液，也要作交叉配血试验。② 由于 Rh 系统的抗体主要是 IgG，分子较小能透过胎盘，当 Rh 阴性的母亲第一次怀孕所怀胎儿为 Rh 阳性血型，胎儿的红细胞或 D 抗原可因胎盘绒毛脱落等原因而进入母体循环，使母亲产生抗 Rh 抗体。当母亲再次孕育 Rh 阳性胎儿时，抗 Rh 抗体可通过胎盘进入胎儿体内，发生凝集反应，破坏胎儿大量红细胞，导致溶血性贫血，严重者还可导致死胎。预防办法是当 Rh 阴性母亲生产第一胎后，需在 72h 内注射特异性抗 D 免疫球蛋白，中和进入母体的 D 抗原，降低母体内的 Rh 抗原活性，可防止母体产生抗 Rh 抗体，减少第二次妊娠时新生儿溶血病的发生。

三、输血和交叉配血

输血已经成为治疗某些疾病、抢救伤员生命和保证一些手术得以顺利进行的重要手段。为了保证输血的安全性、提高输血效果和避免事故的发生，必须遵守输血的原则，注意输血的安全、有效和节约。

1. 同型输血 保证供血者与受血者的血型相合，即要求同型输血。ABO 血型系统不相容的输血常引起严重的反应。对于生育年龄的妇女和需要反复输血的患者，还必须考虑 Rh 血型也必须相合，以避免受血者在被致敏后产生抗 Rh 抗体所引起的不良反应。

2. 交叉配血试验 即使已知供血者与受血者是同血型，也必须进行交叉配血试验（cross-match test）。这样既能检验血型测定是否正确，还能发现他们的红细胞或血清中是否还存在其他血型抗原或血型抗体的不相容，避免因血型不合而引发的输血问题。

交叉配血试验是把供血者的红细胞与受血者的血清进行配合试验，称为交叉配血主侧；将受血者的红细胞与供血者的血清做配合试验，称为交叉配血次侧（图 5-8）。如果交叉配血试验的两

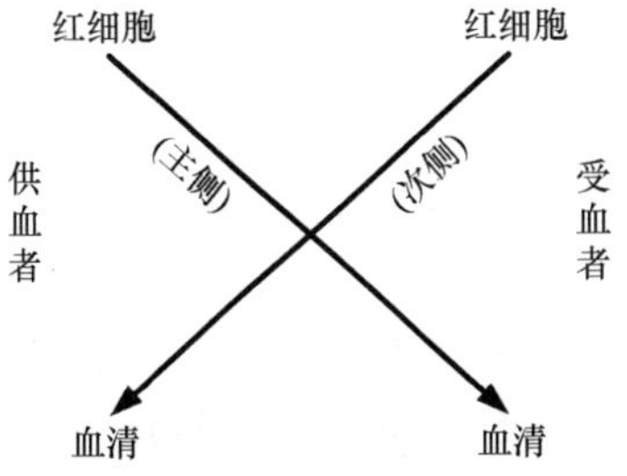

图 5-8 交叉配血试验示意图

侧都没有凝集反应，即为配血相合，可以进行输血；如果主侧有凝集反应，则为配血不合，不能输血；如果主侧不起凝集反应，而次侧有凝集反应（这种情况见于将 O 型血输给其他血型的受血者或 AB 型受血者接受其他血型的血液），则只能在应急情况下进行少量、缓慢输血，并注意密切观察，如发生输血反应，应立即停止输注。

以往曾把 O 型血的人称为"万能供血者"，认为他们的血液可以输给其他血型的人，因为 O 型血的红细胞上没有 A 和 B 抗原，所以不会被受血者的血浆凝集；然而 O 型血的血浆中的抗 A 和抗 B 抗体能与其他血型受血者的红细胞发生凝集反应。如果只是少量缓慢输血，O 型供血者的抗 A 和抗 B 抗体进入受血者的血循环后很快被稀释，使其浓度降低到不足以和受血者的红细胞发生凝集反应。当输入的血量较大，供血者血浆中的抗体未被受血者的血浆足够稀释时，受血者的红细胞就会被广泛凝集。

案例 5-5

患者，男，21 岁，因"体表 80%～90% 的烧伤及 30%～39% 的三度烧伤"入住我院。患者血型为 A 型，Rh 分型为 CCDee，抗体筛查阴性。入院初期抗休克、补液治疗中，四次输注 A 型血浆和红细胞，共计血浆 15 000ml，红细胞 14.5U。入院半个月后因为血红蛋白低，再次申请输注红细胞，检测到患者抗体筛查和直接抗人球蛋白试验阳性，交叉配血时与多个供血者的标本不合，于是进行抗体鉴定，最终鉴定抗体为 IgG 型抗-E 抗体。同时对该患者多次输血的血液进行溯源分析，发现第一次所输的红细胞 Rh 分型为 CCDEe。

问题：
1. 为什么该患者第一次输血时，输入 Rh 分型为 CCDEe 的红细胞，并没有出现输血反应？
2. 分析该患者再次申请输注红细胞时，出现交叉配血时与多个献血员标本不合的原因？

提示：
1. 患者血型为 A 型，Rh 分型为 CCDee，抗体筛查阴性。说明患者以前并没有接触过 E 抗原，所以血清中不含有抗 E 抗体。在第一次输入 Rh 分型为 CCDEe 的红细胞时，虽然供血者的红细胞上存在与自身红细胞抗原不同的 E 抗原，也不会发生输血反应。
2. 患者 Rh 分型为 CCDee，由于第一次输入的红细胞 Rh 分型为 CCDEe，该红细胞上存在与自身红细胞不同的 E 抗原，该抗原进入患者体内后，导致患者血清中产生了 IgG 型抗 E 抗体，当供血者红细胞存在 E 抗原时，就可能导致交叉配血出现不和。

另外也曾把 AB 型的人称为"万能受血者"，认为 AB 型的人可以接受其他血型供血者的血液，这种提法同样也是不科学的。随着医学和科学技术的进步，血液成分分离技术的广泛应用以及成分血质量的不断提高，输血疗法已经由原来的单纯输全血，发展到在某些情况下，进行成分输血（transfusion blood components）。即把人血中各种有效成分，如红细胞、粒细胞、血小板和血浆分别制备成高纯度或高浓度的制品，根据不同患者对输血的不同要求进行输注，这样既能减少输血的不良反应，又能节约血源。

（赵海燕）

思 考 题

1. 何谓渗透压？分别阐述血浆晶体渗透压与胶体渗透压的作用。
2. 简述血小板在生理性止血中的作用。
3. 试述血液凝固基本过程。分析内源性与外源性凝血途径的区别。
4. 何谓血型？试述输血基本原则。
5. 纤维蛋白溶解与血液凝固之间动态平衡的意义。
6. 交叉配血试验及其结果分析。

第六章 循环系统的结构与功能

【学习目标】

　　掌握：心的结构；心肌生物电活动的特点及其形成机制；心肌的生理特性及其影响因素；心脏的泵血过程；心泵功能的评定；影响心输出量的因素；动脉血压的形成及其影响因素；心血管活动的调节。

　　熟悉：体表心电图；心音；心泵功能的储备；微循环；组织液的生成；循环系统的组成；心的位置和外形，心传导系统的构成和功能；静脉血压、静脉回心血量及其影响因素；各类血管的功能特点。

　　了解：淋巴液的生成和回流；全身主要浅静脉名称及其位置；脑循环和肺循环的特点；冠状动脉循环的特点。

　　循环系统（circulatory system）包括心血管系统（cardiovascular system）和淋巴系统（lymphatic system）。心血管系统由心、动脉、毛细血管和静脉组成。血液沿循环系统周而复始地流动称为血液循环（blood circulation）。淋巴系统包括淋巴管道、淋巴器官和淋巴组织。淋巴液沿淋巴管道向心流动，最后汇入静脉，因此，淋巴管道可视为静脉的辅助管道。

　　循环系统的主要功能是运输体内的营养物质、代谢产物、各种激素及生物活性物质，维持内环境稳态，发挥防御功能。心脏是推动血液流动的动力器官，将血液泵至全身组织。血管是血液运行的管道和物质交换的场所。淋巴循环参与组织液回收和脂肪吸收。

第一节　循环系统的组成和结构

一、心血管系统

　　血液循环分为体循环（大循环）和肺循环（小循环）。在神经体液调节下，血液沿心血管系统循环不息。心收缩时，血液由左心室泵出，经主动脉及其分支到达全身毛细血管，血液在此与周围的组织、细胞进行物质和气体交换，再通过各级静脉回流，最后经上、下腔静脉及心冠状窦返回右心房，这一循环途径称为体循环（systemic circulation），也称大循环。血液由右心室泵出，经肺动脉干及其各级分支到达肺泡毛细血管进行气体交换，再经肺静脉进入左心房，这一循环途径称为肺循环（pulmonary circulation），也称小循环。体循环和肺循环同时进行，体循环的路程长，流经范围广，以动脉血滋养全身各部，并将全身各部的代谢产物和二氧化碳运回心。肺循环的路程短，只通过肺，主要使静脉血转变成氧饱和的动脉血。

（一）心

　　心（heart）是一个中空的肌纤维性器官，其收缩是血液循环的主要动力来源。

　　1. 心的位置、外形及构造　心斜位于胸腔的中纵隔内，周围裹以心包。心约 2/3 位于正中线左侧，1/3 位于正中线右侧，前方平对胸骨体和第 2～6 肋软骨；后方平对第 5～8 胸椎；两侧与胸膜腔和肺相邻；上方连接出入心的大血管；下方邻膈。心似倒置的、前后稍扁的圆锥体，可分为一尖、一底、两面、三缘，表面有 4 条沟（图 6-1）。心尖圆钝，由左心室构成，朝向左前下方，与左胸前壁接近，在左侧第 5 肋间隙锁骨中线内侧 1～2cm 处可触及心尖搏动。心底朝向右后上方，主要由左心房和小部分的右心房构成。上、下腔静脉分别从上、下注入右心房。心的胸肋面又称前面，该面大部分隔心包被胸膜和肺遮盖，小部分隔心包与胸骨体下部和左侧第 4～6 肋软骨邻近，故在左侧第4肋间隙与胸骨左侧缘处进行心内注射，一般不会伤及胸膜和肺。膈面又称下面。近心底处的环行沟，称冠状沟，是心房与心室表面的分界。在胸肋面和膈面上各有一条自冠状沟向前下达心尖右侧的浅沟，分别称前室间沟和后室间沟。冠状沟和前、后室间沟内被血管和脂肪等填充。在心底，右心房与右上、下腔静脉交界处的浅沟称后房间沟，是左、右心房在心表面的分界。

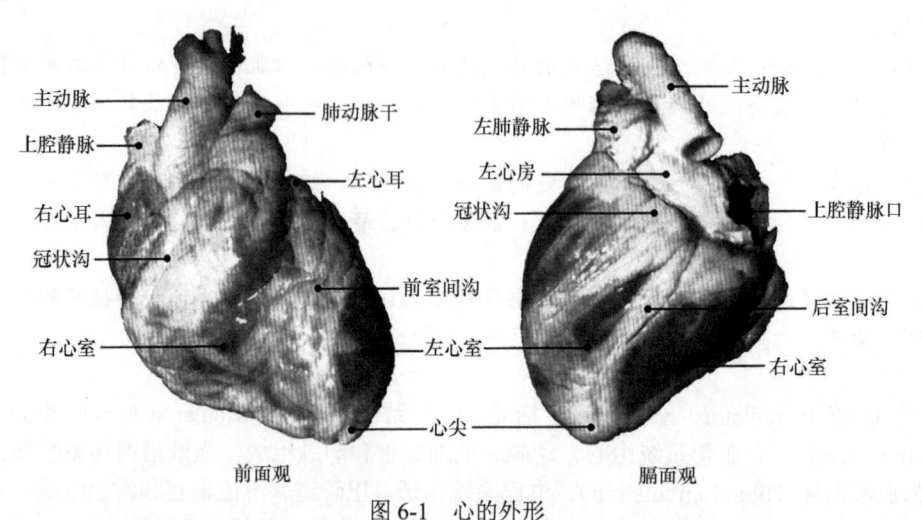

图6-1 心的外形

知识拓展　　　　　　　　心内注射术的应用

心内注射术是抢救心搏骤停时，将药物通过胸壁直接注入心室腔内的一种复苏术。进行心内注射时多在左侧第4肋间隙，胸骨左缘旁0.5～1cm处，沿肋骨上缘刺入右心室；也可在左侧第5肋间隙，胸骨左缘旁2～2.5cm处沿肋骨上缘刺入左心室。垂直刺入右心室的深度为3～4cm，刺入左心室深度为4～5cm。亦或于剑突下偏左肋弓下约1cm，穿入皮下组织后经肋骨下缘，与腹壁皮肤呈15°～35°，针尖朝心底部直接刺入心室腔。注射时必须先回抽见血通畅后，才能注入药液。切忌注射药液于心肌内，以免引起心律失常或心肌坏死。穿刺部位要准确，避免引起气胸或损伤冠状血管。

心壁由心内膜、心肌层和心外膜组成。心内膜是被覆于心腔内面的一层滑润的膜，与大血管内膜相延续。心肌层构成心壁的主体，主要由心肌细胞（纤维）组成，包括普通心肌细胞和特殊分化的心肌细胞。心外膜是被覆在心肌表面的膜，为浆膜性心包的脏层，与血管外膜相连。

案例6-1

男孩，15岁，因溺水后致呼吸心跳停止急诊入院。临床诊断：溺水。急诊医生采用心肺复苏术抢救。步骤为：患者仰卧位，医生双掌叠于患者胸骨体前面，向深面将胸骨压入3～4cm后立即放开，按压频率100～120次/分钟，按压30次之后做两次人工呼吸，通常一个抢救周期为三轮，也就是按压90次、人工呼吸6次。按压有效将表现为按下时股动脉可触知其搏动。

问题：请解释胸外按压的解剖学基础。

提示：①心脏前贴胸骨体，后贴椎体，相当于夹在两块硬板之间，只要两板之间的距离缩短，心脏就受到直接压迫而泵出血液，效果与心脏收缩相同。如果认为心脏偏左，于是直接按压心前区，这样固然有效，但更易造成左侧肋骨骨折。②胸廓是个弹性体，胸骨体被压向后时，肋骨曲度加大，压力解除后肋因弹性回位，心脏受到牵引复原，静脉血得以被吸入右心。

2. 心腔　心被心间隔分为左、右两半心，分隔左、右心房的间隔称房间隔，分隔左、右心室的间隔称为室间隔。因此，心内腔被分为右心房、右心室、左心房和左心室四个腔。同侧心房和心室借房室口相通。

（1）右心房：右心房（right atrium）位于心的右上部，壁薄而腔大。其向左前方呈锥体形的囊状突起称右心耳。右心房内侧壁在房间隔右侧面中下部有一卵圆窝凹陷，称卵圆窝。右心房内有上腔静脉口、下腔静脉口和冠状窦的开口，回流全身的静脉血。右心房经右房室口通右心室。

（2）右心室：右心室（right ventricle）位于右心房的前下方（图6-2）。右心室内壁有许多纵横交错的肌性隆起称肉柱，肉柱的尖端突入心腔形成锥体形肌隆起，称为乳头肌（papillary muscle）。右房室口处有三片略呈三角形的瓣膜，称为三尖瓣（tricuspid valve），每片瓣膜游离缘借腱索（tendinous cord）连于乳头肌。三尖瓣、腱索和乳头肌在结构和功能上密切关联，共同保证血液从右心房到右心室的单向流动。右心室前上方有右心室的出口即肺动脉口，口周围有三个半月形的肺动脉瓣，阻止血液逆流入右心室。

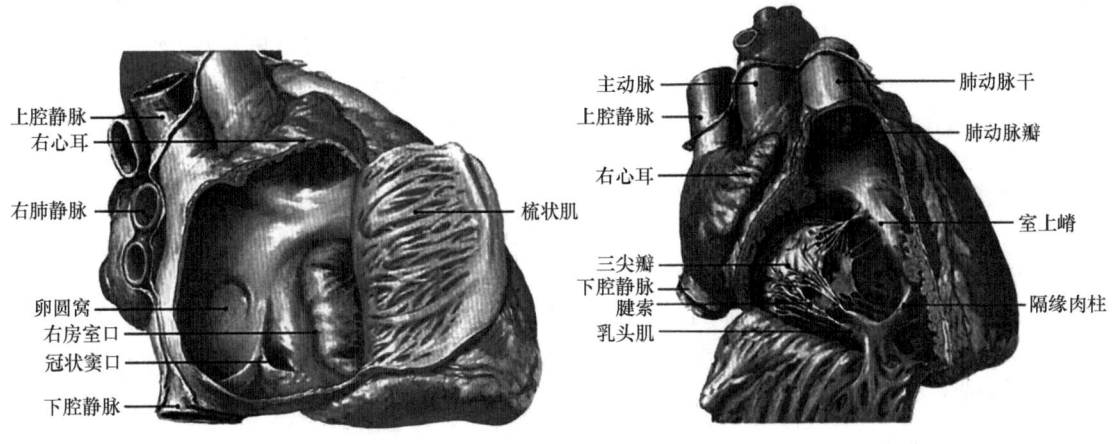

图 6-2　右心房和右心室内部结构

（3）左心房：左心房（left atrium）位于右心房的左后方。左心房后壁两侧各有一对肺静脉开口，前下部有左房室口通左心室。

（4）左心室：左心室（left ventricle）位于右心室的左后方（图6-3），心室壁厚9～12mm。左房室口处有二尖瓣（bicuspid valve），其游离缘通过腱索与乳头肌相连。左心室出口为主动脉口，口周围有三个半月形的主动脉瓣，防止血液向左心室逆流。

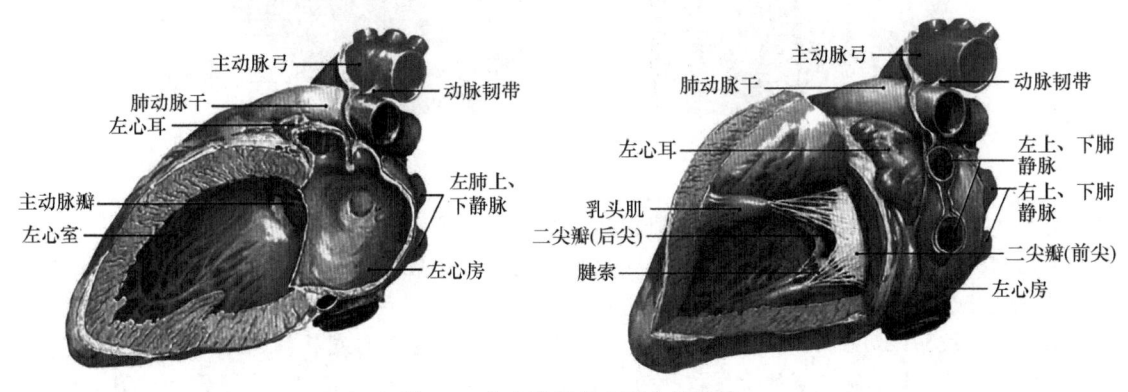

图 6-3　左心房和左心室内部结构

3. 心的传导系　心的传导系由特殊分化的心肌细胞构成，包括窦房结、房室结、房室束及其分支左右束支和浦肯野（Purkinje）纤维网等（图6-4），其功能是产生并传导冲动，控制心的节律

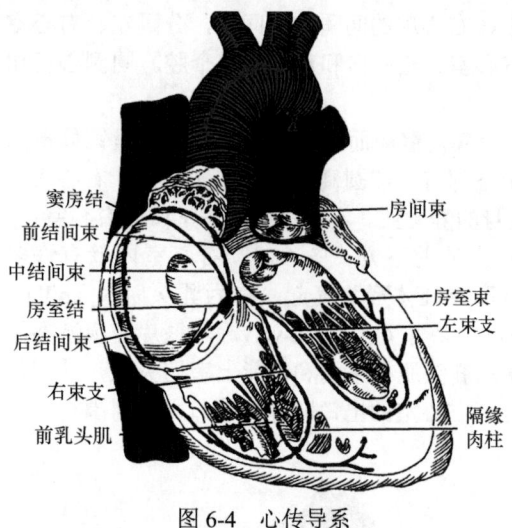

性舒缩。

窦房结是心的正常起搏点，位于上腔静脉与右心房交界处的心外膜深面。窦房结发出冲动，传至心房肌，使心房肌收缩，同时向下传至房室结。房室结位于房间隔下部右心房侧的心内膜深面，其前下端续为房室束。房室束走行于室间隔内，在其下部分为左束支和右束支，分别进入左、右心室，在心内膜深面交织成浦肯野纤维网，分布于心室肌。

心的传导系主要有三型细胞：起搏细胞（P细胞），存在于窦房结和房室结，细胞较小，梭形或多边形，是心肌兴奋的起搏点；移行细胞主要存在于窦房结和房室结的周边及房室束，传导冲动；浦肯野纤维组成房室束及其分支，这种细胞比心肌纤维短而宽，能快速传导冲动。

图 6-4 心传导系

4. 心的血管 心的血液供应来自左、右冠状动脉，起于升主动脉根部（图 6-5）。左冠状动脉分为前室间支和旋支，分布于左心房、左心室前壁、右心室前壁的一小部分和室间隔的前 2/3 部。右冠状动脉分为后室间支和右旋支，分布于右心房、右心室前壁大部分、右心室侧壁和后壁，及室间隔的后 1/3。心的静脉血回流途径包括冠状窦及其属支、心前静脉和心最小静脉，统称心静脉系统。冠状动脉的分支由心外膜垂直进入心肌，在心肌纤维间形成丰富的毛细血管网。这些毛细血管逐渐汇合成心静脉系注入右心房。冠状动脉的细小分支之间可吻合形成侧支循环，但正常时只有少量血液通过。如果冠状动脉或主要分支突然发生阻塞，经吻合支通过的血液少，不足以供应该区的心肌，导致心肌缺血坏死。

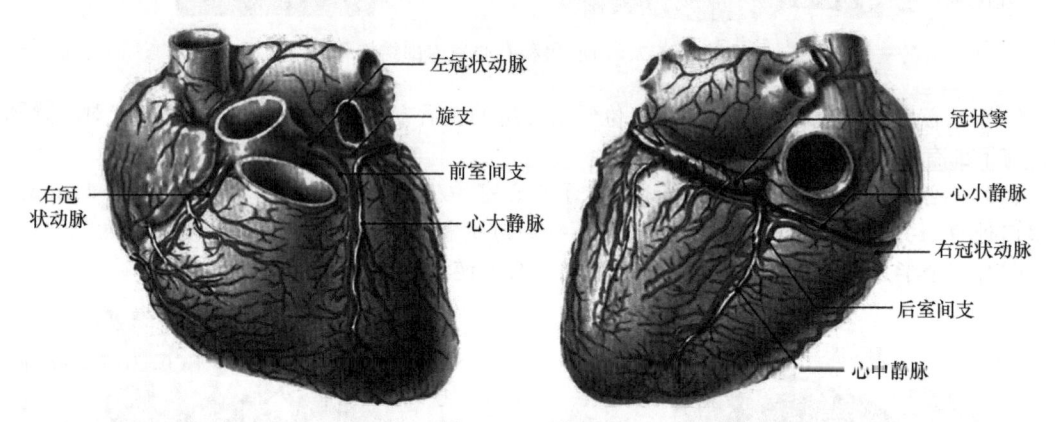

图 6-5 心的血管

知识拓展　　　　　　　冠状动脉支架的应用

1977 年，年轻的德国医生安德里亚·格隆茨戈成功地采用球囊导管为一位冠状动脉前降支近端狭窄患者实施了世界上第一例经皮冠脉成形术，开创了冠脉治疗新纪元。为了避免支架内血栓形成，经历了"裸支架"的使用到"药物涂层"支架的发展，再到"生物可吸收支架"的研发。冠状动脉支架的使用被视为心脏介入治疗的一个重大突破，它不需要开胸，而是通过从体外插入动脉的导管，进入冠状动脉内部对病变进行处理，目前已被广泛用于冠心病的治疗。

5. 心包 心包（pericardium）是由包裹心和出入心的大血管根部的圆锥形纤维囊，分为外层的纤维心包和内层的浆膜心包。浆膜心包又分为脏、壁两层，在血管根部相互移行围成心包腔，腔内含少量浆液起润滑作用。

（二）血管

1. 血管的分类及其特点 血管（blood vessel）包括动脉、静脉和毛细血管（图6-6）。根据其管径，动脉和静脉又分为大、中、小和微动、静脉四级，各级血管具有各自的特点，但彼此间无明显界线。除毛细血管外，所有的血管壁都由内膜、中膜、外膜构成，内膜主要由内皮、内皮下层和内弹性膜构成；中膜主要由平滑肌细胞、弹性纤维、胶原纤维等构成；外膜主要由结缔组织构成。

动脉（artery）从心室发出后，反复分支，最后移行为毛细血管。大动脉管壁较厚，中膜弹性纤维丰富，可扩展性较大，能承受较大的压力。心室收缩射血时，大动脉管壁扩张，容纳心室射出的部分血液；心室舒张时管壁弹性回缩，促使血液继续向前流动。从大动脉之后到分支为小动脉之前的动脉管道，功能是将血液输送至各器官组织。小动脉和微动脉的管径小，中膜的弹性纤维少，但平滑肌增多，在神经、体液调节下可收缩或舒张，改变管腔大小，从而调节器官、组织的血流量和血流阻力，又称为毛细血管前阻力血管。

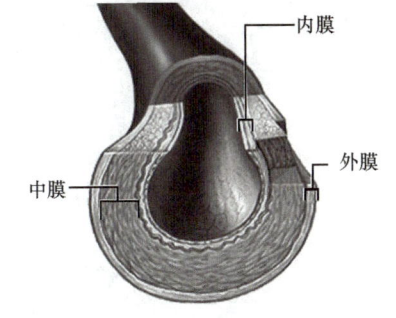

图 6-6 血管一般结构模式图

毛细血管（capillary）连于动、静脉末梢之间，管径细小，约8～10μm，相互吻合成网。真毛细血管是毛细血管中最重要的部分，也称交换血管，其管壁构成简单，仅由单层内皮细胞构成，外有一薄层基膜。交换血管通透性很高，便于血管内血液和血管外组织液的物质交换。

静脉（vein）功能为运送血液回流到心。毛细血管中的血液首先进入微静脉，微静脉管径小，对血流能够产生一定阻力，其舒缩能够改变毛细血管前阻力和毛细血管后阻力的比值，从而调节毛细血管压及体液在血管和组织间隙的分配情况。自微静脉后，各级静脉逐渐变粗，血液最后注入心房。部分静脉管腔内有静脉瓣，呈半月形，通常成对排列，有保证血液向心流动和防止血液逆流的作用。静脉的数量比动脉多，与伴行动脉比较，静脉壁薄而柔软，管径较大，弹性较小，收缩力弱，可容血量较大，故又称为容量血管。

2. 血管的分布

（1）动脉的分布：动脉分肺循环动脉和体循环动脉。

1）肺循环的动脉：肺动脉干起自右心室的肺动脉口，短而粗，在主动脉弓的下方，分为左、右肺动脉，分别经肺门入左、右肺，反复分支后在肺泡周围形成毛细血管网。动脉韧带（arterial ligament）为连于肺动脉与主动脉弓下缘的结缔组织索，是胚胎时期动脉导管闭锁的遗迹，为先天性心脏病的好发部位之一。

2）体循环的动脉：主动脉（aorta）是体循环的动脉主干，按行程分为升主动脉（ascending aorta）、主动脉弓（arch of aorta）和降主动脉（descending aorta）（图6-7）。升主动脉起自左心室的主动脉口，在右侧第2胸肋关节高度移行为主动脉弓。升主动脉在其根部发出左、右冠状动脉。主动脉弓呈弓形弯向左后方，至第4胸椎体的下缘向下移行为降主动脉。从主动脉弓上发出的分支自右向左分别为头臂干、左颈总动脉和左锁骨下动脉。头臂干短而粗，上行至右胸锁关节的后方分为右颈总动脉和右锁骨下动脉。主动脉弓壁的外膜下有丰富的神经末梢，可感受血压的变化，为压力感受器。主动脉弓的下方，靠近动脉韧带处有2～3个粟粒样的小体，称为主动脉小球，是化学感受器。降主动脉在第12胸椎高度穿膈的主动脉裂孔处被分为胸主动脉和腹主动脉。腹主动脉至第4腰椎体下缘分为左、右髂总动脉。

A. 头、颈部的动脉：主要来源于颈总动脉，部分来源于锁骨下动脉。

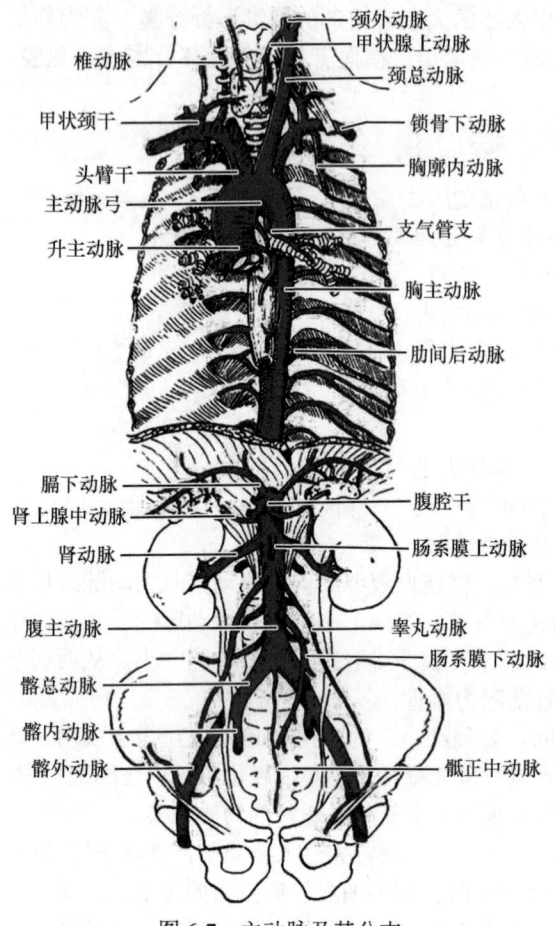

颈总动脉（common carotid artery）分左、右两支（图6-8），右侧由头臂干发出，左侧直接起自主动脉弓，两侧的颈总动脉沿食管、气管和喉的外侧上行，至甲状软骨上缘的高度，分为颈内动脉和颈外动脉。颈总动脉分叉处有颈动脉窦（carotid sinus）和颈动脉小球（carotid glomus）两个重要结构。颈动脉窦是颈总动脉末端与颈内动脉起始部的膨大部分。窦壁的外膜内有丰富的游离神经末梢，称为压力感受器。当血压增高时引起窦壁扩张，从而刺激窦壁内的压力感受器，进而通过神经系统的调节，反射性引起心跳减慢和末梢血管扩张，使血压下降。颈动脉小球是一个扁椭圆形小体，为化学感受器，可感受血液中二氧化碳分压、氧分压和氢离子浓度的变化。颈内动脉在颈部没有分支，进入颅内后主要分布于脑和视器。颈外动脉的分支有甲状腺上动脉、舌动脉、面动脉、颞浅动脉和上颌动脉，分布于相应区域。

锁骨下动脉（subclavian artery）的左侧支起自主动脉弓，右侧支发自头臂干。由内向外走行，穿斜角肌间隙至第1肋外侧缘续为腋动脉，主要分支包括椎动脉、胸廓内动脉和甲状颈干等。

图 6-7　主动脉及其分支

B. 上肢的动脉：主干包括腋动脉、肱动脉、桡动脉和尺动脉等（图6-9）。桡动脉下段近腕处是临床触摸脉搏的常用部位。掌浅弓和掌深弓是手掌皮肤深面的两个弧形血管弓，前者由尺动脉的末端与桡动脉的掌浅支吻合而成，后者由桡动脉的末端与尺动脉的掌深支吻合而成。掌浅、深弓之间有丰富的动脉交通支，保证了手部各种运动时手掌部的血液供应。

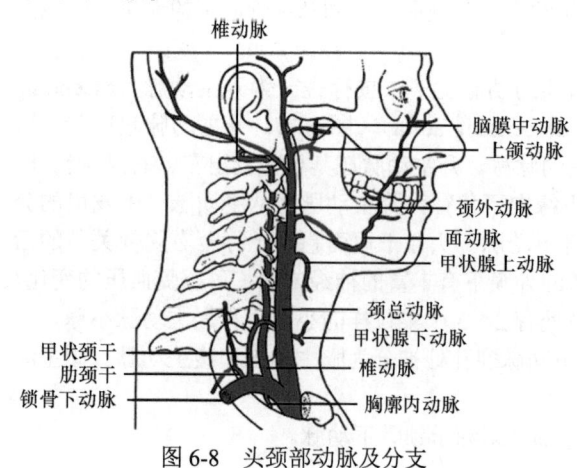

图 6-8　头颈部动脉及分支

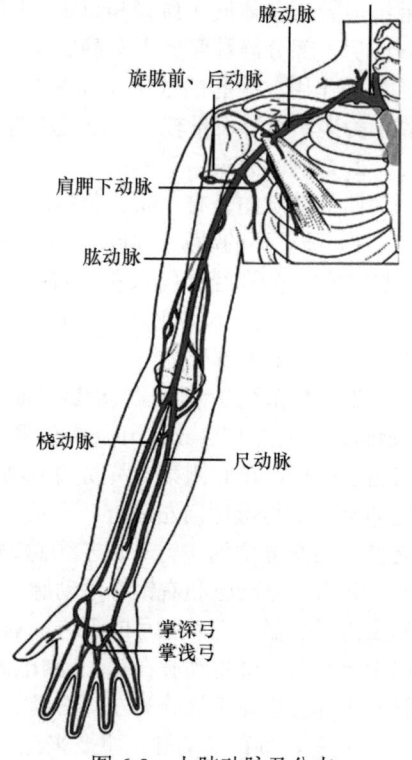

图 6-9　上肢动脉及分支

C. 胸部动脉：主干是胸主动脉（thoracic aorta），发出壁支和脏支，分布于胸壁和胸腔脏器。

D. 腹部动脉：主干是腹主动脉（abdominal aorta），发出壁支和脏支，分布于腹壁和腹腔脏器。

E. 盆部动脉：髂总动脉（common iliac artery）在骶髂关节前面分为髂内、外动脉。髂内动脉（internal iliac artery）为一短干，分为壁支和脏支，分布于盆壁和盆腔脏器。髂外动脉（external iliac artery）向外下走行，经腹股沟韧带中点深面至股前部，延续为股动脉。

F. 下肢的动脉：主干有股动脉、腘动脉和胫前、后动脉。胫前动脉延续为足背动脉，胫后动脉在足底分支形成足底内侧动脉和足底外侧动脉。

（2）静脉的分部：静脉分肺循环静脉和体循环静脉。

1）肺循环的静脉：肺静脉（pulmonary veins）起自肺门，左、右各有一对，分别称为左肺上、左肺下静脉和右肺上、右肺下静脉，将含氧量高的血液输送回左心房。

2）体循环的静脉：体循环的静脉包括上腔静脉系、下腔静脉系（含肝门静脉系）和心静脉系统（图6-10）。按分布位置又可分为浅静脉和深静脉。浅静脉走行于皮下组织内，也称皮下静脉，数目较多，临床常在浅静脉进行注射、输液和取血等操作。深静脉走行于深筋膜的深面，常与同名动脉伴行，引流范围与伴行动脉的分布范围大体一致。

A. 上腔静脉系：由上腔静脉及其属支组成，收集头颈部、上肢和胸部（心和肺除外）等上半身的静脉血。

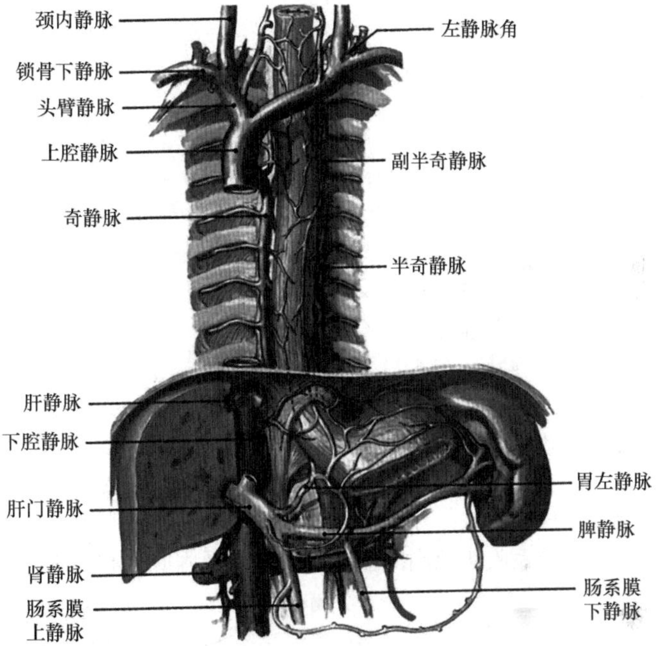

图6-10 上下腔静脉及属支

上腔静脉（superior vena cava）由左、右头臂静脉汇合而成后，下行注入右心房。

头臂静脉（brachiocephalic vein）左、右各一，分别由同侧的颈内静脉和锁骨下静脉汇合而成，汇合处的夹角称为静脉角，淋巴液在此处经淋巴导管回流入静脉血。

颈内静脉（internal jugular vein）是头颈部静脉血回流的主干，上端在颈静脉孔处与颅内的乙状窦相续，下端与锁骨下静脉汇合成头臂静脉。颈内静脉的颅内属支收集脑膜、脑、颅骨、视器及前庭蜗器等部位的静脉血，颅外属支收集除上述器官和头皮及面部（经颈外静脉回流）以外的头颈部的静脉血，其主要属支有面静脉和下颌后静脉。

锁骨下静脉（subclavian vein）在第1肋外缘续于腋静脉，内侧端与颈内静脉汇合成头臂静脉。颈外静脉是颈部最粗大的浅静脉，注入锁骨下静脉。

上肢的静脉：上肢的浅静脉有头静脉、贵要静脉和肘正中静脉。深静脉与同名动脉伴行。

奇静脉起自右腰升静脉，上升后注入上腔静脉，沿途主要收集右侧肋间后静脉、食管静脉、半奇静脉和副半奇静脉的血液。半奇静脉收集左侧下部各肋间后静脉、副半奇静脉和食管静脉的血液，注入奇静脉。副半奇静脉收集左侧中、上部各肋间后静脉的血液，注入半奇静脉。

B. 下腔静脉系：由下腔静脉及其属支组成。

下腔静脉（inferior vena cava）是人体最大的静脉干，由左、右髂总静脉汇合而成，沿腹主动脉的右侧上行，穿膈的腔静脉孔到达胸腔，注入右心房。

髂总静脉（common iliac vein）由髂内静脉和髂外静脉汇合而成。髂内静脉（internal iliac vein）由盆部静脉汇合而成，收集盆部、臀部和会阴部的静脉血。髂外静脉（external iliac vein）是股静脉的直接延续，收集下肢所有浅、深静脉以及下腹壁的部分静脉血。

下肢的静脉也分浅、深静脉两种，比上肢静脉瓣膜多，浅、深静脉之间交通也较丰富。浅静脉包括小隐静脉和大隐静脉及其属支，二者均起自足背静脉弓。深静脉与同名动脉伴行。

肝门静脉系由肝门静脉及其属支组成，其主要功能是将胃肠道吸收的营养物质输送到肝，在肝内进行合成、解毒和储存（肝糖原）。

> **知识拓展　　　　　　　　　口服药物如何到达脑部**
>
> 首先进入消化管，经口腔、咽、食管、胃到达小肠，在小肠内吸收入血，空肠和回肠静脉回流进入肠系膜上静脉、肝门静脉、肝脏，经肝静脉回流入下腔静脉，回流进入右心房经右房室口入右心室，进入肺循环，包括肺动脉干、左（右）肺动脉、肺静脉、左心房，经左房室口流入左心室，收缩后射血进入主动脉，颈总动脉分出颈内动脉，后者穿经颅底进入颅内。另外还有经锁骨下动脉、椎动脉途径，共同供应脑部血液。

肝门静脉（hepatic portal vein）收集食管腹部、胃、小肠、大肠大部分、胰、胆囊和脾的静脉血。肝门静脉由肠系膜上静脉和脾静脉在胰头后方汇合而成，上行至肝门，分为两支，分别进入肝的左、右叶，并在肝内反复分支汇入肝血窦。肝血窦最后汇合成肝静脉。

肝门静脉的主要属支有肠系膜上静脉、脾静脉、肠系膜下静脉、胃左静脉、胃右静脉、胆囊静脉和附脐静脉（图6-11）。在正常情况下，肝门静脉系与上、下腔静脉系之间的交通支细小，血流量少；但当肝门静脉血液向肝内回流不畅时（如肝硬化出现肝门静脉高压），由于肝门静脉及其属支通常没有静脉瓣，此时肝门静脉系的血液可经上述交通支形成侧支循环，通过上、下腔静脉系回流。由于血流量增多，交通支变得粗大和弯曲，出现静脉曲张，如食管静脉丛、直肠静脉丛和脐周静脉丛曲张。曲张静脉一旦破裂，则引起呕血和便血。当肝门静脉系的侧支循环失代偿时，可引起静脉系收集范围的器官淤血，出现脾肿大和腹水等。

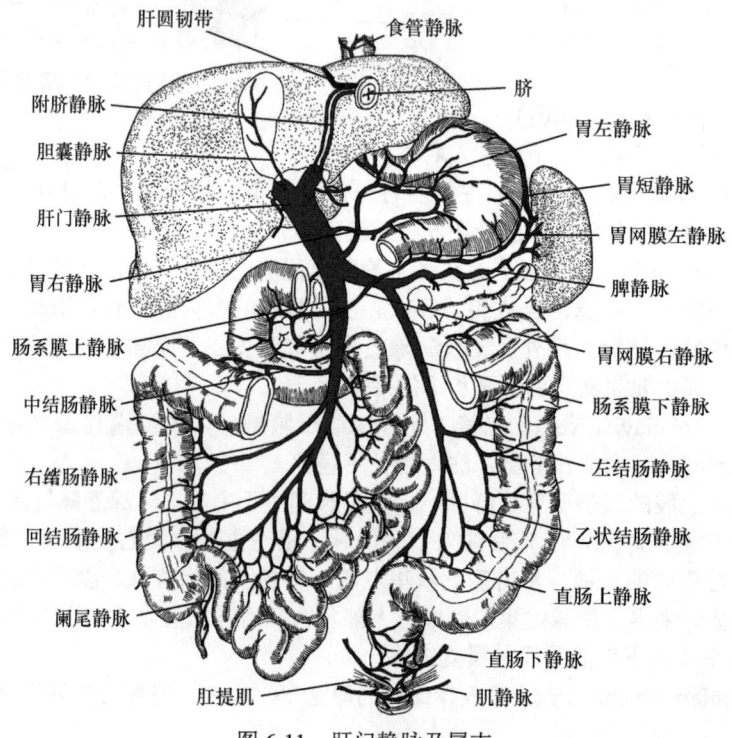

图6-11　肝门静脉及属支

案例 6-2
患者男，55岁。因腹胀加重、呕血、便血2天急诊入院。入院检查后发现，患者有肝硬化病史，此次为肝硬化引起腹水、呕血、便血等并发症。
问题：
1. 肝门静脉的特点是什么？
2. 肝门静脉高压引起的临床表现有哪些？
提示：
1. 肝门静脉的两端为毛细血管，肝门静脉及肝门静脉系无静脉瓣，因此当肝门静脉回流途径受阻时，出现肝门静脉高压。
2. 当肝门静脉高压时，可以通过肝门静脉的侧支吻合将肝门静脉系的血液引流至上、下腔静脉系，降低肝门静脉的压力。但随着侧支循环的血液量增加和静脉压力升高，可导致吻合部位的静脉曲张。如曲张的食管静脉丛破裂，出现急性大出血，临床表现为呕血和柏油样大便；直肠静脉丛曲张破裂，出现便血；脐周静脉网曲张，呈现以脐为中心向四周放射的"海蛇头"样体征。

二、淋巴系统

淋巴系统由淋巴管道、淋巴器官和淋巴组织组成。淋巴管道内流动着淋巴液，简称为淋巴。淋巴器官包括淋巴结、脾和胸腺等（图6-12）。

组织间隙中的组织液大部分经毛细血管静脉端吸收入静脉，小部分水分以及大分子物质进入毛细淋巴管形成淋巴液。淋巴液沿淋巴管道向心流动，最后汇入静脉。因此，淋巴系统是心血管系统的辅助系统，其功能是进行免疫应答和协助静脉引流组织液等。

1. 淋巴管道 淋巴管道由毛细淋巴管、淋巴管、淋巴干和淋巴导管组成。毛细淋巴管（lymphatic capillaries）以膨大的盲端起于组织间隙，管壁薄，比毛细血管有更大的通透性，一些不易透过毛细血管壁的大分子物质（蛋白质、细菌、异物和癌细胞等），可进入毛细淋巴管内。淋巴管（lymphatic vessels）由毛细淋巴管汇合而成，管径细，管壁薄，瓣膜多。全身各部淋巴管经过相应的淋巴结，最后汇合成较大的淋巴干

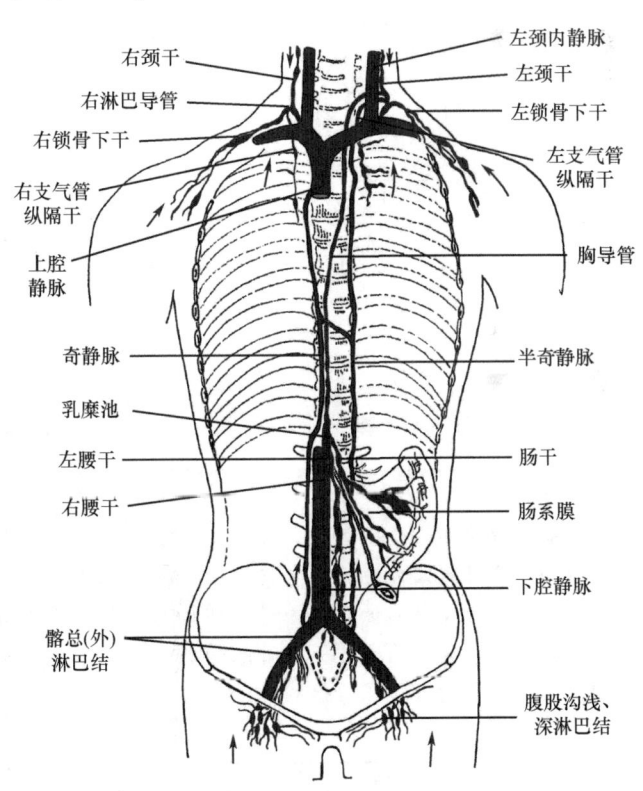

图6-12 淋巴干、淋巴导管和部分局部淋巴结

（lymphatic trunks）。全身共有9条淋巴干：颈干、锁骨下干、支气管纵隔干、腰干各2条和1条肠干。淋巴干汇合成两条淋巴导管（lymphatic ducts）。右颈干、右锁骨下干和右支气管纵隔干汇合成右淋巴导管，注入右静脉角，收集人体右侧上半身（全身1/4区域）的淋巴。左、右腰干和肠干在第1腰椎体前面汇合形成乳糜池，是胸导管的起始部。胸导管上行经过胸腔到达颈根部，注入左静脉角。胸导管在注入左静脉角之前，接纳左支气管纵隔干、左锁骨下干和左颈干。胸导

管收集人体左侧上半身及整个下半身（全身3/4区域）的淋巴。

2. 淋巴结 淋巴结（lymphatic nodes）多沿血管排列，常成群聚集于身体较为隐蔽之处。外形为大小不一的圆形或椭圆形灰红色小体，一侧隆凸，另一侧凹陷，凹陷处有淋巴结的神经和血管出入。与淋巴结凸侧相连的淋巴管称输入淋巴管，与凹侧相连的是输出淋巴管。

淋巴结的主要功能是滤过淋巴，产生淋巴细胞，参与身体的免疫功能，构成身体重要的防御装置。

淋巴结的实质分为皮质和髓质两部分，二者无明显界限。淋巴结表面为致密结缔组织形成的被膜，深入淋巴结内，形成小梁，为淋巴结的支架。被膜下方为皮质，由淋巴小结和弥散淋巴组织（胸腺依赖区）组成。淋巴小结是B细胞增殖的场所，而弥散淋巴组织主要由T细胞构成。受感染后，T细胞在抗原的激活下转化为淋巴母细胞。髓质位于淋巴结的深部，由髓索和髓质淋巴窦组成，后者为髓索之间或髓索与小梁之间的窦隙。组成髓索的细胞包括B细胞、浆细胞和巨噬细胞等种类，这些细胞的数量、比例随免疫应答状态的变化而变化。

3. 脾 脾（spleen）是人体最大的淋巴器官（图6-13），具有储血、造血、清除衰老红细胞和进行免疫应答的功能。

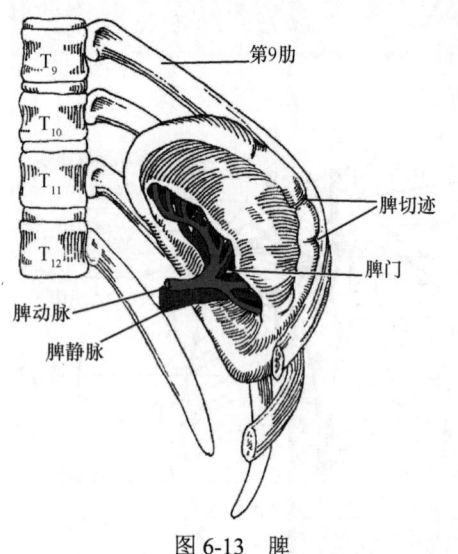

脾位于左季肋部，第9～11肋的深面，长轴与第10肋一致。脾呈暗红色，质软而脆。

脾的被膜较厚，由富含弹性纤维及少量平滑肌纤维的致密结缔组织构成。被膜的致密结缔组织深入脾内形成小梁，构成脾的网状支架。脾的实质分为白髓、边缘区和红髓三部分。

白髓由密集淋巴组织组成，其中的动脉周围淋巴鞘内有中央动脉，其周围由大量T细胞和少量巨噬细胞等构成；而淋巴小结主要由大量B细胞构成。边缘区是白髓和红髓交界的狭窄区域，含有T细胞、B细胞及巨噬细胞。红髓由脾索和脾窦组成，含有大量红细胞，呈红色。脾索含有大量的B细胞、浆细胞和巨噬细胞。脾窦为血窦，由一层平行排列的长杆状内皮细胞围成，内皮细胞之间有裂隙，基膜不完整，有利于血细胞进出脾窦。

图6-13 脾

知识拓展　　　　　　　　　脾切除利与弊

脾切除术应用于脾外伤、异位脾、脾局部感染、脾肿瘤、脾囊肿、肝内型门静脉高压症合并脾功能亢进者及其他脾功能亢进性疾病等的治疗。脾能够产生多种免疫活性细胞因子，脾切除术后患者免疫功能低下，并终身增加对严重感染的易感性，易发生急性暴发性感染、败血病和脑膜炎，需要术后通过一段时间的调整，机体免疫能得到一定恢复。因此在条件及疾病允许的情况下，尽量行脾保留手术。必要时考虑脾切除后自体脾片移植。

第二节　心脏的生物电活动及生理特性

心肌细胞的动作电位是触发心肌收缩和泵血的动因。掌握心脏的生物电活动机制，对于理解心脏的活动规律有重要意义。

根据形态特点、电生理特性及功能特征，心肌细胞分为两类：一类是普通的心肌细胞，包括心房肌细胞（atrial muscle）和心室肌细胞（ventricular muscle），含有丰富的肌原纤维，执行收缩功能，故又称为工作细胞（working cell），具有兴奋性（excitability）、传导性（conductivity）和收缩性（contractility），工作细胞在自律细胞发出和传导的兴奋作用下，进行有节律性的收缩和舒张活动，决定心脏的射血能力。另一类是自律细胞（autorhythmic cell），包括窦房结（sinoatrial node）P 细胞（pacemaker cell）和浦肯野细胞（Purkinje cell），具有自律性、兴奋性和传导性。自律细胞是特殊分化的心肌细胞，组成心脏的特殊传导系统（specialized conduction system），是心内发生和传导兴奋的组织，其兴奋性决定心脏活动的节律和频率。工作细胞和自律细胞共同协作完成心脏的泵血功能。根据心肌细胞动作电位去极相速度的快慢及其不同产生机制，又可将心肌细胞分成快反应细胞（fast response cell）和慢反应细胞（slow response cell）两类。前者包括心房肌细胞、心室肌细胞和浦肯野细胞；后者则包括窦房结 P 细胞和房室结细胞。

> **知识拓展**　　　　　　　　　　**心脏的细胞图谱**
>
> 　　心脏细胞图谱是人类细胞图谱计划中的一部分，是将心脏的所有细胞种类进行分类定义，分析所有类型细胞的基因表达异质性、发育轨迹、定位分布和细胞间通信等信息。单细胞测序、细胞分离、细胞显微影像、基因修饰、细胞诱导分化和电生理等实验技术为阐明心脏发育过程中各类细胞的异质性、心脏内细胞在生理和病理状态下的细胞之间的交互作用及其细胞分子机制提供了有效的技术手段，有助于解析心脏不同类型细胞的行为，包括定向分裂、差别生长、细胞凋亡、细胞迁移和区别黏附等，解析不同细胞亚群参与心脏形态学的构建的细胞分子机制及其在机体中的功能，阐明心脏不同类型细胞基因表达的差异性，揭示心脏细胞图谱变化与心血管活动的生理功能及心血管疾病的关系。深入研究不同类型心血管疾病的细胞图谱，进一步丰富细胞表面蛋白表达和染色质的研究，将为阐明心血管疾病的病理发生的细胞分子机制，心脏细胞的自我修复机制等科学问题提供有价值的研究思路和新的启示！

一、心肌细胞的生物电现象

心肌细胞的跨膜电位（transmembrane potential）是由多种跨膜离子流形成，不同类型心肌细胞的跨膜电位是由于膜对不同的离子通透性的差异及膜内、外离子浓度差（表 6-1）而形成，并具有各自的特征（图 6-14、图 6-15）。

表 6-1　心肌细胞内液和外液中几种主要离子的分布

离子	浓度（mmol/L） 细胞内液	浓度（mmol/L） 细胞外液	平衡电位（mV）
Na^+	10	145	+70
K^+	140	4	−94
Ca^{2+}	10^{-4}	2	+132
Cl^-	9	104	−65

（一）工作细胞的跨膜电位及其形成机制

心房肌和心室肌细胞跨膜电位及其形成机制基本相同，以心室肌细胞为例叙述如下。

1. 静息电位　　人和哺乳动物心室肌细胞的静息电位为 −80～−90mV。心室肌细胞膜上有丰富的内向整流钾通道（inward rectifier K^+ channel，I_{K1} channel）。I_{K1} 通道的开放程度受膜电位的影响，但不受电压或化学信号的控制，是非门控通道。静息时，心室肌细胞膜 I_{K1} 通道开放，K^+ 顺浓度梯度由膜内流向膜外；在静息时，心室肌细胞膜对 Na^+ 也有一定的通透性，少量 Na^+ 不断从膜外漏入膜内，形成钠背景电流（Na^+ background current）；膜上的生电性 Na^+-K^+ 泵的活动，通过转出膜外 3 个 Na^+，转入膜内 2 个 K^+ 所产生泵电流（pump current，I_{pump}），Na^+ 内流部分抵消了 K^+ 外流形成的电位差。心室肌细胞的静息电位数值是 K^+ 平衡电位、少量 Na^+ 内流和生电性 Na^+-K^+ 泵活动的综合结果。

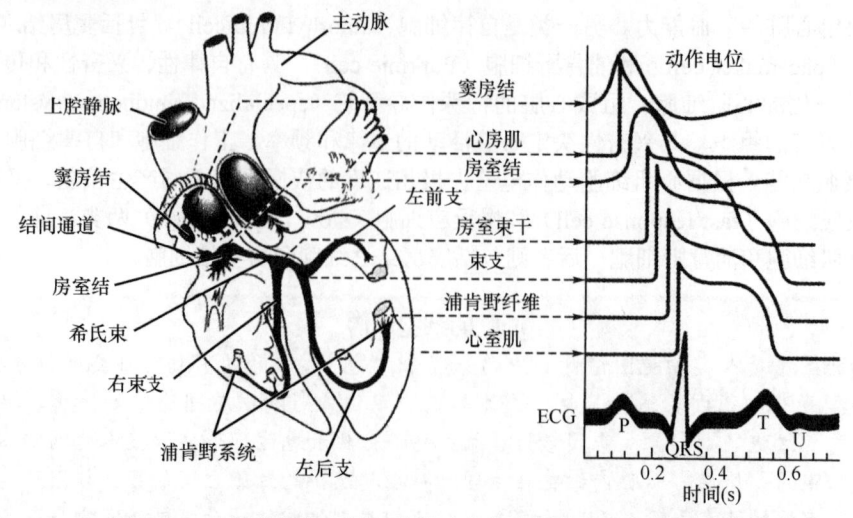

图 6-14 心脏各部位心肌细胞的动作电位与体表心电图的时相关系

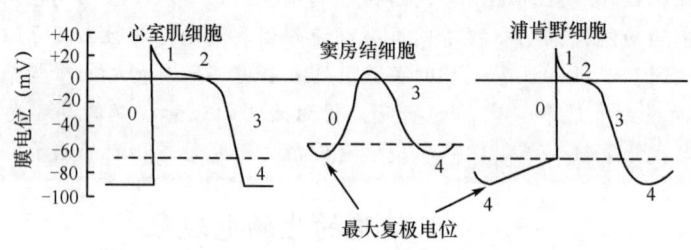

图 6-15 心室肌、窦房结和浦肯野细胞动作电位

2. 动作电位 心室肌细胞的动作电位与骨骼肌细胞和神经元不同。心室肌细胞动作电位复极化过程复杂，持续时间长，升、降支不对称，分为去极化和复极化，包括 0 期、1 期、2 期、3 期和 4 期五个时相（图 6-16）。

（1）0 期（去极化过程）：心室肌细胞在适当刺激下，膜上部分钠通道激活开放，少量 Na^+ 内流，使膜内电位由静息时的 $-80 \sim -90mV$ 去极化达 $-70mV$（阈电位水平），引起钠通道开放数量明显增加，大量 Na^+ 顺浓度梯度和电位梯度快速流入细胞，膜内电位迅速升高直至接近 $+30mV$，形成动作电位的升支。0 期去极化 $1 \sim 2ms$，幅度约 $120mV$，去极化速度很快，最大速率（V_{max}）可达 $200 \sim 400V/s$。钠通道属快通道（fast channel），激活开放和失活关闭的速度很快，开放时间约 1ms，在膜去极化到 $0mV$ 左右时失活。I_{Na} 通道激活速度快，是由于 Na^+ 电流与膜去极化之间的正反馈产生的再生性循环。

心室肌细胞的快 I_{Na} 通道与神经元和骨骼肌细胞的 I_{Na} 通道分属不同亚型，其快 I_{Na} 通道可被河鲀毒素（tetrodotoxin，TTX）选择性阻断，快 I_{Na} 通道对 TTX 的敏感性仅为神经元和骨骼肌细胞的 $1/1000 \sim 1/100$。钠通道阻滞剂是临床上常用的抗心律失常药物，而 TTX 可先阻滞神经元和骨骼肌细胞的 I_{Na} 通道，不用作抗心律失常药物。

T 型钙电流（T-type calcium current，I_{Ca-T}），是快速内向离子流，也参与 0 期末段去极化的形成，该离子流较弱。

（2）1 期（快速复极初期）：此时快钠通道失活，负载 K^+ 的一过性外向电流（transient outward current，I_{to}）通道开放，引发瞬时性 K^+ 外流，膜内电位从 $+30mV$ 迅速降至 $0mV$ 左右，历时 10ms。I_{to} 通道在膜去极化到 $-40mV$ 时被激活，开放 $5 \sim 10ms$。0 期去极化和 1 期复极化期间膜电位的变化速度都很快，在记录的动作电位图形上呈尖峰状，称为锋电位。心室肌细胞 1 期复极化的主要外向电流是由 K^+ 负载的 I_{to} 引起。1 期还有氯电流。

(3) 2期（平台期）：在1期膜内电位达0mV左右后，复极化过程变得非常缓慢，称为平台期（plateau）。平台期历时100～150ms，是心室肌细胞动作电位持续时间较长的主要原因，也是心室肌细胞动作电位区别于神经元和骨骼肌细胞动作电位的主要特征。形成平台期的膜离子流既有外向电流（K^+外流）又有内向电流（主要为Ca^{2+}内流，I_{Ca-L}），Ca^{2+}缓慢而持久的内流是形成平台期主要原因，在平台期初期，外向电流和内向电流趋于平衡状态；在平台期后期，内向电流减弱，外向电流增强，导致膜电位的复极化速度加快。

心室肌细胞膜有L型Ca^{2+}通道（long-lasting calcium channel），当膜去极化至-40～-30mV时，L型Ca^{2+}通道被激活，0期后持续开放，细胞外的Ca^{2+}在浓度梯度驱使下缓慢内流，使膜去极化，并伴有少量Na^+内流。L型Ca^{2+}通道可被Mn^{2+}和多种Ca^{2+}通道阻断剂（如维拉帕米等）阻断。L型钙通道的激活、失活以及复活过程均较缓慢，故又称慢通道（slow channel）。

在平台期，K^+通过延迟整流钾通道（delayed rectifier potassium channel，I_K通道）外流。I_K在膜电位去极化至-40mV时激活，但开放速率缓慢，在平台期K^+外流逐步增加。Ca^{2+}内流和K^+外流形成电流平衡，使膜内电位持续维持在0mV左右，构成平台期。

内向整流钾通道（I_{K1}通道）也参与平台期的形成，I_{K1}通道对K^+的通透性因膜的去极化而降低，这一现象称内向整流（inward rectification）。I_{K1}通道在心室肌细胞膜静息状态时开放，0期去极化中迅速关闭，K^+外流明显减少。在平台期I_{K1}电流几乎为零，使膜电位不能迅速复极化（图6-17）。I_{K1}通道的内向整流现象是由于膜去极化时，细胞内的Mg^{2+}和多胺作用于I_{K1}通道引起。

此外，参与平台期的离子流还有Na^+-Ca^{2+}交换电流（Na^+-Ca^{2+} exchange current，I_{Na-Ca}）和慢失活钠电流。

(4) 3期（快速复极末期）：在2期末，钙通道失活，Ca^{2+}内流停止；而I_{K1}及I_K通道加速开放，K^+再生性外流。膜内电位从0mV左右较快地下降至-90mV，完成复极过程，历时100～500ms。在3期复极中，L型钙通道失活关闭，内向离子流减弱，外向的I_K电流进一步增强，随着膜电位负值增加，外向的I_{K1}电流也

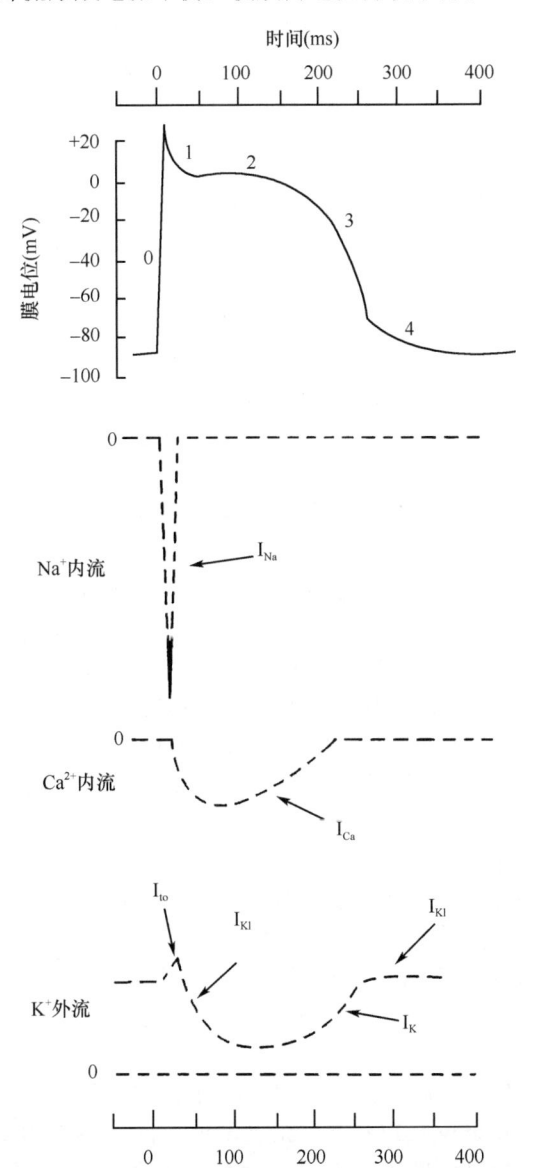

图6-16 心室肌细胞跨膜电位及其形成的离子基础

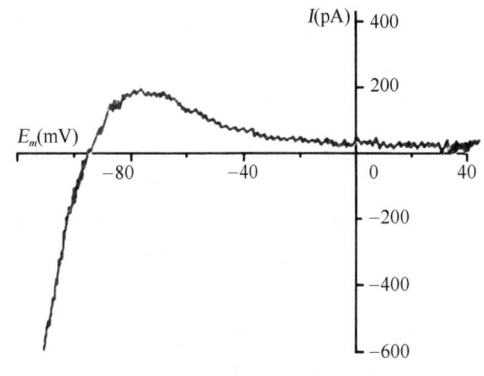

图6-17 豚鼠心室肌细胞I_{K1}通道的电流-电压关系曲线

增大,进一步加快复极化过程,通过正反馈加速 3 期复极化直至完成。另外,I_{Na-Ca}、钠泵电流也参与 3 期复极化过程。

从 0 期去极开始至 3 期复极完毕的这段时间称为动作电位时程(action potential duration, APD)。正常情况下,心室肌细胞动作电位时程约为 200~300ms。

(5) 4 期:4 期是心室肌细胞膜电位恢复并稳定于静息电位水平(-80~-90mV)的时期。此期离子的跨膜转运仍然活跃,细胞需要排出去极化和复极化时进入胞内的 Na^+ 和 Ca^{2+},并摄入复极化时流出的 K^+。生电性钠泵每次转运可泵出 3 个 Na^+ 并泵入 2 个 K^+。Ca^{2+} 的转运主要通过细胞膜的 Na^+-Ca^{2+} 交换体(Na^+-Ca^{2+} exchanger)进行,膜外 3 个 Na^+ 内流可交换膜内 1 个 Ca^{2+} 外流,可见 Na^+-Ca^{2+} 交换也是生电性。进入细胞的 Na^+ 再由 Na^+ 泵排出细胞。膜上少量的钙泵(calcium pump)也可主动排出 Ca^{2+}。

心房肌细胞膜上的 I_{K1} 通道密度稍低于心室肌,静息电位受 Na^+ 内漏的影响较大,因此细胞内的负电位较心室肌为小,其静息电位约为 -80mV。心房肌细胞动作电位的形态与形成机制与心室肌细胞大致相同,但心房肌细胞的 I_{to} 通道较发达,较大的 I_{to} 电流可持续到 2 期,复极化较快,动作电位时程较短,为 150~200ms。心房肌细胞膜上还有乙酰胆碱敏感的钾电流(acetycholine-sensitive potassium channel,I_{K-ACh}),在 ACh 作用下,I_{K-ACh} 通道大量激活开放,膜对 K^+ 的通透性增加,K^+ 外流增强出现超极化,导致心房肌细胞动作电位时程明显缩短。

(二)自律细胞的跨膜电位及其形成机制

自律细胞 4 期膜电位不稳定,当 3 期复极化达到最大复极电位(maximal repolarization potential)之后,开始 4 期自动去极化(phase 4 spontaneous depolarization),这一过程具有随时间递增的特点,一旦去极化达到阈电位水平,就爆发新的动作电位。

根据自律细胞动作电位 0 期去极速度和产生机制不同,可分为快反应自律细胞和慢反应自律细胞。快反应自律细胞有房室束、束支和浦肯野细胞等;慢反应自律细胞有窦房结、房结区和结希区的细胞。快反应自律细胞的动作电位 0 期与心室肌细胞相似,去极化速度快,幅度高,主要与细胞膜上快 Na^+ 通道开放、Na^+ 内流有关。慢反应自律细胞的动作电位 0 期去极速度慢,幅度低,主要与膜上慢 Ca^{2+} 通道开放、Ca^{2+} 内流有关。

以窦房结和浦肯野细胞为代表,分别介绍慢反应自律细胞和快反应自律细胞跨膜电位的特征及形成机制。

1. 窦房结细胞 窦房结内有大量自律细胞,称为 P 细胞(pacemaker)。窦房结细胞的动作电位幅值比浦肯野细胞小,由 0 期、3 期和 4 期构成,无 1 期和 2 期。窦房结 P 细胞膜上 I_{K1} 通道较少,最大复极电位约为 -70mV,0 期去极化到 0mV 左右,无明显超射。与浦肯野细胞相比,窦房结 4 期自动去极化速率快,到达阈电位的时间短,单位时间内产生兴奋的次数多。窦房结 0 期去极化过程是由慢钙通道介导的动作电位,称为慢反应动作电位(slow response action potential),因而窦房结 P 细胞属于慢反应细胞。与心室肌细胞的跨膜电位相比,窦房结 P 细胞的最大复极电位、阈电位水平和 0 期去极化的幅度、速率均较小。

(1) 0 期:当膜电位由最大复极电位去极化达阈电位(-40mV)时,P 细胞膜上的 L 型 Ca^{2+} 通道激活,Ca^{2+} 内流引起 0 期去极化,可被钙通道阻滞剂(维拉帕米)所阻断。由于 L 型 Ca^{2+} 通道激活和失活较缓慢,因此窦房结细胞 0 期去极化速度较缓慢,持续时间较长(约 7ms)。

(2) 3 期:膜电位去极化达到 0mV 时,Ca^{2+} 通道逐渐失活,Ca^{2+} 内流减少。在复极初期,I_K 通道开放,K^+ 外流引起 3 期复极。由于 P 细胞最大复极电位仅为 -70mV,钠通道处于失活状态,故 P 细胞的 0 期无 Na^+ 内流参与。

(3) 4 期:引起窦房结 P 细胞自动去极化的净内向电流由一种外向电流(I_K)和两种内向电流,即超极化激活的内向离子电流(hyperpolarization-activated inward ion current,I_f)和内向的 T 型钙电流(T-type calcium current,I_{Ca-T})构成。最大复极电位时,I_K 通道逐渐失活而关闭,导致

K^+外流递减，使内向电流超过外向电流。K^+通道的时间依从性关闭引起的K^+外流进行性衰减是窦房结自动去极化最重要的离子基础。甲磺酰苯胺类药物可阻断I_K通道。同时，I_f通道部分激活，允许少量Na^+呈递增性内流；I_f电流在窦房结P细胞4期自动去极化过程中所起作用不大。I_f通道可被铯（Cs）阻断。T型Ca^{2+}通道（transient calcium channel）在去极化到$-50mV$时激活，Ca^{2+}内流，共同参与4期自动去极化后期的形成（图6-18）。T型钙通道可被镍阻断，而一般的钙拮抗剂对I_{Ca-T}无阻断作用。

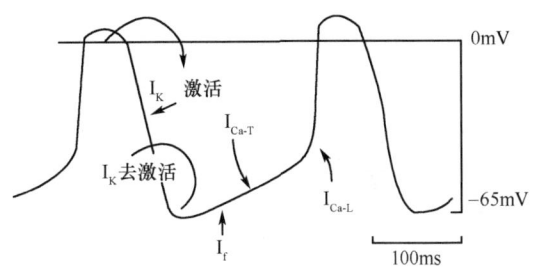

图6-18 窦房结P细胞膜电位的形成机制

2. 浦肯野细胞 浦肯野细胞动作电位分为0期、1期、2期、3期和4期，4期自动去极化包括一种外向电流（I_K）递减和内向电流（I_f）递增，I_K通道在0期去极化时开始开放，3期复极至$-50mV$左右时开始关闭，至最大复极电位时接近完全关闭。浦肯野细胞4期中由于I_K衰减引起的K^+外流减少对于自动去极化所起的作用较小，I_f发挥主要作用。I_f通道在3期复极达到$-60mV$左右时开放，此后开放数量随膜内负电位增加而渐增。I_f渐增强的同时I_K衰减加速，I_K通道在膜去极化水平至$-50mV$左右时关闭，I_K电流逐渐减小；Na^+内流使膜自动去极化达阈电位水平而产生新的动作电位。浦肯野细胞最大复极电位为$-90mV$，接近I_f通道的完全激活电位$-100mV$，故I_f电流在浦肯野细胞中的作用大于其在P细胞中的作用。由于I_f通道的激活开放速率较慢，4期自动去极化速度（约0.02V/s）较慢，因而自律性较低。

二、心肌的生理特性

心肌细胞的生理特性包括自律性、兴奋性、传导性和收缩性。其中，前三种属于电生理特性，收缩性为机械特性。

（一）心肌细胞的自律性

细胞或组织在无外来刺激作用下自动发生节律性兴奋的特性称为自动节律性（autorhythmicity），简称自律性。具有自律性的细胞或组织称为自律细胞或自律组织。自律性高低的衡量指标为自动兴奋的频率，在心脏自律组织中，以窦房结细胞的自律性为最高，每分钟约100次，但由于受心迷走神经紧张的影响，其自律性表现为每分钟70次左右。末梢浦肯野细胞自律性最低，每分钟约25次，而房室交界和房室束支的自律性依次介于两者之间，每分钟约50次。

1. 心脏起搏点 自律细胞广泛存在于心脏特殊传导系统。生理情况下，窦房结的自动兴奋频率最高，它产生的节律性兴奋向外扩散，依次激动心房肌、房室交界、房室束、心室内传导组织和心室肌，引起整个心脏的节律性兴奋和收缩。窦房结是主导心脏正常兴奋和跳动的部位，称为正常起搏点（normal pacemaker）。以窦房结为起搏点的心脏节律称为窦性心律（sinus rhythm）。窦房结的功能活动在生理和病理情况下都可发生变化。成人窦性心律的频率每分钟超过100次，称为窦性心动过速（sinus tachycardia），健康人在饮酒或饮咖啡以及情绪激动时可发生；而心率每分钟低于60次，则称为窦性心动过缓（sinus bradycardia），常见于运动员和睡眠状态；缺血和缺氧等原因导致窦房结功能受损，可出现窦性心律不齐等改变。

窦房结之外的自律组织在生理情况下不表现本身自律性，称为潜在起搏点（latent pacemaker）。异常情况下，窦房结的兴奋因传导阻滞，不能控制其他自律组织的活动或潜在起搏点的自律性提高，潜在起搏点就可控制部分或整个心脏的活动，成为异位起搏点（ectopic pacemaker）。异位起搏点控制的心脏活动称为异位心律（ectopic rhythm）。窦房结通过两种方式实现对潜在起搏点的控制：①抢先占领（capture）：由于窦房结4期自动去极化速率较潜在起搏点的快，如窦房结为0.1V/s，浦肯野细胞为0.02V/s，故当潜在起搏点4期自动去极化尚未达到阈电位时，它受自律性最高的窦房结传来的冲动作用而产生动作电位，其自身的自律性不表现出来；②超速驱动压抑（overdrive suppression）：当更高频率的外来超速驱动停止后，低频率的自律组织不能立即表现其自律性活动。由于潜在起搏点经常被迫随窦房结的冲动发生节律性兴奋，故自身的起搏能力受到抑制，一旦窦房结发放的冲动停止，会导致全心较长时间的停搏。临床人工起搏时，应逐渐减慢起搏频率，再中断起搏器工作，以免发生心搏暂停。

2. 影响自律性的因素

(1) 4期自动去极化的速度：4期自动去极化的速率与膜电位从最大复极电位到达阈电位水平所需的时间密切相关。4期自动去极化的速度快，到达阈电位所需时间短，单位时间产生兴奋的次数多，自律性高；反之，自律性低。交感神经释放的去甲肾上腺素可增大窦房结细胞膜上的 I_f 和 I_{Ca-T}，使 Na^+ 和 Ca^{2+} 内流增多，4期自动去极化速度加快，自律性增高；迷走神经兴奋时末梢释放的ACh，提高膜对 K^+ 的通透性，导致4期膜 K^+ 外流增多，抑制膜上的 I_f 和 I_{Ca-T}，4期自动去极化速度减慢，自律性降低（图6-19）。

(2) 最大复极电位与阈电位之间的差值：最大复极电位下移（绝对值变大）或阈电位上移（绝对值变小），两者之间的差值增大，到达阈电位所需时间延长，自律性降低；反之，自律性增高（图6-19）。迷走神经释放的ACh可增加细胞膜对 K^+ 的通透性，3期 K^+ 外流增多导致最大复极电位更负，故心率减慢。

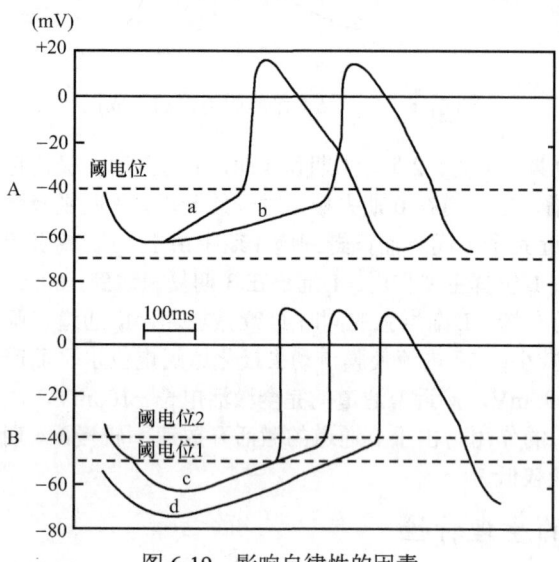

图6-19 影响自律性的因素
A.去极化速度对自律性的影响。4期去极化速度由b增大到a时，自律性增高；B.阈电位水平和最大复极电位对自律性的影响。阈电位绝对值减小，阈电位增大时，自律性降低；最大复极电位绝对值变大，自律性降低

（二）心肌细胞的兴奋性

兴奋性是指组织细胞受到刺激后产生动作电位的能力。衡量兴奋性的指标主要用阈值来表示。阈值高表示兴奋性低；反之，兴奋性则高。所有心肌细胞都具有兴奋性。

1. 影响兴奋性的因素

(1) 静息电位与阈电位之间的差值：静息电位（或最大复极电位）绝对值变小，或阈电位绝对值增大，两者之间的差值减小，引起兴奋所需的刺激阈值变小，兴奋性增高；反之，兴奋性降低。

(2) 离子通道状态：分别引起快反应细胞和慢反应细胞产生0期去极化的钠通道和钙通道均有静息（resting），激活（activation）和失活（inactivation）三种状态。在快反应细胞，当膜电位处于静息电位时，钠通道处在关闭的静息状态，随时可被激活开放。当膜电位局部去极化达阈电位时，钠通道大量开放，处于激活状态，Na^+ 内流。钠通道激活后迅速关闭，进入失活状态，任何刺激均不能引起失活通道再次开放。只有膜电位恢复到静息电位水平时，钠通道才可复活至静息状态，即恢复产生兴奋的能力。静息状态的钠通道数量越多，膜的兴奋性越高，失活状态的钠通道数量越多，膜的兴奋性越低，全部钠通道由静息状态进入失活状态，膜的兴奋性为零。在慢反应细胞，其兴奋性的周期性变化主要决定于L型钙通道的功能状态，但L型钙通道的激活、失活和复活速度均较慢，有效不应期也较长，持续到完全复极之后。钠通道、钙通道是否处于备用状态，是心肌细胞是否具有兴奋性的前提。钠通道、钙通道的状态受许多药物的影响，使之激活或失活，这是各种抗心律失常药物发挥作用的基础。

2. 兴奋性的周期性变化　心肌细胞在兴奋过程中，伴随膜电位的变化，Na$^+$通道经历激活、失活和复活（备用）等状态的变化，其兴奋性亦发生周期性变化（图6-20）。

（1）有效不应期：从0期开始到复极达−55mV，膜兴奋性为零，心肌细胞对任何强度的刺激不能产生去极化反应，这个时期称绝对不应期。3期复极过程中，从−55mV复极到−60mV，给予足够强的刺激可引起膜局部去极化，此期称为局部反应期（local response period）。从0期开始到复极达−60mV，心肌不能产生动作电位，此期称为有效不应期（effective refractory period）。是因膜电位绝对值过低，钠通道全部失活（绝对不应期）或仅少量复活（局部反应期），产生的内向电流无法使膜去极化达到阈电位。

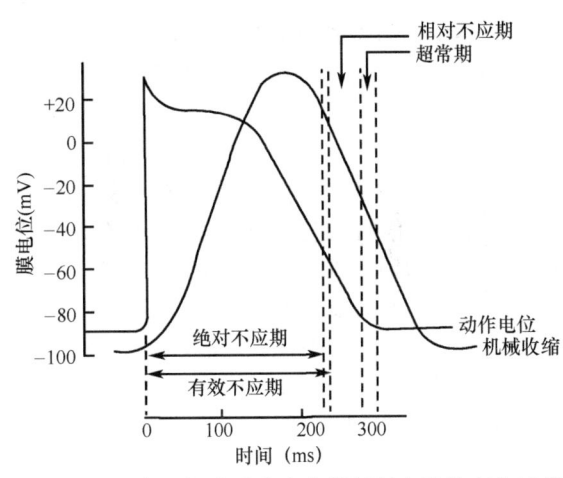

图6-20　心室肌细胞动作电位期间兴奋性的变化及其与机械收缩的关系

（2）相对不应期：指3期复极化膜电位从−60mV至−80mV，若给予心肌细胞一个阈上刺激可再次兴奋，称为相对不应期（relative refractory period，RRP）。在这个时期，膜电位已接近静息电位，大部分钠通道逐渐复活，但复活钠通道的数量不足以到达阈电位水平，心肌兴奋性低于正常，需阈上刺激才能引起新的动作电位。

（3）超常期：膜电位从−80mV复极到−90mV，称为超常期（supranormal period，SNP）。此期钠通道已基本复活，膜电位绝对值小于静息电位值，与阈电位的差距较小，兴奋性高于正常，阈下刺激可引起兴奋。

在相对不应期和超常期给予适当的刺激产生的动作电位，其0期的速度、幅度均低于正常，是由钠通道尚未完全复活所致（图6-21）。

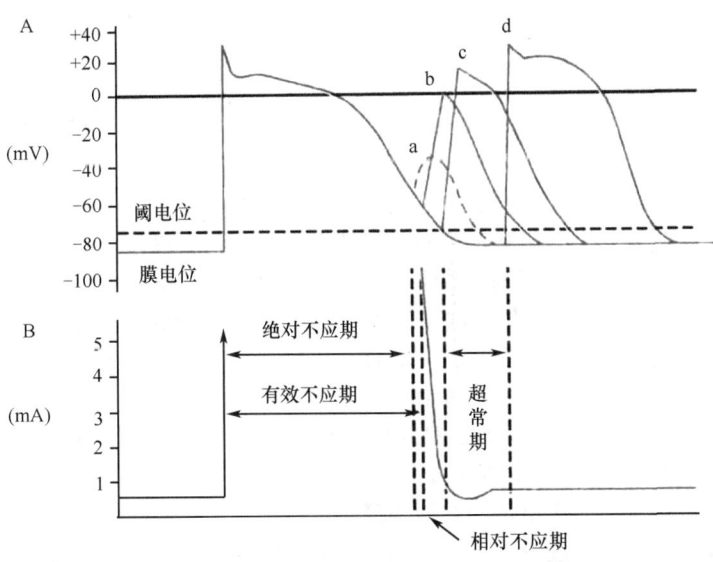

图6-21　心肌细胞动作电位与兴奋性的变化

A. 在复极化的不同时期给予刺激所引起的反应（a为局部反应，b、c和d为0期去极化速度和幅度都减小的动作电位）；B. 用阈值变化曲线表示心肌细胞兴奋后兴奋性的变化

3. 兴奋性的周期性变化与心肌收缩活动的关系

（1）不产生强直收缩：与骨骼肌细胞相比，心肌细胞的有效不应期很长，包括收缩期和舒张早期（图6-20）。此期内任何刺激均不能引起动作电位和心肌细胞收缩，不会发生完全强直收缩，确保心脏收缩和舒张交替活动，实现泵血功能。

（2）期前收缩与代偿间歇：在有效不应期之后，下一次窦房结的兴奋到达之前，心肌受到人工或来自异位起搏点的激动而产生一次提前出现的收缩，分别称为期前兴奋（premature excitation）和期前收缩（premature systole）。期前兴奋也有自己的有效不应期，紧接期前兴奋后的一次窦性兴奋传到心室时，刚好落在期前兴奋的有效不应期内，不能引起心室收缩，收缩曲线上出现一次收缩的"脱失"（图6-22）。因此，在一次期前收缩后往往有一段较长的心室舒张期，称为代偿间歇（compensatory pause）。在临床上，频繁或多发的房性或室性期前收缩可由心肌炎、心肌缺血和麻醉等因素引起。

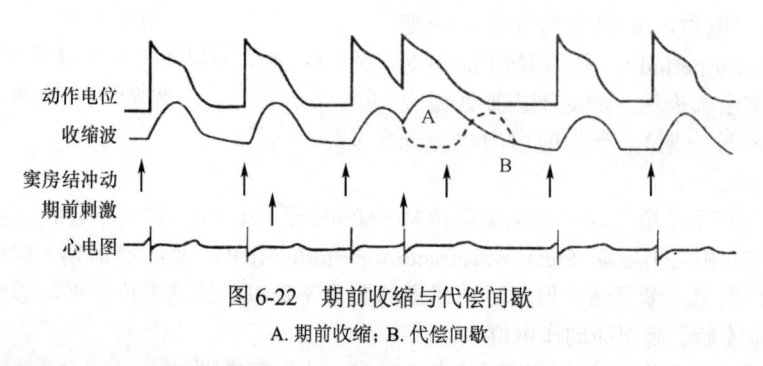

图6-22 期前收缩与代偿间歇
A. 期前收缩；B. 代偿间歇

（三）心肌细胞的传导性

心肌细胞具有传导兴奋的能力称为传导性（conductivity）。传导性的高低可用兴奋传播的速度来衡量。心肌兴奋是局部电流传至邻近未兴奋膜，进而引起邻近膜发生动作电位。心肌细胞之间的低电阻缝隙连接（gap junction）结构有利于局部电流的通过，使兴奋在细胞之间迅速传播，构成心脏功能性合胞体（functional cyncytium），保证两心室同步性收缩，产生强大的射血力量。

1. 兴奋在心脏内的传播

（1）传播途径：窦房结产生的兴奋传至左、右心房肌，主要经优势传导通路（preferential pathway）传播到房室交界（atrioventricular junction），再经房室束、左右束支和浦肯野纤维网传至心室肌。生理情况下，心房的兴奋必须经房室交界才能传入心室。所以，窦房结起搏的动作电位经一定途径先后引起左、右心房和左、右心室的兴奋。房室交界自上而下分为三个功能区：房结区、结区和结希区。房室交界具有自律性（结区除外）。房室束（atrioventricular bundle）主要含浦肯野细胞，分为左、右束支，最后延伸为浦肯野纤维网，连接心室肌细胞。

（2）传播速度：所有心肌细胞均具有传导性，不同的心肌细胞传播兴奋的速度不同。一般心房肌的传导速度约为0.4m/s，优势传导通路的传导速度较快，约为1m/s，心室内末梢浦肯野纤维网的传导速度最快，可达2～4m/s，比心室肌的传导速度（约1m/s）快得多，使兴奋能迅速地扩布至两心室，保证两心室同步收缩。房室交界的传导性很低，结区的传导速度仅为0.02m/s，是因为该处细胞为慢反应细胞，动作电位的0期幅度小，速度慢，产生的局部电流较小；且该处纤维直径细小，细胞间缝隙连接数量少，不利于局部电流的传播，因此兴奋经过此处将出现一个时间延搁，耗时可长达0.1s，被称为房室延搁（atrioventricular delay）。房室延搁使心室收缩在心房收缩完成之后才开始，有利于心室在充分充盈后实现其射血功能。但由于传导速度慢，房室交界处较易发生传导阻滞（conduction block）。正常人可因迷走神经的兴奋性增强而引起房室传导时间延长。风湿性心肌炎、冠心病、血钾浓度升高或降低等，均可引起房室传导阻滞。

（3）房室结的"过筛作用"(filtering role)：房室交界区的细胞传导兴奋的速度缓慢，一次兴奋后的有效不应期持续到复极完毕之后，在心率加快时，不应期缩短也不明显，因此，可阻滞高频率的兴奋向下传导，具有"过筛作用"。在心房颤动时，其兴奋的频率可达每分钟 350 次或以上，但只有不足 1/2 的兴奋能下传到心室，心率一般在每分钟 100～160 次，这样能使心室有足够的时间充盈血液以利于完成其射血的功能。

2. 影响传导性的因素

（1）心肌细胞的结构：心肌细胞的直径越大，其内阻越小，局部电流向前传播的距离越远，传导速度越快；反之，传导速度则慢。

（2）动作电位 0 期的速度和幅度：0 期去极化造成已兴奋点和未兴奋点之间的电位差，引起局部电流的产生。去极化速度愈快及幅度越大，产生的局部电流也就越大，传播距离越远，达到阈电位的速度也越快，导致传导速度加快；反之，传导减慢。另外动作电位 0 期去极化的速度与幅度还受兴奋前膜电位水平的影响。

（3）邻近未兴奋部位膜的兴奋性：兴奋的传导是因局部电流从已兴奋膜传至未兴奋膜而引起的。因此，邻近未兴奋部位膜的兴奋性必然影响兴奋的传导。

（四）心肌细胞的收缩性

由于心肌细胞的结构及电生理特性与骨骼肌的不完全相同，心肌收缩时有如下特点：

1. 对细胞外内流 Ca^{2+} 的依赖性较大 由于心肌细胞的肌质网不如骨骼肌发达，储存 Ca^{2+} 量少，其兴奋-收缩偶联过程高度依赖于细胞外 Ca^{2+} 的内流。在心肌动作电位的平台期，细胞外 Ca^{2+} 通过 L 型 Ca^{2+} 通道流入，使胞质内 Ca^{2+} 浓度升高，Ca^{2+} 浓度升高再触发肌质网释放大量的 Ca^{2+}，使胞质内的 Ca^{2+} 浓度升高约 100 倍，从而引起心肌收缩。这种由少量 Ca^{2+} 内流引起细胞内 Ca^{2+} 库释放大量 Ca^{2+} 的过程，称为钙触发钙释放（calcium-induced calcium release）。当胞质内 Ca^{2+} 浓度升高时，Ca^{2+} 与肌钙蛋白结合，触发粗肌丝上的横桥与细肌丝的肌动蛋白结合并发生扭曲和摆动，导致心肌细胞收缩。

2. "全或无"式收缩 闰盘缝隙连接使兴奋在心肌细胞之间迅速传播，导致全部心房或心室肌细胞几乎同步参与收缩，表现为功能合胞体的活动。

3. 不发生完全强直收缩 心室肌细胞动作电位 2 期（平台期）持续时间长是有效不应期长的主要原因。心室肌有效不应期从收缩期开始持续至舒张早期，因此不会发生强直性收缩。

知识拓展　　　　钙通道阻滞剂在心血管病中的治疗作用

钙通道是一类跨膜糖蛋白，包括钙通道电压依赖性钙通道（voltage dependent calcium channel，VDC）和受体操纵钙通道（receptor operated calcium channel，ROC）。根据钙通道传导性和对电压敏感性的不同分为多种亚型。心血管系统以 L 和 T 型为主。钙通道阻滞剂（calcium channel blockers）又称钙拮抗剂（calcium antagonists），维拉帕米是最早发现的钙拮抗药。1967 年德国 Fleckenstein 等发现维拉帕米对心脏的作用与溶液中去掉 Ca^{2+} 后作用相似，能降低心脏的收缩性，而不影响膜电位的变化和幅度，故称之为钙拮抗药。传统的钙拮抗药是指能选择性地阻滞 Ca^{2+} 经电压依赖性钙通道流入细胞内，降低细胞内 Ca^{2+} 浓度的药物，其代表药物有硝苯地平、维拉帕米和地尔硫䓬。随着研究深入，钙拮抗药包括钙通道阻断药（calcium channel blockers）、钙内流阻滞药（calcium entry blockers）和钙内流抑制药（calcium entry inhibitors）。世界卫生组织把钙拮抗药归纳为选择性和非选择性钙拮抗药两大类。钙拮抗剂在临床应用时，在心脏疾病方面主要用于心绞痛、心律失常、心功能不全、肥厚型心肌病等疾病的治疗。外周血管性疾病主要用于高血压、外周血管痉挛性疾病的治疗。另外，还可以用于脑血管疾病的治疗，如蛛网膜下腔出血、缺血性脑血管病。

三、体表心电图

人体是一个导电性能良好的容积导体，心脏的生物电活动可以通过体液和导电组织传到体表。将引导电极安置在体表的特定部位，借助于心电图机可记录心脏电活动的波形，即体表心电图（electrocardiogram，ECG）（图6-23）。从体表记录心电图时，引导电极的放置位置及与心电图机连接的线路，称为心电图导联，不同导联记录到的心电图波的基本波形是由P波、QRS波群和T波构成，偶尔可见U波。

所用导联方式不同，心电图各波的形态、幅度亦不同。心电图有多种导联，临床上检查心电图时，一般需要记录12个导联，包括Ⅰ、Ⅱ、Ⅲ三个标准导联，aVR、aVL、aVF三个加压单极肢体导联和V1～V6六个单极胸导联（图6-24）。以下以标准Ⅱ导联心电图为例，介绍心电图各波和间期的形态及其意义。

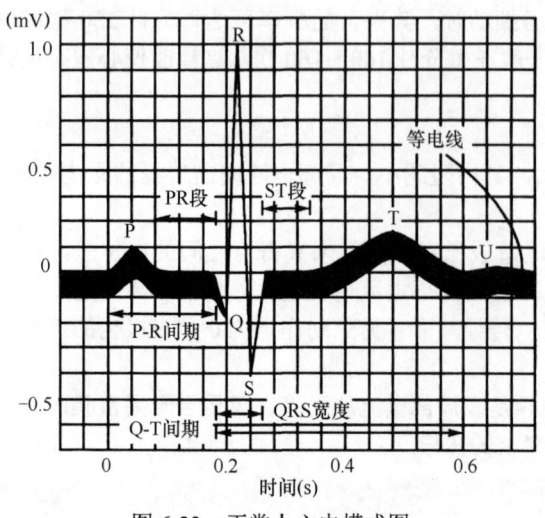

图6-23 正常人心电模式图

P波代表左、右两心房的去极化过程，其时程反映去极化在整个心房传播所需的时间（图6-23，表6-2）。P波的波形小而圆钝，历时0.08～0.11ms，波幅不超过0.25mV。QRS波群代表左、右两心室的去极化过程，它包括Q波、R波和S波。正常的QRS波群历时约0.06～0.10s，代表兴奋在心室肌扩布所需时间。T波反映左、右两心室复极化（3期）的电位变化，其方向与QRS波群主波的方向一致。历时0.05～0.25s，波幅为0.1～1.5mV。U波见于T波之后，小而低宽，方向一般与T波一致，成因及意义不明。R-R间期是指从P波起点到QRS波起点的时程，代表去极化从窦房结产生并传到心室肌所需的时间，一般为0.12～0.20s。房室传导阻滞时，P-R间期延长。PR段指从P波终点到QRS波起点之间的线段，反映去极化通过房室交界、房室束、左右束支及浦肯野纤维网所需要的时间。Q-T间期是指QRS波起点到T波终点的时程，代表心室开始兴奋到完全复极的时间。Q-T间期的长短与心率成反变关系，心率越快，Q-T间期越短。ST段是指从QRS波终点到T波起点的线段，代表心室各部均处于去极化状态，相当于平台期的时程。正常心电图ST段与基线平齐。

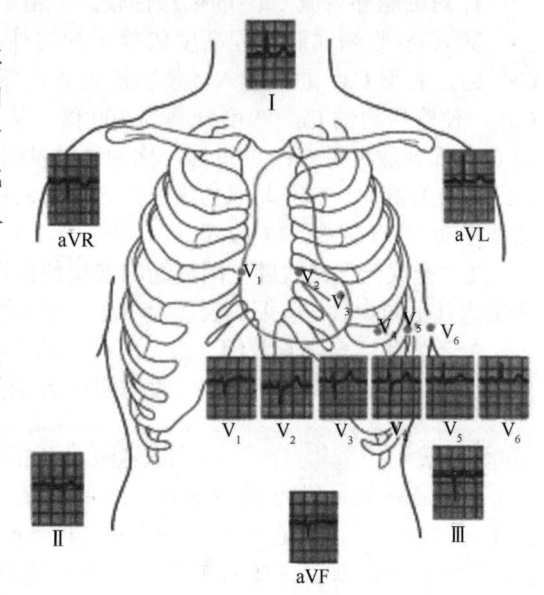

图6-24 各导联正常心电图

表6-2 心电图各波、段（期）的意义及正常值

名称	意义	幅度（mV）	时间（s）
P波	两心房去极化	0.05～0.25	0.08～0.11
QRS波群	两心室去极化	变化较大	0.06～0.10
T波	两心室复极化	0.10～1.50	0.05～0.25

名称	意义	幅度（mV）	时间（s）
P-R 间期	心房开始兴奋到心室开始兴奋的时程		0.12～0.20
PR 段	去极化通过房室交界传至心室肌的时程	与基线同水平	0.06～0.14
Q-T 间期	两心室兴奋的总时程		<0.40
ST 段	两心室处于去极化状态	与基线同水平	0.05～0.15

案例 6-3

患者，男性，58 岁。有冠心病史，1 周前曾感冒，1 天前大量饮酒后感觉胸闷、心慌和乏力。血压 165mmHg/90mmHg，胸前听诊和心电图结果提示频发性早搏和心律不齐。心脏彩超结果提示心脏缺血性改变。普罗帕酮（心律平）作为治疗用药之一。

临床诊断：冠心病；心律失常。

问题：

1. 心脏的正常节律是怎样形成的？
2. 患者为何出现心律失常？
3. 普罗帕酮在治疗心律失常中的作用有哪些？

提示：

1. 窦房结在 4 期自动去极化，产生兴奋在心内传导，控制心脏的正常节律。
2. 患者有冠心病病史，近期有过度饮酒和病毒感染，这些因素可引起心脏起搏及传导系统异常、心脏自主神经功能异常等病理变化，导致心律失常。
3. 普罗帕酮可竞争性阻断 β 受体，抑制 0 期 Na^+ 内流，减慢心脏的兴奋传导，延长动作电位时程和有效不应期，为广谱高效膜抑制性抗心律失常药。

第三节　心脏的泵血功能

心房收缩力较弱，起初级泵作用，将心房内血液泵入心室。心室收缩力强，左心室将血液泵入体循环，右心室将血液泵入肺循环。心脏的节律性收缩和舒张给血液流动提供动力，心脏及血管内瓣膜的单向开启确保血液的流动方向。

一、心动周期及心脏的泵血过程

1. 心动周期　心房或心室每收缩和舒张一次所经历的时间，称为一个心动周期（cardiac cycle），包括收缩期（systole）与舒张期（diastole）。在心脏泵血过程中起主要作用的是心室，故心动周期通常指心室的活动周期。心动周期的长短与心率有关。以心率每分钟 75 次计算，一个心动周期占时约 0.8s（图 6-25）。其中心房收缩期约为 0.1s，舒张期为 0.7s；心室收缩期约为 0.3s，舒张期约为 0.5s。心室舒张期的前 0.4s 与心房舒张期的后 0.4s 重叠，称为全心舒张期。心率加快时，心动周期缩短，舒张期缩短的程度更大，不利于心脏的持久活动。

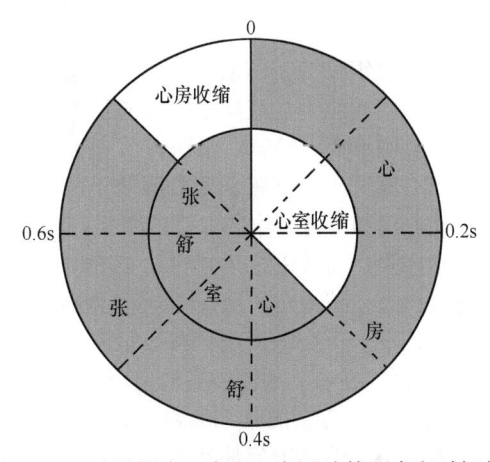

图 6-25　心动周期中心房和心室活动的顺序和时间关系
外圈：心房收缩期 0.1s，心房舒张期 0.7s；内圈：心室收缩期 0.3s，心室舒张期 0.5s

2. 心脏的泵血过程和机制　在一个心动周期中，心室的泵血过程经历了等容收缩期（isovolumic contraction phase）、快速射血期（rapid ejection phase）和减慢射血期（reduced ejection phase）、等容舒张期（isovolumic relaxation phase）、快速充盈期（rapid filling phase）、减慢充盈期（reduced filling phase）和心房收缩期（atrial systole phase）（图 6-26）。左心室和右心室的泵血同时发生，泵血的过程和机制相同，肺动脉压仅为主动脉压的 1/6，右心室的做功量比左心室的要小得多。下面以左心室为例，说明在一个心动周期中室内压力、瓣膜开闭、血流方向和室内容积的动态发展和变化。

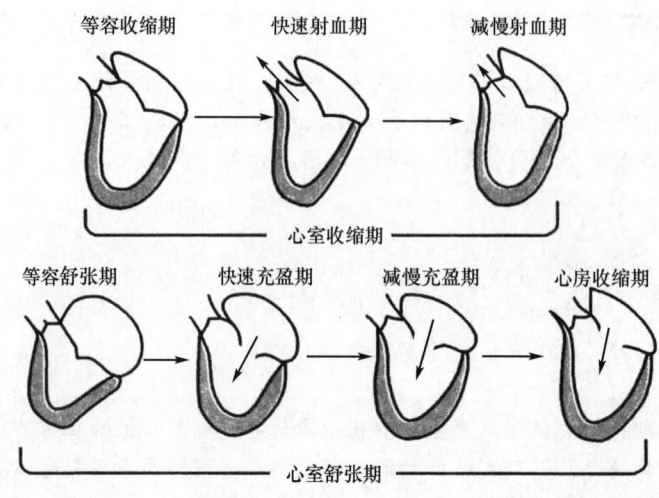

图 6-26　心室收缩和舒张时心瓣膜、血流方向的变化

从图 6-25 和图 6-27 可见，在左心室舒张晚期，左心房收缩，将其内血液挤入心室，使之进一步充盈（心房收缩期）。即随心房舒张，心室开始收缩，室壁张力增加使室内压升高，当高于房内压时，室内血液反流推动房室瓣（二尖瓣）关闭。在房室瓣和主动脉瓣均处于关闭时，室内容积不变（等容收缩期）；由于心室腔处于密闭状态，加之心室继续收缩，有利于室内压进一步发展和升高。当室内压迅速升高并高于主动脉压时，该压差推动主动脉瓣开放（等容收缩期结束）；由于心室和主动脉间的压差和心室仍在强烈地收缩，致室内血液快速地射入主动脉，室内容积迅速缩小，室内压继续上升达最大值（快速射血期）；随着室内血液进入主动脉，室内容积缩小和压力降低，而主动脉内容积增大和压力升高，心室同主动脉间的压差减小，射血速度减慢，至射血末期，室内血液在心室收缩提供的动能作用下，逆压力梯度缓慢进入主动脉，直至射血结束（减慢射血期）。

左心室收缩结束，即后转入舒张。心室舒张，室壁张力降低致室内压下降，当室内压低于主动脉压时，主动脉内血液向心室方向反流推动动脉瓣关闭。在主动脉瓣和房室瓣均处于关闭状态时，室内容积不变（等容舒张期）；心室腔处于密闭的状态下，加之心室继续舒张，有利于室内压更低。当心室进一步舒张使室内压低于房内压时，由于室内压低的"泵吸"作用和心室仍在继续舒张，使心房和肺静脉中的血液顺着房-室间的压差冲开房室瓣并快速进入心室，心室内容积和压力迅速增大和升高（快速充盈期）；肺静脉同心室内的压差减小，血液流入心室的速度减慢，室内容积缓慢增大（减慢充盈期）；在心室舒张的末期，心房收缩将其内血液挤入心室，使之进一步地充盈，进入下一个心动周期。右心室的泵血过程与左心室基本相同，但由于肺动脉压约为主动脉压的 1/6，因此在心动周期中右心室内压的变化幅度要比左心室内压小得多。

由上可见，心室的收缩和舒张造成室内压的变化，导致心房和心室之间、心室和主动脉之间的压差。心室的收缩促使室内血液泵入动脉，而舒张所致的室内压降低的"泵吸"作用，则是导致外周血液回流入心的主要因素（占 70% 或以上），心房收缩挤入心室的血量仅占总充盈量的

10%～30%。

3. 心房在心脏泵血中的作用　在心室收缩时，心房主要发挥接纳和储存从静脉回流血液的作用。在心室舒张期的大部分时间，心房也处于舒张状态，心房只是血液从静脉回流入心室的通道。在心室舒张的最后1s，心房通过收缩可使心室增加一部分充盈量，起初级泵作用，间接影响心室的射血和静脉回流；心房收缩时，房内压升高，心房舒张，房内压回降，心室收缩，房内压略升高，心室射血，房内压下降，随着静脉回流入心房，房内压持续升高，心室舒张，房内压下降。

二、心脏泵血功能的评定

对心脏泵血功能的评定，通常用单位时间内心脏射出的血量和心脏做的功作为指标。在临床实践中，心功能评价可分为心脏射血功能评价和心舒张功能评价，分别计算搏出量、射血分数、每搏功、心输出量和心指数可评价心室的射血功能，采用心导管术、超声心动图和心磁共振等微创或无创技术用于评价心室舒张功能。

1. 每搏输出量和射血分数　一侧心室一次收缩射出的血量称为每搏输出量（stroke volume），简称搏出量。成年人安静状态下的每搏输出量为60～80ml。心室舒张末期由于连续的血液充盈，其容量可达约135ml，称为心室舒张末期容量（end-diastolic volume）。在收缩期末，心室内仍剩余有一部分血液，称为心室收缩末期容量（end-systolic volume），约65ml。搏出量占心室舒张末期容量的百分比称为射血分数（ejection fraction）。安静状态时射血分数55%～65%。心交感神经兴奋时，心脏收缩力加强，搏出量增多，射血分数增加。但在心室功能减退和心室异常扩大的情况下，射血分数下降。与搏出量相比，射血分数能更准确地反映心脏的泵血功能，对早期发现心脏泵血功能异常具有重要意义。

2. 每分输出量和心指数　一侧心室每分钟射出的血量称为每分输出量（minute volume），简称心输出量（cardiac output），等于搏出量乘以心率。心率（heart rate）即每分钟的心搏动次数。健康成年男性在静息状态下，若心率为60～100/min，则心输出量为5～6L/min。

心输出量与体表面积成正比。心指数（cardiac index）是指以每平方米体表面积计算的心输出量。在空腹和静息状态下测定的心指数称为静息心指数（resting cardiac index）。中等身材成年人的体表面积为1.6～1.7m^2，安静时心输出量为5～6L/min，故静息心指数为3.0～3.5L/(min·m^2)。同一个体的不同年龄段或不同生理情况下，心指数也有差异性，在妊娠、情绪激动和进食时，心指数均有不同程度的增高。

3. 心脏做功量　每搏功（stroke work）是指心室一次收缩所做的功，可以用动能和射出血液

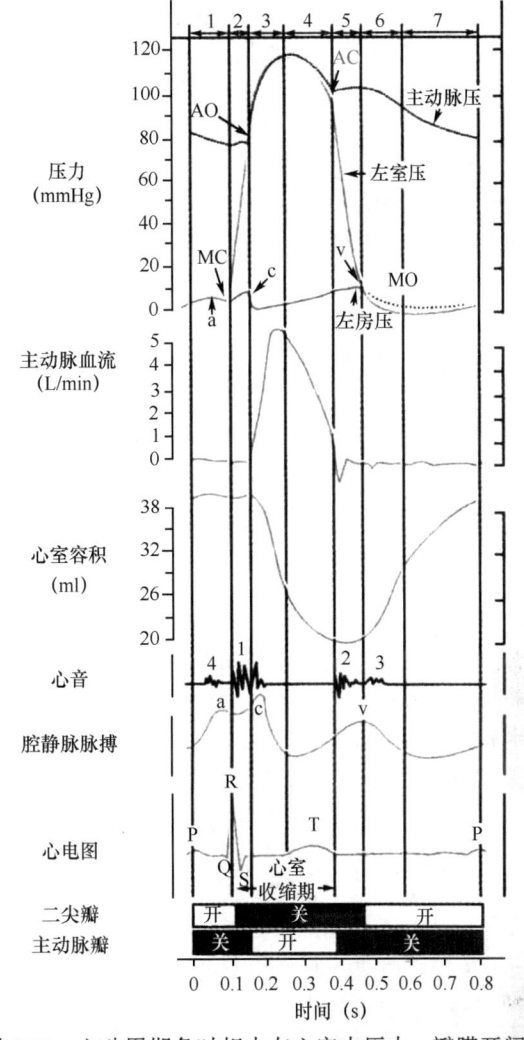

图6-27　心动周期各时相中左心室内压力、瓣膜开闭和心室容积等的变化

1. 心房收缩期；2. 等容收缩期；3. 快速射血期；4. 减慢射血期；5. 等容舒张期；6. 快速充盈期；7. 减慢充盈期；AO和AC分别表示主动脉瓣开启和关闭；MO和MC分别表示二尖瓣开启和关闭

所增加的压强能来表示。压强能等于搏出量乘以射血压力，动能等于1/2（血液质量×流速^2），故每搏功＝搏出量×射血压力＋动能。

人体在安静状态下，血液动能在左心室每搏功的总量中所占的比例很小，约仅1%，故一般可忽略不计。射血压力为射血期左心室内压与心室舒张末压之差，应用中，以平均动脉压代替射血期左心室内压，以左心房平均压（约6mmHg）代替左心室舒张末压，可以用简化公式计算搏功：

搏功（J）＝搏出量（L）×（平均动脉压－平均心房压）（mmHg）×13.6（g/cm^3）×9.807×（1/1000）

心室每分钟做的功称为每分功（minute work）。

$$每分功（J）＝搏功（J）×心率$$

假设搏出量为70ml，平均动脉压为92mmHg，平均心房压为6mmHg，心率为75/min，则搏功为0.803J，每分功为60.2J。心脏做功量在评价心泵功能方面优于心输出量。

在心脏泵血活动中，心脏消耗的能量不仅用于完成每搏功这一机械外功，还用于完成离子跨膜主动转运、室壁张力的产生、克服心肌组织内部的黏滞阻力等内功。内功消耗的能量远大于外功。心脏所做外功占心脏总能量消耗的百分比称为心脏的效率（cardiac efficiency）。正常心脏的最大效率为20%～25%。

案例 6-4

31岁女性，近7个月来经常感觉活动后心跳加快，气喘。1个月前足月分娩，产后有畏寒和低热。入院前5天开始咳嗽，痰中带血，心悸和气急加重，夜间睡觉时呼吸困难，下肢出现水肿。胸前听诊、X线胸透和心电图检查结果提示未见左房肥厚和心肌损害。链球菌抗体升高（风湿热发作的诊断指标之一）。临床诊断为风湿性心脏病（二尖瓣狭窄和关闭不全伴主动脉瓣关闭不全）；心力衰竭（心功能3级）。强心苷药物为患者治疗用药之一。

问题：
1. 二尖瓣、主动脉瓣狭窄和关闭不全为何降低心脏的泵功能？
2. 为什么患者夜间睡觉时呼吸困难，下肢出现水肿？
3. 强心苷药物增强心脏的泵功能的作用机制有哪些？

提示：
1. 二尖瓣狭窄引起肺动脉高压，二尖瓣关闭不全增加心室后负荷，主动脉瓣关闭不全使部分动脉血液返流回左心室，降低心脏的泵功能。
2. 平卧位使回心血量增加，心脏前负荷增加，引起肺水肿；严重的肺动脉高压导致右心衰竭，毛细血管血压升高，组织液生成增多，肾素-血管紧张素-醛固酮系统激活。
3. 强心苷抑制细胞膜Na$^+$-K$^+$-ATP酶活性，使细胞内Ca^{2+}增加，增强迷走神经的兴奋性，引起心率减慢，减少心肌的耗氧量。

三、影响心输出量的因素

心输出量取决于心率和每搏输出量。故凡影响心率和搏出量的因素均可影响心输出量。

（一）搏出量

搏出量取决于心室肌收缩的强度和速度，受前负荷、后负荷和心肌收缩能力的影响，还受心室收缩和舒张同步性的影响。

1. 前负荷 心室肌在收缩前所承受的负荷，称前负荷（preload）。它使心室肌在收缩前就具有一定的初长度。心室肌初长度取决于心室舒张末期容积。前负荷也可用心室舒张末期压力来代替。

将对应不同心室舒张末期压力或容积的搏出量或搏功的数据绘制成坐标图，得到心室功能曲

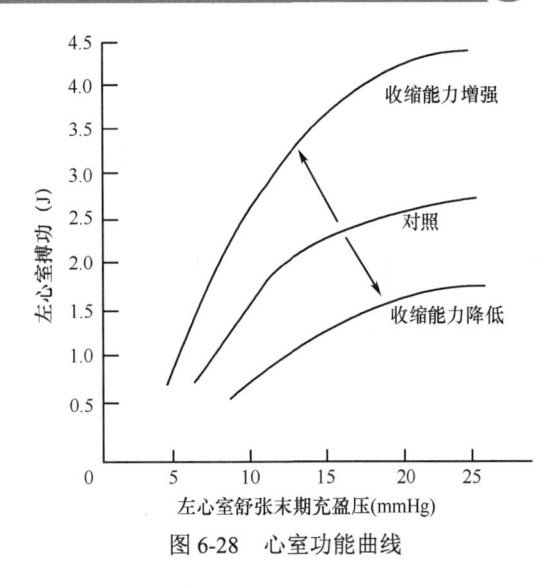

线（ventricular function curve），可用来说明前负荷对搏出量的影响（图6-28）。横坐标表示左心室舒张末期充盈压，纵坐标为左心室搏功。心室功能曲线大致分为三段：①充盈压小于15mmHg时，曲线处于升支阶段，表明搏功随初长度的增加而增加，其中12～15mmHg的充盈压是人体心室的最适前负荷；②充盈压在15～20mmHg，曲线渐趋平坦，此时对心泵功能影响不大；③充盈压高于20mmHg以后，曲线平坦或轻度下倾，随着充盈压的增加，搏功基本不变或轻度减少。

不同的初长度可改变心肌细胞肌节粗、细肌丝的有效重叠程度和活化横桥的数目，使心肌收缩产生的张力发生改变。心肌的肌节最适初长度为2.0～2.2μm。一般情况下，左心室的充盈压为5～6mmHg，远低于其最适前负荷。此时左心室活动在心室功能曲线的升支阶段。随着前负荷的增加，左心室肌纤维初长度增长，收缩力量增大，搏出量增多。这种通过心肌本身初长度的改变引起心肌收缩强度变化，进而影响搏出量的调节，称为异长自身调节（heterometric autoregulation），又称Frank-Starling定律。

图6-28 心室功能曲线

心室功能曲线表明，当心室充盈压增多时，心室肌受牵拉力量增大导致初长度增加，心肌细胞肌节中粗、细肌丝有效重叠的程度增加，形成横桥连接数目增多，引起心肌收缩的强度增加，这是心功能曲线上升支产生的原因。心室功能曲线不出现降支（图6-28），心肌初长度在超过最适初长度后不再与前负荷呈平行关系（图6-29）。实验表明，心肌的肌节初长度一般不会超过2.25～2.30μm。故心脏不至于在前负荷明显增加时发生搏出量和搏功的下降，这对其完成正常泵血功能具有重要意义。

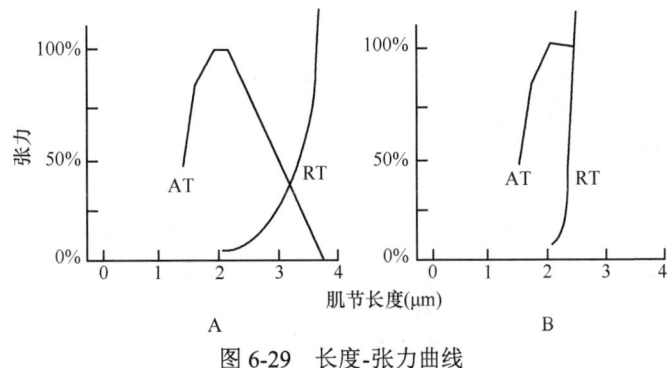

图6-29 长度-张力曲线

A. 骨骼肌；B. 心肌；AT. 主动张力；RT. 静息张力

心室充盈量是静脉回心血量和心室射血后剩余血量的总和。静脉回心血量取决于：①心室充盈时间：心率减慢，充盈时间长，回心血量增多；心率增快，充盈时间短，回心血量减少。②静脉回流速度：外周静脉压与心房、心室的压差大，回流速度快，回心血量增多。心室收缩力减弱，射血量减少，射血后剩余血量增多。③心包内压：在心包积液时，心包内压增高可妨碍心室充盈，使心室舒张末期容积减少，搏出量降低。④心室顺应性：通常用跨壁压力作用下所引起的心室容积变化（ΔV/ΔP）来表示。心肌纤维化和心肌肥厚时，心室顺应性降低，心室舒张期充盈量减小。

异长自身调节的主要作用在精细地调节搏出量，以维持心输出量和静脉回心血量的平衡。当静脉回心血量增加或心室射血后剩余血量增加时，心室充盈量和充盈压增高，通过异长自身调节

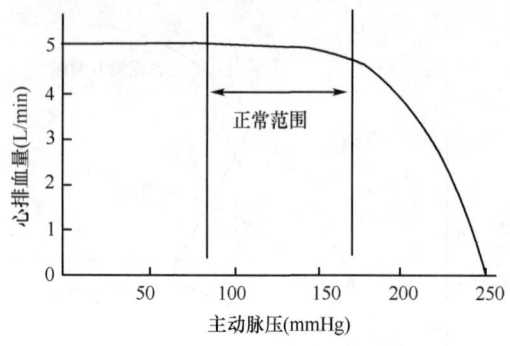

图 6-30 后负荷与心输出量的关系

增加搏出量。

2. 后负荷　心室肌的后负荷（afterload）指心室肌开始收缩后才遇到的负荷，即动脉血压。在心率、心肌初长度及收缩能力不变的情况下，动脉血压升高，等容收缩期室内压高于动脉压的经历时间延长，故等容收缩期延长而射血期缩短，心室肌缩短的程度减小，射血速度减慢，搏出量减少；反之，动脉血压降低，搏出量增加。在整体情况下，正常人的动脉血压变动于 80～170mmHg 时，心输出量无明显变化（图 6-30）。当动脉血压超过 170mmHg 以上时，心输出量将显著减少。

动脉压的变化在影响搏出量的同时，还会继发性地引起心脏一些调节机制的活动。一方面，动脉血压升高导致搏出量减少，心室内剩余血量增加，如果舒张期静脉回流血量不变或减少不明显，则心室舒张末期容积增大，通过 Frank-Starling 定律可使搏出量恢复正常。动脉血压稳定在较高水平，可通过增强心肌收缩力来维持正常的搏出量。动脉血压长期升高，心室肌因加强活动而出现心肌肥厚等病理改变。

3. 心肌收缩能力　心肌收缩能力（myocardial contractility）指心肌不依赖于前、后负荷而改变其力学活动的一种内在特性。交感神经兴奋或血中儿茶酚胺增多时，心肌收缩能力增强，长度-张力曲线（心室功能曲线）向左上方移位，老年人和甲状腺功能低下的患者因为肌球蛋白分子亚型的表达发生改变，ATP 酶活性降低，心肌收缩能力减弱，长度-张力曲线（心室功能曲线）向右下方移位，（图 6-28、图 6-29），表明在同一负荷条件下，搏出量及搏功增加。这种心脏泵血功能的调节是通过收缩能力这个与初长度无关的心肌内在功能状态的改变而实现的，称为等长调节（homometric regulation）。心肌收缩能力受多种因素的影响，尤其是兴奋-收缩偶联各个环节。如胞质内 Ca^{2+} 浓度、横桥活动各步骤的速率、活化横桥数目和 ATP 酶的活性等。

（二）心率

1. 正常心率的变化和对心输出量的影响　正常成人在安静状态下的心率为 60～100 次/分。训练有素的运动员安静时由于体内迷走神经兴奋性增高，心率可减慢到 50 次/分；机体在运动和情绪激动时，交感神经系统兴奋，心率加快可达 160～180 次/分。

心率的变化也可影响心肌收缩能力。心室肌的收缩张力随刺激频率的增加而逐渐增大，当刺激频率为 150～180 次/分时，心肌收缩张力达到最大值；进一步增加刺激频率时，心肌收缩力反而下降。心率增快或刺激频率增高引起心肌收缩能力增强的现象称为阶梯现象（staircase phenomenon）。其机制可能与心率增快时细胞内 Ca^{2+} 浓度增高有关。

2. 病理状态下心率过慢或过快对心输出量的影响　心率减慢心动周期延长，舒张期延长，心室舒张末期容积增大，心肌初长度增加，收缩力增强，搏出量明显增多；心率过快，舒张期缩短，心室充盈量减少，收缩力减弱，搏出量明显减少。

3. 影响心率的因素　心率受神经和体液的调节。交感神经兴奋，血中肾上腺素、去甲肾上腺素和甲状腺激素水平增高等，均可使心率加快。体温每升高 1℃，心率将增加 12～18/min。迷走神经兴奋或 ACh 则使心率减慢。

（三）心室收缩和舒张的同步性

同步性活动使两心室的收缩功能在室间隔的配合下得以协调，在实现其射血功能和保持两心室输出量的平衡方面具有重要意义。心室的同步性舒张，导致室内压力迅速降低，产生更大的"泵吸"作用，使充盈的血量增多。

知识拓展　　　　　　　　　　　**人工心脏**

　　人工心脏是用来暂时或者"永久"替代心脏功能的装置。最早关于人工心脏的研究是在1937年由Vladimir Demikhov研制并移植狗体内。第一例植入人工心脏（The Dodrill-GMR）于人体内是1952年7月3日在美国密歇根，由Forest Dewey Dodrill研制。1969年4月Domingo Liotta和Denton A. Cooleyat在德克萨斯心脏研究所将人工心脏植入濒临死亡的患者体内，患者存活64小时。在1973～1981年间的动物实验研究中，移植"Jarvik-5"人工心脏的公牛存活时间最长为268天。由Willem Johan Kolff和Robert Jarvik设计的人工心脏Jarvik-7于1981年被FDA获批可用于移植入人体。1982年12月2日，William DeVries将Jarvik-7移植入患有充血性心力衰竭的牙科医生体内，患者存活112天。现代版的Jarvik-7已经用于超过1350个患者用于移植前等待供体的过渡过程。随着再生医学的发展，人工心脏的合成材料在不断的更新，通过采用3D打印技术和干细胞移植制备人工心脏的探索性研究取得了一定的进展。

四、心脏泵血功能的储备

　　心输出量随机体代谢需要而增加的能力，称心力储备（cardiac reserve），又称心泵功能储备。健康成年人安静状态下心输出量约为5L，剧烈体力活动时心输出量可增加4～6倍，达25～35L。心力储备主要取决于搏出量和心率可能发生的最大、最适宜的变化，心力储备可反映心脏的功能状态。

（一）心率储备

　　健康成年人在安静状态下的心率为每分钟60～100次，充分动用心率储备可使心输出量增加2～2.5倍。正常成年人使心输出量增加的最高心率为每分钟160～180次，超过这一限度，每搏输出量会明显减少，心输出量降低。

（二）搏出量储备

　　搏出量是心室舒张末期容积与收缩末期容积之差。与安静状态比较，心室收缩时射血量的增加，称为收缩期储备。静息状态下，心室舒张末期容积约为125ml，心肌伸展性较小，只能达到140ml左右，舒张期储备为15ml。当心肌做最大收缩时，心室收缩末期容积可减少至15～20ml，收缩期储备可达到35～40ml。心室做最大量射血后，心室内尚剩余的血量称为余血量。

五、心　音

　　心动周期中，由于心肌活动、瓣膜关闭和血液冲击心室壁引起振动，此时用听诊器在胸壁一定部位听到的这种与心搏相关联的声音，称心音（heart sound）。

　　正常心脏在一次搏动过程中可产生4个心音，分别称为第一、第二、第三和第四心音。多数情况下只能听到第一和第二心音，在某些健康儿童和青年可听到第三心音。40岁以上的健康人可能出现第四心音。

　　第一心音是由于房室瓣关闭、心室收缩时血流冲击房室瓣引起心室振动，以及心室射出的血液撞击动脉壁引起振动而产生，其音调较低、持续时间较长。第一心音标志着心室收缩开始，主要反映心室收缩和房室瓣的功能。

　　第二心音是因动脉瓣关闭，血流冲击大动脉根部及心室内壁振动而产生，其音调较高、持续时间较短，标志着心室舒张开始，反映动脉瓣的功能。

　　第三心音见于心室舒张早期，是一种低频、低振幅的振动。可能与心室舒张早期血液从心房突然冲入心室，使心室壁和乳头肌等发生振动有关。

　　第四心音见于心室舒张晚期，是由于心房收缩使血液进入心室，引起心室壁振动而产生，故又称之为心房音（atrial sound）。

心脏的某些异常活动可以产生杂音或其他异常的心音。因此，听取心音对于心脏疾病的诊断具有重要意义。

第四节 血管生理

一、各类血管的功能特点

不论体循环或肺循环，由心室射出的血液都流经由动脉、毛细血管和静脉相互串联构成的血管系统（vascular system），再返回心房。在体循环，供应各器官的血管相互间又呈并联关系（图6-31）。从生理功能上可将血管分为以下几类：

1. 弹性贮器血管 弹性贮器血管（windkessel vessel）是指主动脉、肺动脉主干及其发出的最大的分支，这些血管的管壁坚厚，富含弹性纤维，具有可扩张性和弹性。左心室射血时，主动脉压升高，推动动脉内的血液向前流动，使主动脉扩张，容积增大。左心室射出的血液在射血期内只有一部分进入外周，另一部分储存在大动脉。主动脉瓣关闭后，被扩张的大动脉管壁发生弹性回缩，将在射血期储存的那部分血液继续向外周推动。大动脉的这种功能称为弹性贮器作用。

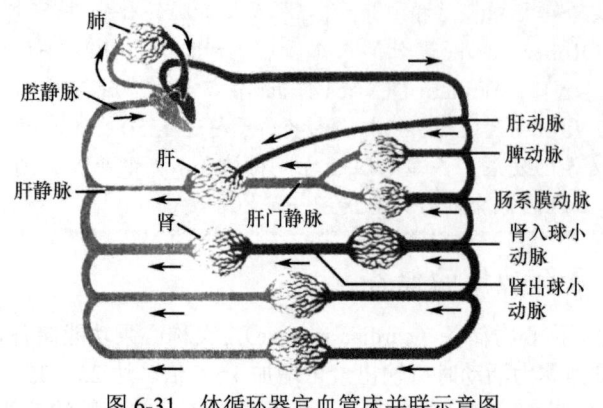

图6-31 体循环器官血管床并联示意图

2. 分配血管 分配血管（distribution vessel）是从弹性贮器血管以后到分支为小动脉前的动脉管道，其功能是将血液输送至各器官组织，故称分配血管。

3. 毛细血管前阻力血管 小动脉和微动脉的管径小，对血流的阻力大，称为毛细血管前阻力血管（precapillary resistance vessel）。微动脉的管壁富含平滑肌，后者的舒缩活动可使血管口径发生明显变化，从而改变对血流的阻力和所在器官和组织的血流量。

4. 毛细血管前括约肌 在真毛细血管起始部常有平滑肌环绕，称为毛细血管前括约肌（precapillary sphincter）。它的收缩或舒张可控制毛细血管的关闭或开放，因此可决定某一时间内毛细血管开放的数量。

5. 交换血管 交换血管（exchange vessel）是指真毛细血管。其管壁仅由单层内皮细胞构成，外面有一薄层基膜，通透性很高，是血管内血液和血管外组织液进行物质交换的场所。

6. 毛细血管后阻力血管 毛细血管后阻力血管（postcapillary resistance vessel）是指微静脉。微静脉因管径小，对血流产生一定的阻力。它们的舒缩可影响毛细血管前阻力和毛细血管后阻力的比值，从而改变毛细血管压以及体液在血管内和组织间隙内的分配情况。

7. 容量血管 容量血管（capacitance vessel）是指静脉系统。静脉和相应的动脉比较，数量较多，口径较粗，管壁较薄，容量较大，可扩张性较大，即较小的压力变化就可使容积发生较大的变化。安静状态下，循环血量的60%～70%容纳在静脉中。静脉的口径发生较小变化时，静脉内容纳的血量就可发生很大的变化。因此，静脉在血管系统中起着血液储存库的作用。

8. 短路血管 短路血管（shunt vessel）是指一些血管床中直接联系小动脉和静脉之间的血管，它们可使小动脉内的血液不经过毛细血管而直接流入小静脉。在手指、足趾和耳廓等处的皮肤中有许多短路血管存在，它们在功能上与体温调节有关。

二、血流量、血流阻力和血压

血液在心血管系统中流动的一系列物理学问题属于血流动力学的范畴。血流动力学和一般的流体力学一样，其基本的研究对象是流量、阻力和压力之间的关系。由于血管是有弹性和可扩张的管道系统，血液是含有血细胞和胶体物质等多种成分的液体，因此血流动力学除与一般流体力学有共同点之外，又有它自身的特点。

（一）血流量

单位时间内流过血管某一横截面的血量称为血流量（blood flow），也称容积速度，其单位通常以 L/min 来表示。血液中的一个质点在血管内移动的线速度，称为血流速度。血液在血管流动，其血流速度与血流量成正比，与血管的横截面积成反比。

1. 泊肃叶（Poiseuille）定律 泊肃叶研究了液体在管道系统内流动的规律，指出单位时间内液体的流量（Q）与管道两端的压力差（P_1-P_2）及管道半径 r 的 4 次方成正比，与管道的长度 L 成反比。这些关系可用下式表示：

$$Q=K(r^4/L)(P_1-P_2)$$

K 为常数，它与液体的黏滞度 η 有关。因此泊肃叶定律又可写为：

$$Q=\pi(P_1-P_2)r^4/8\eta L$$

2. 层流和湍流 血液在血管内流动的方式可分为层流（laminar flow）和湍流（turbulent flow）两类。层流的情况下，液体每个质点的流动方向都一致，与血管的长轴平行；但各质点的流速不相同，在血管轴心处流速最快，越靠近管壁，流速越慢。泊肃叶定律适用于层流的情况。当血液的流速加快到一定程度后，会发生湍流。此时血液中各个质点的流动方向不再一致，出现旋涡。在湍流的情况下，泊肃叶定律不再适用，血流量不是与血管两端的压力差成正比，而是与压力差的平方根成正比。关于湍流的形成条件，Reynolds 提出一个经验公式：

$$Re=VD\sigma/\eta$$

式中的 V 为血液在血管内的平均流速（单位为 cm/s）；D 为管腔直径（单位为 cm）；σ 为血液密度（单位为 g/cm³）；η 为血液黏度（单位为泊）；Re 为 Reynolds 数，没有单位。一般当 Re 数超过 2000 时，就可发生湍流。由上式可知，在血流速度快、血管口径大、血液黏度低的情况下，容易产生湍流。在房室瓣狭窄和主动脉瓣狭窄等病理情况下，可形成湍流，在听诊时能听杂音。

（二）血流阻力

血液在血管内流动时所遇到的阻力，称为血流阻力（resistance of blood flow）。血流阻力的产生，是由于血液流动时因摩擦而消耗能量，一般是表现为热能。这部分热能不可能再转换成血液的势能或动能，故血液在血管内流动时压力逐渐降低。在湍流的情况下，血液中各个质点不断变换流动的方向，故消耗的能量较层流时更多，血流阻力就较大。

血流阻力可通过计算得出。血流量与血管两端的压力差成正比，与血流阻力 R 成反比，用下式表示：

$$Q=(P_1-P_2)/R$$

在血管系统中，若测得血管两端的压力差和血流量，可根据上式计算出血流阻力。比较上式和泊肃叶定律的方程式，可写出计算血流阻力方程式，即

$$R=8\eta L/\pi r^4$$

这一算式表示，血流阻力与血管的长度和血液的黏度成正比，与血管半径的 4 次方成反比。由于血管的长度变化很小，因此血流阻力主要由血管口径和血液黏度决定。阻力血管口径增大，血流阻力降低，血流量就增多；反之，当阻力血管口径缩小，器官血流量就减少。

血液黏度是决定血流阻力的另一因素。全血的黏度为水的黏度的 4~5 倍。血液黏度的高低取决于以下几个因素：

1. 红细胞比容 一般说来，红细胞比容是决定血液黏度的最重要的因素。红细胞比容越大，血液黏度就越高。

2. 血流切率 在层流的情况下，相邻两层血液流速的差和液层厚度的比值，称为血流切率

(shear rate)。匀质液体的黏度不随切率的变化而改变,称为牛顿液,如血浆。非匀质液体的黏度随着切率的减小而增大,称为非牛顿液,如全血。当血液在血管内以层流的方式流动时,红细胞有向中轴部分移动的趋势,这种现象称为轴流(axial flow)。当切率较高时,轴流现象更为明显,血液的黏度较低。在切率低时,红细胞可发生聚集。使血液黏度增高。

3. 血管口径 血液在较粗的血管内流动时,血管口径对血液黏度不发生影响。但当血液在直径小于 0.2mm 的微动脉内流动时,只要切率足够高,则随着血管口径的进一步变小,血液黏度也变低。

4. 温度 血液的黏度随温度的降低而升高。人体的体表温度比深部温度低,故血液流经体表部分时黏度会升高。如果将手指浸在冰水中,局部血液的黏度可增加 2 倍。

(三)血压

血压(blood pressure)是指血管内的血液对于单位面积血管壁的侧压力。血压数值通常用千帕(kPa)来表示,但传统习惯常以毫米汞柱(mmHg)为单位,1mmHg 等于 0.133kPa。临床检测的血压是指动脉血压,大静脉和心房压较低,常以厘米水柱(cmH_2O)为单位,$1cmH_2O=0.098kPa$。

血压的形成,首先是由于心血管系统内有血液充盈。循环系统中血液充盈的程度可用循环系统平均充盈压来表示。在动物实验中,用电刺激造成心室颤动使心脏暂时停止射血,血流也就暂停,因此循环系统中各处的压力很快就取得平衡,此时在循环系统中各处所测得的压力都是相同的,这一压力数值即循环系统平均充盈压。该数值的高低取决于血量和循环系统容量之间的相对关系。如果血量增多或血管容量缩小,则循环系统平均充盈压就增高;反之,如果血量减少或血管容量增大,则循环系统平均充盈压就降低。另外,血管具有延迟顺应性(delayed compliance),是指当血容量突然增加时,血压先迅速升高,由于管壁平滑肌的缓慢延伸,血压将在数分钟或数小时内恢复到正常水平。

形成血压的另一个基本因素是心脏射血。心室肌收缩时所释放的能量可分为两部分,一部分用于推动血液流动,是血液的动能;另一部分形成对血管壁的侧压,并使血管壁扩张,这部分是势能,即压强能。在心舒期,大动脉发生弹性回缩,又将一部分势能转变为推动血液的动能,使血液在血管中继续向前流动。由于心脏射血是间断性的,因此在心动周期中动脉血压发生周期性的变化。另外,由于血液从大动脉流向心房的过程中不断消耗能量,故血压逐渐降低。

生物学实验中测量血压的经典方法,是将导管的一端插入动脉、静脉或心腔,将导管的另一端连至一装有水银的 U 形管,从 U 形管两边水银面高度的差即读得测定部位的血压值。已有多种类型的压力换能器,可将压强能的变化转变为电能的变化,并精确地测出心动周期中各瞬间的血压数值。在临床上,常用听诊法间接测定肱动脉的收缩压和舒张压。在有些情况下,也可用导管插入血管直接测量血压。在用导管直接测量血压时,如果导管的开口正对血流,则血流的动能也转变成压强能,因此测得的血压值大于血液对血管壁的侧压,称为端压。当人体处于安静状态时,体循环中血流的动能部分在总的能量中只占很小比例,在心缩期主动脉压达最大值时,血流的动能也仅占总能量的 3%。在肌肉运动时,血流速度大大加快,动能部分所占的比例增高。在肺循环中,由于肺动脉压较低,而血流速度和体循环中相近,因此血流的动能部分所占的比例较大。

三、动脉血压和动脉脉搏

(一)动脉血压

1. 动脉血压的形成 动脉血压(arterial blood pressure)是指血液对单位面积动脉管壁的侧压力。循环系统有足够的血液充盈和心脏射血是形成血压的基本因素。在动脉系统,影响动脉血压的另一个因素是外周阻力。外周阻力(peripheral resistance)主要是指小动脉和微动脉对血流的阻力。

左心室的射血是间断性的。在每个心动周期中，左心室内压随着心室的收缩和舒张发生较大幅度的变化。一般情况下，左心室每次收缩时向主动脉内射出 60～80ml 血液。由于小动脉和微动脉对血流有较高的阻力，以及主动脉和大动脉管壁具有较大的可扩张性，因此左心室一次收缩所射出的血液，在心缩期内大约只有 1/3 流至外周，其余约 2/3 被暂时储存在主动脉和大动脉内，使主动脉和大动脉进一步扩张，主动脉压也就随之升高。这样心室收缩时释放的能量中有一部分以势能的形式储存在弹性贮器血管的管壁中。心室舒张时，半月瓣关闭，射血停止，被扩张的弹性贮器血管的管壁发生弹性回缩，将在心缩期储存的那部分血液继续推向外周，并使主动脉压在心舒期仍能维持在较高的水平。可见，由于弹性贮器血管的作用，使左心室的间断射血变为动脉内的连续血流；另一方面，还使每个心动周期中动脉血压的变动幅度远小于左心室内压的变动幅度。老年人的大动脉管壁硬化，主动脉的直径和容积增大，而可扩张性减小，弹性贮器的功能受损，因此每个心动周期中动脉血压的波动幅度明显增大。

2. 动脉血压的正常值　心室收缩时，主动脉压急剧升高，在收缩期的中期达到最高值，这时的动脉血压值称为收缩压（systolic pressure）。心室舒张时，主动脉压下降，在心舒末期动脉血压的最低值称为舒张压（diastolic pressure）。收缩压和舒张压的差值称为脉搏压（pulse pressure），简称脉压。一个心动周期中每一个瞬间动脉血压的平均值，称为平均动脉压（mean arterial pressure）。平均动脉压大约等于舒张压加 1/3 脉压。

一般所说的动脉血压是指主动脉压。因为在大动脉中血压降落很小，故通常将在上臂测得的肱动脉压代表主动脉压。我国健康青年人在安静状态时的收缩压为 100～120mmHg，舒张压为 60～80mmHg，脉搏压为 30～40mmHg，平均动脉压在 100mmHg 左右。

动脉血压除存在个体差异外，还有性别和年龄的差异。女性在更年期前动脉血压比同龄男性的低。更年期后动脉血压升高。男性和女性的动脉血压都随年龄的增长而逐渐升高，收缩压的升高比舒张压的升高更为显著。正常人双侧上臂的动脉血压左高右低，相差 5～10mmHg。血压还存在昼夜波动的日节律。凌晨最低，上午和下午各有峰值，之后缓慢下降。

当血液从主动脉流向外周时，因不断克服血管对血流的阻力而消耗能量，血压也就逐渐降低。在各段血管中，血压降落的幅度与该段血管对血流的阻力的大小成正比。在主动脉和大动脉段，血压降落较小。如果主动脉的平均压为 100mmHg，则到直径为 3mm 的动脉处，平均压仍在 95mmHg 左右。到小动脉时，血流阻力大，血压降落的幅度也变大。在体循环中，微动脉段的血流阻力最大，血压降落也最为显著。如果微动脉起始端的血压为 85mmHg，则血液流经微动脉后压力降落 55mmHg，故在毛细血管起始端，血压仅为 30mmHg。

3. 高血压与临界高血压　以体循环动脉压增高为主要表现的临床综合征为高血压（hypertension），根据发病原因可分为原发性高血压和继发性高血压。1998 年 WHO 世界和世界高血压联盟（ISH）重新修订高血压诊断标准为：收缩压≥140mmHg 或舒张压≥90mmHg，这也是目前我国高血压的诊断标准。低血压尚无统一标准，一般把收缩压低于 90mmHg 或舒张压低于 60mmHg 定义为低血压。临界高血压是指血压值大于正常值范围，但未达到高血压的诊断标准。

4. 影响动脉血压的因素

（1）每搏输出量：如果每搏输出量增大，心缩期射入主动脉的血量增多，管壁所受的张力更大，收缩期动脉血压的升高更明显。由于动脉血压升高，血流速度加快，大动脉内增多的血量仍可在心舒期流至外周，到舒张期末，大动脉内存留的血量增加不多。因此，当每搏输出量增加而外周阻力和心率变化不大时，动脉血压的升高主要表现为收缩压的升高，舒张压升高不多，故脉压增大；反之，当每搏输出量减少时，则主要使收缩压降低，脉压减小。收缩压的高低主要反映心脏每搏输出量的多少。

（2）心率：如果心率加快，而每搏输出量和外周阻力都不变，由于心舒期缩短，在心舒期内流至外周的血液减少，心舒期末主动脉内存留的血量增多，舒张期血压升高。由于动脉血压升高可使血流速度加快，因此心缩期内可有较多的血液流至外周，收缩压升高不如舒张压升高显著，脉压减小；相反，心率减慢时，舒张压降低的幅度比收缩压降低的幅度大，故脉压增大。

（3）外周阻力：如果心输出量不变而外周阻力加大，则心舒期中血液向外周流动的速度减慢，心舒期末存留在主动脉中的血量增多，舒张压升高。在心缩期，由于动脉血压升高使血流速度加快，收缩压升高不如舒张压升高明显，脉压加大。舒张压的高低主要反映外周阻力的大小。

（4）主动脉和大动脉的弹性贮器作用：由于主动脉和大动脉的弹性贮器作用，动脉血压的波动幅度明显小于心室内压的波动幅度。

（5）循环血量和血管系统容量的比例：循环血量和血管系统容量相适应，才能使血管系统足够地充盈，产生一定的体循环平均充盈压。生理情况下，循环血量和血管容量相适应，血管系统充盈程度变化不大。失血后循环血量减少，若血管系统的容量改变不大，则体循环平均充盈压降低，动脉血压降低。

上述影响动脉血压的各种因素，都是在假设其他因素不变的前提下，分析某一因素发生变化时对动脉血压可能发生的影响。生理情况下动脉血压的变化，往往是各种因素相互作用的综合结果。

知识拓展　　　　　　　　高血压发病原因

高血压按照发病原因分类，主要分为原发性高血压（primary hypertension）和继发性高血压（secondary hypertension）。原发性高血压的发病原因不明确，是由复杂的基因和环境因素相互作用引起。目前已经发现与原发性高血压相关的基因，如肾素基因（REN）、血管紧张素原基因（AGT）和一氧化氮合酶基因（NOS）等。但是高血压的遗传基础尚未完全阐明。高血压与老化相关，老年人患有高血压的风险增高；环境因素也影响血压。高盐饮食和对盐敏感人群具有高血压的易患性；缺乏锻炼、肥胖和应激刺激以及抑郁都具有引起高血压的倾向；还有些因素，如过度摄入咖啡因和缺乏维生素D等。胰岛素抵抗也被认为是高血压的原因之一。此外，发生在早期的事件，如低体重、母亲吸烟和缺乏母乳喂养可能是成年后高血压的风险因素。继发性高血压具有明确的发病原因。肾脏疾病是最常见的原因。由于内分泌因素的改变引起高血压包括Cushing's综合征、甲状腺功能亢进、高醛固酮症和嗜铬细胞瘤等。其他引起高血压的原因包括睡眠呼吸暂停、怀孕、滥用药物等。

（二）动脉脉搏

在每个心动周期中，动脉内的压力发生周期性的波动。这种周期性的压力变化可引起动脉血管发生搏动，称为动脉脉搏。

1. 动脉脉搏的波形　用脉搏描记仪可以记录浅表动脉脉搏的波形。这种记录图形称为脉搏图。动脉脉搏的波形可因描记方法和部位的不同而有差别，但一般都包括以下几个组成部分。

（1）上升支：在心室快速射血期，动脉血压迅速上升，管壁被扩张，形成脉搏波形中的上升支。上升支的斜率和幅度受射血速度、心输出量以及射血所遇阻力的影响，射血遇到的阻力大，心输出量小，射血速度慢，则脉搏波形中上升支的斜率小，幅度也低；反之，射血所遇的阻力小，心输出量大，射血速度快，则上升支较陡，幅度也较大。大动脉的可扩张性减小时，弹性贮器作用减弱，动脉血压的波动幅度增大，脉搏波上升支的斜率和幅度也加大。主动脉瓣狭窄时，射血阻力高，脉搏波上升支的斜率和幅度都较小。

（2）下降支：心室射血的后期，射血速度减慢，进入主动脉的血量少于由主动脉流向外周的血量，故被扩张的大动脉开始回缩，动脉血压逐渐降低，形成脉搏波形中下降支的前段。随后，心室舒张，动脉血压继续下降，形成下降支的其余部分。在主动脉记录脉搏图时，其下降支上有一个切迹，称为降中峡。降中峡发生在主动脉瓣关闭的瞬间。因为心室舒张时室内压下降，主动脉内的血液向心室方向返流。这一返流使主动脉瓣很快关闭，返流的血液使主动脉根部的容积增大，并且受到闭合的主动脉瓣阻挡，发生一个返折波，因此在降中峡的后面形成一个短暂的向上的小波，称为降中波。动脉脉搏波形中下降支的形状可大致反映外周阻力的高低。外周阻力高时，脉搏波降支的下降速率较慢，切迹的位置较高。如果外周阻力较低，则下降支的下降速率较快，切迹位置较低，切迹以后下降支的坡度小，较为平坦。主动脉瓣关闭不全时，心舒期有部分血液倒流入心室。故下降支很陡，降中波不明显或者消失。

2. 动脉脉搏波的传播速度 动脉脉搏可以沿着动脉管壁向外周血管传播，其传播的速度远较血流的速度为快。动脉管壁的可扩张性越大，脉搏波的传播速度就越慢。

四、静脉血压和静脉回心血量

静脉在功能上不仅仅是作为血液回流心脏的通道，由于整个静脉系统的容量很大，而且静脉容易被扩张，又能够收缩，因此静脉起着血液储存库的作用。静脉的收缩或舒张可有效地调节回心血量和心输出量，以适应机体在各种生理状态时的需要。

（一）静脉血压

当体循环血液经过动脉和毛细血管到达微静脉时，血压下降至15~20mmHg。右心房作为体循环的终点，血压最低，接近于零。通常将右心房和胸腔内大静脉的血压称为中心静脉压（central venous pressure），而各器官静脉的血压称为外周静脉压（peripheral venous pressure）。中心静脉压的高低取决于心脏射血能力和静脉回心血量之间的相互关系。若心脏射血能力较强，能及时将回流入心脏的血液射入动脉，中心静脉压就较低；反之，心脏射血能力减弱时，中心静脉压就升高。另一方面，若静脉回流速度加快，中心静脉压也会升高。故在血量增加，全身静脉收缩，或因微动脉舒张而使外周静脉压升高等情况下，中心静脉压都可能升高。中心静脉压的正常变动范围为4~12cmH$_2$O。临床上在用输液治疗休克时，中心静脉压偏低或有下降趋势，常提示输液量不足；中心静脉压高于正常并有进行性升高的趋势，提示输液过快或心脏射血功能不全。

（二）重力对静脉压的影响

血管系统内的血液因受地球重力场的影响，产生一定的静水压。因此，各部分血管的血压除由于心脏做功外，还要加上该部分血管处的静水压。各部分血管静水压的高低取决于体位。在平卧时，身体各部分血管的位置大致都处在和心脏相同的水平，故静水压也大致相同。但当人体从平卧转为直立时，足部血管内的血压比卧位时高，其增高的部分相当于从足至心脏这段血柱高度形成的静水压，约90mmHg，而在心脏水平以上的部分，血管内的压力较平卧时为低，例如颅顶脑膜矢状窦内压可降至-10mmHg。重力形成的静水压的高低，对于处在同一水平上的动脉和静脉是相同的，但是它对静脉功能的影响远比对动脉功能的影响大。因为静脉较动脉有一明显的特点，即其充盈程度受跨壁压的影响较大。跨壁压是指血管内血液对管壁的压力和血管外组织对管壁的压力之差。一定的跨壁压是保持血管充盈膨胀的必要条件。跨壁压减小到一定程度，血管就不能保持膨胀状态，即发生塌陷。静脉管壁较薄，管壁中弹性纤维和平滑肌都较少，因此当跨壁压降低时就容易发生塌陷。此时静脉的容积也减小。当跨壁压增大时，静脉就充盈，容积增大。当人在直立时，足部的静脉充盈饱满，而颈部的静脉则塌陷。静脉的这一特性在人类特别值得注意。因为当人在直立时，身体中大多数容量血管都处于心脏水平以下，如果站立不动，由于身体低垂部分的静脉充盈扩张，可比在卧位时多容纳400~600ml血液，这部分血液主要来自胸腔内的血管。这样就造成体内各部分器官之间血量的重新分配，并导致暂时的回心血量减少，中心静脉压降低，每搏输出量减少和收缩压降低。后文将述及，这些变化会发动神经和体液的调节机制，使骨骼肌、皮肤和肾、腹腔内脏的阻力血管收缩以及心率加快，动脉血压可以恢复。

（三）静脉血流

1. 静脉对血流的阻力 单位时间内由静脉回流入心脏的血量等于心输出量。在静脉系统中，由微静脉至右心房的压力降落仅约15mmHg。可见静脉对血流的阻力很小，约占整个体循环总阻力的15%。静脉在血液循环中是将血液从组织引流回心脏的通道，并且起血液储存库的作用。小的血流阻力与静脉的功能是相适应的。

微静脉在功能上是毛细血管后阻力血管。毛细血管后阻力的改变可影响毛细血管血压，因为后者的高低取决于毛细血管前阻力和毛细血管后阻力的比值。微静脉收缩，使毛细血管后阻力升高，如果毛细血管前阻力不变，则毛细血管前阻力和毛细血管后阻力的比值变小，于是毛细血管血压升高，组织液的生成增多。因此，机体可通过对微静脉收缩状态的调节来控制血液和组织液之间的液体交换，并间接地调节循环血量。

由于静脉的跨壁压改变时可改变静脉的扩张状态，从而也改变静脉对血流的阻力。大静脉在处于扩张状态时，对血流的阻力很小；但当管壁塌陷时，因其管腔横截面由圆形变成椭圆形，横截面积减小，因此对血流的阻力增大。另外，血管周围组织对静脉的压迫也可增加静脉对血流的阻力。

2. 静脉回心血量及其影响因素　单位时间内的静脉回心血量（venous return）取决于外周静脉压和中心静脉压的差值以及静脉对血流的阻力。

（1）体循环平均充盈压：体循环平均充盈压是反映血管系统充盈程度的指标。实验证明，血管系统内血液充盈程度越高，静脉回心血量也就越多。当血量增加或容量血管收缩时，体循环平均充盈压升高。静脉回心血量也就增多；反之，血量减少或容量血管舒张时，体循环平均充盈压降低，静脉回心血量减少。

（2）心脏收缩力量：心脏收缩时将血液射入动脉，舒张时则可以从静脉抽吸血液。如果心脏收缩力量强，射血时心室排空较完全，在心舒期心室内压就较低，对心房和大静脉内血液的抽吸力量也就较大。右心衰竭时，射血力量显著减弱，心舒期右心室内压较高，血液淤积在右心房和大静脉内，回心血量明显减少。患者可出现颈外静脉怒张，肝充血肿大，下肢浮肿等特征。左心衰竭时，左心房压和肺静脉压升高，造成肺淤血和肺水肿。

（3）体位改变：当人体从卧位转变为立位时，身体低垂部分静脉扩张，容量增大，故回心血量减少。站立时下肢静脉容纳血量增加的程度可受到若干因素的限制，例如下肢静脉内的静脉瓣，以及下肢肌肉收缩运动和呼吸运动等因素。长期卧床的病人，静脉管壁的紧张性较低，可扩张性较高，加之腹腔和下肢肌肉的收缩力量减弱，对静脉的挤压作用减小，故由平卧位突然站起来时，可因大量血液积滞在下肢，回心血量过小而发生昏厥。

（4）骨骼肌的挤压作用：一方面，肌肉收缩时可对肌肉内和肌肉间的静脉发生挤压，使静脉血流加快；另一方面，因静脉内有瓣膜存在，使静脉内的血液只能向心脏方向流动而不能倒流。这样，骨骼肌和静脉瓣膜一起，对静脉回流起着"泵"的作用，称为"静脉泵"或"肌肉泵"。肌肉泵对于在立位情况下降低下肢静脉压和减少血液在下肢静脉内储留有十分重要的生理意义。

（5）呼吸运动：呼吸运动也能影响静脉回流。在第七章会详述，胸膜腔内压是低于大气压的，称为胸膜腔负压。胸腔内大静脉的跨壁压较大，故经常处于充盈扩张状态。在吸气时，胸膜容积加大，胸膜腔负压值进一步增大，使胸腔内的大静脉和右心房更加扩张，压力也进一步降低，因此有利于外周静脉内的血液回流入右心房。由于回心血量增加，心输出量也相应增加。呼气时，胸膜腔负压值减小，由静脉回流入右心房的血量也相应减少。呼吸运动对肺循环静脉回流的影响和对体循环的影响不同。吸气时，随着肺的扩张，肺部的血管容积显著增大，能储留较多的血液，故由肺静脉回流至左心房的血量减少，左心室的输出量也相应减少。呼气时的情况则相反。

五、微　循　环

微循环（microcirculation）是指微动脉和微静脉之间的血液循环。血液循环最根本的功能是进行血液和组织之间的物质交换。

（一）微循环的组成

典型的微循环由微动脉、后微动脉、毛细血管前括约肌、真毛细血管、通血毛细血管、动-静脉吻合支和微静脉等部分组成。这些血管组成三条不同的微循环血流通路。图 6-32 是一个典型的微循环单元。

（二）微循环的通路

1. 迂回通路 迂回通路由微动脉、后微动脉、毛细血管前括约肌、真毛细血管和微静脉构成。通路中真毛细血管数量多，横截面积大，血流速度慢；其管壁很薄，通透性大；迂回曲折，吻合成网，穿行于组织细胞之间，是物质交换的场所，又称营养性通路。微动脉管壁有较丰富的平滑肌，接受神

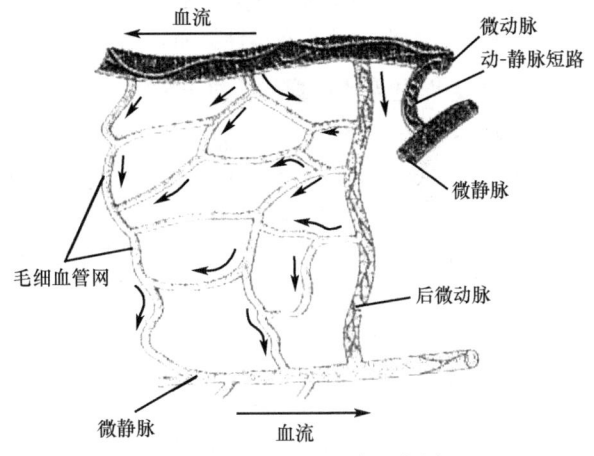

图 6-32 微循环组成示意图

经和体液因素的控制而舒缩，是控制微循环血流的"总闸门"。真毛细血管通常从后微动脉以直角方向分出。在真毛细血管起始后端通常有 1～2 个平滑肌细胞，形成一个环，即毛细血管前括约肌。该括约肌易受局部代谢产物调控，控制进入真毛细血管的血流量，在微循环中起"分闸门"的作用。微静脉是微循环的后阻力血管，构成控制微循环血流的"后闸门"。故微静脉的舒缩状态可影响毛细血管血压，从而影响组织液的生成与回流和静脉回心血量。

2. 直捷通路 直捷通路由微动脉、后微动脉、通血毛细血管和微静脉组成。直捷通路多见于骨骼肌的微循环，经常处于开放状态，血流速度较快，其主要功能在于使一部分血液能快速回心。

3. 动-静脉短路 动-静脉短路是由微动脉、动-静脉吻合支和微静脉构成。在人体某些部分的皮肤和皮下组织，特别是手指、足趾和耳廓等处，这类通路较多。动-静脉吻合支是在体温调节中发挥作用。当环境温度升高时，动-静脉吻合支开放增多，皮肤血流量增加，皮肤温度升高，有利于散热。环境温度低时，则动-静脉短路关闭，皮肤血流量减少，有利于保存体内的热量。动-静脉短路开放，会相对地减少组织对血液中氧的摄取。在感染性或中毒性休克时，动-静脉短路和直捷通路大量开放，大量微动脉血通过吻合支进入微静脉，未与组织细胞进行物质交换，加重组织缺氧。

（三）毛细血管的结构和通透性

毛细血管壁由单层内皮细胞构成，外面有基膜包围，总的厚度约 0.5μm，在细胞核的部分稍厚。内皮细胞之间相互连接处存在着细微的裂隙，成为沟通毛细血管内外的孔道。毛细血管内皮有四种主要类型。

1. 连续内皮 分布在皮肤、骨骼肌、平滑肌和心肌等多个器官组织。内皮细胞厚度为 0.1～0.2μm，细胞核处稍厚。细胞之间有紧密连接，其裂隙大小一般小于血浆蛋白质分子的大小，水、离子和小于血浆蛋白的溶质分子都可以通过。脂溶性物质如 O_2 和 CO_2 以及水分子可以直接通过内皮细胞的细胞膜和胞浆。另外，内皮细胞还有吞饮功能。

2. 有孔内皮 分布在胃肠黏膜、腺体、肾小球和肾小管周围毛细血管。这类内皮在 5%～50% 的面积上细胞厚度不到 0.05μm，并且有小孔。其余部分的结构与连续内皮相似。在肾小球毛细血管，管壁的小孔是直径为 50～60nm 的圆孔，小孔是开放的，外面被基膜覆盖。在胃肠黏膜和肾小管周围毛细血管，小孔被一层纤薄的隔膜封闭。有孔内皮对水和小的溶质的通透性高于连续内皮，但对血浆蛋白质的通透性仍很小。

3. 非连续内皮 分布在肝、骨髓、脾的血窦。内皮细胞的间隙可宽达 1μm，并且基膜也是不连续的。蛋白质和其他大分子可以自由通过这些间隙。

4. 紧密连接内皮 分布在中枢神经系统和视网膜。这类内皮细胞较高大，故毛细血管管壁较厚。内皮细胞之间都是紧密连接。内皮细胞内很少见到吞饮囊泡。水和脂溶性分子可直接通过细胞，一些离子和小分子非脂溶性物质，如葡萄糖和氨基酸，只能由特异的载体转运。

（四）毛细血管的数量和交换面积

人体全身约有 400 亿根毛细血管。不同器官组织中毛细血管的密度有很大差异，例如在心肌、脑、肝和肾，毛细血管的密度为每立方毫米组织 2500～3000 根；骨骼肌为每立方毫米组织 100～400 根；骨、脂肪、结缔组织中毛细血管密度较低。假设毛细血管的平均半径为 3μm，平均长度为 750μm，则每根毛细血管的表面积约为 14 000μm^2。由于微静脉的起始段也有交换功能，每根毛细血管的有效交换面积为 22 000μm^2。全身毛细血管（包括有交换功能的微静脉）总的有效交换面积将近 1000m^2。

（五）微循环的血流动力学

微循环中的血流一般为层流。血液在流经微循环血管网时血压逐渐降低。在直径为 8～40μm 的微动脉处，对血流阻力最大，血压降落也最大。到毛细血管的靠动脉端，血压为 30～40mmHg，毛细血管中段血压约为 25mmHg，至靠静脉端为 10～15mmHg。毛细血管血压的高低取决于毛细血管前阻力和毛细血管后阻力的比值。一般说来，当此比例为 5∶1 时，毛细血管的平均血压约为 20mmHg。这一比值增大时，毛细血管血压就降低；比值变小时毛细血管血压升高。某一组织中微循环的血流量与微动脉和微静脉之间的血压差成正比，与微循环中总的血流阻力成反比。由于在总的血流阻力中微动脉处的阻力占较大比例，故微动脉的阻力对血流量控制起主要作用。

测量一个器官的血流量时，在一定时间内其血流量是稳定的。在同一时间内不同微血管中的流速有很大差别，同一血管在不同时间内流速也有较大变化，是由于后微动脉和毛细血管前括约肌不断发生每分钟 5～10 次的交替性收缩和舒张，称为血管舒缩活动。后微动脉和毛细血管前括约肌收缩，其后的真毛细血管网关闭，舒张时真毛细血管网开放。在安静状态下，骨骼肌组织中在同一时间内只有 20%～35% 的真毛细血管处于开放状态。血管舒缩活动主要与局部组织的代谢有关。毛细血管关闭时，该毛细血管周围组织中代谢产物积聚，氧分压降低。代谢产物和低氧都能导致局部的后微动脉和毛细血管前括约肌舒张及真毛细血管网开放，于是局部组织内积聚的代谢产物被血流清除，后微动脉和毛细血管前括约肌又收缩，使毛细血管关闭。如此周而复始。当组织代谢活动加强时，愈来愈多的微动脉和毛细血管前括约肌发生舒张，使愈来愈多的毛细血管处于开放状态，从而使血液和组织、细胞之间发生交换的面积增大，交换的距离缩短。因此，微循环的血流量和组织的代谢活动水平相适应。

（六）血液和组织液之间的物质交换

组织和细胞之间的空间称为组织间隙，其中为组织液所充满。组织液是组织和细胞直接所处的环境。组织和细胞通过细胞膜和组织液发生物质交换。组织液与血液之间则通过毛细血管壁进行物质交换。因此，组织、细胞和血液之间的物质交换需通过组织液作为中介。血液和组织液之间的物质交换主要是通过以下几种方式进行的。

1. 扩散 扩散是指液体中溶质分子的热运动，是血液和组织液之间进行物质交换的最主要方式。毛细血管内外液体中的分子，只要其直径小于毛细血管壁的孔隙，就能通过管壁进行扩散运动。分子运动是可以向各个方向进行的杂乱运动，故当血液流经毛细血管时，血液内的溶质分子可以扩散进入组织液，组织液内的溶质分子也可以扩散进入血液。溶质分子在单位时间内通过毛细血管壁进行扩散的速率与该溶质分子在血浆和组织液中的浓度差、毛细血管壁对该溶质分子的通透性、毛细血管壁的有效交换面积等因素成正比，与毛细血管壁的厚度（即扩散距离）成反比。对于非脂溶性物质，毛细血管壁的通透性（紧密连接内皮除外）与溶质分子的大小有关，分子愈小，通透性愈大。

2. 滤过和重吸收　当毛细血管壁两侧的静水压不等时，水分子就会通过毛细血管壁从压力高的一侧向压力低的一侧移动。水中的溶质分子，如其分子直径小于毛细血管壁的孔隙，也能随同水分子一起滤过。另外，当毛细血管壁两侧的渗透压不等时，可以导致水分子从渗透压低的一侧向渗透压高的一侧移动。由于血浆蛋白质等胶体物质较难通过毛细血管壁的孔隙，因此血浆的胶体渗透压能限制血浆的水分子向毛细血管外移动；同样，组织液的胶体渗透压则限制组织液的水分子向毛细血管内移动。在生理学中，将由于管壁两侧静水压和胶体渗透压的差异引起的液体由毛细血管内向毛细血管外的移动称为滤过，而将液体向相反方向的移动称为重吸收。血液和组织液之间通过滤过和重吸收的方式发生的物质交换，与通过扩散方式发生的物质交换相比，仅占很小的一部分，但在组织液的生成中起重要的作用。

3. 吞饮　在毛细血管内皮细胞一侧的液体可被内皮细胞膜包围并吞饮（pinocytosis）入细胞内，形成吞饮囊泡。囊泡被运送至细胞的另一侧，并被排出至细胞外。

六、组织液的生成

组织液存在于组织、细胞的间隙内，绝大部分呈胶冻状，不能自由流动，因此不会因重力作用而流至身体的低垂部分；将注射针头插入组织间隙内，也不能抽出组织液。组织液凝胶的基质是胶原纤维和透明质酸细丝。组织液中有极小一部分呈液态，可自由流动。组织液中各种离子成分与血浆相同。组织液中也存在各种血浆蛋白质，但其浓度明显低于血浆。

1. 组织液的生成　组织液是血浆滤过毛细血管壁而形成的。液体通过毛细血管壁的滤过和重吸收取决于四个因素，即毛细血管血压（Pc）、组织液静水压（Pif），血浆胶体渗透压（πP）和组织液胶体渗透压（πif）。其中，Pc 和 πif 是促使液体由毛细血管内向血管外滤过的力量，而 πP 和 Pif 是将液体从血管外重吸收入毛细血管内的力量。滤过的力量即（Pc+πif）和重吸收的力量即（πP+Pif）之差，称为有效滤过压（effective filtration pressure）。单位时间内通过毛细血管壁滤过的液体量 V 等于有效滤过压与滤过系数 Kf 的乘积，即

$$V=Kf\,[(Pc+πif)-(πP+Pif)]$$

滤过系数的大小取决于毛细血管壁对液体的通透性和滤过面积。在毛细血管动脉端的有效滤过压为 10mmHg，液体滤出毛细血管；而在毛细血管静脉端的有效滤过压为负值，故发生重吸收。总的来说，流经毛细血管的血浆有 0.5%～2% 在毛细血管动脉端以滤过的方式进入组织间隙，其中约 90% 在静脉端被重吸收回血液，其余约 10% 进入毛细淋巴管，成为淋巴液。具体表现如图 6-33 所示。

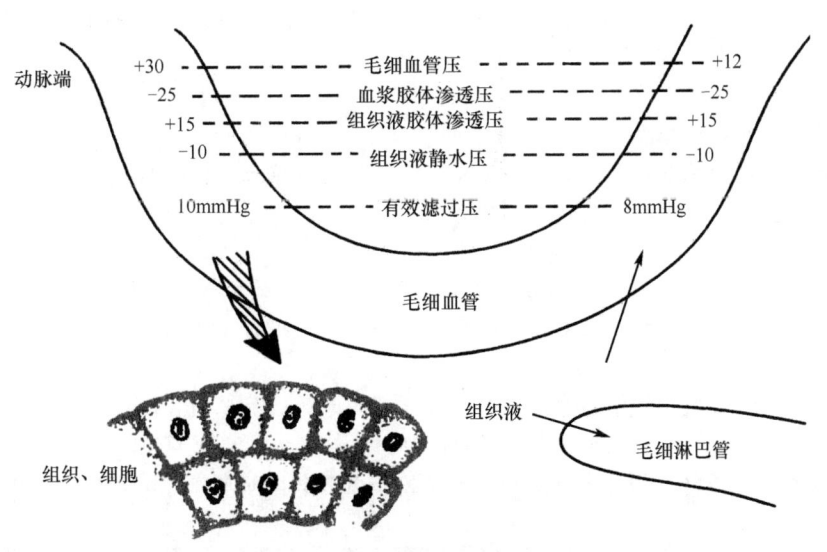

图 6-33　组织液生成与回流示意图

+表示液体滤出毛细血管的力量；-表示液体吸收回毛细血管的力量

2. 影响组织液生成的因素　在正常情况下，组织液不断生成，又不断被重吸收，保持动态平衡，血量和组织液量能维持相对稳定。如果这种动态平衡遭到破坏，发生组织液生成过多或重吸收减少，组织间隙中就有过多的液体潴留，形成水肿（edema）。上述决定有效滤过压的各种因素，都会使组织液生成增多，甚至引起水肿。

七、淋巴液的生成和回流

淋巴管系统（lymphatic system）是组织液向血液回流的一个重要的辅助系统，是由淋巴管、淋巴结、脾和胸腺等组成。毛细淋巴管以稍膨大的盲端起始于组织间隙，彼此吻合成网，并逐渐汇合成大的淋巴管。全身的淋巴液经淋巴管收集，最后由右淋巴导管和胸导管导入静脉。

1. 淋巴液的生成　组织液进入淋巴管，即成为淋巴液。在毛细淋巴管起始端，内皮细胞的边缘像瓦片般互相覆盖，形成向管腔内开启的单向活瓣。另外，当组织液积聚在组织间隙内时，组织中的胶原纤维和毛细淋巴管之间的胶原细丝可以将互相重叠的内皮细胞边缘拉开，使内皮细胞之间出现较大的缝隙。组织液包括其中的血浆蛋白质分子可以自由地进入毛细淋巴管。正常成人在安静状态下大约每小时有120ml淋巴液流入血液循环，其中约100ml经由胸导管，20ml经由右淋巴导管进入血液。以此推算，每天生成的淋巴液总量为2~4L，大致相当于全身血浆总量。组织液和毛细淋巴管内淋巴液的压力差是组织液进入淋巴管的动力。组织液压力升高时，能加快淋巴液的生成速度。

2. 淋巴液的回流及影响淋巴液回流的因素　毛细淋巴管汇合形成集合淋巴管。后者的管壁中有平滑肌，可以收缩。另外，淋巴管中有瓣膜，使淋巴液不能倒流。淋巴管壁平滑肌的收缩活动和单向瓣膜共同构成"淋巴管泵"，能推动淋巴流动。

淋巴液回流的生理功能，主要是将组织液中的蛋白质分子带回至血液中，并且清除组织液中不能被毛细血管重吸收的较大分子，以及组织中的红细胞和细菌等。小肠绒毛的毛细淋巴管对营养物质特别是脂肪的吸收起重要的作用。由肠道吸收的脂肪的80%~90%是经过这一途径被输送入血液的。淋巴液回流在组织液生成和重吸收的平衡中起着一定的作用。

案例 6-5

全民健身旨在全面提高国民体质和健康水平，以青少年和儿童为重点，倡导全民做到每天参加一次以上的体育健身活动，学会两种以上健身方法，每年进行一次体质测定。为纪念北京奥运会成功举办，国务院批准从2009年起，将每年8月8日设置为"全民健身日"。在健身中有动力性运动，如跑步和游泳等，还有静力性运动如蹲马步和静坐冥想等。当机体在运动时，血压是否会有变化呢？

问题：
1. 健身运动后血压会有哪些改变？
2. 在健身运动的数分钟、数小时和几天后，机体怎样维血压的稳态？
3. 不同类型降压药物的主要作用机制有哪些？

提示：
1. 动力性运动时，心脏收缩增强，收缩压明显升高，交感舒血管神经兴奋使外周血管扩张，舒张压变化较小。静力性运动时，后负荷增高，外周阻力显著增高，收缩压升高较小，舒张压明显增高。
2. 压力感受性反射和化学感受性反射参与短期的血压调节机制。体液因素和交感神经系统的共同参与长期的血压调节。肾脏通过影响体内细胞外液量参与调节动脉血压。
3. 目前高血压药物有钙离子拮抗剂、血管紧张素转化酶抑制剂、β受体阻断剂、利尿剂和中药等。

第五节 心血管活动的调节

人体在复杂多变的环境中从事各项活动,各组织和器官对血量的需求不断变化。机体通过神经、体液和自身等因素对心血管的功能活动进行调节,通过调节心脏活动的增强或减弱以改变心输出量;调节血管的收缩或舒张以维持适宜的外周阻力,进而使心输出量和各组织器官的供血量能满足不同情况下机体代谢的需要。

一、神 经 调 节

心肌和血管平滑肌均接受自主神经支配。机体对心血管活动的神经调节是通过各种心血管反射实现的。

(一) 心脏和血管的神经支配

1. 心脏的神经支配 支配心脏的传出神经主要为心交感神经 (cardiac sympathetic nerve) 和心迷走神经 (cardiac vagus nerve)。

(1) 心交感神经及其作用:心交感神经的节前纤维来自位于脊髓第 1~5 胸段中间外侧核的神经元,其轴突末梢释放的递质为 ACh,后者激活节后神经元膜上的 N 胆碱能受体。心交感神经节后神经元位于星状神经节或颈交感神经节内,其节后纤维支配心脏各个部分,包括窦房结、房室交界、房室束、心房肌和心室肌。

心交感神经节后纤维末梢释放去甲肾上腺素,兴奋心肌细胞膜上的 β_1 型肾上腺素能受体,激活腺苷酸环化酶,使细胞内 cAMP 的浓度升高,继而激活蛋白激酶和细胞内蛋白质的磷酸化过程,增加 Ca^{2+} 内流及促进肌质网释放 Ca^{2+},导致心率增快、收缩能力增强、传导速度加快,即正性的变时变力变传导作用。

(2) 心迷走神经及其作用:支配心脏的副交感神经节前纤维起源于延髓的迷走神经背核和疑核,行走于迷走神经干中,进入心脏后与心内神经节发生突触联系,释放的递质为 ACh。心迷走神经节后纤维支配窦房结、心房肌、房室交界、房室束及其分支,也有少量纤维支配心室肌。两侧心迷走神经对心脏的支配有差别,右侧迷走神经主要影响窦房结,左侧迷走神经主要影响房室交界。

神经或肌肉等组织维持一定程度的持续活动,称为紧张 (tonus)。心交感神经和心迷走神经平时都有一定程度的冲动发放,分别称为心交感紧张 (cardiac sympathetic tone) 和心迷走紧张 (cardiac vagal tone),两者可交互抑制。

(3) 支配心脏的肽能神经元:心脏中存在多种肽能神经纤维,它们释放的递质有神经肽 Y、血管活性肠肽、降钙素基因相关肽和阿片肽等。目前对于分布在心脏的肽能神经元的生理功能了解不多,已知血管活性肠肽对心肌有正性变力作用和舒张冠状血管的作用,降钙素基因相关肽有加快心率作用。

2. 血管的神经支配 除真毛细血管外,血管壁都有平滑肌分布,小动脉和微动脉较多。绝大多数血管平滑肌都接受自主神经的支配。支配血管平滑肌的神经纤维可分为缩血管神经纤维 (vasoconstrictor fiber) 和舒血管神经纤维 (vasodilator fiber) 两大类。

(1) 缩血管神经纤维:缩血管神经纤维都是交感神经纤维,故称为交感缩血管纤维。其节前神经元位于脊髓胸 1 至腰 3 节段灰质的中间外侧核,节后纤维末梢释放的递质为去甲肾上腺素。血管平滑肌细胞有 α 与 β_2 两类肾上腺素能受体。α 受体兴奋,血管平滑肌收缩;β_2 受体兴奋,则血管平滑肌舒张。去甲肾上腺素与 α 受体结合的能力比与 β_2 受体结合的能力强得多,故缩血管纤维兴奋时主要引起缩血管效应。体内几乎所有的血管平滑肌都受交感缩血管纤维支配,但不同部位的血管中缩血管纤维分布密度不同。皮肤血管中缩血管纤维分布最密,骨骼肌和内脏的血管分布次之,冠状血管和脑血管中分布较少。同一器官中,动脉中缩血管纤维的密度高于静脉;微动脉分布密度最高，毛细血管前括约肌则无神经纤维支配。

人体内多数血管只接受交感缩血管纤维的单一神经支配。在安静状态下，交感缩血管纤维持续发放1～3次/秒的低频冲动，称为交感缩血管紧张。这种紧张性活动使血管平滑肌保持一定程度的收缩状态。当交感缩血管紧张增强时，血管平滑肌进一步收缩；交感缩血管紧张减弱时，血管平滑肌收缩程度减低，血管舒张。在不同的生理状况下，交感缩血管纤维的放电频率在低于1次/秒到8～10次/秒的范围内变动，随之引起血管口径在很大范围内发生变化，从而调节不同器官的血流阻力和血流量。

（2）舒血管神经纤维：体内有少部分血管接受舒血管纤维支配。

1）交感舒血管神经纤维：动物实验发现，支配骨骼肌微动脉的交感神经中除有缩血管神经纤维外，还有舒血管神经纤维。其末梢释放ACh，作用于M受体，引起血管舒张，阿托品可阻断其效应。这类纤维的主要意义是在肌肉活动时为其提供更多的血流量。

2）副交感舒血管神经纤维：软脑膜血管接受来自面神经的副交感纤维支配，肝血管有来自于迷走神经的副交感纤维，外生殖器血管有来自盆神经的副交感纤维。副交感纤维末梢释放ACh，兴奋M受体，引起血管舒张。副交感舒血管神经纤维的活动主要对局部血流起调节作用，对循环系统总外周阻力影响很小。

3）脊髓背根舒血管神经纤维：皮肤伤害性感觉传入纤维在外周末梢处可发出分支。当皮肤受到伤害性刺激时，感觉冲动一方面沿传入纤维向中枢传导，另一方面可在末梢分叉处沿其他分支到达受刺激部位邻近的微动脉，使微动脉舒张，局部皮肤出现红晕。这种仅通过轴突外周部位完成的反应，称为轴突反射。

4）血管活性肠肽神经元：有些自主神经元内有血管活性肠肽（vasoactive intestinal polypeptide，VIP）和ACh共存。这些神经元兴奋时，其末梢一方面释放ACh，引起腺细胞分泌，另一方面释放血管活性肠肽，引起舒血管效应，使局部组织血流增加。

（二）心血管中枢

神经系统对心血管活动的调节是通过各种神经反射来实现的。心血管中枢（cardiovascular center）是指与心血管活动有关的神经元胞体集中的部位。控制心血管活动的神经元分布于中枢各级水平，它们各有不同功能，又互相密切联系，使心血管系统的活动协调一致，以适应整体功能活动的需要。

1. 延髓心血管中枢　动物实验中，在延髓上缘横断脑干后，动物的血压并无明显的变化，刺激坐骨神经引起的升压反射也仍存在；而在延髓和脊髓之间横断，动物血压则降低至40mmHg。可见，延髓是调节心血管活动的基本中枢。延髓心血管中枢包括四个功能部位。

（1）缩血管区：位于延髓腹外侧区的前部，包括心交感神经中枢和交感缩血管中枢。这些中枢神经元在平时都有紧张性活动，分别称为心交感神经紧张和交感缩血管紧张。

（2）心抑制区：即心迷走神经中枢，位于延髓的迷走神经背核和疑核，平时也有紧张性活动，称心迷走紧张。

（3）舒血管区：位于延髓腹外侧区的后部，该区的神经元在兴奋时可抑制缩血管区神经元的活动，导致交感缩血管紧张降低，血管舒张。

（4）传入神经接替站：指延髓孤束核通过中继来自各方面的信息而参与心血管活动的调节。孤束核一方面接受来自颈动脉窦和主动脉弓压力感受器、颈动脉体和主动脉体化学感受器、心肺感受器、骨骼肌感受器和肾脏等内脏感受器的传入，以及来自端脑、下丘脑、小脑、脑干其他区域和脊髓等处与心血管调节有关的核团的纤维投射，另一方面发出的纤维投射到心迷走中枢、交感缩血管中枢、脑桥臂旁核和下丘脑室旁核等区域，继而影响心血管活动。

2. 延髓以上部位的心血管中枢　在延髓以上的脑干部分以及大脑和小脑中，都存在与心血管活动有关的神经元。它们在心血管活动调节中所起的作用更加高级，表现为对心血管活动和机体其他功能之间的复杂整合作用。例如，下丘脑在机体的体温调节、摄食、水平衡和情绪反应等功能活动的整合中起着重要作用，在这些反应中都包含有相应的心血管活动的变化。动物实验发现，电刺激下丘脑的一些区域，可引起躯体肌肉以及心血管、呼吸和其他内脏活动的变化，这些变化往往是通过精细整合的，在生理功能上是相互协调的。

大脑的一些部位，特别是边缘系统中的某些结构，如颞极、额叶的眶面、扣带回的前部、杏仁核、隔区和海马等，能影响下丘脑和脑干等处心血管神经元的活动，并与机体的各种行为改变相协调。大脑皮层运动区兴奋时，除引起相应的骨骼肌收缩外，还能引起该骨骼肌的血管舒张。刺激小脑某些部位也可引起心血管活动的反应。

（三）心血管反射

1. 颈动脉窦和主动脉弓压力感受性反射 血压变化经压力感受器等反射弧活动而维持血压于稳态的反射称压力感受性反射（baroreceptor reflex）。即当动脉血压升高时，引起心率减慢，心肌收缩力降低，心输出量减少，总外周阻力降低，血压回降；反之，血压升高。

（1）压力感受器：压力感受性反射的感受装置是位于颈动脉窦和主动脉弓血管外膜下的感觉神经末梢（图6-34）。它属于牵张感受器，直接感受血管壁的机械牵张刺激，对波动的压力变化刺激尤为敏感。动脉血压升高时，动脉管壁被牵张的程度升高，感受器发放神经冲动增多。在一定范围内，压力感受器的传入冲动频率与动脉管壁的扩张程度成正比（图6-35）。在血压水平相同时，通常颈动脉窦比主动脉弓压力感受器更敏感。

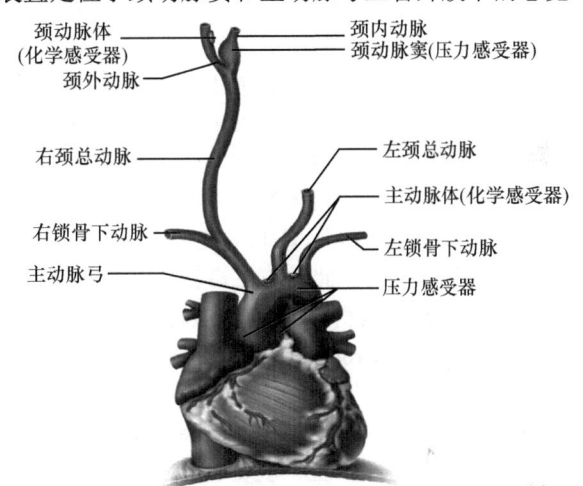

（2）传入神经及其与中枢的联系：颈动脉窦压力感受器的传入神经纤维组成窦神经；窦神经合并入舌咽神经，进入延髓孤束核。主动脉弓压力感受器的传入神经纤维加入迷走神经干，同样进入延髓孤束核。孤束核接受压力感受器等的传入冲动，经神经通路的信息传递可产生如下作用：①兴奋迷走中枢，使心迷走神经紧张性增强。②抑制心交感中枢和交感缩血管中枢的活动，同时与延髓内其他神经核团以及脑干其他部位的神经核团发生联系，使交感紧张减弱。

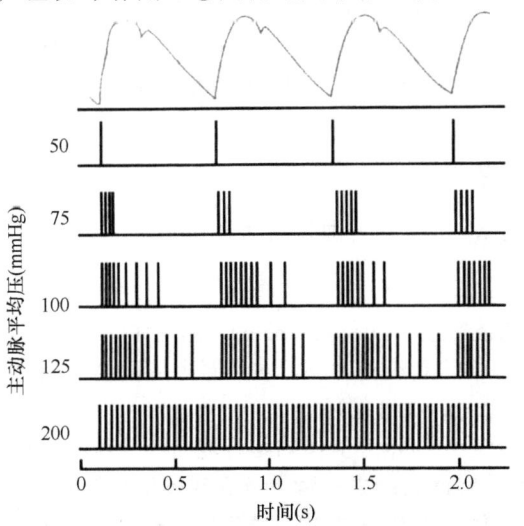

图 6-34 颈动脉窦区和主动脉弓区的压力感受器与化学感受器

（3）反射效应：动脉血压升高时，压力感受器传入冲动增多，通过中枢机制使心交感紧张和交感缩血管紧张减弱，心迷走紧张加强，结果心率减慢，搏出量及心输出量减少，外周血管阻力减小，血压回降；反之，血压降低导致反射减弱，血压回升。压力感受性反射的意义在短时间内快速调节动脉血压，维持动脉血压相对稳定。

图6-36为压力感受性反射功能曲线。人为改变颈动脉窦区的灌注压，可引起体循环动脉压的变化。由图6-36可见，压力感受性反射功能曲线的中间部分较陡，向两端渐趋平坦。这说明当窦

图 6-35 主动脉压的高低与颈动脉窦压力感受器传入冲动频率的关系

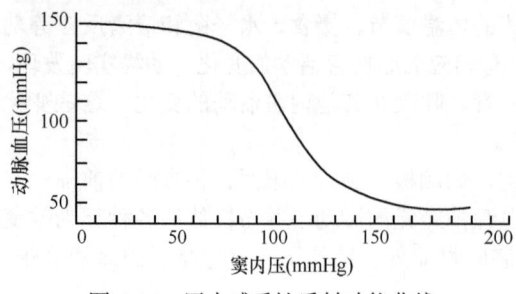

图 6-36　压力感受性反射功能曲线

内压在正常平均动脉压水平（大约 100mmHg）的范围内发生变动时，压力感受性反射最为敏感，纠正偏离正常水平的血压的能力最强；动脉血压偏离正常水平愈远，压力感受性反射纠正异常血压的能力愈低。

压力感受性反射是一种典型的负反馈调节机制，在心输出量、外周血管阻力和血量等发生突然变化的情况下，对动脉血压进行快速调节，使动脉血压不至发生过大的波动。压力感受性反射对动脉血压的调节设置一定的调定点（set point），作为调节动脉血压的参照水平。在生理情况下，调定点的水平就是平均动脉压正常值的水平。在慢性高血压患者或实验性高血压动物中，压力感受性反射功能曲线向右移位，这种现象称为压力感受性反射的重调定（resetting），表现为调定点的上移。高血压患者中压力感受性反射仍在行使其功能，但其工作范围发生了改变，使动脉血压维持在一个高于正常的水平。压力感受性反射重调定的机制比较复杂，重调定可发生在感受器的水平，也可发生在反射的中枢部分。

2. 颈动脉体和主动脉体化学感受性反射　颈动脉分叉处和主动脉弓区域存在颈动脉体（carotid body）和主动脉体（aortic body）。这些小体有丰富的血液循环，当动脉血液缺氧、CO_2 分压和 H^+ 浓度过高时，感受器兴奋，其感觉信号分别经窦神经（合并入舌咽神经）和迷走神经传入延髓孤束核，然后使延髓内呼吸神经元和心血管活动神经元的活动发生改变。化学感受性反射的效应主要是使呼吸加深加快，只在低氧、窒息、失血、动脉血压过低和酸中毒等情况下才明显调节心血管的活动，此时的主要意义在于重新分配血流量，优先保证重要器官的供血。

3. 心肺感受器引起的心血管反射　在心房、心室和肺循环大血管壁存在许多调节心血管活动的心肺感受器（cardiopulmonary receptor），其传入神经纤维走行于迷走神经干内，也有少数经交感神经进入中枢。在生理情况下，心房壁的牵张主要是由心房容量增多而引起的，故心房壁的牵张感受器又称容量感受器（volume receptor）。大多数心肺感受器受刺激时引起的效应是交感紧张减弱，心迷走紧张加强，导致心率减慢、心输出量减少、总外周阻力减小和动脉血压下降。

4. 躯体感受器引起的心血管反射　刺激躯体传入神经可引起各种心血管反射，反射的效应取决于感受器的性质、刺激强度和频率等因素。用弱至中等强度的低频电脉冲刺激骨骼肌传入神经，常引起降血压效应；而用高强度和高频率电刺激皮肤传入神经，则常引起升血压效应。

此外，刺激躯体传入神经，扩张肺、胃和膀胱等空腔器官以及挤压睾丸等，可引起心率减慢和外周血管舒张等效应。脑缺血可引起交感缩血管紧张显著加强，外周血管强烈收缩，动脉血压升高，即脑缺血反应（brain ischemia response）。

二、体液调节

心血管活动的体液调节是指血液和组织液中一些化学物质对心血管活动调节作用。

（一）肾上腺素和去甲肾上腺素

肾上腺素和去甲肾上腺素在化学结构上都属于儿茶酚胺（catecholamine）。循环血液中的肾上腺素和去甲肾上腺素主要由肾上腺髓质分泌，其中肾上腺素约占 80%，去甲肾上腺素约占 20%。交感神经末梢释放的递质—去甲肾上腺素也有一小部分进入血液循环。

肾上腺素和去甲肾上腺素对心血管的作用取决于它们与相应受体的结合能力和受体的分布。肾上腺素对 β_1 受体的亲和力最大，β_2 受体次之，α 受体最弱；去甲肾上腺素对 α 受体亲和力最大，其次是 β_1 和 β_2 受体。心肌细胞膜上有 β_1 和 β_2 受体（以 β_1 为主），骨骼肌和肝血管平滑肌细胞膜上以 β_2 受体占优势，皮肤、肾和胃肠道的血管平滑肌细胞膜上以 α_1 受体为主。肾上腺素能激活α受体和β受体。对心脏，肾上腺素兴奋β₁受体，产生正性变时变力变传导作用，心输出量增加，临床上用作强心药；对血管，肾上腺素引起β₂受体占优势的冠状血管、脑血管、骨骼肌血管和肝血管舒张，但使α受体占优势的皮肤、肾脏和胃肠道等处的血管收缩，故有重新分配血流量的作用，保证在应激状态下重要器官（如心脏和大脑）的血液供应，运动时也增加骨骼肌的供血量。

去甲肾上腺素主要激活α受体，也可激活β₁受体，但对β₂受体作用较弱。静脉滴注去甲肾上腺素可使全身血管广泛收缩，血压明显升高，故临床上用作升压药。在去甲肾上腺素引起的升压过程中，血管壁张力增加，加强对颈动脉窦和主动脉弓压力感受器的刺激，通过压力感受性反射使心率减慢的效应大于去甲肾上腺素对心脏的直接兴奋作用，故可使心率减慢。

（二）肾素-血管紧张素系统

肾素是由肾球旁细胞合成和分泌的一种酸性蛋白酶。肾素可使血浆中来自肝脏的血管紧张素原水解而产生一个十肽，称为血管紧张素Ⅰ（angiotensin Ⅰ，AngⅠ）。在血浆和组织中，特别是在肺循环血管内皮表面，存在有血管紧张素转换酶，可使AngⅠ水解而产生一个八肽，即血管紧张素Ⅱ（angiotensin Ⅱ，AngⅡ）。AngⅡ在血浆和组织中的血管紧张素酶A的作用下，成为七肽的血管紧张素Ⅲ（angiotensin Ⅲ，AngⅢ），见图6-37。

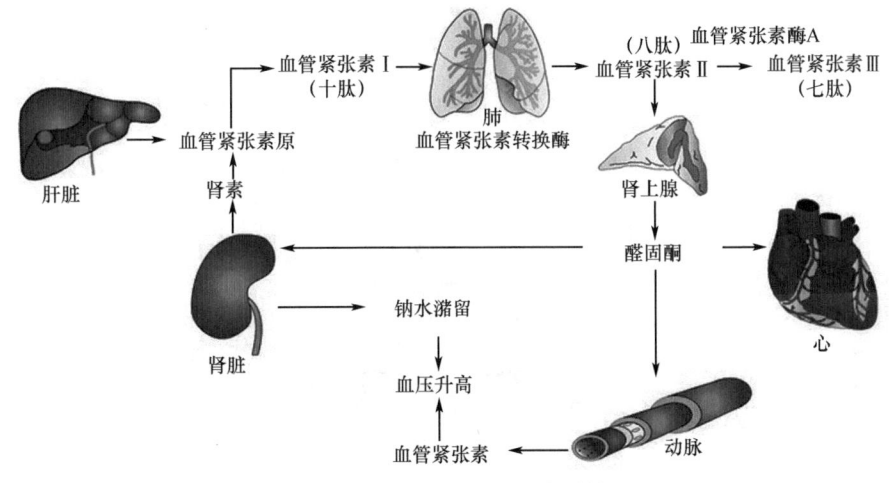

图6-37 肾素-血管紧张素系统

血管紧张素通过与细胞膜表面高度特异的血管紧张素受体（angiotensin receptor，AT receptor）结合而发挥生理作用。AT受体目前已发现有四种亚型，分别为AT1、AT2、AT3和AT4受体。AT1受体分布于人体的血管、心、肝、脑、肺、肾和肾上腺皮质等部位。AT2受体主要分布在人胚胎组织和未发育成熟的脑组织中，在成年人心肌部分脑组织中有少量分布。AT4受体广泛分布于哺乳动物的心血管、脑、肾、肺等处。

AngⅠ不具有生理活性。AngⅡ有广泛的作用：①兴奋血管平滑肌AngⅡ受体，使全身微动脉收缩，外周阻力增高；使静脉收缩，回心血量增加，心输出量增多，动脉血压升高；②作用于脑，加强交感缩血管中枢紧张；③作用于交感神经末梢，促进去甲肾上腺素的释放；④刺激肾上腺皮质球状带细胞合成和释放醛固酮，引起保钠保水，血量增多；⑤增强动物渴觉，导致饮水行为，血量增多。总之，AngⅡ的效应均与血压升高有关。AngⅢ的缩血管效应仅为AngⅡ的10%~20%，但其刺激肾上腺皮质合成和释放醛固酮的作用则较强。

新近研究发现，在心肌、血管平滑肌、骨骼肌、脑、肾和性腺等多种器官组织中均有肾素及血管紧张素原的基因表达，且这些组织富含血管紧张素转换酶（angiotensin-converting enzyme，ACE）和AngⅡ的受体，证实在心血管等器官组织中还存在相对独立的局部肾素-血管紧张素-醛固酮系统（renin-angiotensin-aldosterone system，RAS）。它们通过旁分泌和（或）自分泌方式直接调节心血管活动。局部 RAS 比循环 RAS 在心血管活动调节中起着更直接、更重要的生理与病理作用。心脏内局部 RAS 对心脏的主要作用包括：正性变力作用、致心肌肥大、调节冠状动脉阻力和抑制心肌细胞增长。血管内局部 RAS 的主要作用包括：舒缩血管、影响血管的结构和凝血系统功能。

（三）血管升压素

血管升压素（vasopressin，VP）由下丘脑视上核和室旁核的神经元合成，经下丘脑-垂体束运送至神经垂体储存，平时少量释放进入血液循环。

VP 具有 V_1 和 V_2 两种受体，前者主要分布在血管平滑肌细胞膜上，后者主要分布在肾集合管细胞膜上。V_1 受体兴奋，引起体内血管广泛收缩，脑血管不受影响，致体循环的总外周阻力增大。在正常情况下，VP 主要促进肾集合管对水的重吸收而起抗利尿效应；在禁水、失血等引起其血液浓度明显升高时，才表现升压效应。近年研究表明，即使在生理浓度范围内，VP 亦通过压力感受性反射参与维持血压的稳定。VP 在保持体内细胞外液容量和动脉血压的稳定中都有重要作用（图 6-38）。

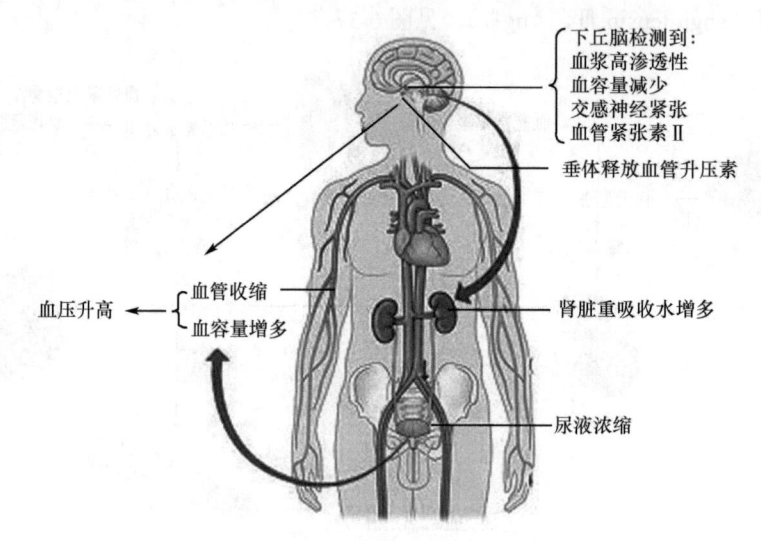

图 6-38 血管升压素的释放和作用

（四）血管内皮生成的血管活性物质

血管内皮细胞可以合成、释放多种血管活性物质，引起血管平滑肌舒张或收缩。

1. 舒血管物质 血管内皮合成的舒血管物质主要有前列环素和内皮舒张因子。内皮细胞内的前列环素合成酶可以合成前列环素 I_2（prostacyclin I_2，PGI_2），能够降低平滑肌细胞内 Ca^{2+} 浓度，使血管舒张。

多数人认为，内皮舒血管因子（endothelium-derived relaxing factor，EDRF）就是一氧化氮（nitric oxide，NO）。L-精氨酸在一氧化氮合酶（nitricoxide synthase，NOS）的作用下合成 NO。NO 可使血管平滑肌内的鸟苷酸环化酶激活，cGMP 浓度升高，Ca^{2+} 浓度降低，血管舒张。在脑内，NO 作用于延髓的心血管神经元，可降低交感缩血管紧张；在交感神经末梢部分，NO 可抑制去甲肾上腺素的释放；NO 可介导舒血管效应。血流对血管内皮的切应力、低氧、一些缩血管物质如去甲肾上腺素、VP、血管紧张素等可使内皮释放 NO，此外，ATP、ADP、P 物质、组胺、ACh 等也可使内皮释放 NO。

2. 缩血管物质 内皮细胞可生成多种缩血管物质，使血管收缩。其中，内皮素（endothelin，

ET）有三种异构体，即 ET_1、ET_2 和 ET_3，均由 21 个氨基酸残基构成，是已知最强烈的缩血管物质，具有强烈而持久的缩血管效应和促进细胞增殖与肥大的效应，并参与心血管细胞的凋亡、分化、表型转化等多种病理过程。

（五）激肽释放酶—激肽系统

激肽是一类具有舒血管活性的多肽类物质，最常见的有血管舒张素（kallidin）和缓激肽（bradykinin）。激肽释放酶（kallikrein）是体内的一类蛋白酶，可使某些蛋白质底物激肽原（kininogen）分解为激肽（kinin）。激肽释放酶可分为：①血浆激肽释放酶，使高分子量激肽原水解成为九肽的缓激肽；②组织激肽释放酶，使低分子量激肽原水解成为十肽的血管舒张素，后者可在氨基肽酶作用下脱去一个氨基酸而成为缓激肽。激肽可通过内皮释放 NO 而使血管平滑肌舒张，并增加毛细血管通透性，是已知最强烈的舒血管物质；但激肽对其他平滑肌的作用则是引起收缩。

激肽受体（kinin receptor）分为 B_1 和 B_2 两种亚型。B_1 受体可能介导激肽的致痛作用；B_2 受体存在于许多组织中，并与组胺受体有高度的同源性。缓激肽和血管舒张素是已知的最强烈的舒血管物质，使血管舒张，血压降低。在一些腺体器官中生成的激肽，可使器官局部的血管舒张，血流量增加。

激肽可被激肽酶Ⅰ去除 C-末端的一个氨基酸残基，或激肽酶Ⅱ去除 C-末端的两个氨基酸残基而代谢为无活性的片段。激肽系统与 RAS 系统功能密切相关。激肽酶Ⅱ与 ACE 是同一种酶，它既可降解激肽为无活性的片段，又能使 AngⅠ水解生成 AngⅡ。血浆激肽释放酶在离体条件下可将肾素原转变为肾素。

（六）心房钠尿肽

心房钠尿肽（atrial natriuretic peptide，ANP）是由心房肌等多种组织合成和释放的一类多肽。心房壁受牵拉可引起 ANP 释放。ANP 的作用如下：

1. 对肾脏的作用　ANP 使肾入球小动脉舒张，出球小动脉缩，肾毛细血管血流增多，血压升高，有效滤过压增大，原尿生成增多。抑制肾集合管对 Na^+ 和水的重吸收。对抗 VP 和醛固酮对水和 Na^+ 的重吸收作用，故具有很强的排 Na^+ 和排水作用。

2. 对心血管的作用　ANP 刺激心脏感受器，经迷走神经传入中枢，可使心交感神经紧张性降低，心活动减弱。ANP 同血管平滑肌细胞上的受体结合后，激活鸟苷酸环化酶，细胞内 cGMP 升高，进而激活蛋白激酶 C，阻断 Ca^{2+} 通道和增强钙泵活动使血管舒张；还通过抑制血管紧张素的活性，使血管紧张素Ⅱ生成减少而引起血管舒张，因而产生很强的降压作用。在生理情况下，当血容量增多、取头低足高的体位、身体浸入水中时，血浆心房钠尿肽浓度都会升高，并引起利尿和尿钠排出增多等效应。

（七）其他

1. 前列腺素　前列腺素（prostaglandin，PG）是一族活性强、种类多的二十碳不饱和脂肪酸。全身各部的组织细胞几乎都含有合成前列腺素的前体及酶，因此都能产生前列腺素。前列腺素按其分子结构的差别，可分为多种类型。前列腺素 E_2（PGE_2）和前列环素（PGI_2）具有强烈的舒血管作用，而前列腺素 $F_{2\alpha}$（$PGF_{2\alpha}$）则使静脉收缩。

2. 阿片肽　体内阿片肽（opioid peptide）有多种。垂体释放的 β-内啡肽和促肾上腺皮质激素一起被释放入血液。β-内啡肽进入脑内，作用于与心血管活动有关的核团，使交感紧张减弱，心迷走紧张增强，血压降低。脑啡肽也可作用于外周血管壁的阿片受体，引起血管舒张。此外，阿片肽还可作用于交感缩血管纤维末梢的接头前阿片受体，使去甲肾上腺素释放减少。

3. 组胺　组胺（histamine）是由脱羧酶催化组氨酸生成的。许多组织，特别是皮肤、肺和肠黏膜的肥大细胞中含有大量的组胺。当组织受到损伤或发生炎症和过敏反应时，都可释放组胺。

组胺有强烈的舒血管作用，并能使毛细血管和微静脉管壁的通透性增加，组织液生成增多，导致局部水肿。

4. 血管活性肠肽 血管活性肠肽可使体内大多数血管扩张，对冠状动脉和脑血管的舒张作用尤为明显，使局部器官血流阻力降低，血流量明显增多。

5. 降钙素基因相关肽 降钙素基因相关肽（calcitonin-gene-related peptide）是一种神经多肽，现研究表明该物质具有强烈的扩张血管的作用。

6. 肾上腺髓质素 肾上腺髓质素具有强大的舒张外周血管、刺激 NO 生成和释放、抑制内皮素和血管紧张素Ⅱ的缩血管作用，使外周阻力减小，血压降低。

7. 尾升压素Ⅱ 尾升压素Ⅱ（urotensin Ⅱ，UⅡ）最早是从鱼尾部下垂体中分离出来的神经环肽，包括 UⅠ和 UⅡ两型，UⅡ是已知最强的缩血管活性肽。

8. 细胞因子 白细胞介素家族中的成员可扩张血管，增加毛细血管的低透性，调节心血管功能。脂肪组织产生特异的脂肪细胞因子，如瘦素、脂联素和抵抗素等，参与调控心血管活动。

9. 生长因子 胰岛素样生长因子-1（insulin-like growth factor-1，IGF-1）可促进心肌生长，增强心肌收缩力刺激血管平滑肌细胞增殖，促进血管舒张。血管内皮生长因子促进血管内皮增生，使血管扩张和增加毛细血管的通透性。

10. 气体信号分子 人和哺乳动物细胞合成和释放内源性一氧化碳（carbon monoxide，CO）。CO 透过各种生物膜，产生舒血管作用。硫化氢（hydrogen sulfide，H_2S）在体内是以 L-半胱氨酸为底物经酶催化而产生。以脑组织生成最多，其次为血管、心、肝和肾。生理浓度的 H_2S 具有舒张血管、维持正常血压稳态的作用；对心肌组织具有负性肌力作用，降低中心静脉压。H_2S 还可以浓度依赖性地抑制血管平滑肌细胞的增殖。

11. 激素 肾上腺糖皮质激素能增强心肌的收缩力，胰岛素对心脏有直接的正性变力作用，胰高血糖素对心脏有正性变力与变时作用，甲状腺激素能增强心室肌的收缩和舒张功能、加快心率、增加心输出量和心脏做功量等。

三、自身调节

心脏的自身调节已于前述。在没有外来神经和体液因素的作用下，局部血管依赖自身舒缩活动而实现对局部血流量的调节，称为血管的自身调节，一般认为主要有以下两类。

1. 代谢性自身调节 局部组织中，多种代谢产物（如 CO_2、H^+、腺苷和 ATP 等）积聚或氧分压降低，使局部血管舒张，血流量增多。由此，组织获取了较多的氧，代谢产物被血流带走，局部血管又转为收缩，是负反馈自身调节。各组织器官代谢活动愈强，耗氧愈多，血流量也就愈多。

2. 肌源性自身调节 许多血管平滑肌本身经常保持一定的紧张性收缩，称为肌源性活动。当供应某一器官的血液灌注压突然升高时，由于血管跨壁压增大，血管平滑肌受到牵张刺激而使其肌源性活动加强，增大器官的血流阻力，使器官的血流量不致因灌注压升高而增多，以保持器官血流量的相对稳定。肌源性自身调节可见于肾、脑、心、肝、肠系膜和骨骼肌的血流量调节。

四、动脉血压的短期调节和长期调节

动脉血压的神经反射调节主要是对在短时间（数秒至数分钟）内发生的血压变化起调节作用。压力感受性反射和化学感受性反射参与短期的血压调节机制。

较长时间内（数小时、数天、数月或更长）的血压调节，需要体液因素和交感神经系统的共同作用。另外，肾脏可以通过对体内细胞外液量的调节而对动脉血压起调节作用，也称为肾-体液控制机制（renal-body fluid mechanism）。

总之，心血管中枢、传出神经和多种体液因素相互联系和制约，共同调节心血管活动，使其与机体的整体功能协调一致。

五、神经和体液因素在心血管活动调节中的交互作用

神经和体液调节在心血管活动调节中通过交互作用，调整心血管活动，使其适应机体的需要。

心交感和心迷走神经对心脏活动具有交互调节，心迷走神经抑制心脏活动，心交感神经加强心脏活动，对心脏活动进行双重神经支配。另外，心交感神经兴奋时，心迷走神经抑制，反之亦然，二者交互抑制。

神经和体液调节对心泵功能进行交互调节，安静状态下，心迷走中枢紧张性占优势，心迷走神经传出冲动增多，使心率减慢，心肌收缩力减弱，心输出量减少，器官灌注压较低。大失血时，心交感中枢兴奋，交感神经传出冲动增多；同时交感神经-肾上腺髓质系统兴奋，下丘脑-腺垂体-肾上腺皮质系统活动增强，促肾上腺皮质激素和糖皮质激素分泌增多，心脏对肾上腺素和去甲肾上腺素的敏感性增高，肾素-血管紧张素-醛固酮系统增加肾脏对水的重吸收。上述神经调节与体液调节通过交互作用，最终引起心率加快，心肌收缩力增强，心输出量增多，使心脏的泵功能更适应机体大失血的状态。

神经和体液调节对血管收缩/舒张的交互调节，交感缩血管神经节后纤维末梢释放去甲肾上腺素，心交感神经作用于肾上腺髓质，调节肾上腺素和去甲肾上腺素的释放。去甲肾上腺素主要作用于 α 受体，可使除冠脉外全身各器官血管收缩；肾上腺素引起 $β_2$ 受体占优势的冠状血管、脑血管和骨骼肌血管舒张，但使 α 受体占优势的皮肤、肾脏和胃肠道等处的血管收缩。肾上腺素增加心肌代谢水平，产生大量腺苷，也促使心冠脉血管舒张。上述神经和体液调节的交互作用，使机体血管的收缩和舒张程度更好地适应内外环境的变化。

知识拓展   **人工智能在心血管领域中的应用**

人工智能（artificial intelligence，AI）是通过特定的计算程序，将收集的大数据进行分析处理后做出决策，进而模拟、延伸和扩展人的智能的技术科学。目前，人工智能在心血管领域中的应用研究可应用于解析心血管的生理功能，预测心血管疾病风险，研发心血管疾病的预防策略、探索早期诊断指标和新型治疗方法等方面。通过采用机器学习算法，对心血管疾病的风险指标、电子病历中的临床表型相关参数、医学影像学的检测参数和心电图的检测参数等进行分类、识别和预测等处理，进而得出在临床上可以借鉴的决策，有助于进一步改进心血管疾病的诊断、风险预测、预防和治疗方法，促进精准个体化地诊断和治疗，改善患者预后。未来在心血管领域相关的大数据范围将从临床参数扩展到基础研究，包括基因组、蛋白质组和微生物组等，同时结合大数据的时间窗与空间窗，在此基础上，与生物信息和生物工程等多学科的技术进行交叉融合，必将在心血管疾病的预防、诊断和治疗等方面有重大的突破。同时，人工智能在医学领域方面应用的伦理等问题，还需要进一步地完善和规范。

第六节　器官循环

体内各器官的血流量，与该器官的动、静脉压之间的压力差成正比，与该器官的血流阻力成反比。下面主要讨论冠脉循环、肺循环和脑循环。

一、冠脉循环

（一）解剖特点

冠脉循环（coronary circulation）是指心脏的血液循环。心脏的血液供应来自左、右冠状动脉。冠状动脉主干走行于心脏的表面，其小分支常以垂直于心脏表面的方向穿入心肌，并在心内膜下层分支成网。这种分支方式使冠脉血管容易在心肌收缩时受到压迫。多数人的左冠状动脉主要供应左心室的前部，由冠状窦回流入右心房；右冠状动脉主要供应左心室的后部和右心室，经

较细的心前静脉回流入右心房。心肌的毛细血管网极为丰富,毛细血管数和心肌纤维数的比例为1∶1,有利于心肌与冠脉血液进行物质交换。吻合冠状动脉之间的侧支较细小,血流量很少,因而当冠脉突然阻塞时,不易很快建立侧支循环,可导致心肌梗死。

(二)生理特点

1. 途径短,血压高 冠状动脉直接开口于主动脉根部,且冠脉循环的途径短,血压高,血流快,循环周期只需几秒钟。

2. 血流量大 在安静状态下,人冠脉血流量(coronary blood flow,CBF)约为每百克心肌60～80ml/min,总的冠脉血流量约为225ml/min,占心输出量的4%～5%。当心肌活动加强,冠脉达到最大舒张状态时,CBF为每100g心肌300～400ml/min,是安静时的5倍左右。

3. 心肌摄氧能力强 一般情况下,100ml动脉血含氧量为20ml,经过组织换气后,动脉血变为静脉血,含氧量降低。100ml动脉血流经心脏后,静脉血含氧量仅为8ml,其中65%～70%的氧被心肌摄取。当机体活动增强,耗氧量增多,心肌需要更多的氧气,主要依赖增加血流量。冠脉循环供血不足时,极易出现心肌缺氧。

4. 血流量受心肌收缩的影响 冠脉循环的阻力血管主要分布于心肌纤维之间,心肌收缩时冠脉受压,血流阻力增大,血流量减少;心肌舒张时,冠脉受压解除,血流量增加。在左冠状动脉非常明显,心舒期冠脉血流量大于心缩期。由于左心室肌厚度大,在等容收缩期,对左冠状动脉产生强烈压迫,使左冠状动脉血流急剧减少,甚至出现血液倒流;在左心室快速射血期,主动脉压急剧升高,冠脉血压随着升高,冠脉血流量增加;到减慢射血期,主动脉压有所下降,冠脉血流量也有所下降;在等容舒张期,心肌对冠脉血管压迫骤然解除,对血流阻力急剧减小,此时主动脉压仍较高,故冠脉血流量突然增加,到舒张早期达到高峰,然后随主动脉压下降而逐渐回降。右冠脉血流量也随右心室的舒缩活动而发生改变,不如左心室明显。在整个心动周期中,心舒期冠脉血流量大于心缩期。主动脉舒张期血压的高低和心脏舒张期的长短是决定冠脉血流量的重要因素(图6-39)。

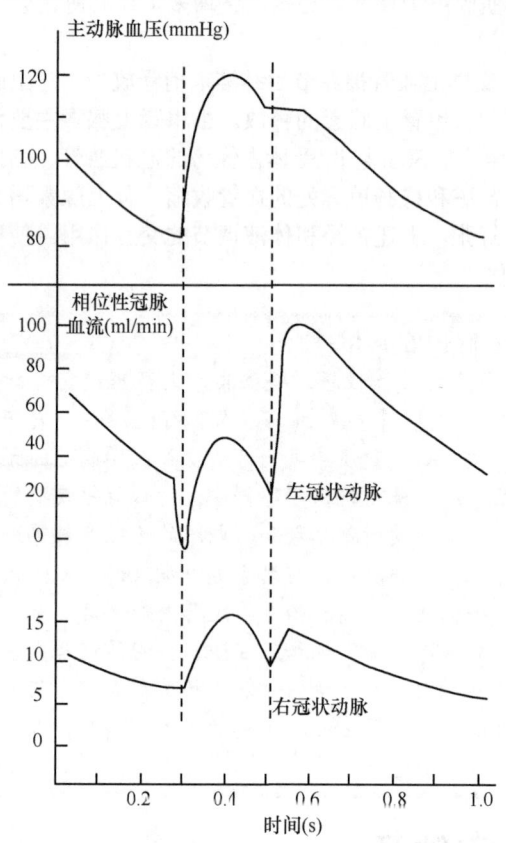

图6-39 一个心动周期中左、右冠脉血流变化情况

(三)冠脉血流量的调节

影响冠脉血流量的因素主要是心肌代谢水平。交感和副交感神经也支配冠脉,但它们的调节作用是次要的。

1. 心肌代谢水平对冠脉血流量的影响 冠脉血流量和心肌代谢水平成正比。心肌收缩的能量来源几乎完全依靠有氧代谢,心肌代谢增强时,冠脉血流量可突然增多。在肌肉运动、精神紧张时,心肌代谢增强,耗氧量增加,局部组织中氧分压降低。ATP分解为ADP和AMP,后者进一步分解产生腺苷。腺苷可强烈地舒张小动脉,其他代谢产物如H^+、CO_2、乳酸、缓激肽和PGE等也有舒张冠脉的作用。

2. 神经调节 冠状动脉受迷走神经和交感神经支配。迷走神经兴奋引起冠脉舒张;但同时使心率减慢，心肌代谢减弱，抵消其直接舒张冠脉的作用。心交感神经兴奋，激活冠脉平滑肌的α和$β_2$受体，以血管收缩为主；但此时心率加快，心肌收缩加强，耗氧量增加，代谢产物增多，交感神经收缩冠脉的作用被代谢产物舒张冠脉的作用所掩盖，故总作用表现为冠脉舒张，冠脉血流量增加。

3. 体液调节　肾上腺素和去甲肾上腺素可增强心肌代谢，使冠脉舒张，冠脉血流量增加，也可直接作用于冠脉α和$β_2$受体，引起冠脉的收缩或舒张。甲状腺激素增多时，心肌代谢增强，可使冠脉扩张，血流量增多。大剂量VP、血管紧张素可使冠脉收缩，冠脉血流量减少。

总之，在冠脉血流量调节中，代谢因素是主要的，心肌代谢水平的高低决定着冠脉血流量的多少。

二、肺　循　环

肺循环的功能是使血液在流经肺泡时与肺泡气之间进行气体交换。

（一）肺循环的生理特点

肺动脉的分支短而粗，管壁薄，易于扩张，总横截面积大，肺血管处于胸内负压环境，血流阻力小。肺动脉压约为主动脉压的1/6～1/5，平均肺动脉压约为13mmHg。由于肺毛细血管的压力7mmHg低于血浆胶体渗透压，故肺组织基本上没有组织液。左心衰竭时，肺静脉压及肺毛细血管压升高，组织液生成增多而形成肺水肿。

肺部平静时的血容量约为450ml，约占全身血量的9%。肺血容量在用力呼气时可减少至约200ml，而在深吸气时可增加到约1000ml。在呼吸周期中，血压可出现波动，称为动脉血压的呼吸波。

（二）肺循环血流量的调节

1. 神经调节　肺循环血管受交感神经和迷走神经控制。刺激交感神经直接引起肺血管收缩和血流阻力增大。在整体情况下，体循环的血管收缩，将一部分血液挤入肺循环，肺循环血容量增加。刺激迷走神经可使肺血管轻度舒张，肺血流阻力稍下降。

2. 肺泡气的氧分压　肺泡气氧分压可显著地影响肺血管的舒缩活动。当一部分肺泡气的氧分压降低时，肺泡周围的微动脉收缩，CO_2有协同作用。低氧的这种效应使肺泡血流量得到有效的分配，即通气不好的肺泡血流量减少，而通气好、氧分压高的肺泡血流量增加，提高肺换气效率。

3. 血管活性物质对血管的影响　肾上腺素、去甲肾上腺素、血管紧张素Ⅱ、血栓素A_2、组胺、5-羟色胺和前列腺素$F_{2α}$等能使肺循环的微动脉收缩；而前列环素和ACh等可引起肺血管舒张。

三、脑　循　环

（一）脑循环的特点

脑的重量虽仅占体重的2%，但其血流量却占心输出量的15%左右，约达750ml/min；脑组织耗氧量占整个机体耗氧量的20%。脑组织代谢水平高，依赖血中的葡萄糖供能。脑组织对缺血和缺氧的耐受性较低。脑血管的舒缩程度小，血流量变化较小。由于血-脑脊液屏障和血-脑屏障存在的缘故，许多物质不易进入脑组织。

（二）脑血流的调节

1. 自身调节　脑血流量与脑动、静脉之间的压力差成正比，与脑血管阻力成反比。影响脑血流量的主要因素是颈动脉压。动脉血压降低或颅内占位性病变等引起的颅内压升高，可引起脑血流量减少。当平均动脉压变动于60～140mmHg时，通过脑血管的自身调节即可保持脑血流量的相对恒定；平均动脉压低于60mmHg时，脑血流量明显减少；平均动脉压高于140mmHg时，脑血流量显著增加。

2. CO_2 和 O_2 分压对脑血流量的影响 血液 CO_2 分压升高时，使细胞外液 H^+ 浓度升高而引起脑血管扩张，血流量增加。过度通气时，CO_2 呼出过多，动脉血 CO_2 分压过低，脑血流量减少。低氧能使脑血管舒张，而 O_2 分压升高可引起脑血管收缩。

3. 脑的代谢对脑血流的影响 在同一时间内，脑不同部位的血流量不同。各部分的血流量与该部分组织的代谢活动成正比。通过代谢产物如 H^+、K^+ 和腺苷的聚积以及氧分压降低等，引起脑血管舒张。

4. 神经调节 脑血管接受交感缩血管神经纤维和副交感舒血管神经纤维的支配，但神经对脑血管活动的调节作用很小。

5. 一氧化氮（NO） 血液中一些活性物质如 ACh、缓激肽、组胺和 ATP 等可通过使脑血管内皮产生 NO 而引起脑血管舒张。

（三）脑脊液的生成与吸收

脑脊液存在于脑室系统、脑周围的脑池和蛛网膜下腔内，相当于脑和脊髓的组织液和淋巴。成人脑脊液总量约 150ml，主要由脑室脉络丛上皮细胞和室管膜细胞分泌，亦有少量来自软脑膜血管和脑毛细血管滤出的液体。脑脊液主要通过蛛网膜绒毛进入硬膜静脉窦，每天生成与吸收的脑脊液量约为 800ml。正常人取卧位时，脑脊液压平均为 10mmHg。

脑脊液的功能有：①当脑受到外力冲击时，可因脑脊液的缓冲减少脑的震荡；②作为脑和血液之间进行物质交换的媒介；③浮力作用而使脑的重量减轻到仅 50g 左右，减轻对颅底部神经及血管的压迫；④回收蛋白质。

（四）血-脑脊液屏障和血-脑屏障

脑脊液与血浆的成分不同。脑脊液中含蛋白质极少，葡萄糖含量为血浆的 60%，K^+、HCO_3^- 和 Ca^{2+} 的浓度比血浆低，但 Na^+ 和 Mg^{2+} 的浓度较血浆高。提示主动转运参与脑脊液形成，而且血中大分子物质难以进入脑脊液。在血液与脑脊液之间存在血-脑脊液屏障，其结构基础由无孔的毛细血管壁和脉络丛中的特殊载体系统组成，对不同物质的通透性不同，O_2 和 CO_2 等脂溶性物质可很容易通过屏障，但离子的通透性很低。血液与脑组织之间也有一道屏障，可限制物质在血液和脑组织之间的自由交换，称为血-脑屏障。其结构基础是毛细血管内皮细胞、基膜和星状胶质细胞的血管周足。脂溶性物质如 O_2、CO_2、某些麻醉药和乙醇等，很容易通过此屏障；而不同的水溶性物质其通透性则不同。葡萄糖和氨基酸的通透性较高，而甘露醇、蔗糖及许多离子的通透性则很低，甚至不能通透。下丘脑第三脑室和第四脑室的一些室周区（称为室周器）是血-脑屏障相对薄弱的脑区。软脑膜分隔脑脊液和脑组织，室管膜和软脑膜有很高的通透性，临床上，可将不易透过血-脑屏障的药物直接注入脑脊液。

（张义伟 殷盛明）

思 考 题

1. 简述体循环的主要途径。
2. 心脏四腔的入口和出口。
3. 肝门静脉的组成和属支。
4. 心肌细胞动作电位的分期及各期的特点是什么？
5. 生理情况下，心脏的节律是怎样产生的？
6. 心的传导系统的构成和功能。
7. 根据心脏泵血功能的调节原理设计治疗心力衰竭的药物。
8. 根据动脉血压形成及其影响因素思考如何设计抗高血压药物？
9. 如何利用单细胞测序、人工智能和生物信息学等多学科的新兴领域的前沿知识，更好地解析心血管活动的功能，进行心血管相关疾病的药物研发？

第七章 呼吸系统

【学习目标】

掌握：肺通气的动力；呼吸膜对肺换气的影响；肺通气/血流比值的概念及其对肺换气的影响；胸膜腔负压形成原理及其生理作用，肺表面活性物质的生理作用；气体运输的主要形式；二氧化碳、氧和氢离子对呼吸活动的影响；肺牵张反射。

熟悉：呼吸的概念、意义及基本过程；呼吸运动的原理与类型；弹性阻力的来源；氧解离曲线的生理意义；延髓呼吸中枢和脑桥呼吸中枢对呼吸运动的调节。

了解：肺通气的非弹性阻力，呼吸道的基本结构与功能，肺循环的特点，人工呼吸，呼吸肌的本体感受性反射，低气压和高气压对呼吸的影响。

机体与外界环境之间的气体交换过程，称为呼吸（respiration）。通过呼吸，机体不断地从大气中摄取所需要的 O_2，并排出代谢产生的 CO_2。因此呼吸是维持机体正常生命活动和内环境稳定的基本生理过程之一，一旦呼吸停止，生命也将终止。呼吸全过程由以下三个相互衔接并且同时进行的环节来完成（图 7-1）。

1. 外呼吸 外呼吸（external respiration）包括肺通气（pulmonary ventilation）和肺换气（gas exchange in lungs）。肺通气是指肺与外界环境之间的气体交换过程。肺换气是肺泡与肺毛细血管之间的气体交换过程。

2. 气体在血液中的运输 通过血液循环把 O_2 及时运送到全身细胞、组织、器官，又把机体代谢产生的 CO_2 运送到肺而排出体外。

3. 内呼吸 内呼吸（internal respiration）即血液与组织细胞之间的气体交换过程，也称为组织换气（gas exchange in tissues）。组织换气有时也将细胞内的氧化过程包括在内。

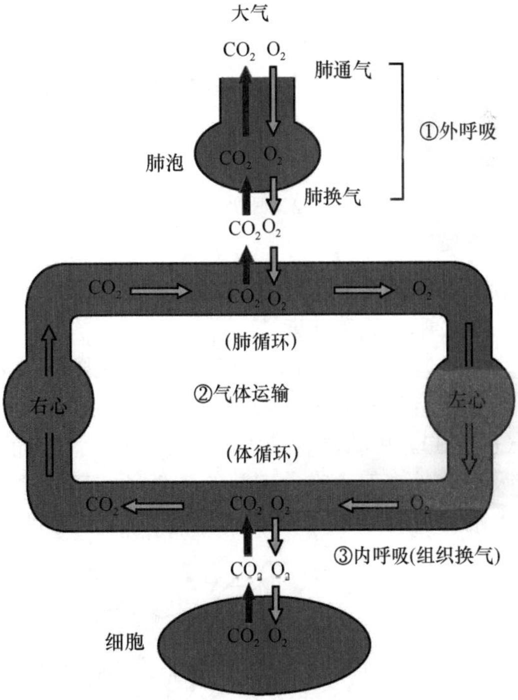

图 7-1 呼吸全过程示意图

可见，呼吸过程除呼吸系统参与外，还需要血液循环系统的配合，这种协调配合，以及呼吸功能与机体代谢水平的相互适应都受到神经和体液因素的调节。

第一节 呼吸系统的组成和结构

呼吸系统（respiratory system）由呼吸道和肺两部分组成（图 7-2）。呼吸道包括鼻、咽、喉、气管和各级支气管，通常将鼻、咽、喉称为上呼吸道，将气管和各级支气管称为下呼吸道。肺是进行气体交换的器官，由肺实质和肺间质组成，前者包括支气管树和肺泡，后者包括结缔组织、血管、淋巴管、淋巴结和神经等。

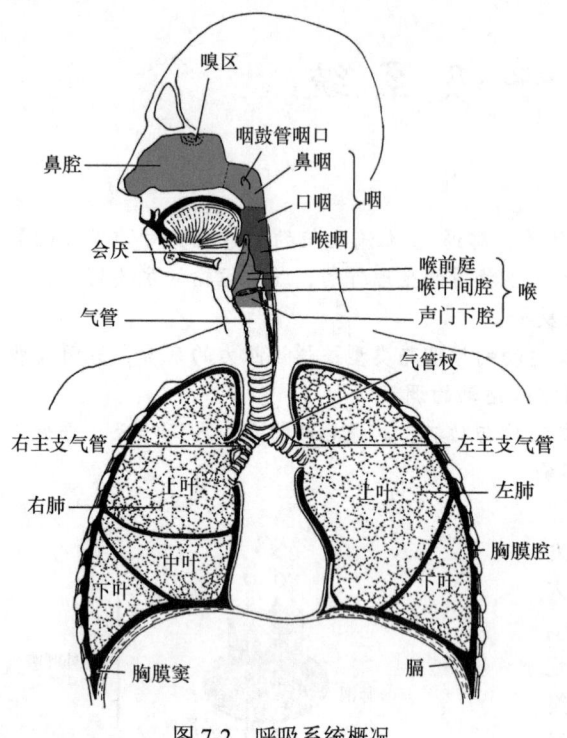

图 7-2 呼吸系统概况

一、呼吸道

1. 鼻 鼻（nose）是呼吸道的起始部，分三部分，外鼻、鼻腔和鼻旁窦。鼻也是嗅觉器官，鼻腔和鼻旁窦还参与发音。

外鼻以骨和软骨为支架，鼻尖两侧的半圆形隆起为鼻翼，呼吸困难的患者可出现鼻翼扇动。鼻腔内面被覆黏膜和皮肤，并被鼻中隔分为左、右两半。鼻腔向前下经鼻孔通外界，向后经鼻后孔通鼻咽部。

鼻腔外侧壁自上而下有上、中、下三个鼻甲，各鼻甲下方的裂隙分别称为上鼻道、中鼻道和下鼻道。在上、中鼻道有鼻旁窦的开口，下鼻道的前方有鼻泪管的开口。

鼻黏膜分为呼吸区和嗅区（图 7-2）。呼吸区黏膜正常情况下呈粉红色，表面光滑湿润，上皮有纤毛，血管和丰富鼻腺，对吸入的空气有温暖和湿润的作用。嗅区分布于上鼻甲内侧面和与其相对的鼻中隔部分，活体呈苍白或淡黄色，内含嗅细胞，接受嗅觉刺激。

鼻旁窦是骨性鼻旁窦衬以黏膜而成，有上颌窦、额窦、筛窦和蝶窦 4 对，分别开口于上、中鼻道。

2. 咽 见第八章。

3. 喉 喉（larynx）既是呼吸的通道，又是发音的器官。它是以不成对的甲状软骨、环状软骨、会厌软骨和成对的杓状软骨为支架，借关节、韧带和肌连结，内面衬以黏膜而成的管道（图 7-3）。甲状软骨最大，它的中部上端向前突出称喉结。环状软骨位于甲状软骨的下方，是呼吸道软骨支架中唯一完整的软骨环，其下缘与第 1 气管软骨环借韧带相连。喉位于颈前部正中，上端为会厌上缘，下端接续气管，后方为咽，两侧为颈部的大血管、神经和甲状腺侧叶。

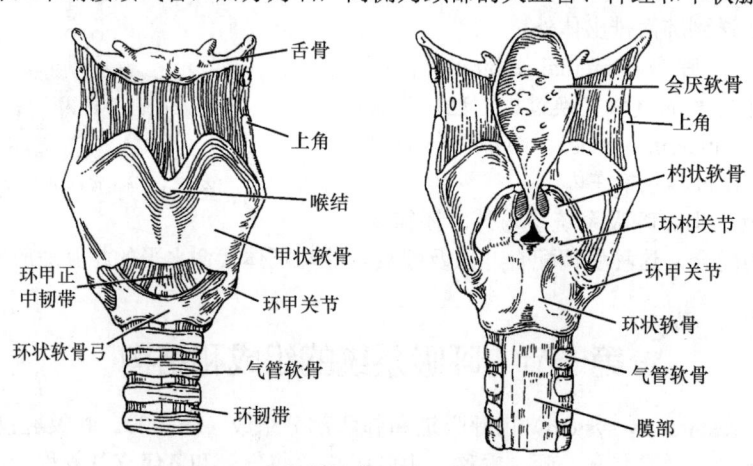

图 7-3 喉软骨及其连结（前面和后面）

喉腔上经喉口通向喉咽部，下与气管腔相接续（图 7-4）。喉口为喉的入口，朝向后上。喉腔内有上、下 2 对前后方向的黏膜皱襞，自外侧壁突入腔内上方 1 对黏膜皱襞称前庭襞，两侧前庭襞间的裂隙，称前庭裂；下方1对黏膜皱襞称声襞；位于两侧声襞之间的窄裂，称声门裂，是喉腔最狭窄的部位。吞咽运动时喉上提并向前移动，会厌软骨封闭喉口，防止食物入喉并引导入咽。

4. 气管和支气管 气管（trachea）位于食管前方，是喉与气管杈之间的通气管道（图7-5），成人长11~13cm。气管起自环状软骨下缘第6颈椎体下缘高度，向下至胸骨角平面分为左、右主支气管。气管的支架为气管软骨，有14~17个，缺口朝后，呈C形，彼此之间连以结缔组织和平滑肌，气管内面衬以由假复层纤毛柱状上皮构成的黏膜。气管的后壁无软骨，由纤维组织膜封闭，称膜壁。气管软骨支架使管腔保持开放状态，以维持呼吸功能正常进行。

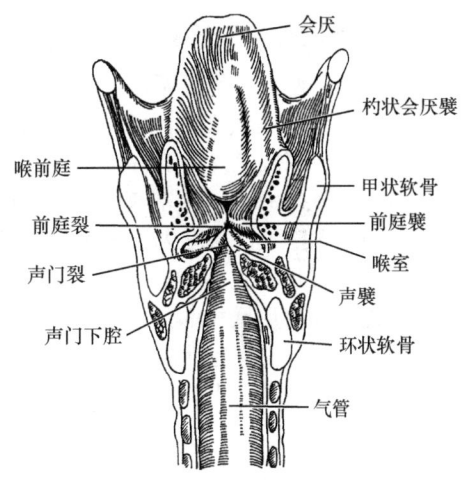

图 7-4 喉的冠状切面

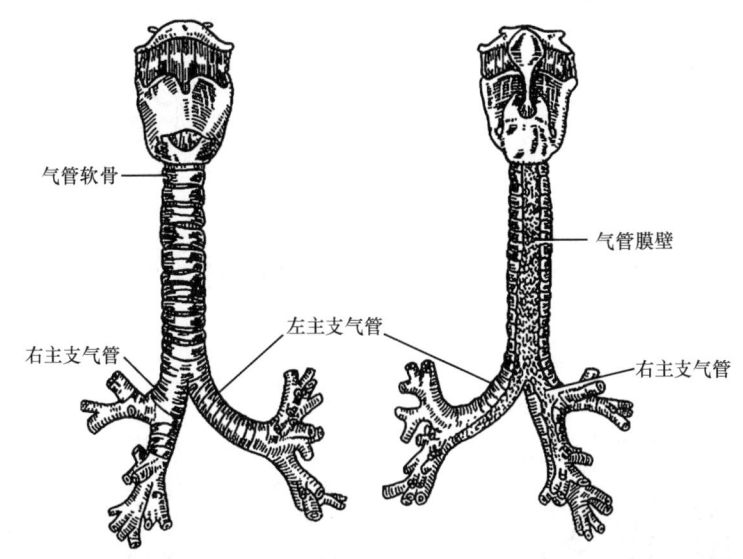

图 7-5 气管及支气管（前面和后面）

支气管（bronchi）指由气管分出的各级分支，其中一级分支为左、右主支气管，二级分支为肺叶支气管，三级分支为肺段支气管。右主支气管较左主支气管短粗而陡直，故气管异物多进入右侧。

知识拓展　　　　　　　　气管异物

气管异物是导致婴幼儿意外死亡的常见原因，多发生在1~5岁的儿童，由于其发病骤然，病变迅速，危险性大，故需要足够重视。气管是呼吸时气体流经的通道，气管异物通常是指气管或支气管内进入外来物。如异物较大，堵住气管，气体无法进出，患者可在几分钟内因窒息而死亡。异物进入的主要原因包括幼儿牙齿发育不全和喉的保护性反射功能不健全等。

二、肺

肺（lung）由肺内各级支气管及无数肺泡组成，是与外界进行气体交换的器官，还具有内分泌的功能。

（一）肺的位置和形态

肺位于胸腔内，纵隔两侧，膈的上方，分左右两个。右肺宽而短，左肺窄而长。

新鲜幼儿肺呈淡红色，随年龄的增长，肺内沉积了所吸入空气中的尘埃、炭末等颗粒，颜色逐渐变成灰或深灰色，并混有许多黑色斑点。

肺内质软呈海绵状，富有弹性，密度小于 $1kg/m^3$，可浮出水面。胎儿和未经呼吸过的新生儿肺，其内不含空气，密度大于 $1kg/m^3$，可沉于水底，这一点在法医鉴定中具有实用价值。

肺呈圆锥形，包括一尖、一底、两面和三缘，上端为肺尖，下部为肺底（图7-6）。胸肋面与胸廓的侧壁和前后壁相邻，内侧面的中部有一凹陷，称肺门，是支气管、肺动脉、肺静脉等结构出入肺的门户。三缘包括前缘、后缘和下缘。

左肺被肺裂分为上叶和下叶两叶，右肺则被分为上叶、中叶和下叶三叶。

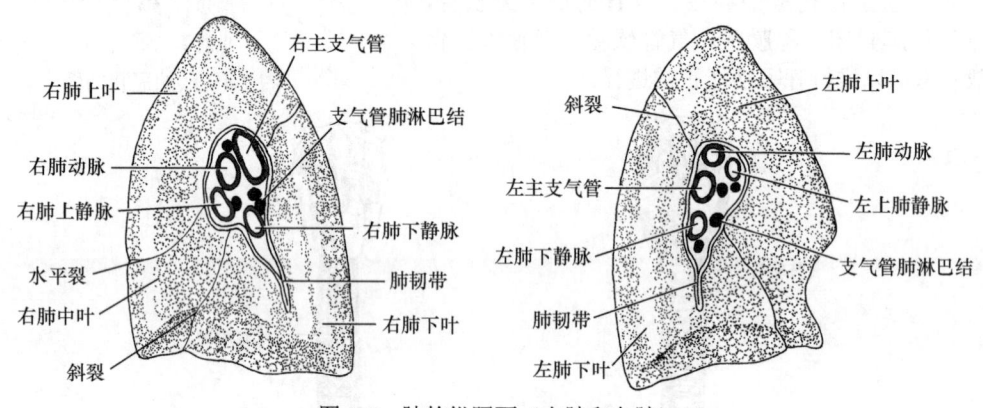

图7-6 肺的纵隔面（右肺和左肺）

（二）支气管树

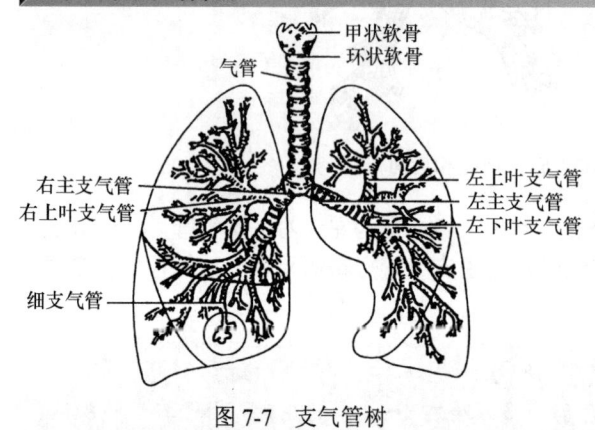

图7-7 支气管树

支气管入肺后，反复分支，越分越细，最后连于肺泡，形状如树，称支气管树（图7-7）。如以气管为0级，主支气管为1级，每经过一级就有一次分叉，有23～25级分叉。1～16级为肺的导管部，包括小支气管、细支气管和终末细支气管，为气体进出的通道，均无气体交换功能。最后管壁的软骨逐渐消失，主要由平滑肌构成。平滑肌的收缩和舒张会改变管腔口径的大小，进而影响气道阻力。终末细支气管以后管壁上有肺泡开口，称为呼吸性细支气管。

（三）肺的血管

肺具有两套血管系统，一是循环于心与肺之间的肺动脉和肺静脉，是肺的功能血管，执行气体交换；一是肺的营养血管，即支气管动脉和支气管静脉，属于大循环。

三、胸膜及胸膜腔

胸膜（pleura）是衬覆于胸壁内面、纵隔两侧面、膈上面和肺表面的薄层浆膜。依据衬覆部位，可分为壁胸膜与脏胸膜。壁胸膜又可分为肋胸膜、纵隔胸膜和膈胸膜，肋胸膜和膈胸膜向上延续形成胸膜顶。脏胸膜层被覆于肺的表面，光滑、湿润而有光泽，与肺实质紧密相连。壁胸膜与脏胸膜在肺根表面及其下方相互移行，在两肺周围分别形成两个胸膜腔（pleural cavity），互不相通、完全封闭（图7-2）。

不同部位的壁胸膜反折并相互移行处，即使在深吸气时，肺缘也达不到其内，称胸膜隐窝。肋胸膜与膈胸膜返折处的半环形间隙，是胸膜隐窝中位置最低，容量最大的，称肋膈隐窝，是胸膜腔的最低部位，胸膜腔积液首先聚积于此。

四、纵　隔

纵隔（mediastinum）是两侧纵隔胸膜间全部器官、结构与结缔组织的总称。通常以胸骨角平面将纵隔分为上纵隔与下纵隔，下纵隔再以心包为界，分为前纵隔、中纵隔和后纵隔（图7-8）。

上纵隔内自前向后主要有胸腺、头臂静脉、上腔静脉、膈神经、迷走神经、喉返神经、主动脉弓及其分支及其后方的气管、食管、胸导管等。前纵隔有少数淋巴结和疏松结缔组织。中纵隔容纳心包、心及连接心的大血管。后纵隔内主要有胸主动脉、奇静脉、半奇静脉、迷走神经、胸交感干、内脏大神经、支气管、食管、胸导管及淋巴结等。

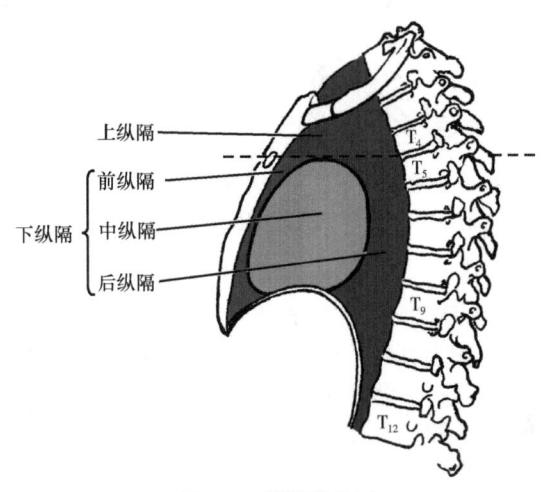

图7-8　纵隔的分区

第二节　肺　通　气

实现肺通气的结构包括呼吸道、肺泡和胸廓等。呼吸道是沟通肺泡与外界环境的气体通道，同时还具有保护或防御功能，包括对吸入气的加温、加湿、过滤、清洁等；肺泡是实现气体交换的场所；膈和胸廓中的胸壁肌是动力组织。

一、肺通气的原理

气体进出肺取决于气流动力与气流阻力间的相互作用，肺通气的实现是推动气体流动的动力克服阻碍气体流动的阻力的结果。

（一）肺通气的动力

1. 呼吸运动　肺本身不具有主动张缩能力，其张缩由胸廓的扩大和缩小引起，而胸廓的扩大和缩小是通过呼吸肌的收缩和舒张来实现。呼吸肌收缩舒张引起的胸廓扩大和缩小称为呼吸运动（respiratory movement），为实现肺通气的原动力。使胸廓扩大产生吸气动作的肌肉为吸气肌，主要有膈肌和肋间外肌；呼气肌主要有肋间内肌和腹肌。此外，还有一些辅助吸气肌，如斜角肌、胸锁乳突肌等。

（1）呼吸运动的过程

1）吸气（inspiration）：平静呼吸时，吸气主要由膈肌和肋间外肌收缩来完成，吸气是主动的。膈肌收缩时，增大了胸腔的上下径，肋间外肌收缩时，增大胸腔的前后径和左右径。胸腔的上下、前后和左右径增大，使得胸腔和肺容积增大，肺内压低于大气压，外界气体进入肺内，完成吸气（图7-9）。

2）呼气（expiration）：平静呼吸时，呼气由膈肌和肋间外肌舒张所致。膈肌和肋间外肌舒张时，肺依靠其自身的回缩力而回位，并牵引胸廓，使之缩小，从而引起胸腔和肺容积的减小，肺内压高于大气压，肺内气体被呼出，完成呼气动作。所以，平静呼吸时呼气是被动的。

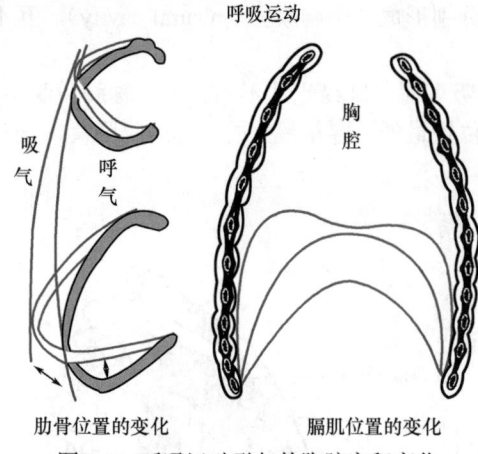

图 7-9 呼吸运动引起的胸腔容积变化

（2）呼吸运动的形式

1）平静呼吸和用力呼吸：正常人安静状态下的呼吸运动称为平静呼吸（eupnea），每分钟呼吸频率为 12～18 次。其特点是呼吸运动较为平稳均匀，吸气是主动过程，呼气是被动过程。当机体活动、吸入气中 CO_2 含量增加或 O_2 含量减少时，呼吸将加深、加快，这种形式的呼吸运动称为用力呼吸（forced breathing）或深呼吸（deep breathing）。用力吸气时，除膈肌和肋间外肌收缩外，胸锁乳突肌、斜角肌等辅助吸气肌也参与收缩，使吸气运动增强。用力呼气时，除吸气肌舒张外，同时还有腹肌、肋间内肌等呼气肌主动收缩，使呼气运动增强。因此，用力呼吸时，吸气和呼气动作都是主动过程。

2）胸式呼吸和腹式呼吸：如果呼吸运动主要由于肋间外肌的活动，则胸壁的起伏动作比较明显，称为胸式呼吸（thoracic breathing）。如果呼吸运动主要由于膈肌的活动，腹壁的起伏动作比较明显，称为腹式呼吸（abdominal breathing）。一般情况下，成人的呼吸运动呈现腹式和胸式的混合式呼吸；婴儿呼吸（胸廓的发育相对迟缓）和胸膜炎、胸腔积液等使胸部活动受限时，以腹式呼吸为主；肥胖、妊娠后期、腹腔巨大肿块、严重腹水等情况下，则以胸式呼吸为主。

2. 肺内压 肺内压（intrapulmonary pressure）是指肺泡内的压力。气体进出肺泡取决于肺泡内压与大气压之间的压力差，此压力差为实现肺通气的直接动力。肺扩张时，肺内压低于大气压，产生吸气（inspiration）；肺缩小时，肺内压高于大气压，导致呼气（expiration）。

（1）呼吸过程中肺内压的变化：生理条件下，呼吸过程中肺内压呈现周期性变化。吸气初，肺容积增大，肺内压暂时下降而低于大气压，气体进入肺泡产生吸气；随着肺内气体逐渐增加，肺内压也逐渐升高，至吸气末，肺内压已升高到与大气压相等而使吸气停止；呼气初，肺容积减小，肺内压升高而高于大气压，气体流出肺产生呼气；随着呼气进行，肺内气体逐渐减少，肺内压逐渐下降，至呼气末，肺内压又降到与大气压相等而呼气停止（图 7-10）。

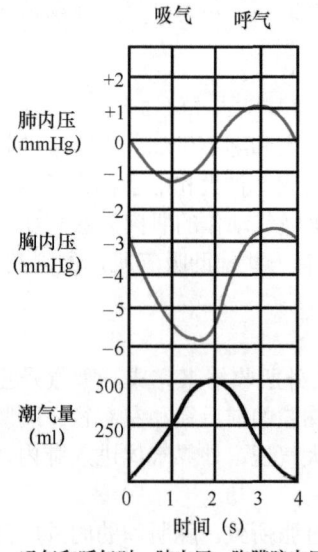

吸气和呼气时，肺内压、胸膜腔内压及呼吸气容积的变化

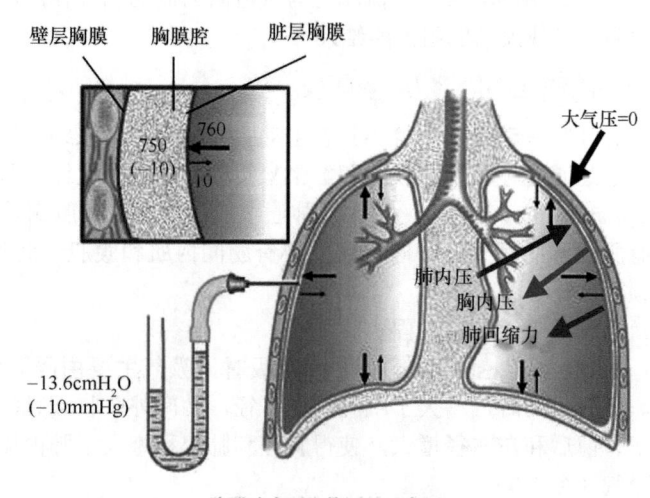

胸膜腔内压直接测量示意图

图 7-10 呼吸过程中肺内压、胸内压、呼吸气容积的变化过程以及胸膜腔内压的测定

平静呼吸时，吸气时的肺内压较大气压低 1~2mmHg；呼气的肺内压较大气压高 1~2mmHg。用力呼吸时，肺内压变动的幅度增大。当呼吸道不够通畅时，肺内压的波动将更大，呼气时可高达 60~140mmHg。

（2）人工呼吸的原理：肺内压的周期性升降所造成的肺内压和大气压之间的压力差成为推动气体进出肺的直接动力，人工呼吸（artificial respiration）就是根据肺通气的原理，人为地造成肺内压和大气压之间的压力差来维持肺通气。当机体因某种原因如溺水、电击等，不能进行呼吸运动时，应及时采用人工呼吸以维持呼吸。人工呼吸的方法很多，如用人工呼吸机、口对口人工呼吸法进行正压通气，或者有节律性地挤压胸廓的负压通气等。

3. 胸膜腔内压 胸膜腔内压（intrapleural pressure）是指胸膜腔内的压力。胸膜腔结构特点为一密闭的潜在腔隙，其内仅有少量浆液，不含气体。

（1）胸膜腔内压测定：胸膜腔内压可用直接法和间接法测定。直接法是将与检压计相连接的注射针头斜刺入胸膜腔内，检压计的液面即可直接指示胸膜腔内的压力（图 7-10）。间接法是让受试者吞下带有薄壁气囊的导管至下胸部食管，测量呼吸过程中食管内压变化来间接指示胸膜腔内压的变化。经测量胸膜腔内压力通常比大气压低，且为负压，并且该负压值随呼吸运动而变化。在平静呼吸时，不论是吸气或呼气，胸膜腔内压均低于大气压呈负压。平静呼气末胸膜腔内压为 −5~−3mmHg，吸气末为 −10~−5mmHg（图 7-10）。关闭声门，用力吸气时，胸膜腔内压可降至 −90mmHg，用力呼气时，可升高到 110mmHg。

（2）胸膜腔负压的形成原理：胸膜腔负压的形成是因为胸膜腔为一密闭的潜在腔隙的结构特点，以及在生长发育过程中，胸廓生长的速度比肺快，从出生后第一次呼吸开始，肺便被充气而始终处于被动扩张状态。因此，在平静呼吸时，胸膜腔始终受到肺和胸廓两个弹性体所产生的回缩力作用，肺的弹性回缩力的方向向内，而胸廓的弹性回缩力的方向向外。胸膜腔内的压力是这两种方向相反的力的代数和，胸膜腔内压＝肺内压－肺的回缩力，在吸气末或呼气末，肺内压等于大气压，胸膜腔内压＝大气压－肺的回缩力。若以大气压为 0，则胸膜腔内压＝－肺的回缩力。

（3）胸膜腔负压的生理意义：①维持肺泡扩张状态，并随胸廓的运动而张缩，保证肺通气；②降低中心静脉压，促进胸腔淋巴液和静脉血回流，呼吸过程中胸膜腔内负压呈周期性变化促进静脉血和淋巴液的回心，以保证正常的心输出量。

（4）气胸及其后果：胸膜腔负压的存在对于维持肺的扩张状态和肺通气具有重要的生理意义。如果胸膜受损（如胸壁贯通伤或肺损伤累及胸膜脏层时），胸膜腔与大气相通，气体将顺压力差进入胸膜腔而造成气胸（pneumothorax）。此时，胸膜腔负压减小甚至消失或变为正压，肺将因其本身的回缩力而塌陷，造成肺不张（atelectasis）。气胸时，尽管呼吸运动仍在进行，肺却不能随胸廓的运动而舒缩，从而影响肺通气功能，导致静脉回心血量骤减，病人可出现休克，如不及时抢救则可危及生命。

（二）肺通气的阻力

肺通气必须在克服阻力的条件下才能实现。肺通气的阻力分为弹性阻力和非弹性阻力两种，前者约占总阻力的 70%，包括肺的弹性阻力和胸廓的弹性阻力，后者约占总阻力的 30%，包括气道阻力、惯性阻力和组织的黏滞阻力。

1. 弹性阻力和顺应性 弹性组织受外力作用发生变形时所产生的对抗变形的力称为弹性阻力（elastic resistance），一般用顺应性来度量。顺应性（compliance）是指在外力作用下弹性组织的可扩张性。容易扩张者顺应性大，弹性阻力小；不易扩张者，顺应性小，弹性阻力大。可见，顺应性与弹性阻力成反比关系。

（1）肺的弹性阻力：肺弹性阻力包括两种成分，一是肺组织本身的弹性回缩力，约占肺弹性阻力的 1/3；二是由肺泡表面张力所产生的回缩力，约占肺弹性阻力的 2/3，两者均使肺具有回缩倾向。

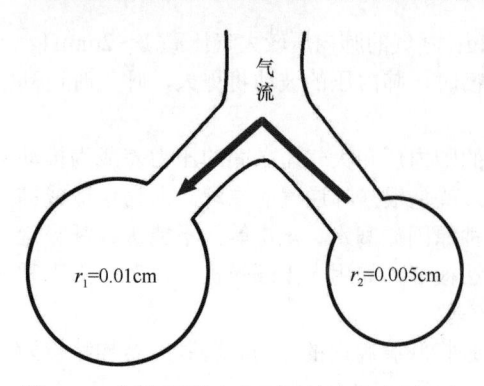

图 7-11　相连通的大小不同的液泡内压及气流方向示意图

肺泡表面张力产生是由于肺泡内壁的表层覆盖一薄层液体，它与肺泡内气体间形成液-气界面。肺泡内液-气界面上的液体分子间可产生较大引力，即表面张力，使液体表面尽可能向肺泡中心方向缩小，因而利于肺的回缩。肺泡表面张力与肺泡半径大小成反比，小肺泡的表面张力大，而大肺泡的表面张力小，因此，彼此连通的两个肺泡，小肺泡内的气体将流入大肺泡，导致小肺泡塌陷，大肺泡膨胀，肺泡将失去稳定性；并且吸气时肺泡将趋于膨胀破裂，呼气时肺泡趋于萎缩塌陷（图 7-11）。由于肺表面活性物质的存在，正常情况下上述表面张力的作用可被对抗。

肺表面活性物质（pulmonary surfactant）由肺泡Ⅱ型细胞合成并释放，主要成分为二棕榈酰卵磷脂（dipalmitoyl phosphatidyl choline，DPPC）和表面活性物质结合蛋白（surfactant associated protein，SP），以单分子层形式分布于液-气界面，密度也与肺泡半径大小成反比。肺表面活性物质的作用是降低肺泡液-气界面的表面张力，因而具有重要的生理意义：①维持大小肺泡的稳定性。肺泡缩小（呼气时），肺泡表面活性物质密度增大，降低表面张力作用强，防止肺泡塌陷；肺泡增大（吸气时），表面活性物质密度减小，肺泡表面张力有所增加，可防止肺泡过度膨胀，这样保持了肺泡的稳定性（图 7-12）。②减少肺间质和肺泡内的组织液生成，防止肺水肿。肺表面活性物质降低肺泡表面张力，从而减弱对肺泡间质的"抽吸"作用，使肺泡间质静水压增高，组织液生成减少，防止肺水肿的发生。③降低吸气阻力，减少吸气功，保持肺的扩张状态。

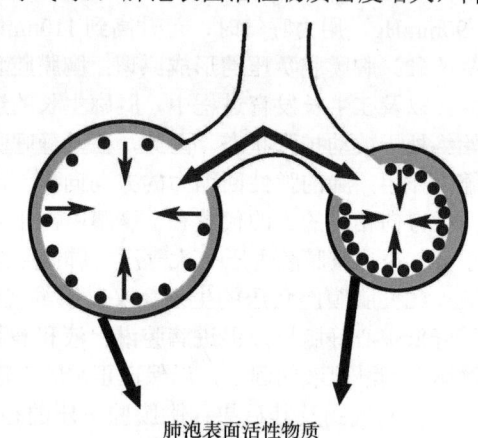

早产儿由于肺泡Ⅱ型细胞尚未成熟，容易因肺表面活性物质缺乏而发生肺不张和肺泡内表面透明膜形成，造成呼吸困难，称新生儿呼吸窘迫综合征（neonatal respiratory distress syndrome，NRDS），可导致死亡。临床上可使用糖皮质激素，促进肺表面活性物质合成，加速肺成熟，或吸入肺表面活性物质来进行治疗。

图 7-12　肺泡表面活性物质在大小肺泡内的分布示意图

知识拓展　　　　　　　呼吸窘迫综合征

呼吸窘迫综合征（respiratory distress syndrome，RDS）包括急性呼吸窘迫综合征和新生儿呼吸窘迫综合征。

急性呼吸窘迫综合征：急性呼吸窘迫综合征（acute respiratory distress syndrome，ARDS）是指严重感染、创伤、休克等肺内外袭击后出现的以肺泡毛细血管损伤为主要表现的临床综合征，属于急性肺损伤（acute lung injury，ALI）的严重阶段或类型。其临床特征呼吸频速和窘迫，进行性低氧血症，X线呈现弥漫性肺泡浸润。本症与婴儿呼吸窘迫综合征颇为相似，但其病因和发病机制不尽相同，以示区别，1972 年 Ashbauth 提出成人呼吸窘迫综合征（adult respiratory distress syndrome）的命名。现在注意到本征亦发生于儿童，故欧美学者协同讨论达成共识，以急性（acute）代替成人（adult），称为急性呼吸窘迫综合征，缩写仍是 ARDS。

新生儿呼吸窘迫综合征：新生儿呼吸窘迫综合征（neonatal respiratory distress syndrome，

NRDS）也叫新生儿肺透明膜病（hyaline membrane disease，HMD），系指出生后不久即出现进行性呼吸困难、青紫、呼气性呻吟、吸气性三凹征和呼吸衰竭。主要见于早产儿，因肺表面活性物质不足导致进行性肺不张。其病理特征为肺泡壁至终末细支气管壁上附有嗜伊红透明膜。

呼吸窘迫综合征的急救治疗措施：脱水以减轻肺水肿；使用肾上腺皮质激素，可能缓解某些致病因素对肺的损伤；应用氧气疗法和机械呼吸器，以维持机体生命功能，为治疗疾病赢得宝贵的时间；输血输液切忌过量，呼吸道必须保持通畅，吸氧浓度不宜过高。

（2）胸廓的弹性阻力：胸廓弹性阻力来自胸廓的弹性成分。胸廓处于自然位置时，肺容量相当于肺总量的67%左右，此时胸廓无变形，弹性阻力为零。肺容量小于肺总量的67%时，胸廓被牵引向内而缩小，其弹性阻力向外，是吸气的动力，呼气的阻力；肺容量大于肺总量的67%时，胸廓被牵引向外而扩大，其弹性阻力向内，成为吸气的阻力、呼气的动力。所以胸廓的弹性阻力既可能是吸气或呼气的阻力，也可能是吸气或呼气的动力，视胸廓的位置而定。

2. 非弹性阻力 非弹性阻力（inelastic resistance）是在气体流动时产生的，并随流速加快而增加，故为动态阻力。其中气道阻力是非弹性阻力的主要成分，占非弹性阻力的80%～90%。

（1）气道阻力的定义和分布：气道阻力（airway resistance）是由气体流经呼吸道时，气体分子之间及气体分子与呼吸道壁之间的摩擦所产生的阻力。气道阻力的大小可用维持单位时间内气体流量所需压力差来表示：

$$气道阻力 = \frac{大气压与肺内压之差（cmH_2O）}{单位时间内气体流量（L/s）}$$

健康人平静呼吸时，总气道阻力为1～3cmH$_2$O/(L/s)，主要发生在直径2mm细支气管以上的鼻（约占总阻力的50%）、声门（约占25%）、气管和支气管（约占15%）等部位，仅约10%发生在口径小于2mm的细支气管。

（2）影响气道阻力的因素：气道阻力受气流速度、气流形式和管径大小的影响。流速快，阻力大；流速慢，阻力小。气流形式有层流和湍流，层流阻力小，湍流阻力大。气流太快和管道不规则容易发生湍流。如气管内有黏液、渗出物或肿瘤、异物等，可用排痰、清除异物、减轻黏膜肿胀等方法减少湍流，降低阻力。气道阻力与气道半径的4次方成反比，气道管径大小是影响气道阻力最重要的因素，主要受以下四方面因素的影响。

1）气道的跨壁压：跨壁压指呼吸道内外的压力差。吸气时，呼吸道内压力高，跨壁压增大，管径被动扩大，阻力变小；呼气时则阻力增大。

2）肺实质对气道壁的外向放射状牵引作用：吸气时，由于肺的扩大，肺实质中弹性纤维和胶原纤维对气道壁外向牵引作用增强，使细支气管更加通畅，阻力变小；呼气时纤维塌陷，气道阻力增加。

3）神经调节：呼吸道平滑肌受交感、副交感神经双重支配。吸气时，交感神经兴奋，使气道平滑肌舒张，使气道口径增大，气道阻力减小；呼气时副交感神经兴奋，使气道平滑肌收缩，管径变小，阻力增加。因此临床上常用拟肾上腺素能药物解除支气管痉挛，缓解呼吸困难。如沙丁胺醇又名舒喘灵，为短效β$_2$-肾上腺素能受体激动药，对β$_2$-受体的选择性较高，具有较强的支气管扩张作用，故在临床一直被作为平喘药使用。

4）体液调节：血中儿茶酚胺类物质（肾上腺素、去甲肾上腺素、多巴胺）可使气道平滑肌舒张；前列腺素F$_{2α}$（PGF$_{2α}$）可使之收缩，而PGE$_2$和PGI$_2$使之舒张；过敏反应时由肥大细胞释放的组胺和白三烯（慢反应物质）等物质使支气管平滑肌收缩；气道上皮还可合成、释放内皮素，使气道平滑肌收缩，气道反应性增高，可能参与哮喘的发作。

上述四种影响气道阻力的因素中，前三种均随呼吸发生周期性变化，因而气道阻力也随之出现周期性改变。支气管哮喘病人呼气比吸气更为困难就是由于前三种因素随呼吸而发生周期性变化，气道阻力因而也出现周期性改变：吸气时，阻力减小；呼气时阻力增大。临床上糖皮质激素用于哮喘的治疗，其主要作用机制包括干扰花生四烯酸代谢、增加气道平滑肌对 β_2-受体激动剂的反应性等。

二、肺通气功能的评价

通气是实现肺换气的基础，肺容量和肺通气量是衡量肺通气功能的指标。对患者肺通气功能的测定，不仅可明确是否存在肺通气功能受损及损伤程度，还可以鉴别肺通气功能降低的类型，从而为临床用药提供依据。

（一）肺容积和肺容量

1. 肺容积 肺容积（pulmonary volume）是指肺内气体的容积。在呼吸运动过程中，肺容积呈周期性的变化。基本肺容积包括潮气量、补吸气量、补呼气量和余气量四种互不重叠的基本肺容积（图 7-13）。

（1）潮气量：每次呼吸时吸入或呼出的气量为潮气量（tidal volume，TV）。平静呼吸时，潮气量为 400～600ml，平均约 500ml。

（2）补吸气量：平静吸气末，再尽力吸气所能吸入的气量为补吸气量（inspiratory reserve volume，IRV），正常成年人补吸气量为 1500～2000ml。

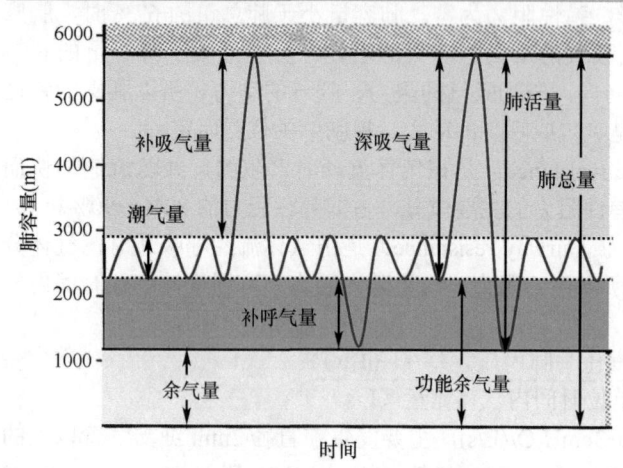

图 7-13 肺容积和肺容量示意图

（3）补呼气量：平静呼气末，再尽力呼气所能呼出的气量为补呼气量（expiratory reserve volume，ERV）。正常成人补呼气量为 900～1200ml。

（4）余气量：最大呼气末尚存留于肺内不能再呼出的气量为余气量，也称残气量（residual volume，RV），正常成人为 1000～1500ml。

2. 肺容量 肺容量（pulmonary capacity）是指肺容积中两项或两项以上的联合气体量，包括深吸气量、功能余气量、肺活量和肺总量四种指标（图 7-13）。

（1）深吸气量：平静呼气末作最大吸气时所能吸入的气体量，称为深吸气量（inspiratory capacity，IC）。深吸气量等于潮气量和补吸气量之和，它是衡量最大通气潜力的一个重要指标。

（2）功能余气量：平静呼气末尚存留于肺内的气量为功能余气量（functional residual capacity，FRC），等于余气量与补呼气量之和，正常成年人约为 2500ml。肺气肿患者的功能余气量增加，肺实质性病变时减少。

（3）肺活量：尽力吸气后，从肺内所能呼出的最大气量称为肺活量（vital capacity，VC），为潮气量、补吸气量和补呼气量之和。正常成年男性平均约 3500ml，女性约 2500ml。肺活量反映了肺一次通气的最大能力，在一定程度上可作为肺通气功能的指标。但由于测定肺活量时不限制呼气的时间，所以不能充分反映肺组织的弹性状态和气道的通畅程度，即不能充分反映通气功能的状况。用力肺活量（forced vital capacity，FVC），是指尽力最大吸气后，尽力尽快呼气所能呼出的最大气量，略小于在没有时间限制条件下测得的肺活量。用力呼气量（forced expiratory capacity，FEV），也称时间肺活量（timed vital capacity，TVC），是指尽力最大吸气后再尽力尽快呼气，计算在第 1、2、3 秒末呼出的气体量占用力肺活量的百分比，是评价肺通气功能的较好指标。正常成年人各为 83%、96% 和 99% 肺活量。其中第 1 秒内呼出的气量称为 1 秒用力呼气量（FEV_1），在临床上最为常用，正常时 FEV_1/FVC% 约为 80% 以上（图 7-14A）。在肺纤维化等限制性肺部疾病患者，FEV_1 和 FVC 均下降，但 FEV_1/FVC% 仍可正常甚至超过 80%；而在哮喘等阻塞性肺部疾病患者，FEV_1 的降低比 FVC 更明显，因而 FEV_1/FVC% 也降低，往往需要较长时间才能呼出相当于用力肺活量的气体（图 7-14B）。

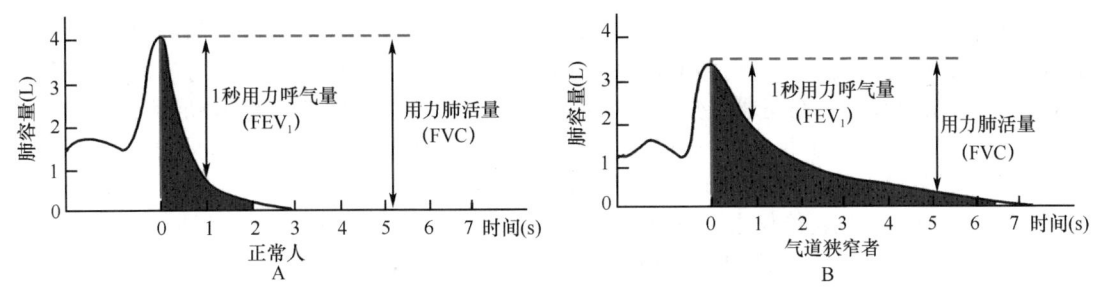

图 7-14 用力肺活量（FVC）和用力呼气量（FEV）

（4）肺总量：肺所能容纳的最大气量为肺总量（total lung capacity，TLC）。它是肺活量和残气量之和。各人的肺总量因性别、年龄、身材、运动锻炼情况和体位改变而异，成年男性平均约 5000ml，女性约 3500ml。

（二）肺通气量和肺泡通气量

1. 肺通气量 肺通气量（pulmonary ventilation）是指每分钟进或出肺的气体总量，等于潮气量乘以呼吸频率。平静呼吸时，正常成年人呼吸频率每分钟 12～18 次，潮气量 500ml，则每分通气量为 6～9L。每分通气量随性别、年龄、身材和活动量的不同而有差异。为便于比较，应在基础条件下测定，并以每平方米体表面积的通气量为单位来计算。最大随意通气量（maximal voluntary ventilation），是指尽力作深快呼吸时，每分钟所能吸入或呼出的最大气量。一般只测量 10 秒或 15 秒，再换算成每分钟的最大通气量，一般可达 70～120L。它反映单位时间内充分发挥全部通气能力所能达到的通气量，是估计一个人能进行多大运动量的一项重要指标，通常用通气贮量百分比表示：

$$通气贮量百分比 = \frac{最大通气量 - 每分平静通气量}{最大通气量} \times 100\%$$

通气贮量百分比的正常值等于或大于 93%。

2. 无效腔和肺泡通气量 在通气过程中，每次吸入的气体总有一部分留在鼻、咽、喉、气管、支气管等呼吸道内，这部分呼吸道无气体交换功能，故这部分空腔称为解剖无效腔（anatomical dead space），其容积约为 150ml。进入肺泡的气体，因血液在肺内分布不均匀等原因导致部分气体不能与血液进行交换。这部分不能与血液进行气体交换的肺泡腔，称为肺泡无效腔（alveolar dead space）。解剖无效腔和肺泡无效腔一起合称为生理无效腔（physiological dead space）。因此每次吸气时真正达到肺泡的新鲜气体量为潮气量减去此无效腔容量，它是真正有效的通气量，称肺泡通气量（alveolar ventilation）。每分肺泡通气量 =（潮气量 - 解剖无效腔容量）× 呼吸频率。如潮气量为 500ml，解剖无效腔为 150ml，呼吸频率为 12 次/分，则每分肺泡通气量为 4200ml/min。当潮气量减半呼吸频率加倍或当潮气量加倍呼吸频率减半，每分通气量都相等，然而肺泡每分通气量则不同，前者要比后者少。故从气体交换的效果，深而慢的呼吸比浅而快的呼吸效率高（表 7-1）。

表 7-1 不同呼吸频率和潮气量时的肺通气量和肺泡通气量

呼吸频率（次/分钟）	潮气量（ml）	肺通气量（ml/min）	肺泡通气量（mml/min）
16	500	8000	5600
8	1000	8000	6800
32	250	8000	3200

(三) 呼吸功

在一次呼吸过程中呼吸肌为实现肺通气所做的功，称为呼吸功（work of breathing）。呼吸做功用于克服肺和胸廓的弹性阻力和非弹性阻力，通常以一次呼吸过程中的跨壁压变化乘以肺容积变化来表示。功的单位是焦耳（J），如果跨壁压的单位用cmH$_2$O，肺容积的单位用L，则1J=10.2L·cmH$_2$O。正常人平静呼吸时，每一次呼吸做的功很小，仅约0.25J。呼吸加深，潮气量增大时，呼吸做功增加。在病理情况下，弹性阻力或非弹性阻力增大时，呼吸功都可增大。单位时间所做的功即功率，用瓦（W）作单位。正常人平静呼吸频率为12次/分（即每次呼吸历时5秒），呼吸的平均功率为0.25J÷5s=0.05W，即50mW。

平静呼吸时，呼吸耗能仅占全身总耗能的3%～5%。剧烈运动时，呼吸耗能可升高25～50倍，但由于全身总耗能也增大数十倍，所以呼吸耗能仍只占总耗能的很小一部分。

第三节 肺换气和组织换气

一、肺换气和组织换气的基本原理

(一) 气体的扩散

气体总是从分压高处向分压低处扩散，气体分压差是气体交换的动力。所谓分压（partial pressure，P）是指混合气体中各组成气体分子运动产生的压力。气体分子从分压高处向分压低处发生净转移，这一过程为气体扩散（diffusion）。机体的气体交换就是以扩散方式进行的。

溶解的气体分子从液体中逸出的力，称为张力（tension），即某一气体在液体中的分压。海平面各呼吸气体的O$_2$和CO$_2$分压有所不同（表7-2），由此可以决定肺换气和组织换气中两种气体扩散的方向。

表7-2 海平面各呼吸气体的O$_2$和CO$_2$分压（mmHg）

	吸入气	呼出气	肺泡气（平均）	动脉血（平均）	静脉血（平均）	组织（平均）
PO$_2$	149	120	102	100	40	30
PCO$_2$	0.3	27	40	40	46	50

(二) 气体的扩散速率及影响因素

单位时间内气体扩散的容积为气体的扩散速率（diffusion rate，D），受多种因素的影响。

1. 气体的分压差 气体的分压差（ΔP）是气体扩散的动力，分压差愈大，则扩散愈快，扩散速率愈大。

2. 气体分子的扩散系数 气体扩散速率和气体分子量（MW）的平方根成反比。如果扩散发生于气相和液相之间，则扩散速率还与气体在溶液中的溶解度成正比。溶解度（S）是单位分压下溶解于单位容积的溶液中的气体量。一般以1个大气压、38℃时，100ml液体中溶解的气体数量（ml）来表示。溶解度与分子量的平方根之比为扩散系数（diffusion coefficient），它取决于气体分子本身的特性。CO$_2$在血浆中的溶解度（51.5）约为O$_2$（2.14）的24倍，CO$_2$的分子量（44）略大于O$_2$的分子量（32），所以CO$_2$的扩散系数是O$_2$的20倍。此为呼吸功能障碍时，更容易发生缺氧的重要原因之一。

3. 扩散面积和距离 气体扩散速率与扩散面积（A）成正比，与扩散距离（d）成反比。

4. 温度 气体扩散速率与温度（T）成正比。因正常情况下，人体体温保持相对恒定，温度因素一般可忽略不计。

二、肺换气

（一）肺换气的过程

混合静脉血流经肺毛细血管时，肺泡气中的 O_2 由于分压差而向血液净扩散，血液的 PO_2 逐渐上升，最后接近肺泡气的 PO_2。CO_2 则向相反方向净扩散，即从血液到肺泡，这样，静脉血变成了动脉血，完成肺换气过程（图 7-15）。

（二）影响肺换气的因素

1. 气体扩散速率 前已述及，气体分压差、扩散面积、扩散距离、温度和扩散系数等因素均可影响气体扩散速率，从而影响肺换气。

2. 呼吸膜的厚度 肺泡气通过呼吸膜（respiratory membrane）与血液气体进行交换。电子显微镜下观察到呼吸膜由六层结构组成（图 7-16），自肺泡内表面向外依次为：含肺表面活性物质的液体层、肺泡上皮细胞层、上皮基底膜、肺泡上皮和毛细血管膜之间的间隙、毛细血管的基膜和毛细血管内皮细胞层。虽然呼吸膜有六层结构，但却很薄，总厚度不到 $1\mu m$，有的部位只有 $0.2\mu m$，气体易于扩散通过。O_2、CO_2 不必经过大量的血浆层就可到达红细胞或进入肺泡，扩散距离短，交换速度快。气体扩散速率与呼吸膜厚度成反比关系，膜越厚，单位时间内交换的气体量就越少。任何使呼吸膜增厚或扩散距离增加的疾病（如肺纤维化、肺水肿等）都会降低扩散速率，减少扩散量，可出现低氧血症。

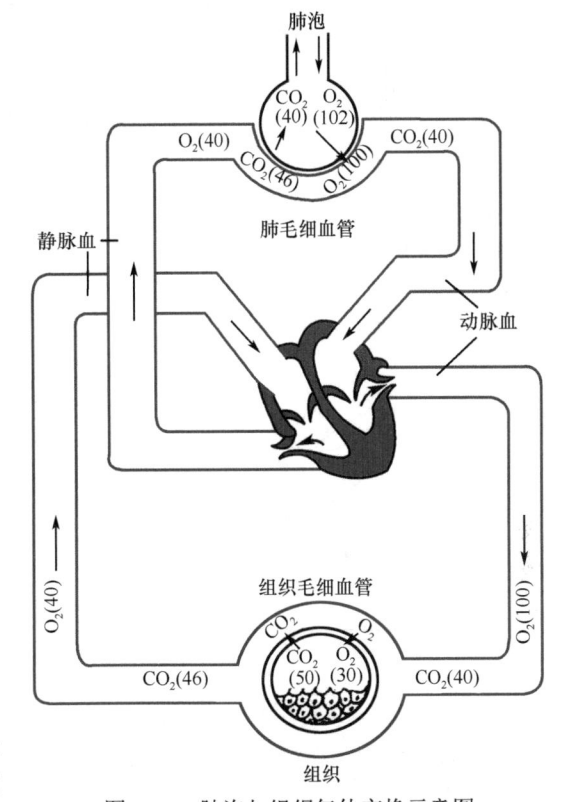

图 7-15 肺泡与组织气体交换示意图

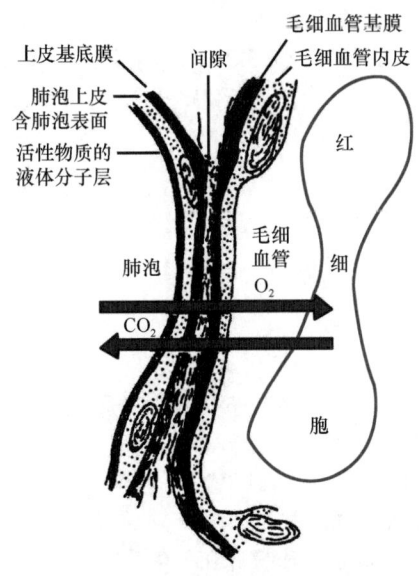

图 7-16 呼吸膜结构示意图

3. 呼吸膜的面积 正常成人在安静状态下，呼吸膜的扩散面积约为 $40m^2$，而在运动时，扩散面积大大增加，达 $70m^2$ 以上，气体扩散速率也相应增加。肺不张、肺实变、肺气肿或肺毛细血管关闭和阻塞均使呼吸膜扩散面积减小，气体扩散量减少。临床上可应用氨茶碱、β_2 受体兴奋剂等药物使支气管舒张而增加呼吸膜扩散面积。

4. 通气/血流比值 通气/血流比值（ventilation/perfusion ratio）是指每分肺泡通气量（V_A）和每分肺血流量（Q）之间的比值（V_A/Q），正常成年人安静时的比值平均为 0.84，表示通气量与血流量配比适当，即肺泡气体与血液进行气体交换的效率最高。如果 V_A/Q 下降，就意味着通气不足，血流过剩，犹如发生了功能性动-静脉短路（图 7-17）。V_A/Q 比值增大，则意味着通气过剩，血流不足，致使肺泡无效腔增大。因此，通气/血流比值可作为衡量肺换气功能的指标。

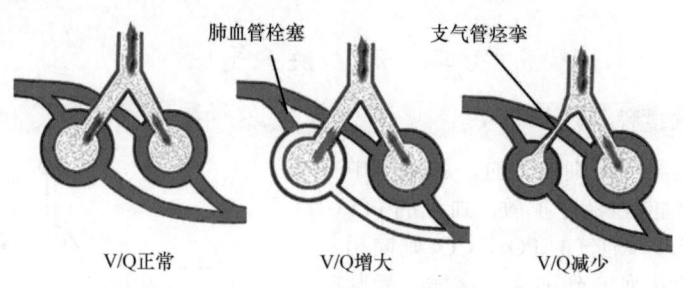

图 7-17 通气/血流比值及其变化示意图

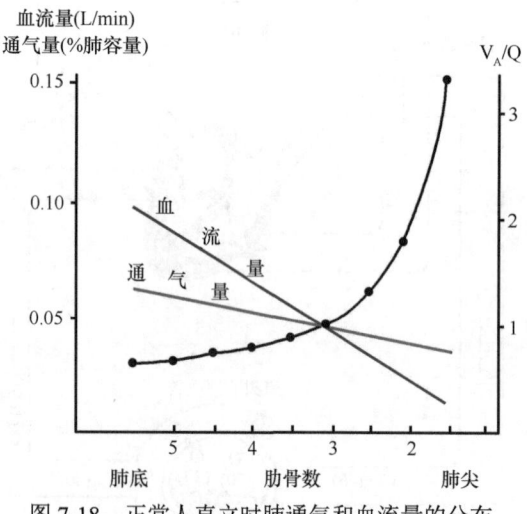

图 7-18 正常人直立时肺通气和血流量的分布

健康成人肺总的 V_A/Q 比值约为 0.84。但是，肺泡通气量和肺毛细血管血流量在肺内的分布是不均匀的，因此各个局部的通气/血流比值并不相同。例如，人在直立位时，由于重力等因素的作用，从肺尖部到肺底部，肺泡通气量和肺毛细血管血流量都逐渐增加，以血流量的增加更为显著，所以肺尖部的 V_A/Q 比值较大，可高达 3.3，肺底部的比值较小，可低至 0.63（图 7-18）。虽然正常情况下存在着肺泡通气和血流的不均匀，但从总体上来说，由于呼吸膜面积远远超过肺换气的实际需要，所以并未明显影响 O_2 的摄取和 CO_2 的排出。在运动时，由于肺血流量增大，尤其肺上部的血流增多，可使全肺的 V_A/Q 得以改善。

案例 7-1

患者，女性，40 岁。4 天前因交通事故造成左侧股骨与尺骨骨折，伴有严重的肌肉损伤及肌肉内出血，1 天前晚上有轻度发热，现突然感到呼吸困难。体格检查：病人血压为 135/90mmHg，心率 110 次/分，肺底部可听到一些啰音与散在的喘鸣音。血气分析：PaO_2 7kPa，$PaCO_2$ 4.7kPa，pH7.46。肺量计检查：每分通气量（V）为 9.1L/min，肺泡通气量为（VA）为 4.1L/min，为 V 的 46%（正常应为 60%~70%），生理死腔为 5L/min，为 V 的 54%（正常为 30%~40%）。PaO_2 在呼吸室内空气时为 13.3kPa，$PA-aO_2$ 为 6.3kPa，怀疑有肺内血栓形成，于是做了进一步检查：心输出量 3.8L/min（正常为 4.8L/min），肺动脉压 65/45mmHg，肺动脉造影提示右肺有两叶充盈不足。

临床诊断：呼吸功能不全。

问题：

1. 肺泡通气量与肺通气量的关系如何？
2. 如何解释肺泡和动脉血间的氧分压差（$PA-aO_2$）增大？

提示：

本例主要因为弥散障碍和通气血流比例失调导致换气障碍：

1. 本病例患者肺底部可听到啰音，说明肺部有炎症，致肺泡膜病变而使肺泡膜厚度增加；肺动脉造影右肺有两叶充盈不足，说明有肺栓塞的可能，导致肺泡膜面积减少。肺泡膜厚度↑，面积↓，使气体弥散障碍，使肺泡内的 O_2 不能弥散到血液中，从而致 $PA-aO_2$↑。

2. 导致 $PA-aO_2$↑的另一个更重要的原因是，肺栓塞后 V_A/Q↑，患部肺泡血流少而通气多，吸入的气体没有或很少参与气体交换。另外，肺部听诊有喘鸣音，说明有支气管狭窄，则 V_A/Q↑，流经这部分肺泡的静脉血未经充分氧合便掺入动脉血内。

三、组织换气

组织换气的机制和影响因素与肺换气相似,动脉血经毛细血管流向组织时,由于组织内 PO_2 低于动脉血的 PO_2;而其 PCO_2 则高于动脉血的 PCO_2。因此,O_2 顺分压差由血液向细胞内扩散,CO_2 则由细胞向血液扩散(图 7-15),动脉血变成静脉血,组织由此而获得 O_2,排出 CO_2。

第四节 气体在血液中的运输

从肺泡扩散入血液的 O_2 必须通过血液循环运送到各组织,同时从组织扩散入血液的 CO_2 也必须由血液循环运送到肺泡。O_2 和 CO_2 在血液中的运输形式有两种,即物理溶解和化学结合,其中以化学结合为主。进入血液的 O_2 和 CO_2 的溶解量虽少,但以溶解形式存在的 O_2 和 CO_2 极为重要,因为必须先有物理溶解才能发生化学结合,同时 O_2 和 CO_2 从血液中释出时,也是溶解的先逸出,化学结合与气体溶解状态之间时刻保持着动态平衡。

一、氧的运输

(一)血液中氧的运输形式

血液中的 O_2 以两种形式存在于血液中,即物理溶解和化学结合。由于 O_2 的溶解度小,因此 O_2 在血液中溶解的量很少,约占血液总 O_2 含量的 1.5%,而主要以化学结合形式存在,约占 98.5% 左右(表 7-3)。血红蛋白(hemoglobin,Hb)的分子结构特征使之成为血液气体运输中的主要工具。O_2 的化学结合形式是氧合血红蛋白(HbO_2)。Hb 还参与 CO_2 的运输,故在血液气体运输方面,Hb 占有极为重要的地位。

表 7-3 血液中 O_2 和 CO_2 的含量(ml/100ml 血液)

	动脉血			混合静脉血		
	物理溶解	化学结合	总量	物理溶解	化学结合	总量
O_2	0.31	20.0	20.317	0.11	15.2	15.31
CO_2	2.53	46.4	48.93	2.91	50.0	52.91

1. Hb 分子的结构 每一个 Hb 分子由 1 个珠蛋白和 4 个血红素(又称亚铁原卟啉)组成(图 7-19)。每个血红素又由四个吡咯基组成 1 个环,中心为 Fe^{2+}。每个珠蛋白有 4 条多肽链,每条多肽链与 1 个血红素连接,构成 Hb 的 1 个亚单位,Hb 是 4 个亚单位构成的四聚体。血红素的 Fe^{2+} 连接在多肽链的组氨酸残基上,这个组氨酸残基若被其他氨基酸取代,或其邻近的氨基酸有所改变,都会影响 Hb 功能。Hb 的 4 个亚单位之间和亚单位内部由盐键连接。Hb 与 O_2 的结合或解离将影响盐键的形成或断裂,使 Hb 四级结构的构型发生改变,Hb 与 O_2 的亲和力也随之而发生变化,这是 Hb 氧解离曲线呈 S 形和波尔效应的基础(见后)。

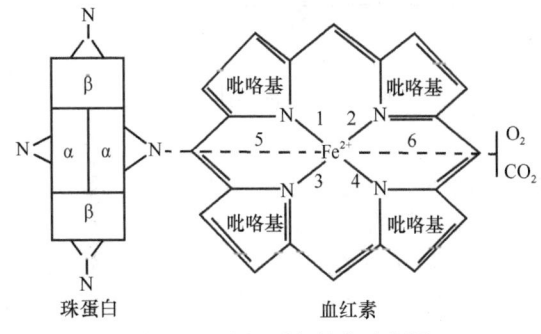

图 7-19 血红蛋白组成示意图

2. Hb 与 O_2 结合的特征 血液中的 O_2 主要以 HbO_2 形式运输。O_2 与 Hb 的结合有以下一些重要特征。

(1)反应快、可逆、不需酶的催化,其反应方向取决于 PO_2 的高低:当血液流经 PO_2 高的肺部时,Hb 与 O_2 结合,形成 HbO_2;当血液流经 PO_2 低的组织时,HbO_2 迅速解离,释放 O_2,成为去氧 Hb。

(2) 氧与血红蛋白结合的过程是氧合过程，而非氧化：Fe^{2+} 与 O_2 结合后仍是二价铁，所以该反应是氧合（oxygenation），不是氧化（oxidation）。当 Fe^{2+} 被氧化为 Fe^{3+}（亚铁血红素氧化成正铁血红素）时，Hb 与 O_2 可逆结合的能力丧失。同样，氧合 Hb 释放 O_2 的过程是去氧（deoxygenation）过程，而不是还原反应（reduction）。没有结合 O_2 或释放了 O_2 的 Hb 称去氧血红蛋白（deoxyhemoglobin, deoxyHb）。

(3) 1 分子 Hb 可以结合 4 分子氧：理论上 1g Hb 可结合 1.34～1.39ml 的 O_2，视 Hb 纯度而异。100ml 血液中，Hb 所能结合的最大 O_2 量称为 Hb 的氧容量。Hb 实际结合的 O_2 量称为 Hb 的氧含量。Hb 氧含量和氧容量的百分比为 Hb 的氧饱和度。血浆中物理溶解的 O_2 极少，通常将 Hb 氧容量、Hb 氧含量和 Hb 氧饱和度分别视为血氧容量（oxygen capacity of blood）、血氧含量（oxygen content of blood）和血氧饱和度（oxygen saturation of blood）。HbO_2 呈鲜红色，去氧 Hb 呈紫蓝色，当体表表浅毛细血管床血液中去氧 Hb 含量达 5g/100ml 血液以上时，皮肤或黏膜呈浅蓝色，称为发绀（cyanosis）。

(4) Hb 的变构效应：目前认为 Hb 有两种构型，去氧 Hb 为紧密型（tense form，T 型），氧合 Hb 为疏松型（relaxed form，R 型）。R 型 Hb 对 O_2 的亲和力为 T 型的数百倍。也就是说，Hb 的 4 个亚单位无论在结合 O_2 还是释放 O_2 时，彼此间都有协同效应。例如，1 个亚单位与 O_2 结合后，由于变构效应，其他亚单位更易与 O_2 结合；反之，当 HbO_2 的 1 个亚单位释出 O_2 后，其他亚单位更易释放 O_2。此变构特点为氧解离曲线呈 S 形（sigmoid shape）的重要原因。

（二）氧解离曲线

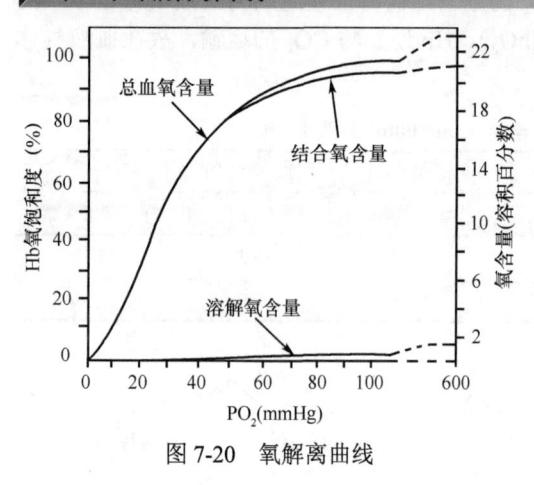

氧解离曲线（oxygen dissociation curve）或氧合血红蛋白解离曲线是表示血液中 PO_2 与 Hb 氧饱和度关系的曲线（图 7-20）。该曲线表示在不同 PO_2 下 O_2 与 Hb 的结合和解离情况，曲线的 S 形具有重要的生理意义。

1. 氧解离曲线的上段 相当于血液中 PO_2 在 60～100mmHg 时的 Hb 氧饱和度。PO_2 为 100mmHg，Hb 氧饱和度为 97.4%，血氧含量约为 19.4ml/100ml（血液）。在高原、高空或某些呼吸系统疾病时，吸入气或肺泡气 PO_2 有所下降，但只要 PO_2 不低于 60mmHg，Hb 氧饱和度仍能保持在 90% 以上，血液仍可携带足够量的 O_2，不致发生明显的缺氧。因此，氧解离曲线上段反映 Hb 与 O_2 结合的部分，其特点是曲线比较平坦，表明血液 PO_2 在这个范围内发生变化时，对 Hb 氧饱和度或血液氧含量的影响不大。

图 7-20 氧解离曲线

2. 氧解离曲线的中段 这段曲线较陡，相当于 PO_2 在 40～60mmHg，是 HbO_2 释放 O_2 的部分。PO_2 为 40mmHg，相当于混合静脉血 PO_2，这时的 Hb 氧饱和度约为 75%，血 O_2 含量约 14.4ml/100ml（血液），即每 100ml 动脉血流过组织时释放约 5ml O_2。血液流经组织时释放出的 O_2 容积占动脉血液氧含量的百分数称为氧的利用系数，静息时为 25% 左右。在机体处于安静状态时，以心输出量为 5L 和每 100ml 血液流经组织时释放 5ml O_2 计算，人体每分钟耗 O_2 量约为 250ml。因此，氧解离曲线中段反映了机体在安静状态下血液 Hb 对组织的供氧情况。

3. 氧解离曲线的下段 相当于 PO_2 在 15～40mmHg，也是 HbO_2 与 O_2 解离的部分，是曲线坡度最陡的一段，PO_2 稍有降低，HbO_2 就可大大下降。当组织活动加强时，PO_2 可降至 15mmHg，这时 Hb 氧饱和度降至更低的水平，血氧含量仅约 4.4ml/100ml（血液），这样，每 100ml 血液能供给组织 15ml O_2，为安静时的 3 倍，可满足机体对 O_2 需求的增加。可见，氧解离曲线的下段反映了 Hb 对组织 PO_2 波动的缓冲作用及很强的 O_2 储备能力，可在组织活动加强时释放更多的 O_2。

(三) 影响氧解离曲线的因素

Hb 对 O_2 的亲和力通常用 P_{50} 来表示。P_{50} 是使 Hb 氧饱和度达 50% 时的 PO_2，正常情况下为 26.5mmHg。P_{50} 增大，表明 Hb 对 O_2 的亲和力降低，需更高的 PO_2 才能达到 50% 的 Hb 氧饱和度，曲线右移；P_{50} 降低，表示 Hb 对 O_2 的亲和力增加，达 50%Hb 氧饱和度所需的 PO_2 降低，曲线左移。影响 Hb 与 O_2 亲和力或 P_{50} 的因素有血液的 pH、PCO_2、温度和有机磷化合物（图 7-21）等。

1. pH、PCO_2 的影响 pH 降低或 PCO_2 升高时，Hb 对 O_2 的亲和力降低，P_{50} 增大，曲线右移，Hb 氧饱和度下降，有利于氧的释放；pH 升高或 PCO_2 降低时，Hb 对 O_2 的亲和力增加，P_{50} 降低，曲线左移，不利于 O_2 的释放。酸度对 Hb 氧亲和力的影响称为波尔效应（Bohr effect）。波尔效应具有重要的生理意义，它既可促进肺毛细血管血液的氧合，又有利于在组织中毛细血管内的血液释放 O_2。

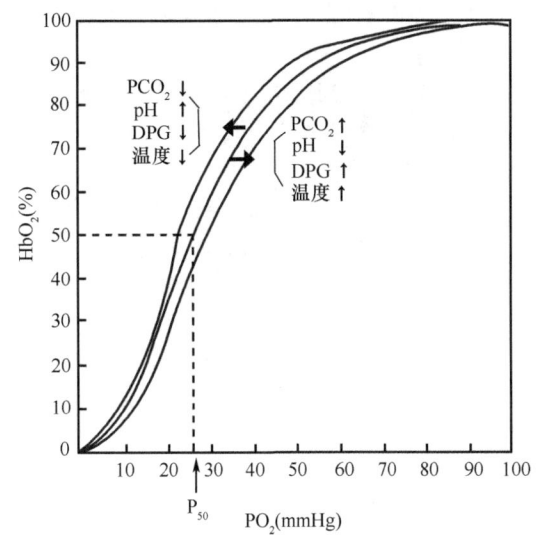

图 7-21 影响氧解离曲线的主要因素

2. 温度的影响 温度升高时，氧解离曲线右移，促进 O_2 的释放；温度降低时，曲线左移，不利于 O_2 的释放。温度对氧解离曲线的影响，可能与温度变化会影响 H^+ 的活度有关。温度升高时，H^+ 的活度增加，可降低 Hb 对 O_2 的亲和力。

3. 2,3-二磷酸甘油酸 2,3-二磷酸甘油酸（2,3-diphosphoglycerate，2,3-DPG）是红细胞无氧糖酵解的产物，在调节 Hb 与 O_2 的亲和力中起重要作用。2,3-DPG 浓度升高，Hb 对 O_2 的亲和力降低，氧解离曲线右移；2,3-DPG 浓度降低，Hb 对 O_2 的亲和力增加，曲线左移。用枸橼酸-葡萄糖液保存 3 周后的血液，由于糖酵解停止，红细胞 2,3-DPG 含量下降，Hb 不易与 O_2 解离。所以，用大量贮存血液给病人输血，其运 O_2 功能较差。

4. 一氧化碳的影响 一氧化碳（CO）与 Hb 结合后呈樱桃红色，二者的亲和力是 O_2 的 250 倍，这意味着在极低的 PCO 时，CO 就可以从 HbO_2 中取代 O_2，阻断其结合位点。此外，CO 一旦与 Hb 分子中某个血红素结合后，将增加其余 3 个血红素对 O_2 的亲和力，使氧解离曲线左移，妨碍 O_2 的解离。所以 CO 中毒既妨碍 Hb 与 O_2 的结合，又妨碍对 O_2 的解离，所以其危害极大。实际生活中的煤气中毒就是 CO 的影响。

5. 其他因素 Hb 与 O_2 的结合还受其自身性质的影响。胎儿 Hb 与 O_2 的亲和力大，有助于胎儿血液流经胎盘时从母体摄取 O_2。异常 Hb 的运 O_2 功能也降低。贫血患者血红蛋白量减少，血液总的运 O_2 能力降低。机体在安静状态下可能不会出现缺 O_2，但在活动增强时可发生供 O_2 不足。

案例 7-2

患者，女性，45 岁。因于当日清晨 4 时在蔬菜温室为火炉添煤时，昏倒在温室里。2 小时后被其丈夫发现，急诊入院。患者以往身体健康。体检：神志不清，口唇呈樱桃红色，其他无异常发现。实验室检查：PaO_2 12.6kPa，血氧容量 10.8ml%，动脉血氧饱和度 95%，HbCO 30%。入院后立即吸 O_2，不久渐醒。给予纠酸、补液等处理后，病情迅速好转。

临床诊断：CO 中毒，缺氧。

> **问题：**
> 1. 致患者神志不清的原因是什么？简述发生机制。
> 2. 缺氧类型是什么？有哪些血氧指标符合？
>
> **提示：**
> 1. 导致患者神志不清的原因是通风不良的温室中原已有一定量的CO蓄积，为火炉添煤时因煤不完全燃烧又产生的大量的CO，结果引起患者CO中毒。CO与Hb的亲和力比O_2约大250倍，使Hb丧失携氧能力，致使血氧含量下降。CO还可抑制红细胞内糖酵解过程，使2,3-DPG生成减少，氧解离曲线左移，氧合血红蛋白向组织释放O_2也减少，从而导致患者严重缺氧致昏迷。CO还有一极为有害的效应，即当CO与Hb分子中某个血红素结合后，将增加其余3个血红素对O_2的亲和力，使氧解离曲线左移，妨碍O_2的解离。CO中毒既妨碍Hb与O_2的结合，又妨碍对O_2的解离，所以其危害极大。
> 2. 缺氧类型为血液性缺氧，本病例中，血氧容量为10.8ml%属明显降低，但动脉血氧分压（12.6kPa）和血氧饱和度（95%）均属正常，符合血液性缺氧时血氧变化特点。

二、二氧化碳的运输

（一）CO_2的运输形式

血液中物理溶解的CO_2约占CO_2总运输量的5%，化学结合的占95%。化学结合的形式主要是碳酸氢盐和氨基甲酰血红蛋白，其中碳酸氢盐形式占CO_2总运输量的88%，氨基甲酰血红蛋白形式占7%。

1. 碳酸氢盐　CO_2在红细胞内碳酸酐酶（carbonic anhydrase）的作用下与水反应生成H_2CO_3，H_2CO_3又解离成HCO_3^-和H^+（图7-22），反应极为迅速并且可逆，不到1秒即达平衡。红细胞内增多的HCO_3^-顺浓度梯度通过红细胞膜扩散进入血浆。红细胞中负离子减少，为了维持电平衡，血浆中的Cl^-扩散进入红细胞，这一现象称为氯转移（chloride shift）。在红细胞膜上有特异的HCO_3^--Cl^-载体，可同时帮助两种离子的跨膜转移。在红细胞内HCO_3^-与K^+结合，在血浆中则与Na^+结合生成碳酸氢盐。上述反应中产生的H^+，大部分与Hb结合，Hb是强缓冲剂。

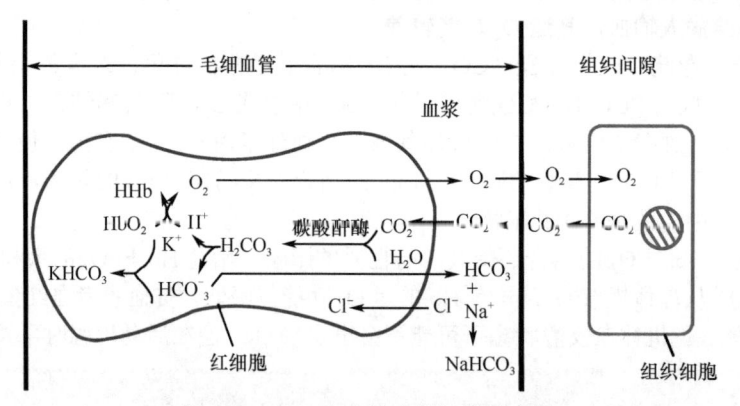

图7-22　CO_2在血液中的运输示意图

在肺部，血浆中溶解的CO_2首先扩散入肺泡，红细胞内的HCO_3^-与H^+生成H_2CO_3，碳酸酐酶又催化H_2CO_3分解成CO_2和H_2O，CO_2又从红细胞扩散入血浆，而血浆中的HCO_3^-便进入红细胞以补充消耗了的HCO_3^-，Cl^-则转移出红细胞。这样，以HCO_3^-形式运输的CO_2，在肺部被释出。

2. 氨基甲酰血红蛋白　一部分CO_2与Hb的氨基结合生成氨基甲酰血红蛋白（HHbNHCOOH），这一反应无需酶的催化，而且迅速、可逆。影响这一反应的主要因素是氧合作用。HbO_2与CO_2

结合形成 HHbNHCOOH 的能力比去氧 Hb 的小。在组织，HbO_2 解离释出 O_2，部分 HbO_2 变成去氧 Hb，与 CO_2 结合生成 HHbNHCOOH。此外，去氧 Hb 酸性较 HbO_2 弱，容易与 CO_2 结合。肺内 HbO_2 生成增多促使 HHbNHCOOH 解离释放 CO_2 和 H^+，反应向相反方向进行。氧合作用的调节有重要意义，虽然以氨基甲酰血红蛋白形式运输的 CO_2 仅约占总运输量的 7%，但从肺部排出的 CO_2 中却有大约 17.5% 是从氨基甲酰血红蛋白释放出来的。

（二）CO_2 解离曲线

CO_2 解离曲线是表示血液中 CO_2 含量与 PCO_2 关系的曲线（图 7-23）。血液 CO_2 含量随 PCO_2 上升而增加。与氧解离曲线不同，二者之间接近线性关系而不是 S 形曲线，而且没有饱和点。因此，CO_2 解离曲线的纵坐标不用饱和度而用浓度表示。血液流经肺时每 100ml 血液释出 4ml 的 CO_2。

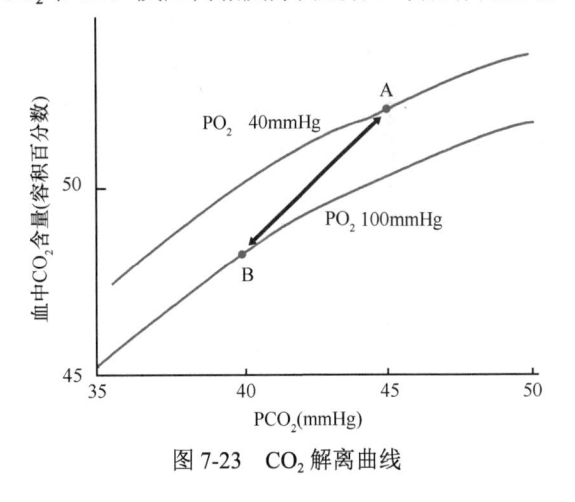

图 7-23　CO_2 解离曲线

（三）O_2 与 Hb 的结合对 CO_2 运输的影响

O_2 与 Hb 结合可促使 CO_2 的释放，去氧 Hb 则容易与 CO_2 结合，这一效应称为何尔登效应（Haldane effect）。可见 O_2 和 CO_2 的运输不是孤立进行的，而是相互影响的。CO_2 通过波尔效应影响 O_2 的结合和释放，O_2 又通过何尔登效应影响 CO_2 的结合和释放。

第五节　呼吸运动的调节

呼吸运动是整个呼吸过程的基础，它既是一种随意运动，又是一种自动节律性活动。呼吸的深度和频率随着机体内外环境的变化而发生相应的变化，以适应机体物质代谢的需求。如肌肉活动时代谢增强，肺通气量增加供给机体更多的 O_2，同时排出更多的 CO_2，从而维持内环境 O_2 分压、CO_2 分压及 $[H^+]$ 的相对稳定。此外，机体在完成其他功能活动（如说话、唱歌、吞咽）时，呼吸运动也将受到相应的调控，使机体得以实现其他功能活动。呼吸肌属于骨骼肌，本身没有自动节律性，呼吸运动对环境改变所作出的反应主要是通过神经调节实现的。

一、呼吸中枢与呼吸节律的形成

（一）呼吸中枢

呼吸中枢（respiratory center）是指中枢神经系统内产生和调节呼吸运动的神经细胞群，这些细胞群分布在大脑皮层、间脑、脑桥、延髓、脊髓等部位。脑的不同部位对呼吸调节作用不同，正常呼吸运动有赖于它们之间相互协调，以及对各种传入冲动的整合。在早期哺乳动物实验中，用横断脑干的不同部位或损毁、电刺激脑的某些部位等研究方法，证明了各级中枢在呼吸调节中的作用。

1. 脊髓　脊髓中支配呼吸肌的运动神经元位于第 3~5 颈段（支配膈肌）和胸段（支配肋间肌和腹肌等）脊髓的前角。在动物实验中（见下述），如果在延髓和脊髓之间做一横切，呼吸运动便立即停止。该现象说明脊髓只是作为联络脑和呼吸肌的中继站和整合某些呼吸反射的初级中枢。脊髓前角运动神经元发出的传出冲动，经膈神经、肋间神经到达呼吸肌，控制呼吸肌的活动。如果前角运动神经元受到损害，会导致呼吸肌麻痹，呼吸运动停止。

2. 低位脑干　低位脑干包括脑桥和延髓，将动物脑干的不同平面横断，可使呼吸运动发生不同的变化（图 7-24）。在中脑和脑桥之间横断脑干（A 平面），呼吸节律无明显变化，但在延髓和脊髓之间横断（D 平面），则呼吸停止，表明呼吸节律产生于低位脑干，而高位脑部对节律性呼吸运动的产生不是必需的。如在脑桥上、中部之间（B 平面）横断，呼吸变深变慢；如再切断双侧迷走神经，吸气进一步延长，偶尔短暂呼气，此为长吸式呼吸（apneusis）。这一结果提示脑桥上部有抑制吸气的中枢结构，称为呼吸调整中枢（pneumotaxic center）；来自肺部的迷走神经传入冲动也有抑制吸气的作用。当延髓中失去来自这两方面对吸气活动的抑制作用后，吸气活动便不能及时被中断，于是出现长吸呼吸。如果再在脑桥和延髓之间（C 平面）横断，不论迷走神经是否完整，都出现不规则的喘式样呼吸（gasping），表明在脑桥中下部可能存在着能兴奋吸气活动的长吸中枢（apneustic center）。以上这些现象表明，延髓虽然可以独立地产生有节律的呼吸，但正常呼吸模式的产生需要脑桥的参与。于是，在 20 世纪 20～50 年代期间，便形成了所谓三级呼吸中枢的假说：延髓内有喘息中枢（gasping center），产生最基本的呼吸节律；在脑桥下部有长吸中枢，对吸气活动产生紧张性易化作用；在脑桥上部有呼吸调整中枢，对长吸中枢产生周期性抑制作用，三者共同形成正常的呼吸节律。后来的研究肯定了关于延髓有呼吸节律基本中枢和脑桥上部有呼吸调整中枢的结论，但未能证实脑桥中下部存在着一个结构上特定的长吸中枢。

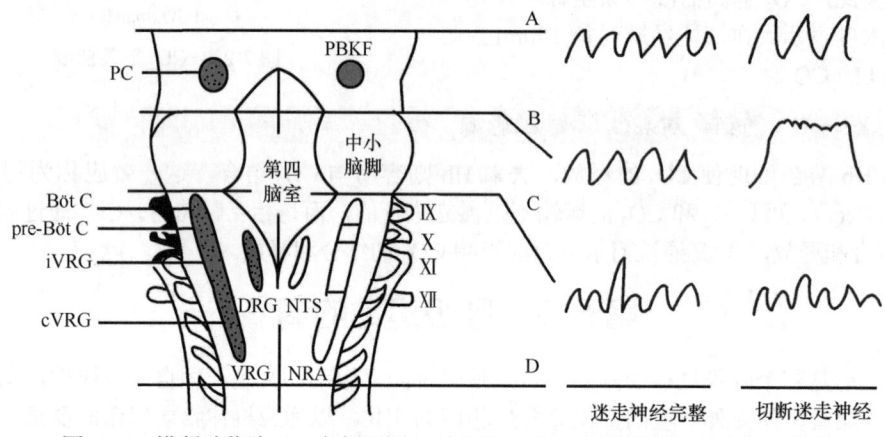

图 7-24　横断动物脑干（左侧两图）对呼吸运动（右侧两图）影响的示意图
Böt C：包钦格复合体；cVRG：尾段腹侧呼吸组；DRG：背侧呼吸组；iVRG：中段腹侧呼吸组；NRA：后疑核；NTS：孤束核；PBKF：臂旁内侧核和 KF 核；PC：呼吸调整中枢；pre-Böt C：前包钦格复合体；VRG：腹侧呼吸组；Ⅸ、Ⅹ、Ⅺ、Ⅻ分别为第 9、10、11、12 对脑神经；A、B、C、D：为脑干不同平面横切

3. 高位脑　高位脑包括大脑皮层、边缘系统、下丘脑等。大脑皮层可在一定限度内随意控制呼吸，如发动说、唱、饮水、进食等动作以及随意屏气或加深加快呼吸都是在大脑皮层严密控制和协调下完成的。大脑皮层对呼吸的随意调节系统与低位脑干对呼吸的不随意的自主呼吸节律系统下行通路是分开的。临床上有时可以观察到自主呼吸和随意呼吸发生分离的现象。例如在脊髓前外侧索下行的自主呼吸通路受损后，自主节律呼吸异常甚至停止，但病人仍可进行随意呼吸。患者靠随意呼吸或人工呼吸来维持肺通气，如未进行人工呼吸，一旦病人入睡，出现呼吸运动停止。

（二）呼吸节律的形成

关于呼吸节律形成的机制有多种学说解释，其中最有影响的是 20 世纪 70 年代提出的中枢吸气活动发生器（central inspiratory activity generator）和吸气切断机制（inspiratory off-switch mechanism）（图 7-25）。该学说的核心就是在延髓内存在着一些起着中枢吸气活动发生器和吸气切断机制作用的神经元，前者的活动引起吸气神经元呈渐增性放电，其冲动一方面下传至脊髓，引起吸气；另一方面又传递至具有吸气切断机制作用的神经元，使后者的活动增强，当其达到一定阈值时，抑制吸气活动发生器的活动，使吸气终止，转为呼气。而当吸气切断机制的活动减弱时，吸气活动便再次发生，如此周而复始导致节律性的呼吸运动。吸气切断机制相关神经元的激活除由于延髓吸气神经元的冲动外，还由于脑桥上部的 PBKF 核的活动和肺牵张感受器经迷走神经的传入冲动。因此，损毁 PBKF 核或切断迷走神经，吸气因而延长，动物出现长吸式呼吸。

二、呼吸的调节

节律性呼吸活动虽然起源于脑，但受到来自呼吸器官本身以及血液循环等其他器官系统感受器传入冲动的反射性调节。呼吸运动往往会根据机体所在内、外环境的变化作出相应反应，以保证机体获得代谢所需的 O_2，并排出产生的 CO_2。呼吸运动的主要调节方式是神经调节。

（一）化学感受性反射对呼吸运动的调节

动脉血、组织液或脑脊液中的 O_2、CO_2 和 H^+ 等化学因素通过刺激化学感受器反射性调节呼吸运动，以维持内环境中这些化学因素的相对稳定。

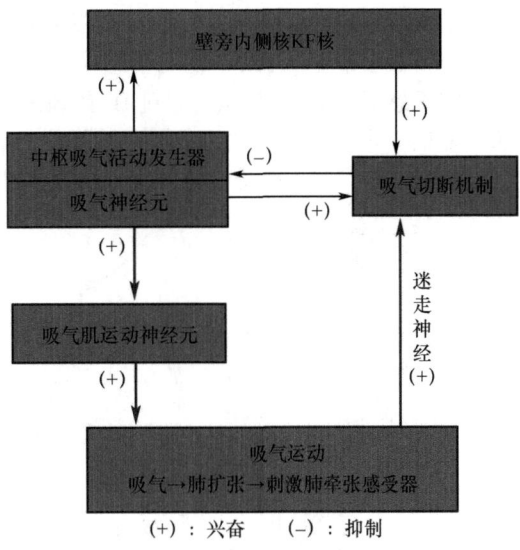

图 7-25 呼吸节律形成机制示意图

1. 化学感受器 化学感受器（chemoreceptor）是指其适宜刺激为 O_2、CO_2 和 H^+ 等化学物质的感受器。因其所在部位，分为外周化学感受器（peripheral chemoreceptor）和中枢化学感受器（central chemoreceptor）。

（1）外周化学感受器：外周化学感受器位于颈动脉体和主动脉体，它能感受动脉血中 PCO_2、PO_2 和 pH 变化的刺激。外周化学感受器在动脉血 PO_2 降低、PCO_2 或 $[H^+]$ 升高时受到刺激，冲动经窦神经（舌咽神经的分支，分布于颈动脉体）和迷走神经（分支分布于主动脉体）传入延髓，反射性地引起呼吸加深加快和血液循环的变化。对呼吸调节来说，颈动脉体作用远大于主动脉体。由于颈动脉体的有利解剖位置，所以对外周化学感受器的研究主要集中在颈动脉体。

颈动脉体中主要有Ⅰ和Ⅱ两类细胞。Ⅱ型细胞在功能上类似于神经胶质细胞；主要起感受器的作用的是Ⅰ型细胞（球细胞），当其受到动脉血中 PCO_2、PO_2 和 pH 变化的刺激时，使感觉传入纤维窦神经兴奋，将冲动传至相应的呼吸中枢（图 7-26）。

（2）中枢化学感受器：位于延髓腹外侧浅表部位的中枢化学感受器左右对称，可以分为头、中、尾三个区（图 7-27）。应用胆碱能激动剂和拮抗剂的研究结果表明，在中枢化学感受器信息传递环节中可能有胆碱能机制参与。

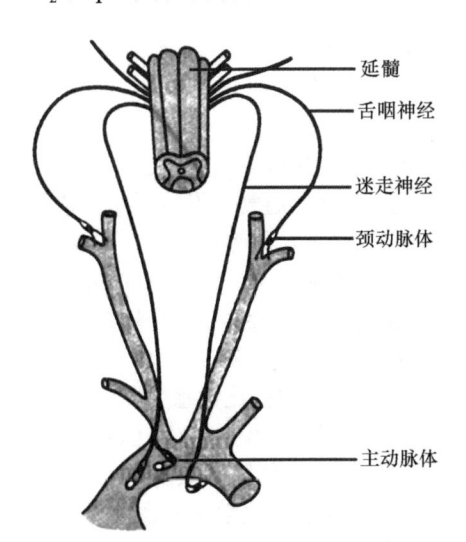

图 7-26 颈动脉体组织结构示意图

中枢化学感受器的生理刺激是脑脊液和局部细胞外液中的 H^+。如果保持人工脑脊液的 pH 不变，用含高浓度 CO_2 的人工脑脊液灌流脑室所引起的通气增强反应消失，可见有效刺激不是 CO_2 本身，而是 CO_2 所引起的脑脊液中 $[H^+]$ 的增加。由于血液中的 CO_2 能迅速透过血-脑脊液屏障，与脑脊液中的 H_2O 在碳酸酐酶的作用下反应生成 H_2CO_3，然后解离出 H^+，使化学感受器周围液体中的 $[H^+]$ 升高，从而刺激中枢化学感受器，引起呼吸中枢的兴奋（图 7-27）。任何提高脑脊液中 pH 的因素，都能加强呼吸，并与 pH 的增加呈平行关系。由于脑脊液中碳酸酐酶含量很少，CO_2

与水的水合反应很慢,所以对 CO_2 的反应有一定的时间延迟。血液中的 H^+ 本身不易透过血-脑脊液屏障,故血液中 pH 对中枢化学感受器的作用小而缓慢。中枢化学感受器与外周化学感受器不同,它不感受缺 O_2 的刺激,但对 H^+ 的敏感性比外周化学感受器高,反应潜伏期较长。中枢化学感受器的生理功能可能主要是调节脑脊液的 $[H^+]$,使中枢神经系统有一个稳定的 pH 环境;外周化学感受器的作用主要是在机体发生低 O_2 时反射性地使呼吸运动加强。

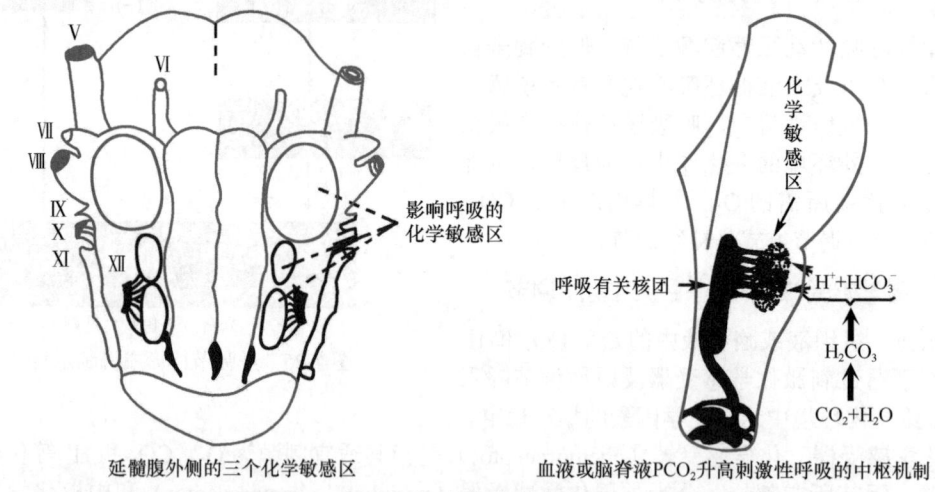

图 7-27 中枢化学感受器

左图:延髓外侧浅表部位的中枢化学感受器;右图:血液或脑脊液 PCO_2 升高刺激呼吸运动的中枢机制。Ⅴ、Ⅵ、Ⅶ、Ⅷ、Ⅸ、Ⅹ、Ⅺ、Ⅻ分别为第 5、6、7、8、9、10、11、12 对脑神经

2. CO_2、H^+ 和低 O_2 对呼吸的调节

(1) 动脉血液中 CO_2 分压对呼吸的调节:在麻醉动物或人,动脉血液 PCO_2 降到很低水平时可出现呼吸暂停。因此,一定水平的 PCO_2 对维持呼吸和呼吸中枢的兴奋性是必要的。CO_2 是呼吸运动最重要的生理性调节因素,临床上氟烷、硫喷妥钠、吗啡等麻醉药可通过抑制 CO_2 通气反应,导致呼吸变浅。吸入气中 CO_2 浓度适量升高后,肺泡气和动脉血中 PCO_2 也随之升高,呼吸加深加快,肺通气量增加(图 7-21),但如吸入气中 CO_2 浓度超过 7%,通气已不能再相应增加,动脉血中 PCO_2 陡然升高,会压抑中枢神经系统包括呼吸中枢的活动,发生呼吸困难、头痛、头昏,甚至昏迷;如果 CO_2 达 15% 以上就会丧失意识,出现肌肉强直和震颤,称之为 CO_2 麻醉。因此,动脉血液中保持一定的 CO_2 分压,可以使呼吸中枢保持正常的兴奋性,CO_2 分压在一定范围内升高可加强呼吸,但 CO_2 超过一定限度则有压抑和麻醉效应。

CO_2 刺激呼吸是通过两条途径实现的:一是通过刺激延髓腹侧面的中枢化学感受器而兴奋呼吸中枢;二是刺激外周化学感受器(颈动脉体和主动脉体),前者是主要的。血液中 CO_2 分压升高时,CO_2 分子易透过血-脑屏障进入脑脊液,形成 H_2CO_3,解离出 H^+,使脑脊液 $[H^+]$ 升高,刺激中枢化学感受器,使呼吸加深加快。而动脉血 PCO_2 突然大增,或中枢化学感受器受到抑制,对 CO_2 的反应降低时,外周化学感受器在引起快速呼吸反应中可起重要作用。临床上,心力衰竭或脑干损伤可引起呼吸中枢的反应增强,使肺通气量增加,呼出的 CO_2 增多,使血液 PCO_2 下降,此时呼吸中枢因缺少足够 CO_2 刺激而受到抑制,于是呼吸变慢、变浅甚至停止;呼吸抑制又使 CO_2 排出减少,血液 PCO_2 升高,又刺激呼吸中枢,引起呼吸运动变快、变深,再使 PCO_2 下降,呼吸运动又受到抑制。如此周而复始,出现病理性的周期性呼吸,这种形式的呼吸称为陈-施呼吸(Cheyne-Stokes breathing)。陈-施呼吸的特点是,呼吸运动逐渐增强增快,然后逐渐减弱减慢甚至暂停,每个周期约 45 秒至 3 分钟。

(2) 动脉血液中 $[H^+]$ 对呼吸的调节:动脉血 $[H^+]$ 增加,可导致呼吸加深加快,肺通气量增加;$[H^+]$ 降低,呼吸受到抑制,肺通气量降低(图 7-21)。中枢化学感受器对 H^+ 的敏感性较外周化学感受器高（约25倍）。但由于 H^+ 通过血-脑屏障的速度慢，限制了其对中枢化学感受器的作用。所以，血液中 H^+ 增加促使呼吸加强加快的作用，主要是通过外周化学感受器特别是颈动脉体起作用的，只有脑脊液中的 H^+ 才是中枢化学感受器的最有效刺激。

（3）动脉血液中 O_2 分压对呼吸的调节：吸入气 PO_2 降低时，肺泡气、动脉血 PO_2 都随之降低，能反射性地引起呼吸加深、加快，肺通气增加（图7-28）。临床上氟烷、氧化亚氮等吸入麻醉药可通过抑制低氧血症通气反应，导致呼吸变浅。在特殊情况下，低 O_2 刺激具有重要意义。如在严重肺气肿、肺心病患者，由于肺换气功能障碍，导致低 O_2 和 CO_2 潴留，长时间的 CO_2 潴留能使中枢化学感受器对 CO_2 的刺激作用产生适应，而外周化学感受器对低 O_2 刺激的适应很慢。在此情况下，低 O_2 对外周化学感受器的刺激成为驱动呼吸运动的主要刺激因素。因此，给慢性肺通气或肺换气功能低下的患者吸入纯 O_2，解除了缺 O_2 的刺激作用，反而引起呼吸运动暂停，故在临床氧疗时应予注意。缺 O_2 完全是依靠刺激外周化学感受器使呼吸加强的，动脉血 PO_2 愈低，则传入冲动愈多，对呼吸的影响越明显。如果切断外周化学感受器的传入神经，PO_2 下降所引起的呼吸效应消失。缺 O_2 对呼吸中枢的直接作用则是抑制作用。一定程度的缺 O_2 通过外周化学感受器对呼吸中枢的兴奋作用，可以对抗其对中枢的直接抑制作用。但在严重缺 O_2 时，外周化学感受器的反射效应不足以克服缺 O_2 对中枢的直接抑制作用，导致呼吸运动的抑制。

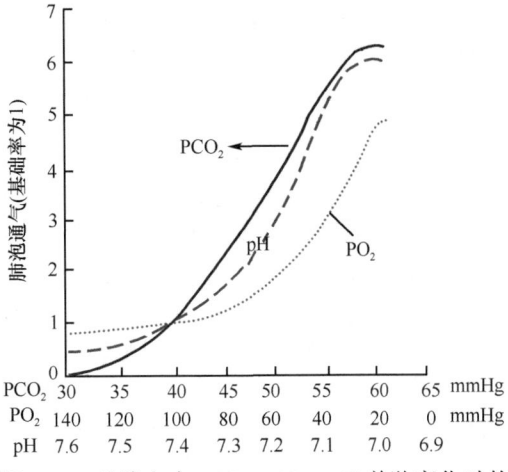

图7-28 动脉血中 PCO_2、PO_2、pH 单独变化时的肺泡通气反应

3. CO_2、H^+ 和低 O_2 在调节呼吸中的相互作用 动脉血 CO_2 分压和 $[H^+]$ 的升高以及 O_2 分压降低，均能刺激呼吸，三者之间的相互作用，对肺通气的影响既可发生总和而加大，也可相互抵消而减弱。图7-29 所示为一种因素改变、另两种因素不加控制时的情况。从图中可以看出：① PCO_2 升高时，$[H^+]$ 也随之升高，两者的作用总和起来，使肺通气较单独 PCO_2 升高时为大。② $[H^+]$ 增加时，因肺通气增大使 CO_2 排出，PCO_2 下降，抵消了一部分 H^+ 的刺激作用，CO_2 含量的下降也使 $[H^+]$ 有所降低。两者均使肺通气的增加较单独 $[H^+]$ 升高时为小。③ PO_2 下降时，也因肺通气量增加，呼出较多的 CO_2，使 PCO_2 和 $[H^+]$ 下降从而减弱了低 O_2 的刺激作用。由此可见，上述三因素是相互联系、相互影响的，在探讨它们对呼吸的调节时，必须全面地进行观察和分析，才能得到正确的结论。尼可刹米（可拉明）是目前临床常用的呼吸兴奋剂（respiratory stimulant），属于中枢兴奋药，主要通过直接兴奋延髓呼吸中枢，也可通过刺激颈动脉体和主动脉体的化学感受器，反射性地兴奋呼吸中枢，使呼吸加深加快，通气量增加，提

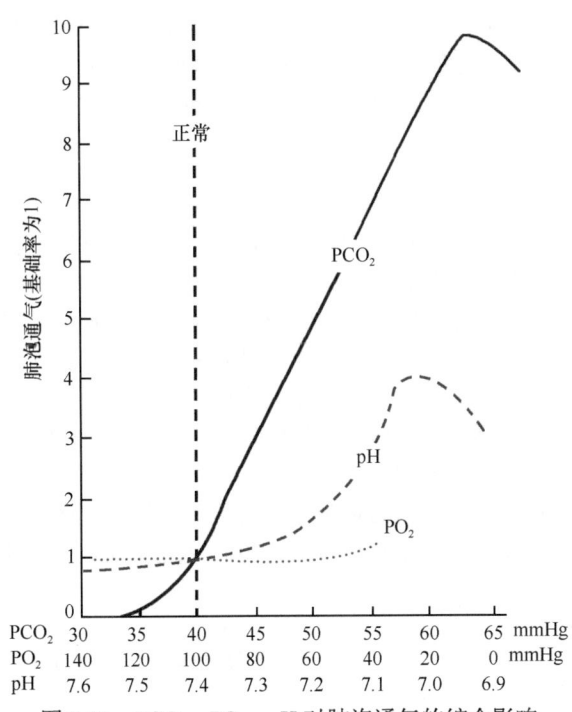

图7-29 PCO_2、PO_2、pH 对肺泡通气的综合影响

高了血中氧分压，降低了血中二氧化碳分压。同时提高呼吸中枢对二氧化碳的敏感性，在呼吸中枢处于抑制状态时兴奋作用尤为明显。

（二）肺牵张反射

1868年Breuer和Hering发现，在麻醉动物，肺充气或扩张时可抑制吸气，而肺缩小或萎陷时则引起吸气。切断迷走神经后，上述反应消失，说明这是由迷走神经参与的一种反射性反应。这种由肺扩张或萎陷所引起的吸气抑制或吸气兴奋的反射性呼吸变化，称为肺牵张反射（pulmonary stretch reflex），又称黑-伯反射（Hering-Breuer reflex），包括肺扩张反射（pulmonary inflation reflex）和肺萎陷反射（pulmonary deflation reflex）。

1. 肺扩张反射　肺扩张反射是肺扩张时抑制吸气活动的反射。感受器分布于从气管到细支气管的平滑肌中，属于牵张感受器，其阈值低、适应慢，又称为慢适应感受器。肺扩张时，呼吸道受到牵拉，使呼吸道扩张，于是牵张感受器兴奋。传入冲动沿迷走神经进入延髓，在延髓内通过一定的神经联系，促使吸气转为呼气，类似于呼吸调整中枢的作用。刺激这类牵张感受器还能引起气道平滑肌舒张和心率加快。肺扩张反射的生理意义在于加速吸气过程向呼气过程的转换，使呼吸频率增加。在动物实验中，将两侧迷走神经切断后，动物的吸气过程延长，吸气加深，呼吸变得深而慢。肺扩张反射的敏感性存在种属差异性，兔的敏感性最高，而人的敏感性最低。人出生4~5天后，该反射的敏感性显著减弱。在成年人，潮气量需超过1500ml时才能引起肺扩张反射。因此在平静呼吸时，肺扩张反射一般不参与呼吸运动的调节。而病理情况下，肺顺应性降低，肺扩张时对气道的牵张刺激较强，可引起该反射，使呼吸变浅、变快。

2. 肺萎陷反射　肺萎陷反射是肺萎陷时增强吸气活动或促进呼气转换为吸气的反射。感受器也位于气道平滑肌内，但其性质尚不清楚。肺萎陷反射一般在较大程度的肺萎陷时才出现，所以它在平静呼吸时并不发挥调节作用，但对防止过深的呼气及肺不张等可能起一定的作用。

（三）呼吸肌本体感受性反射

肌梭和腱器官是骨骼肌的本体感受器。肌梭受到牵张刺激时，可以反射地引起受刺激肌梭所在肌肉的收缩，称为骨骼肌牵张反射（muscle stretch reflex），属本体感受性反射（proprioceptive reflex）。切断胸段脊神经背根后，则呼吸运动减弱。人类为治疗需要曾做类似手术，术后相应呼吸肌的活动会减弱。说明呼吸肌本体感受性反射参与正常呼吸运动的调节，在呼吸肌负荷增加（如运动）时发挥更大的作用。此外，在人进行运动时，呼吸肌本体感受性反射也参与引起肺通气增加。

（四）防御性呼吸反射

呼吸道的鼻、咽、喉、气管和支气管黏膜受到机械性或化学性刺激时，都将引起防御性呼吸反射，清除激惹物，避免其进入肺泡。人体主要的防御性呼吸反射包括咳嗽反射和喷嚏反射。

1. 咳嗽反射（cough reflex）　是常见的重要的防御性反射，有助于消除气道阻塞或异物。它的感受器位于喉、气管和支气管的黏膜。大支气管以上部位的感受器对机械刺激敏感，二级支气管以下部位对化学刺激敏感。传入冲动经迷走神经传入延髓，引起一系列反射效应，触发咳嗽反射。咳嗽反射可使气体由肺内高速冲出，将喉以下呼吸道内的异物或分泌物排出。剧烈咳嗽时，可因胸膜腔内压显著升高而阻碍静脉回流，使静脉压和脑脊液压升高。

2. 喷嚏反射（sneeze reflex）　是类似于咳嗽的反射，不同的是刺激作用于鼻黏膜感受器，传入神经是三叉神经，反射效应是悬雍垂下降，舌压向软腭，而不是声门关闭，呼出气主要从鼻腔喷出，以清除鼻腔中的刺激物。

（付元山　张　敏）

思 考 题

1. 何谓胸内负压？有何生理意义？
2. 试述肺表面活性物质的来源、主要成分、作用及其生理意义？
3. 何谓通气/血流比值？通气/血流比值正常、增大或减小有何意义？
4. 血液中 PCO_2 升高、PO_2 下降、pH 下降对呼吸运动有何影响？其各自的作用途径如何？
5. 何谓肺牵张反射？肺扩张反射的反射弧和生理意义如何？
6. 试述上下呼吸道的组成。
7. 试述左右主支气管的形态特点。

第八章 消化与吸收

【学习目标】

掌握：消化和吸收的概念；胃液的成分、作用以及调节；胃的运动和胃排空；胰液、胆汁的成分及其生理作用，胰液分泌的调节机制。

熟悉：消化系统的组成以及结构；胃肠运动的主要形式；小肠是吸收的主要部位的原因；糖类、脂肪和蛋白质的吸收形式和途径。

了解：消化道平滑肌一般生理特征；消化腺的作用；消化道的神经支配；胃肠激素的概念；唾液的成分和生理作用。

人体在新陈代谢过程中，不仅要从外界环境中摄取氧气，还必须从食物中获得足够的营养物质，包括蛋白质、脂肪、糖类、无机盐、维生素和水，其中蛋白质、脂肪和糖类属于结构复杂且难溶于水的大分子物质，不能被机体直接吸收利用，必须在消化道内分解，转变为结构简单、易溶于水的小分子物质，才能被吸收利用。

食物在消化道内被分解成小分子物质的过程称为消化（digestion）。消化的方式有两种：一种是通过消化道肌肉的舒缩活动，将食物磨碎，使之与消化液充分混合，并将食物不断地向消化道远端推送的过程，称为机械性消化（mechanical digestion）；另一种是通过消化液中各种消化酶的作用，将食物中的大分子物质（主要是蛋白质、脂肪和多糖）分解为小分子物质的过程，称为化学性消化（chemical digestion）。正常情况下，这两种方式的消化作用同时进行，相互配合。

消化道内的物质通过消化道黏膜进入血液和淋巴循环的过程，称为吸收（absorption）。消化和吸收是两个相辅相成、紧密联系的过程。消化器官除了对食物进行消化和吸收的主要功能外，还可分泌多种胃肠激素，具有重要的内分泌功能。

第一节 消化系统的组成和结构

消化系统（alimentary system）包括消化管和消化腺两大部分（图 8-1）临床上通常把从口腔到十二指肠的消化管道称为上消化道，空肠及其以下的部分为下消化道。消化腺分为大消化腺和小消化腺两种。大消化腺包括大唾液腺、肝和胰。小消化腺包括唇腺、颊腺、舌腺、食管腺、胃腺和肠腺等。

一、消 化 道

1. 口腔

（1）腭：口腔的顶是腭（palate）（图 8-2），腭的前 2/3 为硬腭，后 1/3 为软腭。软腭的两侧各向下方分出腭舌弓和腭咽弓。腭垂、腭帆

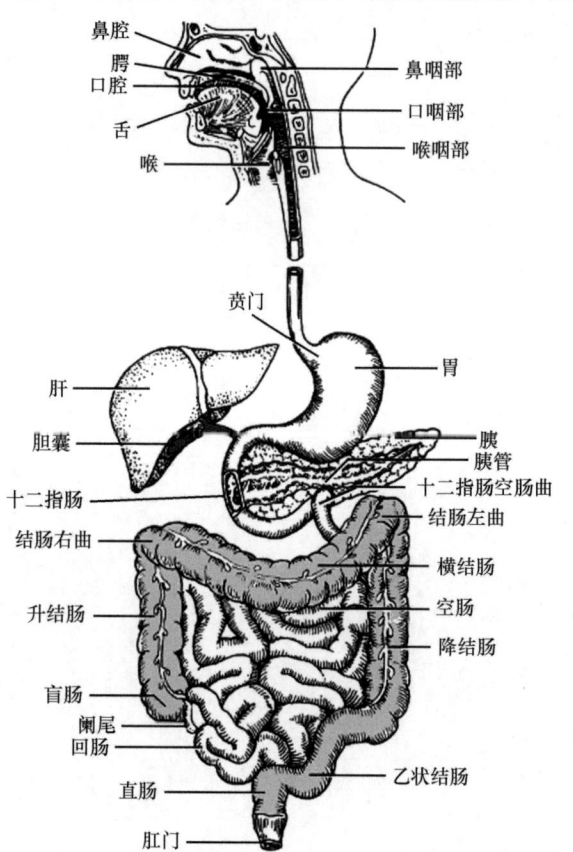

图 8-1 消化系统模式图

游离缘、两侧的腭舌弓及舌根围成咽峡。

（2）牙：牙（teeth）按形态分为牙冠、牙根和牙颈（图8-3）。牙冠内有牙冠腔，牙根内有牙根管，牙根尖端有牙根尖孔。牙冠腔和牙根管内容纳牙髓。牙由牙质、釉质、牙骨质和牙髓组成。牙周组织包括牙周膜、牙槽骨和牙龈。

（3）舌：舌（tongue）前2/3为舌体，后1/3为舌根。舌体背面有舌乳头，包括丝状乳头、叶状乳头、菌状乳头和轮廓乳头。

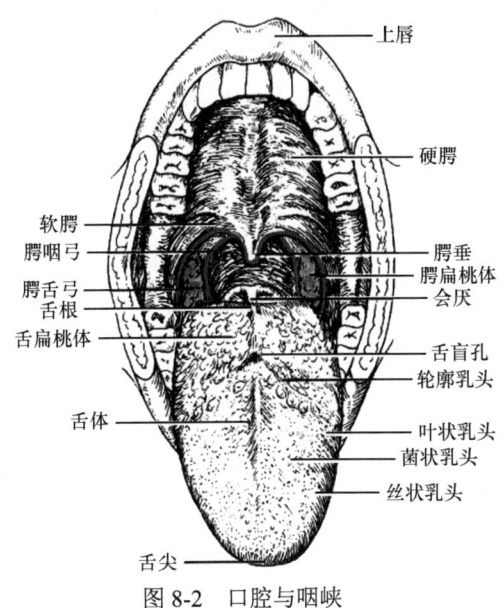

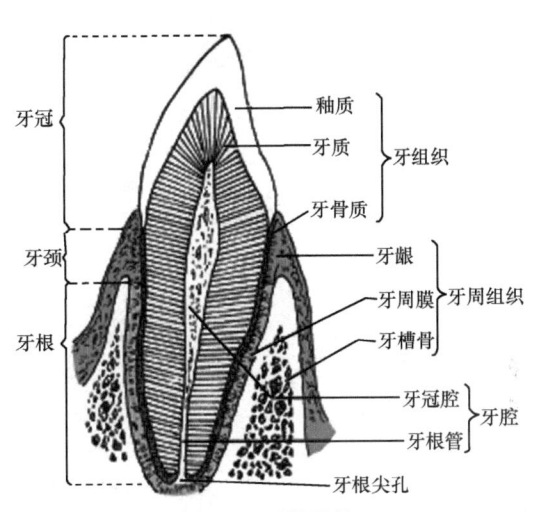

图8-2 口腔与咽峡

图8-3 牙的结构

2. 咽 咽（pharynx）位于第1～6颈椎前方，上方连于颅底，向下于第6颈椎体下缘续于食管。咽腔分别以软腭及会厌上缘为界，分为鼻咽、口咽、喉咽三部。

3. 食管 食管（esophagus）上端起自咽下缘，下端终于胃的贲门。食管分颈部、胸部和腹部三部。食管有3处生理性狭窄：第1处狭窄在起始处，距上颌中切牙15cm；第2处狭窄在左主支气管跨越食管的左前方处，距上颌中切牙约25cm；第3处狭窄在穿膈的食管裂孔处，距上颌中切牙约40cm（图8-4）。

4. 胃 胃（stomach）的上口称贲门，上连食管；下口称幽门，接续十二指肠。在食管末端的左缘与胃大弯起始处的锐角呈切迹状为贲门切迹。胃分为贲门部、胃底部、胃体和幽门部（图8-5）。

5. 小肠 小肠分为十二指肠、空肠和回肠。

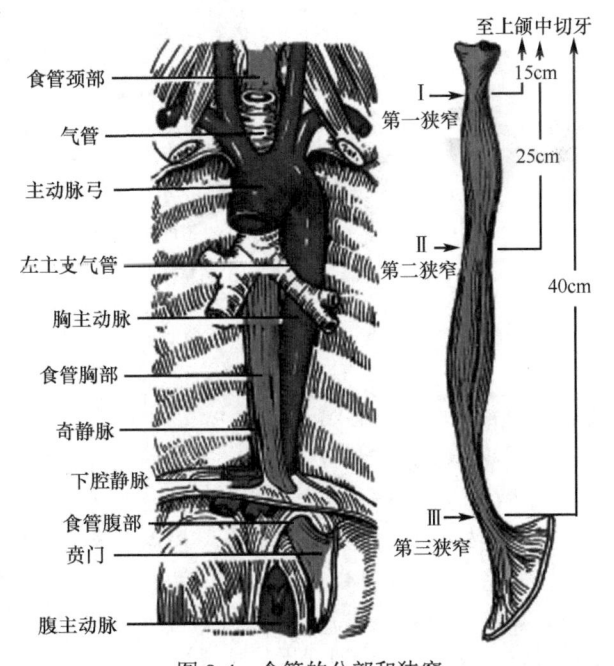

图8-4 食管的分部和狭窄

（1）十二指肠：十二指肠（duodenum）紧贴腹后壁，分为上部、降部、水平部和升部（图8-6）。十二指肠上部急转向下成为降部，在降部肠管后内侧壁上有一自上而下的黏膜皱襞隆

图 8-5 胃的分部

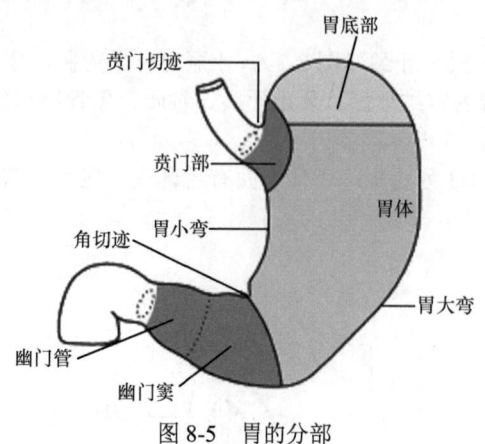

起,称十二指肠纵襞,此襞下端有圆形隆起,称十二指肠大乳头,是胆总管和胰管的共同开口处。升部急转处的弯曲接续空肠,称十二指肠空肠曲,此曲由十二指肠悬韧带连于膈右脚。

(2)空肠和回肠:空肠和回肠无明显界限。空肠管径较粗,管壁较厚,血供较丰富,故颜色呈粉红色;而回肠管径较细,管壁较薄,血供较差,故颜色呈粉灰色。

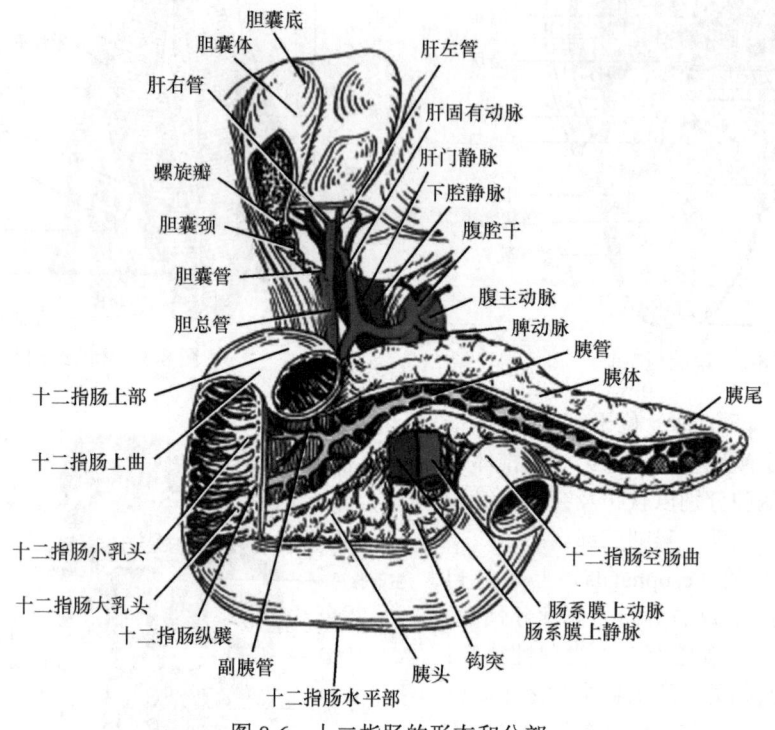

图 8-6 十二指肠的形态和分部

案例 8-1

患者,女性,35 岁。自诉 3 天前同学聚会饱餐、饮酒后,解黑色柏油样便,每天 3~4 次,每次量约 100g,呕吐 3 次,自诉呕吐物为胃内容物,多为吃过的前一顿食物。并伴有头晕、心悸、口干等症状,今日来院检查。查体:慢性病容,腹软,肝肾可触及,腰曲前突,上腹部压痛。辅助检查:X 线钡剂可见钡剂经胃排空缓慢,胃体被钡餐充盈明显,十二指肠球部充盈不全,进钡餐后 6 小时,仍可见胃内有钡剂残留。进行胃镜检查,发现胃窦部有一 2cm×2cm 的活动性出血区,胃幽门周围黏膜糜烂、充血。临床诊断:幽门梗阻;胃溃疡出血。

问题:
1. 为什么胃溃疡容易发生在胃窦部?
2. 为什么胃溃疡出血与暴饮暴食、酗酒或饮食不规律等因素有关?

> 提示：
> 1. 幽门括约肌包绕在胃幽门周围，表面覆盖着黏膜层构成幽门瓣，既可以防止胃内容物过快进入十二指肠，又可以防止十二指肠内容物返流回胃，因此，胃内容物在此容易蓄积。
> 2. 胃黏液-碳酸氢盐屏障是位于胃黏膜层表面的黏液层，含有丰富的 HCO_3^- 等离子，对防止胃酸损伤胃黏膜具有重要意义。酗酒可以引起胃黏膜保护机制被破坏，使黏液黏稠度减弱，导致胃黏膜层直接被胃酸等胃内容物腐蚀糜烂。

6. 大肠 大肠分为盲肠、阑尾、结肠、直肠、肛管五部分。除直肠、肛管及阑尾外，结肠和盲肠具有三种特征性结构，即结肠带、结肠袋和肠脂垂（图8-7）。

（1）盲肠：盲肠（caecum）与回肠交界处为回盲瓣。

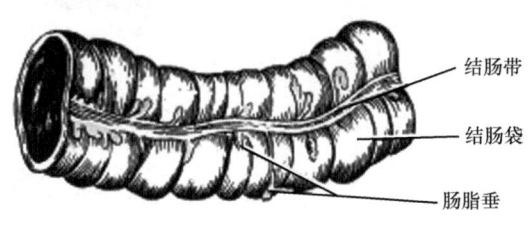

图 8-7 结肠的特征

（2）阑尾：阑尾（vermiform appendix）根部连于盲肠的后内侧壁。

（3）结肠：结肠（colon）分升结肠、横结肠、降结肠和乙状结肠四部分。

（4）直肠：直肠（rectum）在矢状面上有骶曲和会阴曲。前者由于直肠在骶、尾骨前面下降，形成凸向后方的弯曲；后者是直肠绕过尾骨尖转向后下方之后形成凸向前方的弯曲。

（5）肛管：肛管（anal canal）内面有6～10条纵行的黏膜皱襞，称为肛柱，是良好的吸收药物部位。

7. 消化道的组织学构造

（1）黏膜层：由上皮、固有层组成，消化道各段结构差异最大。口腔、咽、食管和肛门处为复层扁平上皮；胃肠则为单层柱状上皮；小肠上皮和固有层向肠腔突出，形成众多的肠绒毛。

（2）黏膜下层：由疏松结缔组织组成，内有小血管、淋巴管和黏膜下神经丛等。

（3）肌层：咽、食管上段和肛门处的肌层为骨骼肌，其余均为平滑肌。

（4）外膜：分纤维膜和浆膜。纤维膜由薄层结缔组织构成，与周围组织无明显界限；浆膜则由薄层结缔组织和间皮共同组成（图8-8）。

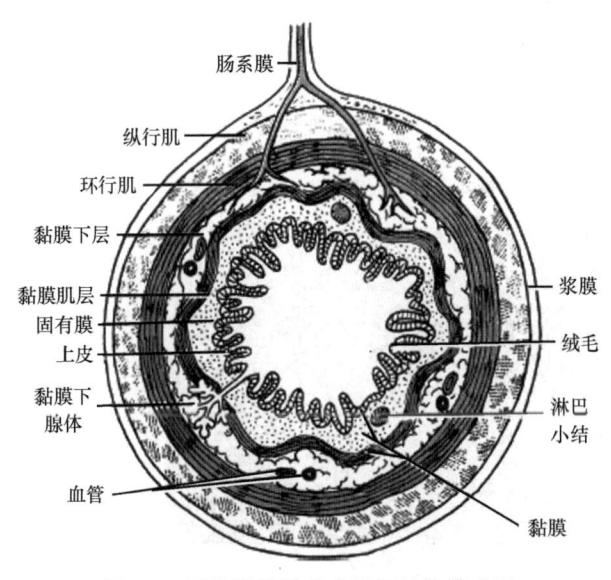

图 8-8 消化道管壁基本组织结构模式图

二、消化腺

1. 肝 肝（liver）上方为膈面，下方为脏面。脏面中部有略呈"H"形的三条沟，其中横行的沟位于脏面正中，有肝左、右管，肝固有动脉左、右支，肝门静脉左、右支和肝的神经、淋巴管等由此出入，称为肝门（porta hepatis）（图8-9，图8-10）。

肝的组织学结构：肝小叶呈多面棱柱体，肝小叶中央贯穿一条中央静脉。肝细胞以中央静脉为中心，向四周呈放射状排列成肝板（肝细胞索）。肝板之间是腔大而不规则的肝血窦。血液从肝小叶的周边经肝血窦流向中央，汇入中央静脉。相邻肝细胞的细胞膜局部凹陷形成胆小管（图8-11）。

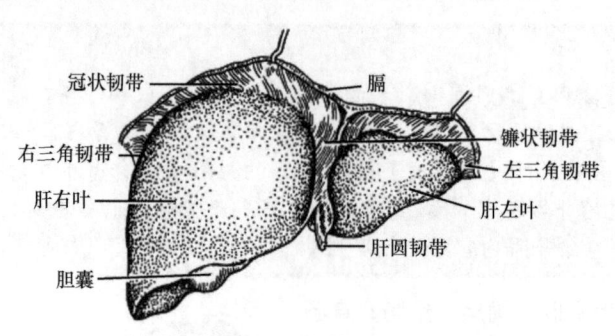

图 8-9　肝的膈面

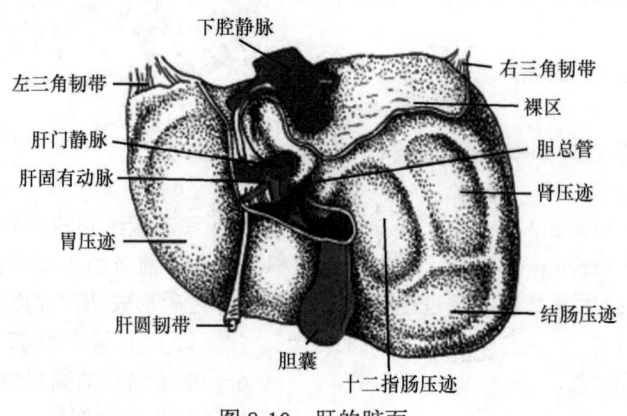

图 8-10　肝的脏面

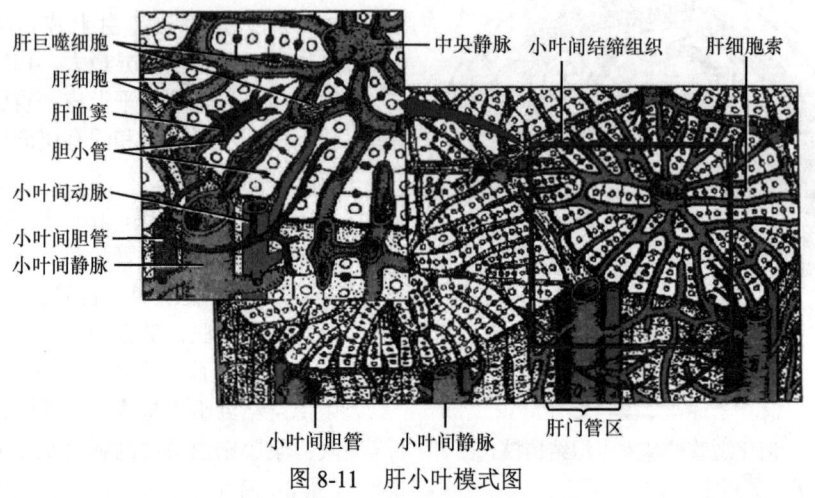

图 8-11　肝小叶模式图

2. 肝外胆道　肝管包括肝左管和右管，分别由左、右半肝内的毛细胆管逐渐汇合而成。肝总管（common hepatic duct）由肝左管和肝右管汇合而成，其下端与胆囊管汇合成胆总管（common bile duct），胆总管与胰腺的胰管汇合成肝胰壶腹后开口于十二指肠大乳头。胆囊（gall bladder）位于胆囊窝内，分底、体、颈、管四部分。

三、腹　　膜

腹膜（peritoneum）为覆盖于腹、盆腔内侧壁和腹、盆腔脏器表面的一层浆膜，薄而光滑，近似半透明，由内皮和少量结缔组织构成。覆盖于腹、盆腔脏器表面的腹膜较薄，称为脏腹膜（visceral peritoneum）；衬于腹、盆腔壁内的腹膜较厚，称为壁腹膜（parietal peritoneum）。腹膜覆盖腹、盆腔脏器的范围各不相同，据此可将腹、盆腔脏器分为三类：腹膜内位器官、腹膜间位器官和腹膜外位器官。

> **知识拓展　　　　　　　　　　胆囊疾病的解剖学知识**
>
> 　　胆囊结石为临床常见疾病，该病常伴有胆囊炎。胆囊的结石可来自胆囊、肝内胆管，亦可发生于总胆管内。结石发生于胆总管者，可以造成完全胆道梗阻，胆囊、胆管多肿大或扩大。部分结石较小，发作期间不典型，也可无任何症状，B 超无法显影。急性胆管炎时，患者出现 Charcot 三联征：腹痛、寒战高热、黄疸，且 B 超显示胆囊增大。
> 　　由于胆囊底在肝右缘突出，与肝脏面之间借疏松结缔组织相连，体表可以在右侧腹直肌外侧缘与右侧肋弓交点之间触及，胆囊与肝脏随呼吸而上下运动，若吸气的时候，胆囊底下降，遇到阻力而产生疼痛，称为胆囊压痛征（+），是确诊胆囊疾病的重要体征。发生胆管结石的时候，肝脏分泌的胆汁无法排放，逆流入血，形成黄疸。胆囊的感觉神经来自于颈丛的右侧膈神经，胆囊疾病的时候，刺激右侧膈神经，引起右侧颈丛皮支支配的右侧肩部、胸上部等位置出现放射性疼痛，称为牵涉痛，也是判断胆囊疾病的重要指征之一。

第二节　消化系统生理功能概述

一、消化道平滑肌的生理特性

在整个消化道中，除口、咽、食管上段和肛门外括约肌是骨骼肌外，其余部分都是由平滑肌组成的。消化道平滑肌是胃肠运动的结构基础，借助其舒缩活动混合、推进消化道内容物，将其充分消化吸收，并将剩余的残渣排出体外。因此消化道平滑肌是促进食物消化和吸收的主要因素。它具有肌肉组织的共性，即兴奋性、传导性和收缩性等，但这些特性的表现均有其自己的特点。

（一）消化道平滑肌的一般生理特性

1. 兴奋性低、收缩缓慢　消化道平滑肌的兴奋性较骨骼肌和心肌低。收缩的潜伏期、收缩期和舒张期的时程比骨骼肌长得多，而且变异很大。

2. 自动节律性　消化道平滑肌离体后，置于适宜的环境内，仍能进行自动节律性运动，但其节律缓慢，远不如心肌规律。

3. 紧张性　消化道平滑肌经常保持微弱的持续收缩状态，即具有一定的紧张性。消化道各部分，如胃、肠等之所以能保持一定的形状和位置，同平滑肌的紧张性有重要的关系；紧张性还使消化道的管腔内经常保持一定的基础压力；消化道各种运动形式也是在紧张性收缩的基础上发生的。

4. 富有伸展性　消化道平滑肌能适应实际需要进行很大程度的伸展。作为中空的容纳器官来说，这一特性具有重要生理意义。它使消化道可容纳几倍于自己原初体积的食物，而消化道内压力却不明显升高。

5. 不同刺激敏感性不同　消化道平滑肌对电刺激不敏感，但对于牵张、温度和化学刺激特别敏感。例如，微量的 ACh 可使胃肠平滑肌收缩，微量的肾上腺素可使其舒张，机械牵拉消化道平滑肌可引起强烈的收缩等。消化道平滑肌的这一特性与其所处的环境和生理功能密切相关，消化道内食物对平滑肌的机械扩张、温度和化学刺激可促进消化腺分泌及消化道的运动，有助于食物的消化。

（二）消化道平滑肌的电生理特性

消化道平滑肌的生物电活动较骨骼肌、神经复杂，包括静息电位、慢波电位和动作电位。

1. 静息电位　消化道平滑肌的静息电位很不稳定，幅值为 −50～−60mV。其形成机制较复杂，主要与 K^+ 的平衡电位有关，此外，生电性钠泵、少量 Na^+ 内流、Cl^- 外流也对其有一定影响。

2. 慢波电位 消化道平滑肌在静息电位基础上周期性自发产生的去极化和复极化的节律性电位波动，称为慢波电位（slow wave potential），又称基本电节律（basic electrical rhythm，BER）。慢波的波幅为 10~15mV，时程由几秒至十几秒，频率因部位而异（图 8-12）。人胃的慢波频率为每分钟 3 次，十二指肠为每分钟 12 次。慢波起源于纵行肌和环行肌之间的 Cajal 细胞。慢波电位的产生机制可能与 Na^+-K^+ 泵活动的周期性改变有关。

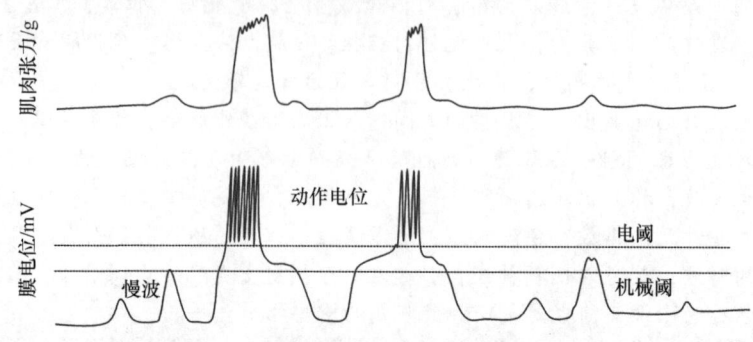

图 8-12 消化道平滑肌的生物电和收缩活动

平滑肌细胞存在机械阈（mechanical threshold）和电阈（electrical threshold）两个临界膜电位值。慢波去极化达到或超过机械阈时，细胞内 Ca^{2+} 浓度小幅增加，激活肌细胞引起轻度收缩（图 8-12）。慢波电位是消化道平滑肌收缩节律的控制波。

3. 动作电位 消化道平滑肌的动作电位是在慢波电位去极化的基础上产生的。当慢波去极化达到或超过电阈时，细胞内 Ca^{2+} 浓度大幅增加，可引发动作电位。动作电位一旦产生，即可引起肌肉的收缩。动作电位频率越高，引起的平滑肌收缩越强（图 8-12）。可见，动作电位与收缩之间存在很好的相关性，每个慢波上所出现的动作电位数目可作为收缩力大小的指标。

二、消化腺的分泌功能

消化道附近有唾液腺、肝脏和胰腺，在消化道黏膜内还有许多散在的腺体，它们向消化道内分泌各种消化液，成人每天分泌的消化液总量达 6~8L。消化液主要由有机物、无机物和水组成。消化液的主要功能为：①消化液中的消化酶能水解复杂的食物成分，使之便于吸收；②改变消化道内的 pH，使之适应于消化酶活性的需要；③稀释食物，使消化道内容物的渗透压与血浆渗透压相等，以利于营养物质的吸收；④通过分泌黏液、抗体和大量液体，保护消化道黏膜，防止物理性和化学性的损伤。

消化腺分泌消化液的过程是腺细胞的主动活动过程，它包括由血液内摄取原料、在细胞内合成分泌物，以及将分泌物由细胞内排出等一连串的复杂活动。在腺细胞膜上往往存在着多种受体，不同的刺激物与相应的受体结合，可引起细胞内一系列反应，最终以出胞的方式排出分泌物。

三、消化系统的神经调节

消化功能的神经调节比较复杂，主要通过自主神经和肠神经系统之间的相互协调，共同来调节消化道平滑肌的运动和消化腺的分泌。

1. 外来神经 消化道除口、咽、食管上段和肛门外括约肌外，均受自主神经支配。支配消化道的自主神经被称为外来神经，包括交感神经和副交感神经（图 8-13）。

交感神经从脊髓胸腰段侧角发出，经过腹腔神经节、主动脉肾神经节和肠系膜上、下神经节，更换神经元后，节后纤维主要终止于肠神经系统，抑制其中胆碱能神经元的活动；部分纤维直接终止于胃肠平滑肌、血管平滑肌及胃肠道腺体。当交感神经兴奋时，节后神经末梢释放去甲肾上腺素，引起胃肠道运动减弱，腺体分泌减少，但可使胃肠括约肌（如胆总管括约肌、回盲括约肌和肛门内括约肌）收缩，对某些唾液腺（如颌下腺）也可起到刺激分泌的作用。交感神经对壁内神经元有抑制作用。

消化道的副交感神经纤维除了支配口腔及咽部的少数纤维外，主要是迷走神经和盆神经。迷走神经发自延髓的迷走神经背核，支配食管下段、胃、小肠和结肠右2/3，还有肝、胆囊和胰腺。盆神经起自脊髓骶段，主要支配远端结肠和直肠。副交感神经节前纤维进入消化道壁后，主要与肌间神经丛和黏膜下神经丛的神经元形成突触联系，发出节后纤维支配胃肠平滑肌、血管平滑肌及胃肠道腺体。大部分副交感神经的节后纤维释放ACh，通过兴奋M受体，引起胃肠道运动增强，腺体分泌增加，但可使胃肠括约肌舒张。副交感神经对壁内神经元具有兴奋作用。少数副交感神经纤维是抑制性纤维，其末梢释放的递质可能是肽类物质，称为肽能神经。

2. 内在神经丛 消化道的内在神经也称为壁内神经丛或肠神经系统（enteric nervous system），存在于食管至肛门的消化道壁内，包括两种神经丛：一种是位于黏膜与环行肌之间的黏膜下神经丛（submucosal plexus）；另一种是位于纵行肌和环行肌之间的肌间神经丛（myenteric plexus）。肠神经系统中的神经元包括感觉神经元、运动神经元和大量的中间神经元，形成了一个相对独立的局部反射系统，在胃肠活动调节中具有重要的作用。当切断外来神经后，局部反射仍可进行，但正常整体情况下，肠神经系统的活动受外来神经的调节。肠神经系统释放的递质和调质种类繁多，包括NO、ACh、5-羟色胺、多巴胺、血管活性肠肽和P物质等。

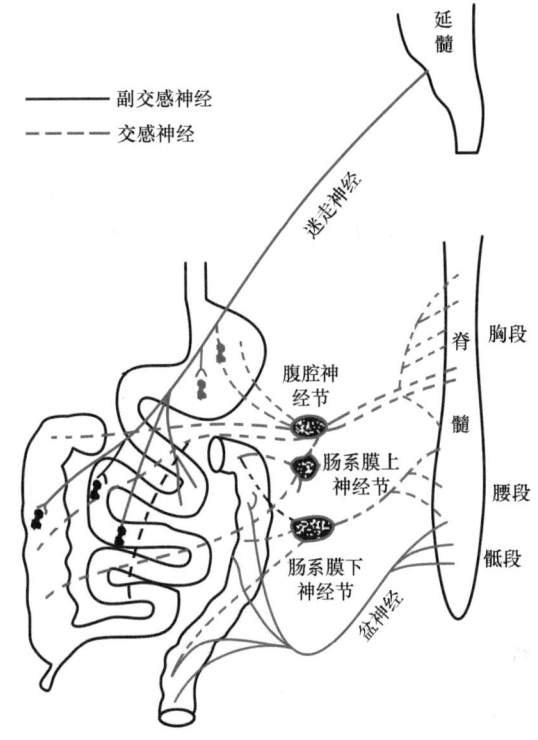

图 8-13 消化道的外来神经支配

四、消化系统的内分泌功能

由胃肠黏膜的内分泌细胞分泌的化学物质统称为胃肠激素（gastrointestinal hormones）。胃肠内分泌细胞属于APUD细胞（amine precursor uptake and decarboxylation cell），即具有摄取胺前体、进行脱羧而产生肽类或活性胺的能力。胃肠激素在化学结构上属于肽类，分子量大多在2000～5000左右，因此又称为胃肠肽（gastrointestinal peptides）。胃肠道黏膜层内包含有40多种内分泌细胞，它们散在地分布在胃肠黏膜非内分泌细胞之间。由于胃肠黏膜的面积巨大，胃肠内分泌细胞的总数大大地超过了体内所有内分泌腺的总和。因此，消化道不仅仅是消化器官，也是体内最大最复杂的内分泌器官。

迄今已发现和鉴定的胃肠激素多达30多种，其中促胃液素、缩胆囊素、促胰液素、抑胃肽和胃动素被认为是具有重要生理性调节作用和循环激素作用的胃肠激素，其主要作用、分布的部位以及引起释放的主要因素列于表8-1。

表 8-1 五种胃肠激素的分布、作用及释放的刺激物

激素名称	分布部位	主要生理作用	引起释放的刺激物
促胃液素	胃窦、十二指肠	促进胃酸和胃蛋白酶分泌，使胃窦和幽门括约肌收缩，延缓胃排空，促进胃肠运动和胃肠上皮生长	蛋白质消化产物、迷走神经递质、扩张胃

续表

激素名称	分布部位	主要生理作用	引起释放的刺激物
缩胆囊素	十二指肠、空肠	刺激胰腺腺泡细胞分泌多种消化酶，促进胆囊平滑肌收缩，增强小肠和结肠运动，抑制胃排空，增强幽门括约肌收缩，松弛 Oddi 括约肌，促进胰腺组织蛋白质和核糖核酸的合成	蛋白质消化产物、脂肪酸
促胰液素	十二指肠、空肠	刺激胰液及胆汁中的 HCO_3^- 分泌，抑制胃酸分泌和胃肠运动，收缩幽门括约肌，抑制胃排空	盐酸、脂肪酸
抑胃肽	十二指肠、空肠	刺激胰岛素分泌，抑制胃酸和胃蛋白酶分泌，抑制胃排空	葡萄糖、脂肪酸和氨基酸
胃动素	胃、小肠	在消化间期刺激胃和小肠的运动	迷走神经、盐酸和脂肪

　　胃肠激素绝大多数通过远距分泌途径，即通过血液循环运送到靶细胞起作用的，如促胃液素；有些则通过旁分泌途径发挥作用，如生长抑素；还有些胃肠激素通过腔分泌的方式发挥作用。胃肠激素与神经系统一起，共同调节消化器官的活动，同时对其他器官的活动也具有广泛的影响，其主要作用可归纳为：①调节消化腺的分泌和消化道的运动；②调节其他激素的释放，如抑胃肽有很强的刺激胰岛素分泌的作用；③一些胃肠激素具有刺激消化道组织的代谢和促进生长的作用，称为营养作用。例如，促胃液素能刺激胃泌酸部、黏膜和十二指肠黏膜的蛋白质、RNA 和 DNA 的合成，从而促进其生长。给动物长期注射促胃液素，可引起壁细胞增生。在临床上也观察到，切除胃窦的病人，血清促胃液素水平下降，同时可发生胃黏膜萎缩；相反，在患有促胃液素瘤的病人，血清促胃液素水平很高，这种病人多有胃黏膜增生、肥厚。

　　许多胃肠激素也存在于中枢神经系统中，如促胃液素、缩胆囊素、胃动素、生长抑素、血管活性肠肽、脑啡肽和 P 物质等，这种既分布于中枢神经系统，又分布于胃肠道的肽类物质统称为脑-肠肽（brain-gut peptides）。迄今已被确认的脑-肠肽至少有 20 多种，如促胃液素、促胰液素、缩胆囊素和血管活性肠肽等。脑-肠肽具有广泛的生物活性，如调节消化道活动和消化腺的分泌、调节代谢、调节免疫功能、调节摄食活动等。

> **知识拓展　　　　　　　　　促胰液素的发现**
>
> 　　20 世纪初，贝利斯（WM Bayliss，1860—1924 年）和斯他利（EH Starling，1866—1927 年）两位英国生理学家在研究小肠的局部运动反射时，偶然看到法国科学家一篇分析盐酸在狗小肠内引起胰液分泌机制的论文，引起很大兴趣。根据当时的观点，这被认为是一个反射。但阻断外来神经后，这个反射仍存在。那位法国学者还把实验狗的一段游离小肠袢的神经切除，只保留动静脉与身体相连，仍未能排除这个反应。因而他认为这是一个顽固的局部反射，是难以将神经切除干净导致。
>
> 　　贝利斯和斯他林出于好奇和怀疑心理，立即重复这个实验，并证实了法国人的结果。但他们确信自己切除局部神经是完全的，他们摆脱"神经反射"这个传统概念的束缚，设想这可能是一个"化学反射"，认为在 HCl 的作用下，小肠黏膜可能产生一种物质，此物质经血液循环送到胰腺，引起胰液分泌。他们设计实验证实了这个想法，因此，发现了人类历史上第一个激素——促胰液素，开拓了"激素调节"和内分泌学这个崭新的领域。

第三节　口腔内消化

　　消化过程从口腔开始。在口腔内，通过咀嚼将食物磨碎，并使之与唾液混合，唾液中的淀粉酶可对食物中的淀粉进行初步的化学性消化。食物在口腔中经过短暂停留后，再经吞咽进入胃内进行消化。

一、唾液的生理功能及其分泌调节

唾液（saliva）是由腮腺、颌下腺和舌下腺三对大的唾液腺及许多散在的小唾液腺分泌的混合液。唾液是近中性的低渗液体，其中水分约占99%；有机物主要有黏蛋白、球蛋白、唾液淀粉酶和溶菌酶等；无机物有Na^+、K^+、Ca^{2+}、HCO_3^-和Cl^-等。

1. 唾液的作用　唾液的作用包括：①湿润、清洁口腔，溶解、软化食物，便于咀嚼和吞咽，有利于产生味觉；②唾液淀粉酶可将食物中的淀粉分解为麦芽糖，最适pH为7.0。在食团入胃后，唾液淀粉酶活性仍可维持一段时间，直至胃酸浸入食团，使其pH降低到4.5以下为止；③唾液可清除口腔中的食物残渣，同时稀释、中和进入口腔的有害物质；④唾液中的溶菌酶、IgA、硫氰酸盐、乳铁蛋白等具有杀菌或抑菌作用，缺乏时易患龋齿。

2. 唾液分泌的调节　唾液分泌的调节完全是神经调节，包括条件反射和非条件反射。进食过程中，食物的形状、颜色、气味以及与进食有关的环境刺激甚至对食物的联想，均能引起明显的唾液分泌。"望梅止渴"是条件反射性唾液分泌的典型例子。

条件反射传入纤维在第Ⅰ、Ⅱ、Ⅷ对脑神经中，而非条件反射传入纤维在第Ⅴ、Ⅶ、Ⅸ、Ⅹ对脑神经中，唾液分泌的初级中枢位于延髓（上涎核和下涎核），高级中枢分布在下丘脑、皮质的味觉及嗅觉感受区。支配唾液的传出神经为副交感神经纤维（在第Ⅶ、Ⅸ对脑神经中）和交感神经纤维，以前者的作用为主。副交感神经的节后纤维末梢释放的递质为乙酰胆碱，作用于M受体，促使唾液腺分泌大量稀薄的唾液，使用M受体阻断剂阿托品，唾液分泌可被明显抑制，产生口渴感觉。交感神经纤维也支配唾液腺，其节后纤维释放去甲肾上腺素，作用于腺细胞膜β受体，使唾液腺分泌黏稠的唾液。

二、咀嚼与吞咽

1. 咀嚼　咀嚼（mastication）是通过咀嚼肌群协调而有序收缩完成的复杂反射动作，受大脑意识控制。咀嚼的作用是磨碎食物，使食物与唾液充分混合形成食团以利于吞咽。咀嚼还能加强食物对口腔的刺激，反射性地引起胃液、胰液、胆汁分泌，为随后的消化过程作好准备。

2. 吞咽　吞咽（swallowing）是指食物由口腔经咽、食管进入胃的过程。食团从口腔进入咽，是在大脑皮层控制下的随意运动，受意识控制；食团从咽进入食管上端，由咽部一系列急速的反射动作实现；食团从食管上端经贲门进入胃，是由食管的蠕动实现的，即通过食管平滑肌的顺序性舒缩，逐步向前推进食物。

在食管下端和胃连接处有一宽3～5cm的高压区，其内压力一般比胃内压高5～10mmHg，可阻止胃内容物逆流入食管，发挥类似生理性括约肌的作用，称为食管下括约肌（lower esophageal sphincter，LES）。LES受迷走神经抑制性纤维和兴奋性纤维双重支配。当食管壁感受器受到食团刺激时，迷走神经中的抑制性纤维兴奋，末梢释放血管活性肠肽或NO，引起LES舒张，食团通过进入胃；随后其兴奋性纤维兴奋，末梢释放乙酰胆碱，LES收缩，防止胃内容物的逆流。

第四节　胃内消化

胃是消化道最膨大的部位，成年人胃的容量为1～2L，具有暂时贮存食物和消化食物的作用。食物在胃内受到胃壁肌肉的机械性消化和胃液的化学性消化作用。

一、胃液的生理功能及其分泌调节

胃黏膜是一个复杂的分泌器官，含有三种外分泌腺和多种内分泌细胞。外分泌腺包括：①贲门腺：分布在胃和食管连接处的环状区内，主要由黏液细胞构成，分泌碱性黏液；②泌酸腺：分布在胃底和胃体部，由壁细胞、主细胞和颈黏液细胞组成，壁细胞分泌盐酸和内因子，主细胞分泌胃蛋白酶原，颈黏液细胞分泌黏液；③幽门腺：分布在幽门部，主要分泌碱性黏液。胃液为这三种腺体和胃黏膜上皮细胞所分泌的混合液。胃黏膜内分散有多种内分泌细胞，其中 G 细胞分泌促胃液素，δ 细胞分泌生长抑素，肠嗜铬样细胞分泌组胺。

（一）胃液的性质、成分和作用

纯净的胃液（gastric juice）是无色透明呈酸性的液体，pH 为 0.9~1.5，正常成人分泌量 1.5~2.5L/d，主要成分包括盐酸、胃蛋白酶原、黏液和内因子等。

1. 盐酸 胃液中的盐酸也称为胃酸（gastric acid），由泌酸腺中的壁细胞分泌。正常成人空腹时盐酸分泌量（基础胃酸分泌量）很少，在食物或某些药物刺激下，盐酸分泌量（最大胃酸分泌量）可大大增加。盐酸分泌量与壁细胞的数量和功能状态密切相关。

（1）盐酸分泌的细胞机制：壁细胞分泌 H^+ 是逆浓度差进行的主动耗能过程，通过壁细胞顶端膜上的质子泵来完成（图 8-14）。质子泵兼有转运 H^+、K^+ 和催化 ATP 水解的功能。壁细胞质内的水解离产生 H^+ 和 OH^-，质子泵主动将 H^+ 转运入小管腔内，同时将小管腔中的 K^+ 主动转运回细胞；OH^- 则在碳酸酐酶的催化下与细胞代谢产生的 CO_2 结合生成 HCO_3^-，HCO_3^- 在壁细胞的底侧膜与 Cl^- 交换进入血液，并与 Na^+ 结合生成 $NaHCO_3$，而 Cl^- 进入壁细胞再经顶端膜上的 Cl^- 通道进入分泌小管腔，与 H^+ 结合形成 HCl，随即进入胃腔。一些抑制胃酸分泌治疗溃疡的药物，如奥美拉唑就是通过作用于质子泵发挥药理作用的。

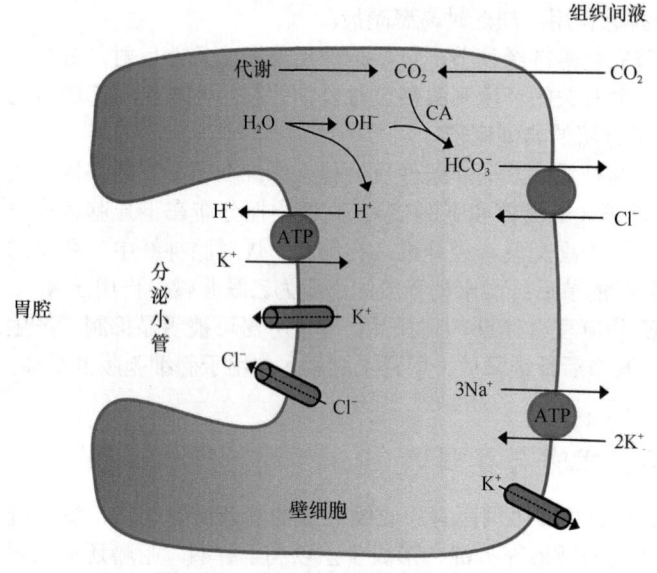

图 8-14 壁细胞分泌盐酸的示意图

（2）盐酸的主要生理作用有：①使蛋白质变性而易于水解；②杀死随食物进入胃内的细菌；③激活胃蛋白酶原，并为胃蛋白酶提供适宜的酸性环境；④盐酸进入十二指肠后，可间接促进胰液、胆汁和小肠液的分泌；⑤盐酸可促进 Ca^{2+} 和 Fe^{2+} 在小肠内的吸收。

胃酸分泌过多，对胃和十二指肠黏膜具有侵蚀作用，可能是诱发或加重溃疡病的主要原因之一。胃酸分泌过少时，细菌易在胃内生长，产生腹胀、腹泻等消化不良症状。

2. 胃蛋白酶原 胃蛋白酶原（pepsinogen）主要由泌酸腺的主细胞合成并分泌，在盐酸的作用下，转变为有活性的胃蛋白酶（pepsin）。胃蛋白酶本身也可激活胃蛋白酶原。胃蛋白酶可将食物中的蛋白质分解为䏡、胨及少量的多肽和氨基酸。胃蛋白酶作用的最适 pH 为 1.8~3.5，随着 pH 的升高，酶活性逐步降低，当 pH 超过 5.0 时，将发生不可逆的变性。

口服抗酸药可中和胃酸，升高胃内 pH，降低胃蛋白酶的活性，从而能缓解溃疡病的疼痛症状。胃蛋白酶与稀盐酸同服可辅助治疗胃酸和消化酶分泌不足引起的消化不良。

3. 黏液和碳酸氢盐 黏液由胃黏膜表面的上皮细胞、泌酸腺的黏液颈细胞、贲门腺和幽门腺共同分泌，化学成分为糖蛋白，可形成凝胶层覆盖在胃黏膜表面。黏液与胃黏膜表面上皮细胞分泌的 HCO_3^- 一起构成"黏液-碳酸氢盐屏障"（mucus-bicarbonate barrier）。黏液的润滑作用可保护胃黏膜免受粗糙食物的机械损伤；黏稠的黏液可限制胃液中的 H^+ 向胃黏膜的扩散速度，同时 HCO_3^- 可中和向胃黏膜逆向扩散的 H^+，在胃黏液层形成 pH 梯度（图 8-15），从而能有效防止 H^+ 对黏膜的直接侵蚀以及胃蛋白酶对黏膜的消化作用，对胃黏膜具有保护作用。

除黏液-碳酸氢盐屏障外，胃黏膜上皮细胞顶端膜与相邻细胞间的紧密连接构成了胃黏膜屏障

(gastric mucosal barrier），可防止胃腔内 H^+ 向黏膜内扩散，对胃黏膜也起保护作用。胃黏膜还能通过合成和释放某些前列腺素抑制胃酸和胃蛋白酶原的分泌，刺激黏液和 HCO_3^- 的分泌，使微血管扩张，增加黏膜的血流量，有助于胃黏膜的修复和维持其完整性。

许多因素如酒精、胆盐、阿司匹林类药物以及幽门螺杆菌感染等，均可破坏或削弱胃黏膜的屏障作用，造成胃黏膜的损伤，引起胃炎或溃疡。临床应用增强胃黏膜屏障和（或）黏液-碳酸氢盐屏障的药物可发挥抗溃疡作用。

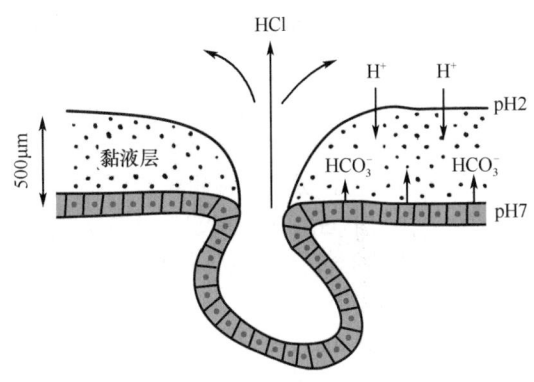

图 8-15 胃黏液-碳酸氢盐屏障示意图

4. 内因子 内因子（intrinsic factor）是胃黏膜壁细胞分泌的一种糖蛋白，其作用是保护维生素 B_{12} 免受小肠内蛋白水解酶的破坏，促进维生素 B_{12} 的吸收。内因子通过其两个活性部位发挥作用：一个活性部位与维生素 B_{12} 结合成复合物，保护维生素 B_{12}；另一个活性部位与回肠黏膜上皮细胞的特异性受体结合，促进维生素 B_{12} 的吸收。如果内因子分泌不足，将引起维生素 B_{12} 吸收障碍，影响红细胞的成熟，可引起巨幼红细胞贫血。

案例 8-2

患者，男，52 岁。因上腹胀痛不适 3 年，加重一月余就诊。自诉餐后 1 小时左右上腹部出现烧灼样疼痛，经 1~2 小时缓解，直至下餐进食后疼痛又出现。医生诊断为胃溃疡，给予雷贝拉唑胶囊 20mg，每天 1 次，甘草酸铋散 1.0g，每天 3 次用药，并建议患者晨起口服雷贝拉唑，2 小时后服用甘草酸铋散。

已知：雷贝拉唑属于质子泵抑制剂；甘草酸铋散为胃黏膜保护剂。

问题：
1. 雷贝拉唑和甘草酸铋散联合用药治疗胃溃疡的作用原理是什么？
2. 为何两种药物需错开时间服用？

提示：
1. 胃酸引起的黏膜自身消化是导致溃疡形成的重要损伤因素之一，质子泵抑制剂如雷贝拉唑能阻断胃壁细胞膜上的质子泵，使氢离子排出受阻，口服后能迅速提高胃内 pH。甘草酸铋散能够在受损胃黏膜表面形成一层薄膜，起到胃黏膜保护作用，两药连用能起到很好的治疗作用。
2. 甘草酸铋散需要在胃酸作用下，以铋盐的形式沉积于胃黏膜，保护溃疡面并发挥抗幽门螺杆菌的作用。当患者同时口服以上 2 种药物时，铋剂会因为失去酸性环境而不能发挥有效作用，而抑酸剂也会因黏膜保护剂影响其药效。因此，医生建议 2 种药物错开时间服用。

（二）胃液的分泌及其调节

空腹时胃液分泌量很少，称为基础胃液分泌或消化间期胃液分泌；进食后，胃液大量分泌，称为消化期胃液分泌。进食是胃液分泌的自然刺激物，胃液分泌受神经和体液因素的影响。

1. 消化期胃液分泌 消化期胃液分泌，按食物刺激部位分为头期、胃期和肠期，实际上，这三个期几乎同时开始、互相重叠。

（1）头期：指食物刺激头面部的感受器（眼、鼻、耳、口腔、咽、食管等）所引起的胃液分泌。引起头期胃液分泌的机制包括条件反射和非条件反射。反射的传出神经是迷走神经，迷走神经可直接作用于壁细胞引起胃液分泌，也可通过作用于 G 细胞引起促胃液素释放，从而间接作用于壁细胞而引起胃液分泌。

头期胃液分泌量占进食后总分泌量的 30%，酸度和胃蛋白酶原含量都很高，消化力强。分泌量的多少与食欲有很大关系，并受情绪影响。

(2) 胃期：指食物入胃后，对胃的机械和化学刺激所引起的胃液分泌，包括神经调节和体液调节。机制为：①食物对胃部感受器的扩张刺激，通过迷走-迷走长反射和内在神经丛局部反射直接促进胃腺分泌，或通过促胃液素间接促进胃腺分泌；②食糜的化学成分（主要是蛋白质分解产物）直接作用于 G 细胞，引起促胃液素释放而刺激胃液分泌。

胃期胃液分泌量最多，占进食后总分泌量的 60%，酸度很高，但胃蛋白酶原的含量较头期少，消化力比头期弱。

(3) 肠期：指食物进入小肠后所引起的胃液分泌，主要受体液调节。食糜对肠壁的扩张和化学刺激可使小肠黏膜释放一种或几种胃肠激素，从而影响胃液分泌，其中最主要的是十二指肠黏膜 G 细胞分泌的促胃液素。食糜还能使小肠黏膜释放肠泌酸素（entero-oxyntin）而刺激胃液分泌。

肠期胃液分泌量少，仅占进食后总分泌量的 10%，酸度低，胃蛋白酶原少。

2. 消化期促进胃液分泌的内源性物质

(1) 乙酰胆碱：大部分支配胃的迷走神经和部分肠壁内在神经末梢释放的递质是 ACh，ACh 可直接作用于壁细胞上的 M 受体，刺激胃酸分泌，其作用可被 M 受体拮抗剂阿托品所阻断。

(2) 促胃液素：促胃液素由胃窦及小肠上段黏膜 G 细胞分泌，作用于壁细胞上特异性受体，刺激胃酸、胃蛋白酶原的分泌。丙谷胺能与促胃液素竞争受体，拮抗促胃液素的作用。

(3) 组胺：组胺由胃泌酸区黏膜中的肠嗜铬样细胞分泌，作用于壁细胞上的组胺受体（H_2 受体），具有很强的刺激胃酸分泌的作用。

上述三种内源性物质既可各自直接刺激壁细胞分泌盐酸，又可相互影响。组胺被认为是胃酸分泌最重要调控因素，H_2 受体阻断药西咪替丁既能阻断壁细胞对组胺的反应而抑制胃酸分泌，同时又能降低壁细胞对促胃液素和 ACh 的敏感性，临床用于消化性溃疡的治疗。

3. 消化期抑制胃液分泌的因素 消化期胃液的分泌除受上述促进因素调节外，还受到以下抑制性因素的调节。

(1) 盐酸：当胃酸分泌过多，使胃窦部 pH 降到 1.2～1.5 或十二指肠内的 pH 降到 2.5 以下时，胃腺分泌受到抑制，其机制为：①盐酸直接抑制胃窦黏膜 G 细胞释放促胃液素；②盐酸刺激胃窦黏膜 G 细胞释放生长抑素，间接抑制 G 细胞释放促胃液素和胃液分泌；③盐酸刺激小肠黏膜释放促胰液素和球抑胃素（bulbogastrone）抑制胃液分泌，球抑胃素的化学结构尚未确定。

盐酸是胃腺活动的产物，又是胃腺分泌的一种负反馈调节物质，对防止胃酸过度分泌，保护胃肠黏膜具有重要的生理意义。

(2) 脂肪：脂肪及其消化产物进入小肠后可刺激小肠黏膜释放缩胆囊素、抑胃肽、促胰液素等多种抑制胃液分泌的激素，统称为肠抑胃素（enterogastrone）。

(3) 高张溶液：十二指肠内高张溶液可刺激渗透压感受器，通过肠-胃反射以及刺激小肠黏膜分泌肠抑胃素而抑制胃液分泌。

二、胃的运动

胃在消化期和消化间期具有不同的运动形式。消化期胃运动的功能是接纳和贮存吞咽入胃的食物；对食物进行机械性消化，使之与胃液充分混合形成食糜；以适当的速率将食糜排入十二指肠。消化间期胃运动的主要功能是清除胃内残留物。

1. 消化期胃运动的主要形式

(1) 紧张性收缩：胃平滑肌的紧张性收缩能使胃保持一定的形状和位置；使胃腔内保持一定压力，促使胃液渗入食物内部，有利于化学性消化；协助食糜向十二指肠推送。

(2) 容受性舒张：当咀嚼和吞咽时，食物对口腔、咽、食管等处感受器的刺激反射性地引起胃底和胃体平滑肌的舒张，称为容受性舒张（receptive relaxation）。其生理意义是使胃容纳和贮存食物，同时保持胃内压基本不变。胃的容受性舒张是通过迷走-迷走反射实现的，这一反射的迷走神经传出纤维是抑制性的，其末梢释放的递质可能是某种神经肽或 NO。

（3）蠕动：胃的蠕动是一种起始于胃体的中部并向幽门方向推进的波形运动（图 8-16）。食物进入胃后约 5min 即出现胃的蠕动。蠕动波开始时较弱，在传播途中逐步加强，速度也明显加快。蠕动到达胃窦接近幽门时达最大，导致幽门开放，将部分食糜（1～2ml）排入十二指肠。如果蠕动波超越食糜先到达胃窦，引起胃窦终末部的强力收缩，可将食糜反向推回到胃体。多次往返运动有助于块状食物被进一步磨碎，又能促进食糜与胃液充分混合。

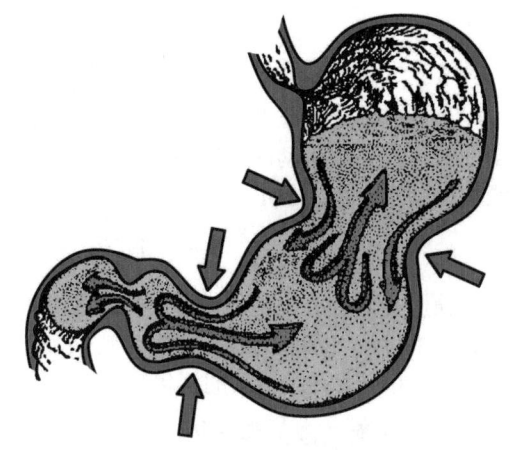

图 8-16 胃的蠕动示意图

2. 消化间期胃运动的主要形式 在消化间期即空腹状态下，胃运动呈现以间歇性强力收缩并伴较长的静息期为特征的周期性运动，称为移行性复合运动（migrating motor complex，MMC）。MMC 始于胃体上部，并向肠道方向扩散，每一周期为 90～120min。MMC 的生理意义是将上次进食后遗留的食物残渣和积聚的黏液推送到十二指肠，为下次进食做准备。

3. 胃排空及其控制 食糜由胃排入十二指肠的过程称为胃排空（gastric emptying）。胃排空速度与食物的物理性状和化学组成有关。一般来说，流体食物比固体食物排空快；颗粒小的食物比大块的食物排空快；小分子食物比大分子食物排空快；等渗液体比非等渗液体快。三种营养物质排空速度由快到慢依次为糖类、蛋白质、脂肪。混合食物由胃完全排空通常需要 4～6h。

胃排空的动力来源于胃的运动以及由此形成的胃和十二指肠之间的压力差，胃排空的速率受胃和十二指肠内容物的双重影响。

（1）胃内促进因素：当大量食物入胃后，食物对胃的扩张刺激可通过迷走-迷走反射和内在神经丛局部反射引起胃运动增强，胃排空加快。胃内容物的容量与胃排空速度呈线性关系。

（2）十二指肠内抑制因素：食糜进入十二指肠后刺激肠壁的相应感受器，通过肠-胃反射抑制胃运动；同时食糜还可刺激十二指肠黏膜释放促胰液素、抑胃肽等肠抑胃素，抑制胃的运动，延缓胃排空。

随着胃酸被中和，食糜被推进十二指肠远端并被消化和吸收，食糜对胃的抑制作用逐渐解除，胃的运动又加强，再推送少量食糜进入十二指肠，如此反复进行，直到食糜从胃全部排入十二指肠。可见，胃排空是间断进行的，胃排空与十二指肠内消化和吸收的速度相适应。

胃肠动力药能加强胃肠蠕动，促进胃排空，可用于治疗因胃肠运动障碍所引起的慢性功能性消化不良。

4. 呕吐 呕吐（vomiting）是将胃及十二指肠内容物经口腔强力驱出体外的一种反射性动作。机械和化学刺激作用于舌根、咽部、胃、大小肠、胆总管、腹膜及泌尿生殖器官等处的感受器，视觉和内耳前庭的位置觉改变，均可引起呕吐。呕吐是一种具有保护意义的反射过程，中枢位于延髓孤束核附近。颅内压增高（脑水肿、脑瘤等情况）可直接刺激呕吐中枢而引起呕吐。

某些中枢性催吐药（如阿朴吗啡）能够刺激呕吐中枢附近的化学感受区，进而兴奋呕吐中枢，在临床上被用于抢救食物中毒患者。呕吐反射中枢以及传入、传出神经纤维中含有多巴胺、5-HT、组胺及胆碱能神经纤维，通过释放相应递质参与呕吐反应。应用相应的受体阻断剂可降低呕吐中枢的活动，临床作为止吐药，治疗和预防晕动病、颅脑损伤及化疗引起的恶心、呕吐。

第五节　小肠内消化

小肠内消化是整个消化过程中最重要的阶段。在小肠内，食糜受到胰液、胆汁和小肠液的化学性消化及小肠运动的机械性消化作用，最终转变成可被吸收的小分子物质，未被消化的食物残渣从小肠推进到大肠。

一、胰液的生理功能及其分泌调节

胰腺是兼有外分泌和内分泌功能的腺体。胰腺的内分泌功能主要与糖代谢调节有关，将在内分泌章中讨论。胰腺的外分泌物为胰液，是由胰腺腺泡细胞和小导管上皮细胞分泌，经胰腺导管排入十二指肠，是最重要的消化液。

（一）胰液的成分和作用

胰液是无色、无味的碱性液体，pH 为 7.8～8.4，成人分泌量为 1～2L/d，渗透压与血浆相等。胰液的主要成分是水、HCO_3^-、Na^+、K^+、Cl^- 等无机离子及各种消化酶。

1. 碳酸氢盐　碳酸氢盐主要由胰腺的小导管细胞所分泌，主要作用是中和进入十二指肠的胃酸，保护肠黏膜免受胃酸的侵蚀，同时为小肠内的多种消化酶发挥作用提供适宜的 pH 环境（pH 7～8）。

2. 消化酶　消化酶由胰腺的腺泡细胞分泌，主要有胰淀粉酶、胰脂肪酶、胰蛋白酶原和糜蛋白酶原等。

（1）胰淀粉酶：胰淀粉酶（pancreatic amylase）能将淀粉分解为糊精和麦芽糖，对生的和熟的淀粉水解效率都很高。发挥作用的最适 pH 为 6.7～7.0。

（2）胰脂肪酶：胰脂肪酶（pancreatic lipase）可将甘油三酯分解成甘油一酯、甘油和脂肪酸。发挥作用的最适 pH 为 7.5～8.5。胰脂肪酶只有在胰腺分泌的辅脂酶（colipase）的帮助下才能发挥作用。胰液中还有胆固醇酯酶和磷脂酶 A_2，能分别水解胆固醇和磷脂。

（3）胰蛋白酶原和糜蛋白酶原：腺泡细胞分泌的胰蛋白酶原（trypsinogen）和糜蛋白酶原（chymotrypsinogen）是以无活性的酶原形式存在于胰液中，随胰液进入小肠后，小肠液中的肠激酶（enterokinase）迅速激活胰蛋白酶原为有活性的胰蛋白酶（trypsin），胰蛋白酶又可激活胰蛋白酶原和糜蛋白酶原为胰蛋白酶和糜蛋白酶（chymotrypsin）。另外，胃酸及组织液也能使胰蛋白酶原激活。胰蛋白酶和糜蛋白酶都能分解蛋白质为䏡和胨，两者协同作用于蛋白质时，可将蛋白质分解为小分子的多肽和氨基酸。

正常情况下，胰液中的蛋白水解酶并不消化胰腺自身，这是因为它们以无活性酶原的形式被分泌。此外，胰腺细胞还可分泌少量的胰蛋白酶抑制物（trypsin inhibitor），后者能与胰蛋白酶和糜蛋白酶结合而使其失活，因而能阻止少量活化的胰蛋白酶对胰腺的自身消化。当胰腺受到损伤或导管阻塞时，大量的胰液汇集在胰组织中，超过了胰蛋白酶抑制物的作用量，胰蛋白酶原在胰组织中被激活，对胰组织自身进行消化，引起急性胰腺炎。

正常胰液中还含有羧基肽酶、核糖核酸酶、脱氧核糖核酸酶等水解酶，分别水解羧基末端的肽链、核糖核酸、脱氧核糖核酸。

胰液中含有水解三大营养物质的消化酶，是最重要的一种消化液。如果胰液分泌障碍，会明显影响蛋白质和脂肪的消化和吸收，但对糖的消化和吸收影响不大。脂肪吸收障碍可影响脂溶性维生素 A、D、E、K 的吸收。

（二）胰液分泌的调节

在非消化期，胰液几乎不分泌；进食可引起胰液大量分泌。胰液的分泌受神经和体液因素的双重调节，以体液调节为主。

1. 神经调节 食物的形状、气味及食物对口腔、食管、胃和小肠的刺激，均可通过神经反射引起胰液分泌。反射的传出神经主要是迷走神经，切断迷走神经或注射阿托品可显著减少胰液分泌。迷走神经可直接作用于腺泡细胞，也可通过促胃液素释放间接作用于腺泡细胞引起胰液分泌。迷走神经兴奋引起胰液分泌的特点是水和碳酸氢盐含量少，而胰酶的含量丰富。

2. 体液调节 促胰液素和缩胆囊素是调节胰腺分泌的两种主要胃肠激素，二者共同作用于胰腺时有相互加强的作用。

（1）促胰液素：促胰液素由小肠上段黏膜S细胞分泌，主要作用于胰腺小导管细胞，引起水和碳酸氢盐分泌，使胰液量增加，而胰酶含量不高。

（2）缩胆囊素：缩胆囊素由小肠黏膜的I细胞分泌，主要作用是促进腺泡细胞分泌胰酶以及促进胆囊平滑肌收缩。缩胆囊素还可作用于迷走神经传入纤维，通过迷走-迷走神经反射刺激胰酶分泌。

案例 8-3

患者，男性，35岁，上腹部疼痛8小时。自诉在饱餐、饮酒后约3小时突然发作上腹疼痛，呈持续性、伴阵发性加重，向后腰背放射，取前倾位可减轻疼痛，伴有恶心和呕吐，吐出物含有胆汁，呕吐后无缓解，无头晕、意识障碍，无胸闷、心悸及气短，无呕血、黑便，无腹泻及便秘。辅助检查：血淀粉酶413U/L 大于正常值（25~125U/L）3倍。

临床诊断：急性胰腺炎。

问题：
1. 为什么说胰液是最重要的消化液？
2. 为什么急性胰腺炎发病与胆结石、胆囊炎、暴饮暴食和酗酒等因素有关？

提示：
1. 胰液中含有能分解食物中葡萄糖、脂肪和蛋白质的酶，这是其他消化液不具备的，因此胰液是最重要的一种消化液。
2. 急性胰腺炎系胰腺自身消化所致的急性炎症。暴饮暴食等刺激胰液大量分泌；胆结石和胆囊炎可致胰液排除不畅或受阻，造成大量胰液淤积于胰腺组织中；酗酒可以引起胰液分泌增加，还能引起胰管梗阻和对胰腺细胞有毒性作用，使胰液黏稠度增加。

二、胆汁的生理功能及其分泌调节

肝细胞能持续分泌胆汁（bile）。在消化期，胆汁经肝管、胆总管直接排入十二指肠；在消化间期，分泌的胆汁经胆囊管进入胆囊贮存，在进食时再由胆囊排入十二指肠。刚从肝细胞分泌出来的胆汁称肝胆汁，贮存于胆囊内的胆汁称胆囊胆汁。

（一）胆汁的性质和成分

胆汁是一种味苦的有色液体，成人分泌量800~1000mL/d。肝胆汁呈金黄色，透明清亮，pH为7.4；胆囊胆汁为深棕色或墨绿色，pH为6.8。胆汁的成分很复杂，除水、钠、钾、钙、碳酸氢盐等无机成分外，还有胆盐、胆色素、胆固醇、卵磷脂和黏蛋白等有机成分。胆盐是胆汁酸与甘氨酸或牛磺酸结合形成的钠盐或钾盐，是胆汁参与消化和吸收的主要成分。胆汁中的胆盐、胆固醇和卵磷脂保持一定的比例是维持胆固醇呈溶解状态的必要条件。当胆固醇分泌过多或胆盐、卵磷脂合成减少时，胆固醇容易沉积而形成胆结石。

（二）胆汁的作用

胆汁中不含消化酶，但胆汁对脂肪的消化和吸收有重要作用。

1. 乳化脂肪 胆汁中的胆盐、胆固醇和卵磷脂等都可作为乳化剂，降低脂肪的表面张力，使脂肪乳化成微滴,增加胰脂肪酶的作用面积,促进脂肪的消化分解。

2. 促进脂肪吸收和脂溶性维生素吸收 脂肪分解产物掺入由胆盐聚合成的微胶粒(micelle)中,形成水溶性的混合微胶粒。胆盐分子具有双嗜性,亲水面向外,疏水面向内。脂肪分解产物及脂溶性物质被包裹其中,使之能通过肠黏膜表面的水相层到达肠黏膜吸收。胆汁在促进脂肪分解产物吸收的同时,也促进脂溶性维生素A、D、E、K的吸收。

案例 8-4

患者,女性,45岁,间歇性右上腹疼痛2年,加重10天。该患者自述平时喜欢吃高油脂及油炸食品,于1年前无明显诱因开始出现右上腹部不适疼痛,疼痛呈间歇性隐痛。曾诊断为"胆囊炎",给予抗感染、利胆等口服药对症治疗后症状好转。近10天在饮食大量油腻食物后右上腹疼痛加剧,并可向右肩背部放射痛。门诊检查腹部B超示:1. 慢性胆囊炎 2. 多发胆囊结石。

临床诊断:慢性胆囊炎,多发胆囊结石

问题:
1. 胆汁的性质、成分和作用?
2. 胆囊结石的形成原因?

提示:
1. 略。
2. 胆石病是指发生在胆囊内的结石所引起的疾病,是一种常见病。随年龄增长,发病率也逐渐升高,女性明显多于男性,40岁后发病率随年龄增长而增高。胆汁中的胆盐、胆固醇和卵磷脂保持一定的比例是维持胆固醇呈溶解状态的必要条件。当胆固醇分泌过多或胆盐、卵磷脂合成减少时,胆固醇容易沉积而形成胆结石。任何影响胆汁内胆固醇、胆汁酸和卵磷脂三者比例关系和造成胆汁淤滞的因素,都能导致结石形成。

---

3. 中和胃酸及促进胆汁自身分泌 胆汁排入十二指肠后,可中和一部分胃酸。胆盐进入肠道后,大部分在回肠末端被吸收入血,由门静脉运送到肝,称为胆盐的肠-肝循环(enterohepatic circulation of bile salt)。通过肠-肝循环到达肝细胞的胆盐还可刺激肝细胞合成和分泌胆汁,此作用称为胆盐的利胆作用。

(三) 胆汁分泌和排出的调节

消化道内的食物是引起胆汁分泌和排出的自然刺激物,高蛋白质食物引起胆汁流出最多,高脂肪或混合食物次之,糖类食物的作用最小。胆汁的分泌和排出受神经和体液因素的调节,以体液调节为主。

1. 神经调节 进食动作以及食物对胃、小肠等的机械和化学刺激,可通过迷走神经引起胆汁分泌和胆囊收缩,切断迷走神经或用胆碱能受体阻断剂均可阻断此反应。迷走神经还可通过引起促胃液素释放而间接促进胆汁分泌和胆囊收缩。

2. 体液调节 促胃液素、促胰液素、缩胆囊素都有一定程度的促进胆汁分泌和排出的作用。其中,促胃液素作用于肝细胞和胆囊,促进胆汁分泌和胆囊收缩;促胰液素主要作用于胆管系统,促进胆汁中水和HCO_3^-的分泌;缩胆囊素可引起胆囊强烈收缩,Oddi括约肌舒张,引起胆汁大量排出。此外,胆盐可通过肠-肝循环发挥利胆作用。

很多药物可经胆汁排泄。口服药物经胃肠道吸收进入肝门静脉系统后到达肝脏,在肝脏中一些酶的催化作用下发生氧化、还原、水解或结合反应,大多数药物转化成为毒性或药理活性较小、水溶性较大而易于排泄的物质。被分泌到胆汁中的药物及其代谢产物经由胆道及胆总管进入肠腔,随粪便排出体外。经胆汁排入到肠腔的药物部分可再随胆汁进入肠-肝循环,反复的肠-肝循环延长了药物的半衰期和作用时间,中断肠-肝循环可加快药物从粪便的排泄;胆道引流的患者,药物可随胆汁排出体外，使药物的血浆半衰期显著缩短。

三、小肠液的生理功能及其分泌调节

小肠液由十二指肠腺和小肠腺分泌。十二指肠腺位于十二指肠黏膜下层，分泌碱性黏稠液体，内含黏蛋白；小肠腺位于整个小肠的黏膜层内，其分泌液为小肠液的主要部分。

（一）小肠液的成分和作用

小肠液是一种弱碱性液体，pH 为 7.6，渗透压与血浆渗透压相等。成人分泌量为 1～3L/d，其中除水和无机盐外，还含有肠激酶、黏蛋白等。

在肠上皮细胞的顶端膜上含有多种肽酶和寡糖酶，可对进入上皮细胞的营养物质进行消化，这些酶可随脱落的肠上皮细胞进入肠腔，但对小肠内的消化不起作用。

小肠液的主要生理作用包括：①保护十二指肠黏膜免受胃酸侵蚀；②肠激酶可激活胰蛋白酶原，有助于蛋白质的消化；③稀释消化产物，使其渗透压降低，有利于消化产物的吸收。

（二）小肠液分泌的调节

小肠液的分泌受神经和体液因素的双重调节。食糜对肠黏膜的机械和化学刺激可通过肠壁内在神经丛的局部反射引起小肠液的分泌，其中小肠黏膜对扩张刺激最为敏感，小肠内食糜量越多，分泌液越多。许多体液因素如促胃液素、促胰液素、缩胆囊素等都具有刺激小肠液分泌的作用。

四、小肠的运动

（一）小肠的运动形式

1. 紧张性收缩　紧张性收缩是小肠进行其他各种运动的基础。紧张性收缩增强时，食糜在肠腔内的混合和推进加快；紧张性收缩降低时，肠内容物的混合和推进减慢。

2. 分节运动　分节运动（segmental motility）是一种以小肠壁环行肌收缩和舒张为主的节律性运动，是小肠特有的运动形式。表现为食糜所在的肠管上相隔一定间距的环行肌同时收缩，把食糜分割成许多节段；随后，原来收缩的部位开始舒张，舒张的部位开始收缩，使每段食糜又分成两半，而相邻的两半则合拢形成新的节段，如此反复进行（图 8-17）。分节运动的生理意义是：①使食糜与消化液充分混合，有利于化学性消化；②使食糜与肠壁紧密接触，促进吸收；③挤压肠壁，促进血液与淋巴液的回流，有助于吸收。

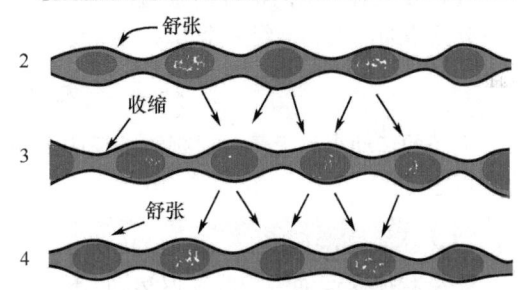

图 8-17　小肠的分节运动示意图

1：肠管表面观；2、3、4：肠管切面观，表示不同阶段的食糜节段分割和合拢的情况。小肠运动的功能是继续研磨食糜，使食糜与消化液混合，并与肠壁广泛接触，促进消化和吸收，同时向小肠下段推送食糜

3. 蠕动　小肠的蠕动由纵行肌和环行肌协调的顺序舒缩引起，近端小肠的蠕动大于远端。通常每个蠕动波将食糜向前推进一段短距离便消失。蠕动的意义在于使经过分节运动作用后的食糜向前推进一步，到达新的肠段再开始分节运动。

此外，小肠还有一种进行速度快、传播距离较远的蠕动，称为蠕动冲（peristaltic rush）。它可在几分钟内将食糜从小肠的始端一直推送至回肠末端甚至到结肠。蠕动冲可能是一种由吞咽动作或食糜对十二指肠的刺激引起的反射活动。有些药物（泻药）的刺激可引起蠕动冲。

小肠在消化间期也存在周期性移行性复合运动（MMC），它是胃 MMC 向下游扩散形成的，生理意义与胃 MMC 相似。

（二）回盲括约肌的功能

回盲括约肌在平时保持轻度的收缩状态，当食物进入胃后，可通过胃-回肠反射引起回肠蠕动，当蠕动波通过回肠末端时，回盲括约肌舒张，少量食物残渣（约4ml）被推入结肠。结肠以及盲肠内容物的机械扩张刺激，可通过内在神经丛的局部反射，使回盲括约肌收缩加强，延缓回肠内容物推入大肠。回盲括约肌的这种活瓣作用既可防止回肠内容物过快地进入结肠，有利于小肠内容物的充分消化和吸收，又可阻止结肠内容物反流进入回肠。

（三）小肠运动的调节

1. 神经调节 小肠平滑肌受内在神经系统和外来神经的双重控制。肠内容物的机械和化学刺激可通过内在神经丛局部反射引起小肠蠕动加强。外来神经中副交感神经兴奋能加强小肠运动，交感神经兴奋则抑制小肠运动，它们的作用是通过内在神经丛实现的。切断支配小肠的外来神经，蠕动仍可进行，说明内在神经系统对小肠运动起主要的调节作用。

2. 体液调节 胃肠激素在调节小肠运动中起重要作用。促胃液素、缩胆囊素可增强小肠运动；而促胰液素和胰高血糖素则抑制小肠运动。

第六节　大肠的功能

人类大肠没有重要的消化活动。大肠的主要功能是：①吸收肠内容物中的水和电解质，参与机体对水、电解质平衡的调节；②吸收由大肠内细菌合成的维生素B、K等物质；③完成对食物残渣的加工，形成并暂时贮存粪便，并控制排便。

一、大肠液的生理功能及其分泌调节

大肠液由大肠黏膜表面的柱状上皮细胞和杯状细胞分泌，pH为8.3~8.4，分泌量为600~800ml/d，主要成分是黏液和碳酸氢盐，主要作用是保护肠黏膜和润滑粪便。

食物残渣对肠壁的机械刺激通过局部神经反射可引起大肠液的分泌。副交感神经兴奋可使大肠液分泌增加，交感神经兴奋可使大肠液分泌减少。

二、大肠的运动和排便

大肠的运动少而缓慢，对刺激的反应也较迟缓，这些特点与大肠作为粪便的暂时储存场所的功能相适应。

（一）大肠的运动形式

1. 袋状往返运动 袋状往返运动（haustration movement）是由环行肌不规律地收缩引起的，是空腹时多见的运动形式，它使结肠袋中的内容物向两个方向做短距离的位移。这种运动有助于促进水的吸收。

2. 分节或多袋推进运动 是一个或多个结肠袋同时收缩，把肠内容物缓慢推进到下一肠段的运动。进食后或副交感神经兴奋时，这种运动增加。

3. 蠕动 大肠的蠕动是由一些稳定向前的收缩波所组成，能将肠内容物向前推进。在大肠还有一种进程快、行程远的集团蠕动（mass peristalsis），通常始于横结肠，可将大肠部分内容物推送至乙状结肠或直肠。集团蠕动多发生在进食后。

应用刺激结肠推进性蠕动的药物如酚酞、比沙可啶等可促进排便。硫酸镁等盐类泻药口服后在肠道难被吸收，使肠内容物为高渗状态，可抑制水分的吸收，增加肠容积，刺激肠蠕动，可用于外科手术前或结肠镜检查前排空肠内容物。

（二）排便

食物残渣进入大肠贮存过程中，部分水、无机盐和维生素等被大肠黏膜吸收，其他成分经细

菌的发酵和腐败作用，加上脱落的肠上皮细胞和大量的细菌共同形成了粪便。

正常人的直肠中通常没有粪便。当肠蠕动将粪便推入直肠，刺激肠壁的压力感受器，传入冲动沿盆神经和腹下神经传至脊髓腰、骶段的初级排便中枢，同时上传到大脑皮质引起便意。如果条件允许，即可发生排便反射（defecation reflex），传出冲动沿盆神经下传，使降结肠、乙状结肠和直肠收缩，肛门内括约肌舒张，同时阴部神经传出冲动减少，肛门外括约肌舒张，将粪便排出体外。另外，排便时腹肌和膈肌收缩，腹内压增加，可促进粪便排出。如果条件不允许，大脑皮质发出抑制性冲动，排便反射暂时终止。

正常人直肠壁内的感受器对粪便的压力刺激具有一定的阈值，当达到阈值时即可产生便意，大脑皮质可以加强或抑制排便。经常或反复对便意抑制，是导致便秘的常见原因。直肠给予润滑性泻药（如甘油和液体石蜡）可润滑并软化粪便，促进粪便排出。

三、大肠内细菌的作用

粪便中含有大量细菌，粪便中细菌占粪便固体总量的20%～30%。大肠内细菌主要来自食物和空气，大肠内的酸碱度和温度适宜于细菌的生长繁殖，这些细菌通常不致病。由大肠内的细菌利用肠内简单物质合成的B族维生素和维生素K可被大肠吸收，能为人体所利用。如果长期大量使用广谱抗生素，大肠内的细菌被抑制或杀灭，引起B族维生素和维生素K缺乏。

第七节 吸 收

消化过程是吸收的重要基础，吸收是消化的延续，食物的消化产物经吸收后为机体提供所需的营养物质。

一、吸收的部位

消化道不同部位的吸收能力和吸收速度相差很大，这主要取决于消化道各部位的组织结构、食物被消化的程度和食物停留的时间。口腔和食管基本不吸收任何食物；胃黏膜没有绒毛，上皮细胞之间都是紧密连接，仅能吸收乙醇和少量水分；小肠是吸收的主要部位，大量消化后的营养物质以及水和电解质在小肠被吸收（图8-18）；大肠主要吸收食物残渣中剩余的水和无机盐类。

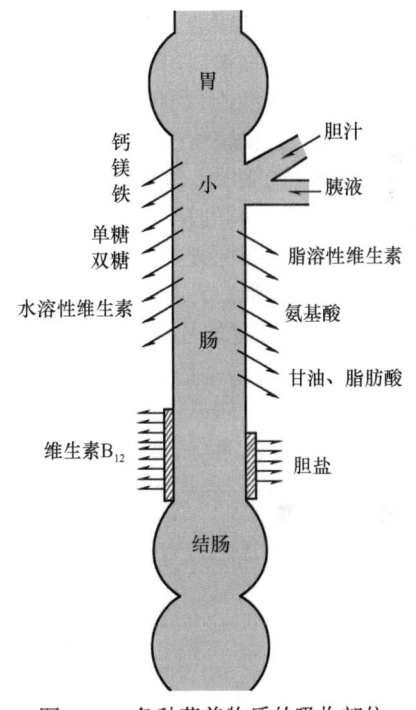

图8-18 各种营养物质的吸收部位

小肠是营养物质吸收的主要部位，具有吸收的有利条件：①小肠的吸收面积大，成人的小肠长4～5m，小肠黏膜具有向肠腔突出的环形皱襞，皱襞上又密布绒毛，绒毛的表面是一层柱状上皮细胞，细胞的顶端膜又形成许多微绒毛，这使小肠的吸收面积增加了600倍，达到200～250m²（图8-19）；②食物在小肠内已被消化成可吸收的小分子物质；③食物在小肠内停留的时间较长（3～8h），使营养物质有充分的时间被消化吸收；④小肠黏膜绒毛内有较丰富的毛细血管、毛细淋巴管，有利于物质的吸收。

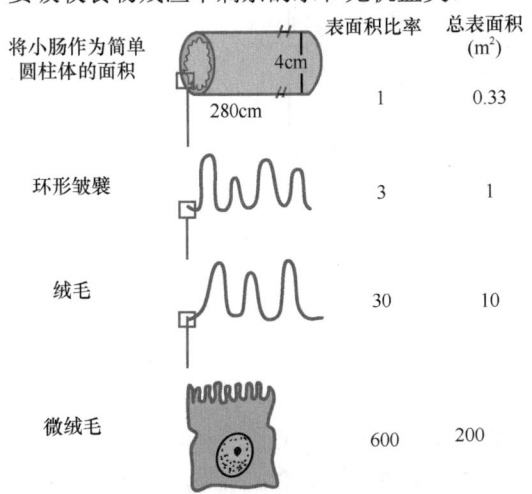

图8-19 小肠吸收面积增加的机制示意图

二、吸收的途径与方式

营养物质吸收可经跨细胞和细胞旁两条途径进入血液或淋巴液。跨细胞途径是指营养物质通过小肠黏膜上皮细胞的顶端膜进入细胞内，再经过细胞的基底侧膜进入组织间隙的过程；细胞旁途径是指肠腔内的营养物质通过上皮细胞间的紧密连接进入细胞间隙的过程。

营养物质的吸收方式有被动转运、主动转运、胞饮等方式。

三、主要营养物质的吸收过程

1. 糖的吸收 食物中的糖类一般须分解为单糖才能被小肠吸收。小肠内的单糖主要是葡萄糖，约占单糖总量的80%，半乳糖和果糖很少。各种单糖的吸收速率不同，以葡萄糖和半乳糖最快，果糖次之。葡萄糖的吸收是逆浓度差进行的继发性主动转运过程（见第三章）。小肠绒毛上皮细胞顶端膜上有Na^+-葡萄糖同向转运体，基底侧膜上有钠泵。钠泵的活动是维持细胞内外的Na^+浓度梯度，Na^+经转运体不断转运入胞，从而为葡萄糖逆浓度梯度入胞提供能量。

2. 蛋白质的吸收 食物中的蛋白质经消化分解为氨基酸后，几乎全部被小肠吸收。吸收机制与葡萄糖的吸收相似，也是通过与Na^+偶联进行的继发性主动转运过程。

小肠上皮细胞顶端膜上还存在着二肽和三肽转运系统，能将二肽和三肽完整的转运入胞，再被细胞内的二肽酶和三肽酶进一步水解成氨基酸后吸收入血。

3. 脂肪的吸收 脂肪的消化产物脂肪酸、甘油一酯和甘油都是脂溶性分子，在小肠内被包裹在由胆盐形成的微胶粒中。外表面具有亲水性的微胶粒能通过肠黏膜上皮细胞表面的静水层到达微绒毛表面。在此处，脂肪酸、甘油一酯从混合微胶粒中释放出来，通过微绒毛的细胞膜进入细胞，而胆盐则留在肠腔内继续发挥作用。

长链脂肪酸和甘油一酯进入细胞后重新合成甘油三酯，与细胞内的载脂蛋白合成乳糜微粒（chylomicron），经高尔基复合体包裹为囊泡后，再以出胞方式经过细胞间隙扩散入淋巴液（图8-20）。中、短链脂肪酸及甘油一酯可直接扩散进入血液。由于膳食中的动、植物油含长链脂肪酸较多，所以脂肪的吸收以淋巴途径为主。

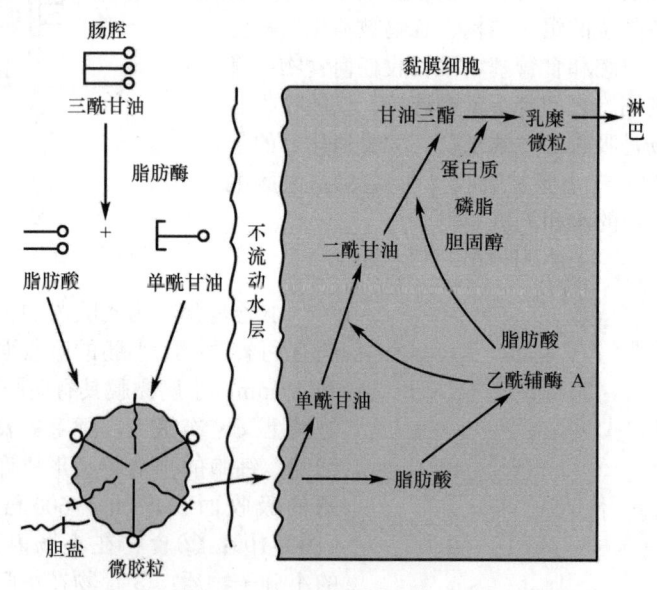

图 8-20 脂肪在小肠内的消化和吸收过程示意图

4. 胆固醇的吸收 小肠内的胆固醇主要有两类：来自于胆汁的游离胆固醇和来自于食物的酯化胆固醇。酯化的胆固醇需在肠腔内胆固醇酯酶的作用下水解为游离的胆固醇后才能被吸收。游离胆固醇的吸收与长链脂肪酸及甘油一酯相似,也借助于胆盐形成的微胶粒进入肠黏膜上皮细胞,在细胞内被酯化成胆固醇酯,再形成乳糜微粒进入淋巴液。

5. 维生素的吸收 大部分维生素在小肠上段被吸收,只有维生素 B_{12} 是在回肠被吸收的。多数水溶性维生素通过依赖于 Na^+ 的同向转运体被吸收;维生素 B_{12} 先与内因子结合形成复合物后再到回肠被吸收;脂溶性维生素 A、D、E、K 的吸收与脂肪消化产物的吸收相同。

6. 无机盐的吸收

(1) 钠的吸收:成人每日吸收 25~35g 的钠,每日分泌至消化液中的钠 95%~99% 可被重新吸收,食物中每日仅需摄入 5~8g 钠。钠的吸收是主动过程,依赖于钠泵的活动。肠腔内的 Na^+ 吸收与小肠黏膜对葡萄糖或氨基酸转运相偶联,并为葡萄糖和氨基酸的吸收提供动力。由于肠腔内的葡萄糖、氨基酸可增加 Na^+ 的吸收,临床给分泌性腹泻患者口服含有葡萄糖和 Na^+ 等的溶液,可加快葡萄糖、NaCl 和水的吸收,以补偿丢失的盐和水。

(2) 铁的吸收:人每日吸收的铁约为 1mg,仅为每日膳食中含铁量的 1/10。铁主要在十二指肠和空肠主动吸收。食物中的铁大部分是三价铁,不易被吸收,需还原为亚铁才能被吸收。维生素 C 能将高铁还原为亚铁而促进铁的吸收。胃液中的盐酸促进铁的吸收,胃大部分切除或胃酸减少的患者,常伴有缺铁性贫血。给贫血患者补充铁时,应补充二价铁,并应配合口服维生素 C 或稀盐酸,以促进铁的吸收。

肠上皮细胞释放的转铁蛋白在肠腔内与铁离子结合为复合物,以受体介导入胞方式进入细胞内。进入细胞内的铁,一部分从细胞基底侧膜以主动转运形式进入血液,其余则与细胞内的铁蛋白(ferritin)结合,暂时保留在细胞内,以后缓慢向血液中释放,避免铁被过量吸收。

(3) 钙的吸收:正常人每日钙的净吸收量约为 100mg,影响钙吸收的主要因素是维生素 D 和机体对钙的需要量。钙的吸收主要在十二指肠,通过细胞基底侧膜上钙泵的活动实现。多种因素影响钙的吸收,如维生素 D、胆汁酸可促进小肠对钙的吸收;而磷酸盐可与钙结合成不易溶解的钙盐,妨碍钙的吸收。

(4) 负离子的吸收:在小肠内吸收的负离子主要是 Cl^- 和 HCO_3^-。钠泵活动产生的电位差可促进肠腔内的负离子向细胞内转移而被动吸收。

7. 水的吸收 每日由胃肠道吸收的液体量为 8~9L。水分的吸收都是被动的,各种溶质,特别是 NaCl 主动吸收产生的渗透压梯度是水吸收的主要动力。在严重腹泻、剧烈呕吐时,会使消化液大量丢失,导致水和电解质平衡紊乱,对这类患者应及时补充水分和无机盐。

四、药物的吸收

口服给药方便,且多数药物能在消化道充分吸收,是常用的给药途径。根据药物种类不同,可在消化道不同部位吸收,如硝酸甘油可经口腔黏膜吸收,阿司匹林可经胃黏膜吸收,但药物吸收主要在小肠。小肠的吸收面积大且肠道内适宜的酸碱度对药物解离影响小,均有利于药物在小肠的吸收。有些药物也可经直肠或舌下给药。

大多数药物在胃肠道内以单纯扩散方式被吸收。从胃肠道吸收入门静脉系统的药物在到达全身血液循环前先通过肝脏,在肝脏代谢转化后经血液到达相应的组织器官发挥作用,最终经肾脏从尿中排出或经胆汁从粪便排出。如果肝脏对药物的代谢能力强或胆汁排泄量大,会使进入全身血液循环的有效药量明显减少,因此,凡是在肝脏易于代谢转化而被破坏的药物,口服效果差,以注射为好。而经舌下及直肠途径给药,由于药物不经过门静脉即进入全身血液循环,避免了药物被肝脏代谢而导致的对药效的影响。

(巴迎春 孟金兰)

思 考 题

1. 胃液中含有大量的胃酸和胃蛋白酶,为何不会消化自身?
2. 胰液的主要成分及作用,其分泌受哪些因素的调节?
3. 为什么说小肠是最主要的消化、吸收部位?
4. 试述进食的时候,胆汁是如何排出到十二指肠肠腔的?

第九章　能量代谢与体温

【学习目标】
　　掌握：影响能量代谢的因素；基础代谢率的概念；体温的概念；体温正常值及生理波动；机体产热和散热部位、方式及调节；体温调节中枢。
　　熟悉：能量代谢、食物的热价、氧热价、呼吸商。
　　了解：能量代谢测定原理与方法。

第一节　能量代谢

　　新陈代谢（metabolism）是生命活动的基本特征之一，包括合成代谢与分解代谢。合成代谢是指利用机体所摄取的糖、脂类、蛋白质等物质及分解代谢的部分产物生成和更新机体组成成分，并将能量储存于化学分子结构中。分解代谢是指机体分解自身的组成成分及储存的能源物质，同时伴随能量的释放，用于组织、器官的各种功能活动和体温的维持。因此，机体的新陈代谢既包括物质代谢又包括能量代谢。生理学将生物体内物质代谢过程中所伴随的能量释放、转移、储存和利用，称为能量代谢（energy metabolism）。

一、机体的能量来源与利用

（一）主要能量物质及代谢

　　机体所需的能量主要来源于食物中的糖、脂肪和蛋白质。这些营养物质分子结构中的碳氢键蕴藏着化学能，氧化分解时碳氢键断裂，生成 CO_2 和 H_2O，同时释放化学能。但是，机体组织细胞不能直接利用这种形式的能量，而是由三磷酸腺苷（adenosine triphosphate，ATP）为组织细胞各项功能活动直接提供能量。ATP 是机体内最主要的含有高能磷酸键的化学物质。它是由葡萄糖、游离脂肪酸、氨基酸等营养物质在细胞线粒体内，经三羧酸循环、氧化磷酸化等方式合成的。当 ATP 被水解为二磷酸腺苷（adenosine diphosphate，ADP）及磷酸时，高能磷酸键断裂，同时释放出能量。因此，ATP 既是机体直接的供能物质，又是重要的贮能物质。除了 ATP 外，磷酸肌酸（creatine phosphate，CP）也含有高能磷酸键，但 CP 不能直接给组织细胞活动提供能量。当体内物质氧化分解产生能量增多时，ATP 浓度升高，将高能磷酸键转给肌酸，在肌酸激酶作用下合成 CP，将能量贮存起来。反之，当细胞耗能增加，ATP 减少时，CP 又将贮存的能量转移给 ADP，合成新的 ATP（图 9-1），因此，CP 可被看作是 ATP 的储备库。

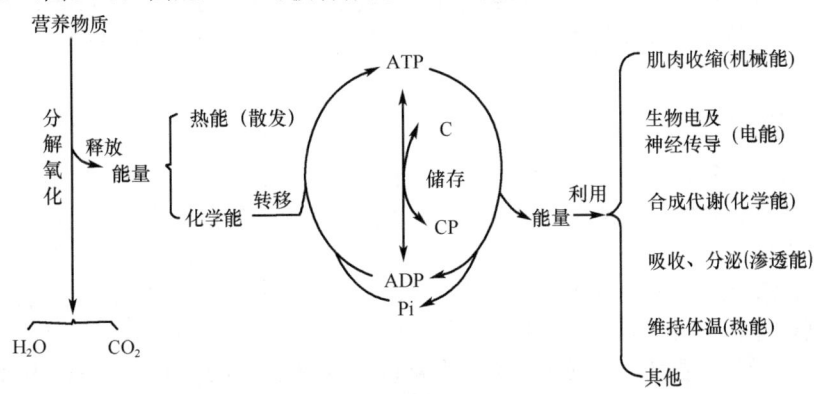

图 9-1　能量释放、转移、贮存与利用示意图
C：肌酸；CP：磷酸肌酸；Pi：无机磷酸

从能量代谢的整个过程看，ATP 的合成与分解是机体能量转换与利用的核心环节。临床上已经把 ATP 作为辅助性药物用于休克、病毒性心肌炎等疾病的治疗；作为 ATP 能量储备物质的 CP，也经常用于心肌缺血等疾病的治疗，以改善缺血组织的能量代谢。

1. 糖　糖（carbohydrate）是机体生命活动所需的主要能量物质。一般人体所需能量的 50%～70% 是由糖类物质的氧化提供。糖在消化道消化后，终产物主要是葡萄糖。如食物中的淀粉经消化后，终产物是葡萄糖；食物中的蔗糖、乳糖等消化产物分别为果糖、半乳糖，后两者在肝内也可转化为葡萄糖。葡萄糖经肠道以继发性主动转运的方式吸收入血后，在骨骼肌被利用或合成肌糖原，在肝脏内合成肝糖原。肌肉组织中不含葡萄糖-6-磷酸酶，所以肌糖原不能分解为葡萄糖，因此，不能改变血糖水平。肝脏中有葡萄糖-6-磷酸酶，在空腹血糖浓度降低时，肝糖原可转变为葡萄糖，所以肝糖原在维持机体血糖水平稳定起关键作用。但机体肝糖原储备量较少，仅仅供机体对饥饿状态下 24～48 小时使用。供氧充足时，1mol 葡萄糖在细胞内氧化生成 CO_2 和 H_2O，释放出的能量可合成 30～32molATP。急性缺氧导致供氧不足时，1mol 葡萄糖经无氧酵解转变为乳酸，释放 2molATP，乳酸经血液循环至肝脏再合成糖原。糖在脂肪组织细胞较少被利用，多数被合成甘油三酯贮存。

2. 脂肪　脂肪是体内能量储存的主要物质形式。一般人体所需能量的 30%～50% 来自脂肪的氧化。食物中的脂肪消化后在小肠主要以乳糜微粒的形式吸收进入血液。乳糜微粒经血管内皮细胞脂蛋白脂酶作用释放出脂肪酸，后者进入脂肪细胞与甘油合成甘油三酯。在机体需要时，储存的脂肪在脂肪酶作用下可分解为甘油和脂肪酸。甘油在肝内经磷酸化，再经三羧酸循环氧化分解供能；脂肪酸与辅酶 A 结合，经 β-氧化，分解成乙酰辅酶 A，再经三羧酸循环氧化分解释放能量。

3. 蛋白质　蛋白质是构成机体组织细胞的主要物质。蛋白质经肠道消化分解为氨基酸，氨基酸吸收入血后，大部分重新合成蛋白质，作为细胞结构的构成成分，或用于合成酶、激素等生物活性物质。少量氨基酸进入肝细胞，合成血浆蛋白和肝酶，或脱羧生成 α-酮酸，后者参加三羧酸循环释放能量。正常情况下，蛋白质分解用于供能的量很小，若机体长时间不能进食或体力极度消耗时，机体才会依靠蛋白质分解供能，以维持基本的生理活动。蛋白质在体内氧化分解不完全，因此释放的能量低于其在体外燃烧释放的能量。

（二）能量贮存与利用

这些能源物质氧化释放的能量有 50% 以上转化为热能，用于维持体温，并向体外散发；其余不足 50% 的能量则以 ATP 的形式贮存于体内，供机体各项生理活动利用。

机体组织细胞利用 ATP 完成的生理活动，主要包括：①细胞生物分子的合成。如氨基酸在合成蛋白质过程中肽键的连接、乳酸合成葡萄糖、乙酰辅酶 A 合成脂肪酸等都需要 ATP 提供能量，胆固醇、磷脂、激素等的合成也需要消耗能量；②肌肉收缩与舒张过程。如肌肉收缩过程中横桥的摆动，舒张过程中钙泵对 Ca^{2+} 的主动回收等；③物质的跨膜主动转运。如 Na^+、K^+ 的原发性主动转运，葡萄糖、氨基酸的继发性主动转运等。此外，神经冲动传导、腺体分泌等活动都需要消耗能量。

（三）能量平衡

按照能量守恒定律，能量只有形式的转换，而不会出现量的增减。机体所摄入的蕴藏于食物中的化学能与机体消耗的能量是完全相等的。机体能量的去路包括产热、肌肉收缩等做功及能量在机体的储存三部分，因此，摄入的能量等于机体产热、做功和储存的能量三部分的总和。

机体体重的变化可以反映机体的能量平衡状态。如果摄入的能量完全用于产热和做功，没有能量储存，则体重基本保持不变；如果机体产热和做功总和小于能量摄入，就有能量转化为脂肪在机体内储存，导致体重增加。通常，临床上常以体重指数（body mass index，BMI）作为衡量是否肥胖和标准体重的简易指标，其计算公式为：

BMI= 体重（kg）/身高的平方值（m）²

对 18～65 岁的成年人，世界卫生组织（WHO）认为 BMI 保持在 22 左右比较理想。另外需要指出的是，体重不变并不表明能量不变。如随着年龄的增长，机体脂肪组织比例增加，蛋白质比例减少，体重虽然可能不变但能量会增加。因此，肥胖主要是与机体脂肪组织所占的比率（脂肪率）有关系。测量脂肪率比单纯的测量体重能更好地反映机体的肥胖程度。

二、能量代谢的测定

能量代谢测定是测定机体在单位时间所消耗的能量，即能量代谢率（energy metabolic rate），它是评价机体能量代谢水平的常用指标。按能量守恒定律，测定单位时间内机体消耗的食物中所含的能量，或测定机体单位时间内产生的热量与所做的外功，都可以计算出整个机体的能量代谢率。能量单位通常用卡（calorie，Cal）或焦耳（joule，J）表示。1千卡（kcal）等于 4.1868 千焦耳（kJ）。

能量代谢的测定方法包括直接测热法和间接测热法。

（一）直接测热法

直接测热法（direct calorimetry）是测定机体在安静状态下单位时间内向外界环境的散热量。根据能量摄入（食物）= 产热 + 做功 + 储存能量，若排除机体做功和储存能量，单位时间内机体的散热量就是能量代谢率。用于直接测热的装置是严格的密闭仪器，受试者释放的热量可通过空气温度变化，进而引起水温变化的方法来测算。由于检测设备装置复杂，操作繁琐，使用不便，因而极少应用，仅用于科学研究。

（二）间接测热法

间接测热法（indirect calorimetry）是依据物质化学反应的定比定律，即在化学反应中，反应物与产物的量之间有一定的比例关系。如果能知道一定时间内机体氧化分解的糖、脂肪和蛋白质的量，根据食物的热价、氧热价和呼吸商，就能计算出这段时间内机体所释放出的热量，间接测出能量代谢率。

1. 食物的热价 将 1g 食物氧化分解时所释放出来的能量称为食物的热价（thermal equivalent of food）。食物的热价分为物理热价和生物热价。前者是指食物在体外燃烧时所释放的热量，后者是指食物在体内经过生物氧化所释放的热量。糖和脂肪的物理热价和生物热价是相等的。例如，在体内氧化 1mol 葡萄糖与在体外燃烧 1mol 葡萄糖，都要消耗 6mol O_2，产生 6mol CO_2 和 6mol H_2O，释出的热量相等。蛋白质的物理热价大于生物热价，原因是蛋白质在体内不能被完全氧化，其中一部分包含在尿素、尿酸和肌酐的分子中的能量从尿中排泄，还有少量含氮产物随粪便排出。根据食物的热价，可计算出食物氧化释放的能量，从而测得能量代谢率。三种营养物质的物理热价和生物热价见表 9-1。

表 9-1 与三种营养物质氧化有关的几种数据

营养物质	产热量（kJ/g） 物理热价	产热量（kJ/g） 生物热价	耗氧量（L/g）	CO_2 产量（L/g）	呼吸商（RQ）	氧热价（kJ/L）
糖	17.2	17.2	0.83	0.83	1.00	21.1
脂肪	39.8	39.8	2.03	1.43	0.71	19.6
蛋白质	23.4	18.0	0.95	0.76	0.80	18.9

2. 食物的氧热价 食物氧化释放能量需要消耗一定量的氧。将某种食物氧化时消耗 1L 的氧释放的热量，称为该食物的氧热价（thermal equivalent of oxygen）。这样，通过测定单位时间内氧化某种食物所消耗的氧量，就可以计算出该食物释放的能量。糖、脂肪、蛋白质的氧热价见表 9-1。

3. 呼吸商　营养物质在细胞内氧化分解释放能量过程中，需要消耗一定量的 O_2，同时产生一定量的 CO_2。将一定时间内机体呼出的 CO_2 量与吸入的氧量之间的比值称为呼吸商（respiratory quotient，RQ）。呼吸商用 CO_2 和 O_2 的摩尔数（mol）比值表示，因为在同一温度和气压条件下，摩尔数相等的不同气体，其容积也是相等的，所以通常都用容积数（ml 或 L）来计算 CO_2 与 O_2 的比值。

呼吸商数值取决于食物的成分。糖、脂肪和蛋白质氧化时，CO_2 产量与耗氧量各不相同，因此呼吸商也不一样。如葡萄糖（$C_6H_{12}O_6$）氧化反应式为：

$$1mol\ C_6H_{12}O_6 + 6mol\ O_2 \longrightarrow 6mol\ CO_2 + 6mol\ H_2O$$

可见，1mol 葡萄糖完全氧化需要 6mol O_2，产生 6mol CO_2，因此，产生的 CO_2 和消耗的 O_2 分子数相等，RQ 等于 1。又如甘油三酯（$C_{57}H_{104}O_6$）的氧化反应式为：

$$1mol\ C_{57}H_{104}O_6 + 80mol\ O_2 \longrightarrow 57mol\ CO_2 + 52mol\ H_2O$$

脂肪的分子结构中，氧的含量远远小于碳和氢，这样，脂肪氧化时需要消耗更多的氧，所以脂肪的呼吸商小于 1，为 0.71。

蛋白质在体内不能完全氧化，只能通过计算蛋白质分子中的碳和氢被氧化时 CO_2 产量和耗 O_2 量，得出蛋白质的呼吸商为 0.80。日常生活中，营养物质是糖、脂肪和蛋白质的混合膳食，呼吸商变动于 0.71~1.00。若某人的呼吸商接近于 1.00，说明他在这段时间的能量来源主要是糖类；若呼吸商接近于 0.71，则说明机体主要依靠脂肪代谢供能。一般情况下，进食混合食物，呼吸商常在 0.85 左右。通过呼吸商的数值，可以了解在一定时间内氧化食物的种类，从而帮助我们间接测定能量代谢率。

当某些因素影响肺通气功能时，呼吸商会发生变化。如肌肉剧烈运动时，因出现氧债导致糖酵解增加，乳酸生成增多，乳酸与体内缓冲系统作用，CO_2 产生也随之增加，此时呼吸商变大。即在肺过度通气、酸中毒等情况下，机体中与生物氧化无关的 CO_2 大量排出，可出现呼吸商大于 1.00 的情况。相反，肺通气不足、碱中毒等情况下，呼吸商将变小。

根据间接测热法计算能量代谢率，应该测出一定时间内机体内糖、脂肪和蛋白质三者氧化分解的比例。蛋白质可通过其平均重量组成（C 50%，O 23%，N 16%，S 1%）计算。蛋白质中 N（占 16%）是完全随尿排出的，因此可通过尿氮量来估算体内被氧化的蛋白质的量。1g 蛋白质氧化分解可产生 0.16g 尿氮（粪便中的氮排出量忽略不计），将测得的尿氮重量（g）除以 0.16，便相当于体内氧化分解蛋白质的量。蛋白质产热量与糖、脂肪非蛋白产热量的总和是机体单位时间内的总产热量。一般情况下，体内的能量主要来自糖和脂肪的氧化，蛋白质的产热量可忽略不计。将糖和脂肪按不同比例混合后氧化产生的 CO_2 量和耗氧量的比值，被称为非蛋白呼吸商（non-protein respiratory quotient，NPRQ）。通过非蛋白呼吸商，可计算出糖和脂肪的氧热价。不同的非蛋白呼吸商所对应的糖和脂肪氧化的各自百分比以及相应的氧热价见表 9-2。

表 9-2　非蛋白呼吸商和氧热价

呼吸商	糖（%）	脂肪（%）	氧热价（kJ/L）
0.707	0.00	100.00	19.62
0.71	1.10	98.90	19.64
0.72	4.75	95.20	19.69
0.73	8.40	91.60	19.74
0.74	12.00	88.00	19.79
0.75	15.60	84.40	19.84
0.76	19.20	80.80	19.89
0.77	22.80	77.20	19.95

续表

呼吸商	糖（%）	脂肪（%）	氧热价（kJ/L）
0.78	26.30	73.70	19.99
0.79	29.00	70.10	20.05
0.80	33.40	66.60	20.10
0.81	36.90	63.10	20.15
0.82	40.30	59.70	20.20
0.83	43.80	56.20	20.26
0.84	47.20	52.80	20.31
0.85	50.70	49.30	20.36
0.86	54.10	45.90	20.41
0.87	57.50	42.50	20.46
0.88	60.80	39.20	20.51
0.89	64.20	35.80	20.56
0.90	67.50	32.50	20.61
0.91	70.80	29.20	20.67
0.92	74.10	25.90	20.71
0.93	77.40	22.60	20.77
0.94	80.70	19.30	20.82
0.95	84.00	16.00	20.87
0.96	87.20	12.80	20.93
0.97	90.40	9.58	20.98
0.98	93.60	6.37	21.03
0.99	96.80	3.18	21.08
1.00	100.00	0.00	21.13

4. 耗氧量与 CO_2 产量的测定方法及临床应用　测定耗氧量和 CO_2 产量的方法有闭合式测定法和开放式测定法两种。

（1）闭合式测定法：将定量的氧气装在一个密闭的可以吸热的装置中，根据装置中氧的减少量计算出单位时间内的耗氧量。受试者呼出的 CO_2 由装置中的 CO_2 吸收剂吸收，然后根据实验前后 CO_2 吸收剂的质量差，算出单位时间内的 CO_2 产量。由耗氧量和 CO_2 产量可以算出呼吸商。受试者通过呼吸口瓣吸入装置内的氧气，呼出气中的 CO_2 和水可被吸收。一段时间后（通常为6min），记录系统所描绘出的气体容积变化曲线，曲线下降的高度即为该时间内的耗氧量。

（2）开放式测定法（气体分析法）：让机体在呼吸空气的条件下测定耗 O_2 量和 CO_2 产量，收集受试者一定时间内的呼出气，通过气量计测定呼出气量并分析呼出气中 O_2 和 CO_2 的容积百分比。由于吸入气就是空气，空气中 O_2 和 CO_2 的容积百分比是已知的，根据吸入气和呼出气中 O_2 和 CO_2 的容积百分比的差值，可以计算出该时间内的耗 O_2 量和 CO_2 产生量。

（3）间接测热法的步骤：在临床上，能量代谢率的测定常用比较简便的方法，一种是将蛋白质的产热量忽略不计，根据上述方法测得的单位时间内的耗 O_2 量和 CO_2 产量，计算出混合呼吸商，根据表 9-2 查出非蛋白呼吸商的氧热价，用氧热价乘以耗氧量，便可得出该时间内的产热量。

例如，某受试者24h的耗氧量为400L，CO_2 排出量为340L，则呼吸商为0.85，查表9-2，呼吸商0.85时的氧热价为20.36kJ/L，所以24h的产热量等于20.36kJ/L×400L=8144kJ。

另外一种简便方法是仅测定一定时间内的耗氧量,根据国人统计资料,受试者混合膳食、基础状态时非蛋白呼吸商定为 0.82,则对应的氧热价为 20.20kJ/L。因此,测出一定时间内的耗氧量后,根据产热量等于氧热价(20.20kJ/L)与耗氧量(L)的乘积,可计算出能量代谢率。实际上,用简便算法计算出的能量代谢率与经典算法算出的数值十分接近,仅相差 1%~2%。

三、影响能量代谢的因素

由于能量代谢与物质代谢相伴随,所以,影响物质摄取、消化、吸收、代谢等的因素均可以影响能量代谢。

1. 肌肉活动 肌肉活动对能量代谢的影响最显著。人在体育运动或劳动时耗氧量显著增加,产热量也随之增加。机体耗氧量、产热量的增加与肌肉活动的强度成正比关系,肌肉活动时耗氧量与安静时相比可增加 10~20 倍。肌肉活动的强度称为肌肉工作的强度,即劳动强度,因此,通常用能量代谢率作为评估劳动强度的指标。

2. 环境温度 人安静时的能量代谢,在环境温度为 20~30℃时最为稳定,因为此时骨骼肌比较松弛。环境温度低于 20℃时,代谢率开始增加,在 10℃以下,代谢率显著增加。环境温度降低引起代谢率的升高,主要是由于寒冷刺激反射地引起寒战和肌紧张增强。当环境温度超过 30℃时,体内酶活性提高,化学反应速度加快,细胞代谢增加。另外,发汗功能旺盛及呼吸、循环功能增强等也会导致能量代谢率增加。

3. 食物的特殊动力效应 在安静状态下进食后,机体释放的热量多于摄入的食物本身氧化后所产生的热量,即进食会引起"额外"的产热效应。例如,摄入能产 100kJ 热量的脂肪或糖类后,机体实际产热量为 104~106kJ;摄入能产 100kJ 热量的蛋白质后,人体实际产热量为 130kJ。这种食物能刺激机体额外消耗热量的作用称为食物的特殊动力效应(specific dynamic effect)。糖类或脂肪的食物特殊动力作用分别为其产热量的 6% 和 4%,蛋白质为 30%,混合食物为 10% 左右。这种现象在进食后 1h 左右开始,延续 7~8h。食物特殊动力作用的机制目前尚未完全了解,认为可能与肝脏处理氨基酸或合成糖原等有关。

4. 精神活动 脑组织的血流量大,代谢水平高,在安静状态下,每 100g 脑组织的耗氧量为 3~3.5ml/min,约占全身耗氧量的 20%。但在睡眠中和在精神活动活跃状态下,脑中葡萄糖的代谢率却几乎没有差异。而当精神处于紧张状态,如焦虑、恐惧或情绪激动时,能量代谢率显著增强。这是因为机体出现骨骼肌紧张性增强,甲状腺激素、肾上腺素释放增多,使机体产热量显著增加。

除上述影响因素外,机体能量代谢还受到年龄、性别、激素等其他因素的影响。如处于生长发育阶段的青少年能量代谢率高于老年人;同龄男性的能量代谢率高于女性。

四、基础代谢

(一)基础代谢与基础代谢率

基础代谢(basal metabolism)是指基础状态下的能量代谢。基础代谢率(basal metabolic rate,BMR)是指单位时间内的基础代谢,即在基础状态下,单位时间内的能量代谢。已知能量代谢受肌肉活动、环境温度等因素的影响。因此,如果要比较不同个体之间的能量代谢率,就必须排除影响能量代谢的因素。所谓基础状态是指人体处在清醒、安静、不受肌肉活动、环境温度、食物及精神紧张等因素影响时的状态。在基础状态下,机体能量的消耗只用于维持基本的生命活动,如血液循环、呼吸等,代谢水平比较稳定。临床测定基础代谢时要满足以下条件:①清醒,避免剧烈运动,休息 2h 以上,测定时平卧,全身肌肉松弛,以排除肌肉活动的影响;②室温在 20~25℃,以排除环境温度的影响;③禁食后 12~14h 进行,以排除食物特殊动力作用的影响;④排除精神紧张的影响。

基础代谢率的高低与体重不成比例关系,而与体表面积成正比。基础代谢率以每小时、每平方米体表面积的产热量为单位，通常以 kJ/(m²·h) 来表示。

人体表面积可根据下列 Stevenson 公式来计算：
体表面积（m²）=0.0061× 身高（cm）+0.0128
× 体重（kg）−0.1529

另外，体表面积还可以用体表面积测算图（图 9-2）直接读取，即将受试者的身高和体重在相应两条竖线的两点连成一直线，该直线与中间的体表面积竖线的交点就是该受试者的体表面积。

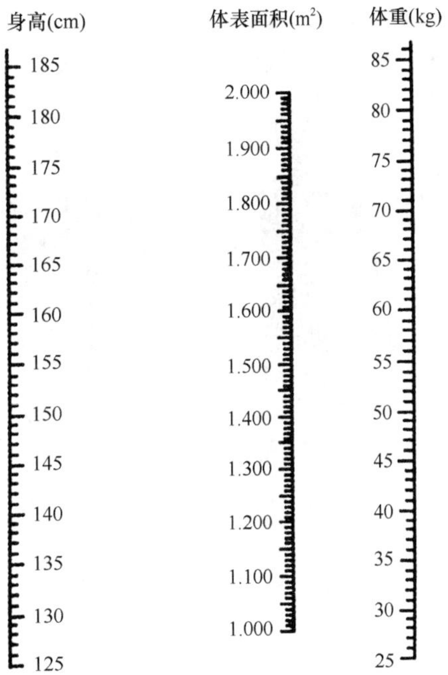

（二）基础代谢率的测定及意义

临床上通常采用简化的能量代谢测定法。先测出受试者在基础状态下一定时间内的耗氧量和体表面积，根据非蛋白呼吸商（空腹时约为 0.82）及氧热价（20.19kJ/L），计算出产热量，计算出每平方米体表面积每小时的产热量 [kJ/(m²·h)]。实际测定结果表明，基础代谢率会因为性别、年龄等不同而有生理变化（表 9-3）。当其他情况相同时，男性的基础代谢率比女性高；儿童比成年人的高，年龄越大，代谢率越低。

图 9-2 体表面积测算图

表 9-3 我国正常人的基础代谢率平均值 [kJ/(m²·h)]

年龄（岁）	11～15	16～17	18～19	20～30	31～40	41～50	51 以上
男性	195.5	193.4	166.2	157.8	158.6	154.0	149.0
女性	172.5	181.7	154.0	146.5	146.9	142.4	138.6

临床上在评价基础代谢率时，用实测值与同年龄、同性别组正常平均值作比较，以百分数来表示。即：

基础代谢率（相对值）=（实测值 − 正常平均值）/正常平均值 ×100%

一般来说，基础代谢率相对值在 ±15% 之内属于正常。当相差超过 20% 时，表明机体能量代谢可能异常，常用来协助某些疾病的诊断。例如，甲状腺功能低下时，基础代谢率比正常值低 20%～40%；甲状腺功能亢进时的基础代谢率比正常值高 25%～80%。因此，基础代谢率的测量是临床上诊断甲状腺疾病的辅助方法。发热时，基础代谢率将升高，体温每升高 1℃，基础代谢率可升高 13%。糖尿病、红细胞增多症以及伴有呼吸困难的心脏病等患者，通常也会伴有基础代谢率升高。睡眠时肌紧张降低，中枢神经系统活动下降，因此基础代谢率降低。当肾上腺皮质功能减退、肾病综合征、垂体肥胖症或病理性饥饿时，也常出现基础代谢率降低。

第二节 体温及其调节

机体所生存的外环境温度变化较大，而机体内的分子结构和化学反应需要稳定的温度，因此，维持相对稳定的温度是人体正常活动的重要保障。人体可以通过体温调节机制，包括自主性体温调节和行为性体温调节，使体温保持在相对恒定状态。

一、体温及其生理波动

（一）体温

处在不同环境温度下，人体各部位的温度是不同的，但脑和躯干核心部位的温度能保持相对恒定。因此，体温可分为体表温度和体核温度。生理学所说的体温（body temperature）是指机体体核温度，即机体深部的平均温度。

体表温度（shell temperature）是指人体的外周组织即表层，包括皮肤、皮下组织和肌肉等的温度。体表温度不稳定，各部位之间的差异较大，容易受到环境温度的影响，四肢末梢皮肤温度最低，越靠近躯干、头部，表层温度越高（图9-3）。如在环境温度为23℃时，足部皮肤温度约为27℃，手部皮肤温度约为30℃，躯干部约为32℃，额部为33~34℃。当环境温度达32℃以上时，皮肤温度的部位差异将变小。在寒冷环境中，随着气温下降，手、足的皮肤温度下降最显著，但头部皮肤温度变化相对较小。皮肤温度与体表局部血流量有密切关系。在寒冷环境中或情绪激动时，交感神经兴奋，皮肤血管收缩，血流量减少，皮肤温度随之降低，特别是手的皮肤温度显著降低，例如手指的皮肤温度可从30℃骤降到24℃。

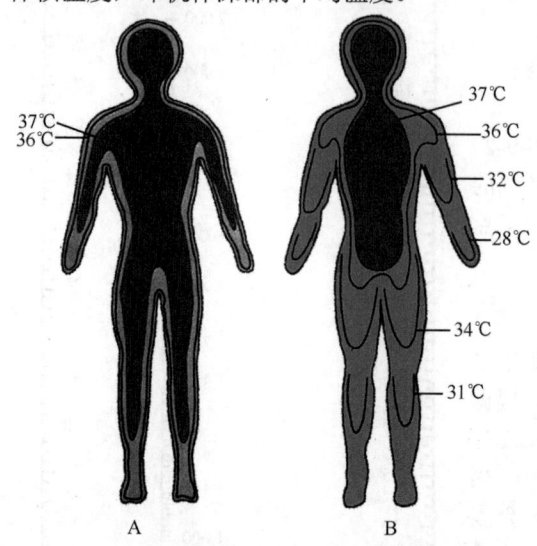

图9-3 在不同环境温度下人体体温分布图
A：环境温度35℃；B：环境温度20℃

体核温度（core temperature）是指机体深部（心、肺、脑和腹腔内脏等处）的温度。深部温度比表层温度高，且比较稳定，各部位之间的温度差异较小。体内各器官的代谢水平不同，所以温度略有差别，但不会超过1℃。在安静时，肝脏代谢最活跃，温度最高，约38℃；脑也接近38℃，其次是心脏和消化腺。循环血液是体内传递热量的重要途径，机体深部各个器官会因为血液循环交换热量而使温度经常趋于一致。因此，体核部分血液的温度可以代表体核温度的平均值。

在不同环境中，体核温度和体表温度的分布会发生相对改变。在较寒冷的环境中，深部温度分布区域缩小，主要集中在头部与胸腹内脏，而且表层与深部之间温度梯度明显。反之，在炎热环境中，体核温度可扩大到四肢（图9-3）。

（二）体温的正常值及生理波动

1. 正常体温 临床上通常用直肠温度、口腔温度和腋窝温度来代表体温。直肠温度的正常值为36.9~37.9℃，最接近体核温度，测量时温度计需要插入直肠6cm以上才比较接近体核温度。口腔温度正常值为36.7~37.7℃，测量时应将温度计含于舌下。但容易受经口呼吸和进食食物温度等因素的影响。另外，小儿哭闹和精神病患者不宜测口腔温度。腋窝温度正常值为36.0~37.4℃，但由于腋窝不是密闭体腔，易受环境温度、出汗等因素影响，因此，测定时需保持腋下干燥，将上臂紧贴胸壁，使腋窝形成人工体腔，5~10min左右腋窝温度升高并接近于机体深部温度。

此外，在临床上或实验研究中也会采用测定食管温度或鼓膜温度来反映体核温度。

2. 体温的生理波动 正常体温相对恒定，但有许多因素可引起体温的生理性波动，波动的幅值一般不超过1℃。

（1）昼夜节律：人体体温呈日周期性波动。通常清晨2~6时体温最低，午后1~6时最高。体温的这种昼夜周期性波动称为昼夜节律（circadian rhythm）或日节律。体温的昼夜节律是由生物体内在的生物节律所决定，与地球自转周期吻合，与精神活动或肌肉活动无关，下丘脑视交叉上核可能是控制生物节律的关键部位。

（2）性别：成年女性的体温平均高于男性0.3℃，这可能与女性皮下脂肪较多，散热较少有关。此外，成年女性的基础体温随月经周期发生节律性波动（图9-4）。体温在排卵日最低，排卵后升高 0.3~0.6℃。这种体温波动与黄体分泌的孕激素有关。

（3）年龄：儿童和青少年的体温较高，老年人的体温较低。新生儿，特别是早产儿，由于体温调节机制发育尚不完善，体温调节能力差，所以体温很容易受环境温度的影响而发生变动，因此，新生儿应注意加强体温护理。老年人基础代谢率低，体温也偏低，某些药物（如氯丙嗪、地西泮等）可抑制下丘脑体温调节中枢，使周围血管扩张，散热增加，导致体温降低，故老年人应用这些药物要注意，尤其是在秋冬季节。

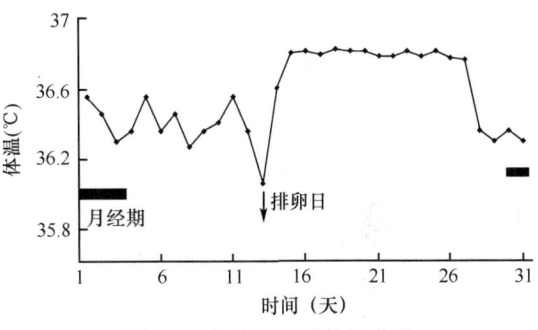

图 9-4 女子的基础体温曲线

（4）运动：运动时肌肉活动代谢加强，产热量增加，导致体温升高。所以，临床上测体温前和测定过程中患者应处于安静状态，小儿哭闹时也不宜测体温。

此外，环境温度、精神紧张、进食等情况都对体温有影响，测定体温时应考虑到这些情况。许多麻醉药物也可抑制体温调节中枢。实验证实，静脉麻醉药物如异丙酚以及吸入麻醉药如地氟醚等，可抑制体温调节功能，机体散热增加而产热不足，使体温降低。此外，如果手术中使用肌松剂，使肌肉活动降低，产热减少。所以对手术麻醉患者，在术中和术后应注意体温护理。

二、产热与散热

机体在体温调节机构的调控下，使产热和散热两个生理过程处于动态的平衡，从而维持体温相对恒定。如果机体的产热大于散热，体温会升高；散热大于产热，则体温会下降。

（一）机体的产热

热量是营养物质在组织细胞中进行分解代谢及机体利用 ATP 时产生的，因此，机体每一个组织器官均能代谢产热。在不同代谢状态及环境下，机体主要的产热器官和产热形式也会有所不同。

1. 主要产热器官及产热形式　机体安静时产热量主要来自体内代谢旺盛的器官，肝脏是安静时的主要产热器官，其产热约占总产热量的 56%。机体运动时，骨骼肌释放大量热量，其产热量比安静时显著增加，剧烈运动时可由安静时总产热量的 18% 增加到 90%。因此，骨骼肌是机体运动时的主要产热器官。

机体可以通过基础代谢产热、骨骼肌运动产热、食物特殊动力作用产热、战栗和非战栗产热等多种形式产热。安静状态下，基础代谢产热是主要产热形式。在寒冷环境中，由于散热量显著增加，机体通过战栗产热（shivering thermogenesis）和非战栗产热（non-shivering thermogenesis）两种方式，增加产热量以维持体温稳定。

（1）战栗产热：战栗是指骨骼肌发生不随意的节律性收缩，即寒战，节律为 9~11 次/分。战栗的特点是屈肌和伸肌同时收缩，所以基本上不做外功，产热量很高。发生战栗时，产热量可增加 4~5 倍，有利于维持寒冷环境中机体的体热平衡。

（2）非战栗产热：非战栗产热又称代谢性产热，这是一种增加组织代谢产热的方式。在代谢组织中，褐色脂肪组织（brown adipose tissue，BAT）的产热量最多。成人体内褐色脂肪较少，新生儿体内较多，因此非战栗产热对新生儿尤为重要。目前了解到，在 BAT 线粒体内膜上有一种通道蛋白，在甲状腺激素、肾上腺素作用下，质子（H^+）会顺浓度梯度经此通道蛋白返回线粒体基质中，而不是通过 ATP 合酶合成 ATP（磷酸化）。因这种通道蛋白质的作用是使线粒体氧化磷酸化解偶联，故称为解偶联蛋白（uncoupling protein，UCP）。质子通过解偶联蛋白回流过程中，将势能转化为热能，而没有用于合成 ATP，因此释放大量的热量。

若环境温度升高，上述产热活动会减弱。当机体在高热环境中，由于环境温度升高会导致体核温度升高，加速细胞内分子运动和提高酶的活性，细胞代谢水平增加，产热随之增加。

2. 产热活动的调节　机体产热受到神经和体液因素的调节。

（1）体液调节：甲状腺激素是调节非战栗产热的最主要因素。甲状腺激素起效慢，作用时间长，肾上腺素和去甲肾上腺素也能刺激产热，他们的特点是起效快，作用时间短。

（2）神经调节：寒冷可使下丘脑战栗中枢兴奋，经传出通路到达脊髓前角运动神经元，使肌紧张活动增强以增加产热。寒冷还可以使交感神经兴奋，使肾上腺素和去甲肾上腺素分泌增加，产热量增加。此外，还可以促使下丘脑释放促甲状腺素释放激素，后者刺激腺垂体释放促甲状腺激素，最终甲状腺分泌甲状腺激素增多。

（二）机体的散热

散热是体温维持稳定的重要环节，人体主要的散热部位是皮肤。当环境温度低于表层温度时，大部分的体热可通过皮肤的辐射、传导、对流和蒸发散失，少部分体热通过肺呼出的气体，以及尿和粪便等排泄物散失；当环境温度等于甚至高于皮肤温度时，蒸发方式散热是机体唯一散热方式。

机体深部器官代谢所产生的热量，通过热传导和血液循环到达皮肤，再由皮肤散发到外环境。机体通过交感神经控制皮肤血管口径，调节皮肤的血流量，进而调节散热量。在热环境中，体温升高，机体感受温热刺激后抑制交感中枢，交感神经活动减弱，皮肤小动脉舒张，动-静脉吻合支开放，皮肤血流量增加，更多的体热通过血流带到体表，皮肤散热增加。皮肤血流量增加也给汗腺分泌提供必要的水分。相反，在寒冷环境中，交感神经紧张性增强，皮肤小动脉收缩，动-静脉吻合支关闭，皮肤血流减少，散热减少。因此，皮肤是一个有效的、可调控的散热器。

1. 辐射散热　辐射散热（thermal radiation）是机体以热射线的形式将热量传给外界较冷物体的散热形式。机体在21℃的环境中安静状态下机体散热方式主要辐射散热，约占全部散热量的60%。辐射散热量的多少取决于皮肤与环境之间的温度差以及机体的有效散热面积。皮肤与环境温度的温差越大，辐射的散热量就越多；反之，若环境温度高于皮肤温度时，机体不但不能辐射散热，反而会吸收外界环境热量的辐射。机体有效散热面积越大，散热量也就越多。四肢的表面积比较大，是辐射散热的重要部位。

2. 传导散热　传导散热（thermal conduction）是机体将热量直接传导给与皮肤相接触的较冷物体的散热方式。传导散热量的多少取决于皮肤表面与接触物表面的温度差、接触面积、物体导热性能等。棉衣、皮毛等是热的不良导体，因而起到保暖作用。另外，人体脂肪的导热性能也较低，肥胖者皮下脂肪较多，所以，深部的热量不易向表层传导。水的导热性能较好，临床上可利用冰袋、冰帽给高热患者降温。

3. 对流散热　对流散热（thermal convection）是传导散热的一种特殊形式，即皮肤将热量传导给与皮肤周围的空气，受热的空气后将上升，较冷的空气移来，这样将体热发散到空间。通过对流散失热量的多少主要受风速影响。风速越大，散热量也越多；风速越小，散热量也越少。衣服覆盖在皮肤表层，不仅可以减少传导散热，也可以减少对流散热，有利于保温。

4. 蒸发散热　蒸发（evaporation）散热是指机体通过体表水分的汽化吸收热量来散失体热的方式。在人的正常体温条件下，蒸发1g水分可使机体散发2.4kJ的热量，因此蒸发散热是一种很有效的散热方式。人体蒸发散热有不感蒸发和发汗两种形式。

（1）不感蒸发：人体处在低温环境中，即使没有汗液分泌时，皮肤和呼吸道都不断有水分渗出而被汽化，这种水分蒸发称为不感蒸发（insensible perspiration），其中皮肤的水分蒸发又称为不显汗，因为这种水分蒸发不为人们所觉察，且与汗腺的活动无关。人体每天600~800ml水是通过皮肤表面蒸发的，200~400ml是通过呼吸道蒸发的。婴幼儿不感蒸发的速率比成人大，因此，在缺水时，婴幼儿更容易发生严重脱水。不感蒸发是一种有效的散热途径，临床上降温常用酒精擦浴，但酒精过敏者禁用。

（2）发汗：汗腺主动分泌汗液的活动称为发汗（sweating）。人体有两种汗腺，即大汗腺和小汗腺。大汗腺主要局限于腋窝和外阴等处，开口于毛根附近，其作用可能主要与个体气味活动有关，而与体温调节无关。小汗腺可见于全身皮肤，手掌、足底最多，前额、手背次之，四肢躯干最少。但汗腺的分泌能力是躯干最强。发汗是可以意识到的，因此又被称为可感蒸发（sensible evaporation）。正常人在安静状态下，当环境温度达到30℃左右时便开始发汗。如果空气湿度大且着衣较多时，气温在25℃便可引起人体发汗。在进行劳动或运动时，气温虽在20℃以下，也可以出现发汗。

汗液由汗腺细胞主动分泌产生。汗腺是一种管状结构，可分为分泌部和排泄部。分泌部是由细管盘曲而成，位于皮下组织中。排泄部是由分泌部通向皮肤表面的细管，开口处呈漏斗状，称汗孔。汗液中水占99%，固体成分不到1%，大部分为NaCl，也有少量KCl、尿素、乳酸等。从汗腺细胞刚分泌出来的汗液与血浆是等渗的，但流经汗腺管腔时，在醛固酮作用下NaCl被重吸收，最后排出的汗液是低渗的。因此当机体大量发汗时，可导致高渗性脱水。另外，在发汗速度加快时，汗腺导管来不及充分重吸收NaCl，导致NaCl随汗液排出，故短时间大量出汗应及时补充NaCl。

人体汗腺受交感胆碱能纤维支配，其兴奋时，神经末梢释放乙酰胆碱，与M受体结合后导致汗腺分泌增多，所以乙酰胆碱对小汗腺有促进分泌作用。发汗中枢分布在从脊髓到大脑皮层的各级中枢神经系统中。正常情况下，下丘脑的发汗中枢起主要作用。

发汗包括温热性发汗和精神性发汗。在温热环境下引起全身各部位的小汗腺分泌汗液称为温热性发汗（thermal sweating）。一方面温热刺激皮肤中的热感受器，冲动传入至发汗中枢，反射性引起发汗；另一方面温热使皮肤血液温度升高，被加温的血液流至下丘脑发汗中枢的热敏神经元，也可引起发汗。温热性发汗的生理意义是通过汗液的蒸发散热来调节体温。由精神紧张或情绪激动而引起的发汗称为精神性发汗（mental sweating），主要见于掌心、足底和前额等处。精神性发汗的中枢在大脑皮层运动区。精神性发汗在体温调节中的作用不大。温热性发汗与精神性发汗常同时出现，不能截然分开。

案例9-1

患者，女性，18岁，2小时前出现头晕、眼花、胸闷、心悸、恶心、四肢无力，急诊入院。既往健康，发病当日气温37℃，当时在烈日下军训。体格检查结果无其他异常。

临床诊断：中暑。

问题：

1. 中暑的主要发病机制是什么？
2. 试分析该案例主要症状的原因。
3. 如何预防中暑？

提示：

1. 由于高温引起的机体体温调节功能失调，散热过少，体内热量过度积聚。
2. 正常机体在下丘脑体温调节中枢控制下，产热和散热处于动态平衡，体温维持在37℃左右。当人在高温、空气湿度大且通风状况不良的环境中长期作业时，机体产热大于散热或散热受阻，导致体温升高，使体内代谢加速，可出现体温调节中枢功能障碍，水电解质丢失，甚至意识丧失，循环功能紊乱、组织损伤等中暑症状。
3. 避免太阳直射、减少衣物、增加通风、及时补充水分等。

三、体温调节

恒温动物有完善的体温调节机制，所以在外界环境温度变化时，可通过维持产热和散热的平衡来保持体温相对稳定。例如，在寒冷环境下，机体会增加产热和减少散热；在炎热环境下，机体会减少产热和增加散热，从而保持体温相对稳定。相对稳定的体温是维持机体稳态的重要组成部分。体温调节包括行为性体温调节和自主性体温调节两种方式。

（一）行为性体温调节

行为性体温调节（behavioral thermoregulation）是人类通过有意识的行为活动，诸如改变身体姿势、增减衣物、改变环境等活动，有意识地改变机体的产热或散热，从而达到维持体温稳定的作用。对于恒温动物，一般环境温度变化时，首先发生行为性体温调节，通常行为性体温调节和自主性体温调节相辅相成，共同维持体温相对恒定。

（二）自主性体温调节

自主性体温调节（autonomic thermoregulation）是机体通过内在的反馈控制系统对体温进行调节，以维持体温相对稳定（图9-5）。体温调节的基本过程包括：①通过皮肤及机体深部的温度感受器感受内外环境温度变化；②通过神经传导通路把温度信息传到体温调节中枢；③通过中枢的整合，发出传出信息调节效应器的活动，如皮肤血流量、骨骼肌、汗腺等。

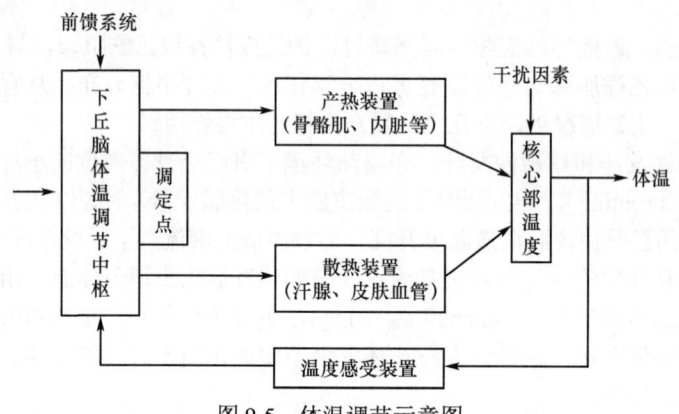

图 9-5　体温调节示意图

1. 温度感受器　温度感受器（thermoreceptor）是感受机体温度变化的神经元或神经纤维。温度感受器根据存在部位，可分为外周温度感受器和中枢温度感受器；根据感受温度的性质，可分为冷感受器和热感受器。

（1）外周温度感受器：外周温度感受器（peripheral thermoreceptor）是指存在于中枢神经系统之外的温度感受器，广泛分布于人体皮肤、黏膜、内脏和肌肉中。温度感受器是对温度变化敏感的游离神经末梢，包括冷感受器（cold receptor）和热感受器（warm receptor），分别感受温度降低和升高的变化。皮肤的冷感受器数量较多，为热感受器的5～11倍。因此，皮肤温度感受器主要感受冷刺激，防止机体温度的降低。内脏器官、大静脉等处的温度感受器主要感受体核温度的变化，对机体深部温度的降低较为敏感。

（2）中枢温度感受器：中枢温度感受器（central thermoreceptor）是指在脊髓、延髓、脑干网状结构及下丘脑等处对温度变化敏感的神经元，包括热敏神经元（warm-sensitive neuron）和冷敏神经元（cold-sensitive neuron）。温度升高时放电频率增加的神经元称为热敏神经元；温度降低时放电频率增加的神经元称为冷敏神经元。中枢温度感受器主要分布在下丘脑。实验表明，应用针状热电极提高或降低视前区-下丘脑前部（preoptic anterior hypothalamus，PO/AH）区域温度，可分别引起散热和产热反应，并发现在视前区-下丘脑前部有热敏神经元和冷敏神经元，其中热敏神经元居多。这两种神经元不仅能够直接感受中枢温度的变化，还可以接受致热原、5-羟色胺、去甲肾上腺素等化学物质的刺激，调节体温。

在中枢神经系统其他部位，如脊髓、延髓、脑干网状结构等处的温度敏感神经元以冷敏神经元居多。这些神经元不仅可以接受来自外周温度感受器传来的兴奋，还可以向PO/AH输送信息，通过体温调节中枢调节体温。

总之，当外界环境温度变化时，机体可通过以下途径将信息传递给体温调节中枢：①通过外周皮肤温度感受器，经感觉神经传导通路，到达下丘脑体温调节中枢；②通过血液循环，引起机体深部温度改变，并直接作用于视前区-下丘脑前部；③脊髓和下丘脑以外的中枢温度感受器将温度变化信息传给视前区-下丘脑前部。

2. 体温调节中枢　从脊髓到大脑皮层的整个中枢神经系统都存在调节体温的神经元。实验研究证实，保持下丘脑及其以下的神经结构完整，机体仍然可以维持恒定体温，因此，体温调节的基本中枢在下丘脑，目前认为PO/AH是体温调节中枢的关键部位，其中的温度敏感神经元既能感受它们所在部位的温度变化，又能将外周传入的温度信息进行整合，从而调控机体的产热和散热活动，如皮肤血流量、肌紧张、发汗、激素分泌等。

3. 传出路径和效应器　体温调节中枢接受外周和中枢温度感受器的传入信息并加以整合，通过下面几条途径调节体温：①通过交感神经系统调节皮肤血管平滑肌舒缩，改变皮肤血流量，增加或减少动-静脉吻合支开放，调节皮肤散热量；②交感神经胆碱能纤维支配汗腺，通过可感蒸发调节机体散热；③通过躯体运动神经调节骨骼肌的肌紧张活动，如在寒冷环境时通过战栗增加机体的产热；④通过激素的分泌调节机体的代谢率，例如寒冷可刺激下丘脑促甲状腺激素释放激素分泌，引起甲状腺激素的增加，交感神经刺激肾上腺髓质释放肾上腺素和去甲肾上腺素，它们都可以增加机体产热量。

（三）调定点学说

机体在各种环境温度下维持体温相对恒定的机制，可用调定点（set point）学说解释。此学说认为，在PO/AH区域的温度敏感神经元存在着决定机体体温的调定点（正常是37℃）。如果体温高于调定点，体温调节中枢促使机体产热减少，散热增加，体温下降至调定点温度；如果温度低于调定点，则机体产热增加，散热减少，体温回升至调定点。所以调定点相当于机体内部设定的温度参考值，通过产热与散热活动，使得体温在调定点上下窄幅波动。

如果调定点水平发生变化，机体的体温也将随之变化，即通过温度感受器、体温调节中枢和效应器，调节产热和散热活动，使产热和散热在新的调定点水平达到平衡，体温也就在新的调定点水平上下波动。例如，细菌或细菌降解产物，以及细菌、病毒等刺激白细胞释放白介素-1及其诱导产物前列腺素等，均可引起机体发热，它们被称为致热原（pyrogen）。致热原可使调定点上移（如39℃），由于正常体温低于调定点，则机体产热增加、散热减少。因此，发热开始时先出现畏冷、战栗等产热大于散热的反应，直到体温升高到39℃时才出现产热与散热的平衡，体温也就维持在39℃左右。药物治疗后，调定点回到正常水平，机体重新调节产热散热活动，通过发汗等方式增加散热，使体温最终回到正常水平。如阿司匹林可抑制前列腺素合成，在临床上作为解热药广泛应用。这种发热时体温调节功能并无异常，只是由于调定点上移，体温才被调节到发热水平的情况属于调节性体温升高。

> **案例 9-2**
>
> 患者，男性，5岁，鼻塞、咳嗽多日，两天前有畏寒、发热，自测体温均39℃以上，用药无好转故入院。T39.5℃，P135次/分，R30次/分。神志清楚，急性病容，面颊绯红。呼吸急促，双肺呼吸音低，左肺可闻及中小水泡音。腹平软，肝脾肋下未触及。既往健康，10天前有受凉史。辅助检查：白细胞（WBC）$15×10^9$/L，中性粒细胞（N）0.90，血红蛋白（Hb）110g/L，红细胞（RBC）$3.6×10^{12}$/L，胸部X线检查（胸片），显示左肺上叶可见斑片状阴影。
>
> 临床诊断：肺炎。
>
> 问题：
>
> 1. 发热的原因是什么？为什么在发热前会出现寒战症状？

2. 体温过高时，对高热病人可采取哪些对症治疗的物理降温措施？
3. 发热对人体会有哪些影响？

提示：
1. 机体在感染病原体后引起内源性致热原释放，致热原会使下丘脑体温调节中枢的调定点上移，引起发热，由于正常体温低于调定点，则机体产热增加、散热减少。因此，发热开始时先出现畏冷、战栗等产热大于散热的反应。
2. 略。
3. 一定程度的体温升高，有利于锻炼机体对细菌和病毒的抵抗能力。但过度及持续发热也能对机体产生许多不良影响，高热时，病人体内代谢加强，还可伴有体液丢失甚至循环功能衰竭、肝肾功能受损，若体温持续高于41℃时，可出现神经系统功能障碍，甚至是脑实质损伤，超过43℃时将危及生命。

（孙艳宏）

思 考 题

1. 根据能量代谢的相关知识，提出合理的减肥方法。
2. 机体如何调节产热和散热？
3. 应用体温调定点学说解释发热和退热过程。

第十章 泌尿系统的结构及功能

【学习目标】

掌握：尿生成的基本过程；肾小球的滤过作用和影响因素；尿液生成的调节以及在维持内环境稳态中的意义。

熟悉：肾和膀胱的基本结构以及形态；肾血液循环的特征及肾血流量的调节；肾小管和集合管的重吸收和分泌；尿的浓缩和稀释；清除率的概念和生理学意义；排尿反射的过程和机制。

了解：输尿管、尿道的形态。

机体新陈代谢的产物、过剩物质或异物等可通过排泄器官排出体外，这个过程称为排泄（excretion）。肾是机体主要的排泄器官，和输尿管、膀胱、尿道一起构成了泌尿系统。肾通过生成尿液，排出机体代谢终产物（如尿素、尿酸、肌酐等）、过剩的物质和进入机体的异物（如药物、毒物等），调节水、电解质代谢，保持酸碱平衡，从而维持内环境的稳态。相比于皮肤、呼吸道和消化道等其他排泄器官，肾的排泄量最大，排泄物种类也最多，当肾功能受损时，其他排泄器官无法替代。许多药物原型或其代谢产物通过肾排泄，肾功能不全将影响这些药物的清除。

肾也是一个内分泌器官，能合成和释放肾素，参与动脉血压的调节；合成和释放促红细胞生成素，调节骨髓红细胞的生成；肾脏中的 1α-羟化酶可将 25-羟维生素 D_3 转变为 1,25-二羟维生素 D_3，调节钙的吸收和血钙水平；肾还能生成激肽和前列腺素，参与局部或全身血管活动等的调节。此外，肾还是糖异生的场所之一。

本章主要介绍泌尿系统的结构和尿的生成与排出功能。

第一节 泌尿系统的组成和结构

泌尿系统（urinary system）由肾、输尿管、膀胱和尿道组成。主要功能是排出机体新陈代谢中产生的废物和多余的水，保持机体内环境的平衡和稳定（图 10-1）。

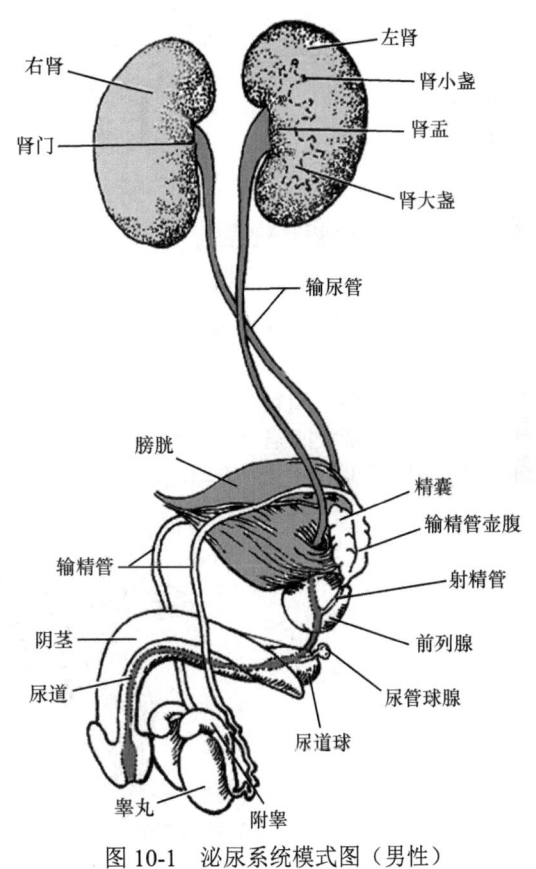

图 10-1 泌尿系统模式图（男性）

一、肾

（一）肾的位置和形态

肾（kidney）位于腹后壁，脊柱两侧，表面自内向外有三层被膜，分别为纤维囊、脂肪囊和肾筋膜（图 10-2）。

肾的表面为肾皮质，肾髓质位于肾皮质的深层，由肾锥体构成。肾锥体尖端钝圆，突入肾小盏。相邻的肾小盏合并成肾大盏。肾大盏在肾窦内合并成肾盂。肾盂出肾门后，约于平肾下端处移行为输尿管（图 10-3）。

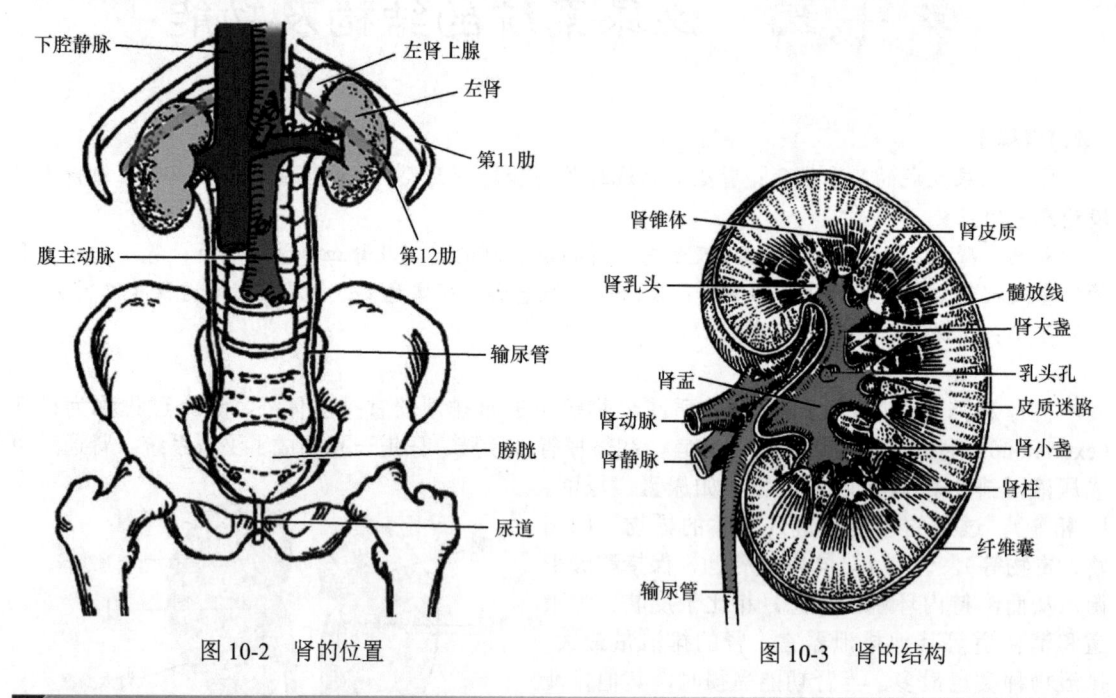

图 10-2 肾的位置

图 10-3 肾的结构

（二）肾的组织学构造

1. 肾单位 单位（nephron）是肾的结构和功能单位，由肾小体和肾小管组成。正常人体通常每个肾脏含有 80 万～100 万个肾单位，每个肾单位都有单独生成尿液的功能，它与集合管共同完成尿的生成过程。

（1）肾小体：由肾小球和肾小囊组成（图 10-4）。肾小球为盘曲的毛细血管袢，位于肾小囊中。肾小囊为膨大凹陷而成的杯状双层囊，由脏、壁两层上皮细胞形成。壁层细胞为单层扁平上皮，远端与近端小管上皮连续，在肾小球侧返折与脏层延续。

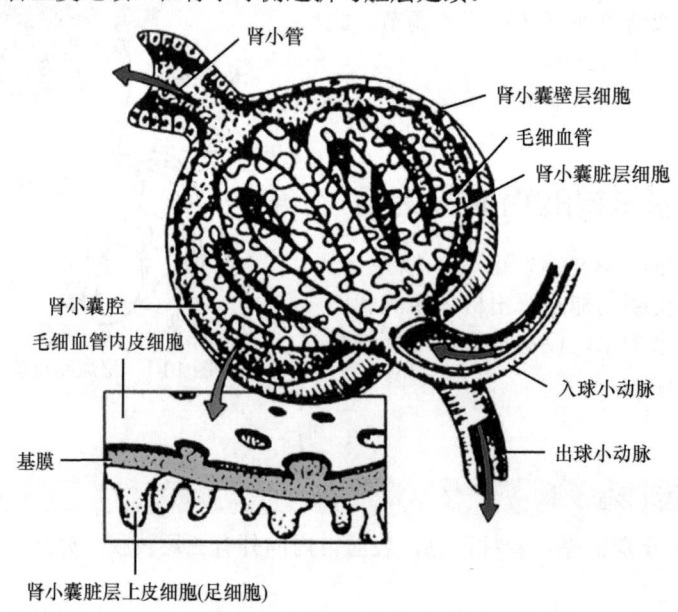

图 10-4 肾小体结构模式图

根据肾小体在肾皮质所处的位置，肾单位可以分为皮质肾单位和近髓肾单位。皮质肾单位的肾小体位于皮质浅部（外2/3），占肾单位总数的85%～90%，主要在滤过中发挥作用；近髓肾单位的肾小体位于皮质深部靠近髓质部位，占肾单位总数的10%～15%，主要在维持肾脏髓质高渗和尿液浓缩稀释方面起重要作用。

（2）肾小管：肾小管由单层上皮细胞围成的小管，依次分为近端小管、髓袢细段和远端小管（图10-5）。近端小管包括近曲小管和髓袢降粗段，上连肾小囊腔，盘曲在所属的肾小体周围。髓袢细段包括髓袢降支细段和升支细段，管径细，呈"U"形。远端小管包括髓袢升支粗段和远曲小管，管腔较大而规则，其末端与集合管相连。

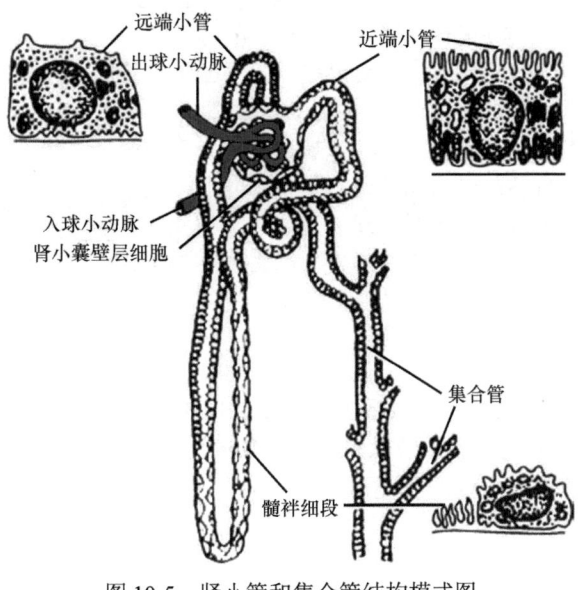

图10-5　肾小管和集合管结构模式图

2. 集合管系　集合管系分为弓形集合小管、直集合管和乳头管三段。弓形集合小管位于皮质迷路内，一端连接远端小管，另一端弯入髓放线，与直集合管相连。直集合管在髓放线和肾锥体内下行，至肾乳头处移行为乳头管。集合管系下行时沿途有许多远端小管汇入，其管径逐渐由细变粗。

3. 球旁复合体　球旁复合体也称肾小球旁器，由球旁细胞、致密斑和球外系膜细胞组成（图10-6）。球旁细胞又称颗粒细胞，呈立方形，胞质中含肾素。致密斑为远端小管起始段，靠近肾小体侧的上皮细胞增高、变窄、排列紧密而形成的椭圆形斑样结构，能够感受小管液中NaCl含量的变化，将信息传递至邻近的球旁细胞，调节肾素分泌，从而调节尿量的生成。球外系膜细胞位于致密斑、入球小动脉和出球小动脉组成的三角区内，这些细胞具有吞噬和收缩功能。

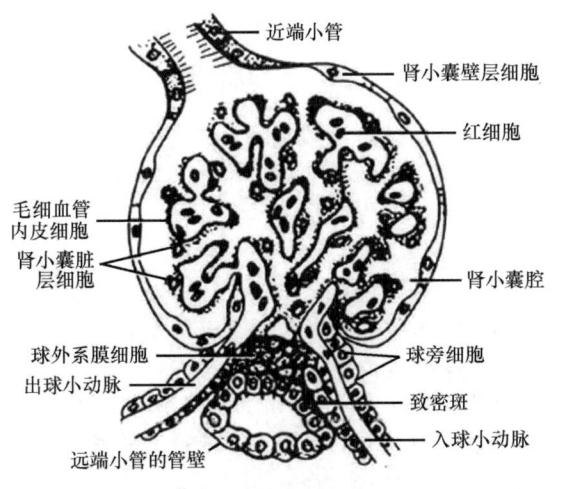

图10-6　球旁复合体模式图

（三）肾的血管及肾段

肾动脉在肾门处分前、后两支，肾动脉的分支在肾内呈节段性分布，称肾段动脉。每支肾段动脉分布到一定区域的肾实质，称为肾段（renal segment）。每个肾有5个肾段，即上段、上前段、下前段、下段和后段。

案例 10-1

患者，女性，40岁。由于1年前患急性胃穿孔，进行胃修补手术，自己术后严格控制饮食，目前，患者比较消瘦。近来，感到左腰部坠胀感，尤以站久为甚，检查发现，左腰部出现"肿物"，平卧缓解，"肿物"消失，患者目前有尿急、尿频，发热的症状。B超检查"肿物"为肾脏。

临床诊断：肾下垂，泌尿系感染。

> 问题：
> 1. 从解剖学角度解释肾下垂疾病的发生。
> 2. 为什么该患者会出现尿急、尿频，发热？
>
> 提示：肾脏的位置固定与肾周围的肾筋膜、脂肪囊、纤维囊以及肾脏周围的器官比例、腹腔负压密切相关。本例患者比较消瘦，致使肾脂肪囊、腹壁的脂肪减少，肾脏固定装置薄弱，出现肾下垂的表现。当出现肾下垂的时候，输尿管弯曲，排尿受阻，尿液淤积形成肾盂炎症，出现发热、畏寒、尿急、尿频的尿路刺激症状。

二、输 尿 管

输尿管（ureter）为细长的肌性管道。输尿管分为腹段、盆段、壁内段3部分（图10-1）。输尿管有3个生理性狭窄：上狭窄为肾盂和输尿管的移行处；中狭窄为输尿管与髂血管交叉处；下狭窄为输尿管壁内部。

三、膀　　胱

膀胱的形态

膀胱（urinary bladder）是储存尿液的囊状肌性器官。膀胱顶端朝向前上，称膀胱尖。底部朝向后下，称膀胱底。尖与底之间的大部分称膀胱体。膀胱黏膜在两输尿管口与尿道内口之间缺少黏膜下层，黏膜与肌层紧密相连，无论是在膀胱膨胀或收缩时，都保持平滑状态，称为膀胱三角。

> **案例 10-2**
>
> 患者，女性，67岁。B超检查发现右肾盂内一个 2.0cm×1.5cm 的结石，体外碎石后1周，感觉右髂区酸疼，不能直腰，B超检查发现肾盂没有结石，输尿管第二狭窄出现 0.5mm×1.0mm 结石，继续碎石后出现排尿间断，并伴血尿的现象。
>
> 问题：
> 1. 为什么会出现结石梗阻？
> 2. 继续碎石后为什么出现排尿间断，并伴血尿的现象？
>
> 提示：输尿管全程有3处狭窄：①上狭窄，位于肾盂输尿管移行处；②中狭窄，位于骨盆上口，输尿管跨过髂血管处；③下狭窄，在输尿管的壁内部。狭窄处口径只有 0.2~0.3cm，这三处狭窄是输尿管结石容易嵌顿的部位。若结石划伤输尿管内皮，会导致血尿，若并发炎症，还会出现畏寒、发热等症状。

四、尿　　道

女性尿道较男性尿道短、宽，且较直（图10-7）。男性尿道较长，粗细不一，比较弯曲（详见男性生殖系统）。

> **知识拓展　　　　　　组织工程技术与输尿管修复**
>
> 泌尿系统的先天畸形、炎症或肿瘤等疾病致使尿道损伤、狭窄或缺损，为了保证患者正常排尿，传统的治疗方案是体外造瘘，该方法存在很多问题。组织工程技术的诞生，为输尿管道的修复带来曙光。
>
> 组织工程的研究几乎涵盖各个机体重要的组织器官，相对于人体血管、胆道等管道，由于组织工程泌尿管道面临着尿液浸泡、细菌污染等棘手问题，因此，组织工程尿道的构建难度非常大。组织工程输尿管道技术主要包括种子细胞的获取、支架材料的研制和调控因子的选择。

图 10-7 女性尿道

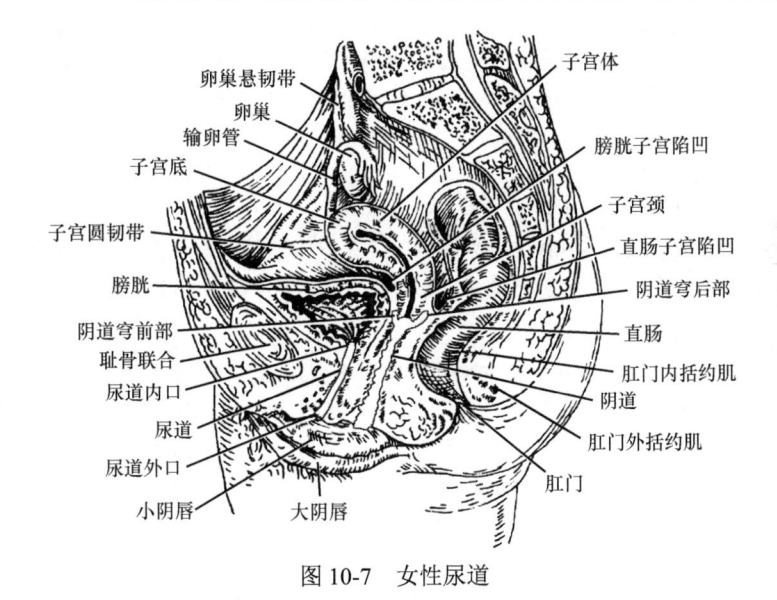

> 1. 细胞支架材料可为细胞提供生存所需的三维空间，便于细胞从周围组织获得足够的营养物质、进行气体交换、排除废物以及利于血管和神经长入等，使细胞按照预制特定形态的三维支架生长。根据来源不同，支架材料可分为利用胶原蛋白、纤维蛋白或细胞外基质等天然生物材料或利用聚乳酸、聚羟基乙酸等人工聚合的高分子材料构建人工管道支架。
> 2. 种子细胞可以选择成纤维细胞、表皮细胞，但是存在容易堆积，输尿管道狭窄等问题，目前提倡选择来源广泛、具有多分化特性的间充质干细胞进行构建组织工程尿道。近年来有人发现，尿液中含有尿间充质干细胞，并培养成功，如果将其应用到组织工程尿道的开发，将提高人工泌尿管道的构建效率和质量。
> 3. 为了促使种子细胞更好地适应输尿管道等局部微环境，应用适宜的调控因子进行调控作用是非常重要的。重组血管内皮生长因子（VEGF）、碱性成纤维细胞生长因子、转化生长因子、血小板衍生生长因子等调控因子不仅可以定向诱导种子细胞的分化，而且可以促进细胞的增殖。
>
> 开发组织工程输尿管道，将提高患者的生存质量和疾病的治疗效率，并极大拓宽了组织工程人体管道的研究领域。

第二节　尿生成的过程

尿的生成包括肾小球的滤过、肾小管和集合管的重吸收和分泌三个基本过程。①肾小球的滤过（filtration）：血液在肾小球毛细血管滤过形成超滤液，即原尿；②肾小管和集合管的重吸收（reabsorption）：超滤液在流经肾小管和集合管的过程中，被小管上皮细胞选择性重吸收回血液；③肾小管和集合管的分泌（secretion）：小管上皮细胞将自身产生的或血液中的物质经顶端膜分泌至小管腔中。经过上述连续的生理过程，最后形成终尿。

正常成人 24 小时尿量（urine volume）为 1000～2000ml。如尿量超过 2.5L/24h 称为多尿（polyuria），小于 400ml/24h 称为少尿（oliguria），小于 100ml/24h 即为无尿（anuria）。

> **案例 10-3**
> 患者，男性，8 岁。近两日出现血尿就诊。患儿半个月前扁桃体化脓发炎，经治疗痊愈。近两日晨起发现眼睑浮肿，双下肢轻度凹陷性水肿，尿少、肉眼血尿，患儿自诉乏力、腰疼。

测血压为 145/95mmHg。免疫学检查：一过性血清C3下降，血清抗链球菌溶血素"O"滴度增高。尿常规检查：红细胞 +++，尿蛋白 +++。诊断：急性肾小球肾炎。

问题：
1. 尿的生成包括哪些基本过程？
2. 正常人尿量是多少？何谓多尿、少尿和无尿？
3. 肾小球滤过的结构基础和动力分别是什么？
4. 肾小球滤过膜通透性受哪些因素影响？患儿为何出现血尿和蛋白尿？
5. 肾小球滤过的影响因素有哪些？

提示： 急性肾小球肾炎（acute glomerulonephritis）是肾脏疾病中最常见的一种双肾弥漫性肾小球损坏，多由于感染后的变态反应引起，以本案例描述的链球菌感染后肾炎最常见。急性肾炎多见于儿童、男性，前驱感染后1～3周起病。特点是起病较急，以血尿、蛋白尿、水肿和高血压等肾炎综合征为典型临床表现。主要病理改变为免疫复合物沉积，导致肾小球滤过膜受损，毛细血管内皮及基膜增生性和渗出性改变，使肾小球毛细血管腔狭窄，肾血流量和肾小球滤过率降低；滤过膜通透性增高，出现血尿、蛋白尿。根据链球菌感染后1～3周、肾炎综合征表现、一过性血清C3下降，可临床诊断急性肾小球肾炎。本病为自限性疾病，预后大多良好，常可在数月内临床自愈。

一、肾小球的滤过功能

当血液流经肾小球毛细血管时，在有效滤过压的推动下，血浆中除蛋白质外的几乎所有成分（水和小分子溶质）均通过肾小球滤过膜被滤入到肾小囊腔中，形成原尿（initial urine），此为尿生成的第一步。由于这种滤过使血细胞和大分子血浆蛋白都无法通过，故属于超滤过（ultrafiltration），形成的原尿是血浆的超滤液。

利用微穿刺技术吸取肾小囊液，通过微量化学分析发现，囊内液中各种小分子晶体物质（如葡萄糖、氯化物、尿素、肌酐等）的成分和浓度都与血浆非常接近，渗透压及酸碱度也与血浆相似，但蛋白质等大分子物质含量甚少，证明囊内液（原尿）是无蛋白的血浆超滤液，而非肾小球的分泌物。

评价肾小球滤过功能的重要指标有肾小球滤过率和滤过分数。①肾小球滤过率（glomerular filtration rate，GFR），是指单位时间内（每分钟）两肾生成的超滤液量。肾小球滤过率与体表面积成正比，正常成人平均约为125ml/min。据此推算，两肾每天从肾小球滤过的原尿量可达180L。②滤过分数（filtration fraction，FF），是指肾小球滤过率和肾血浆流量的比值。在肾血浆流量（renal plasma flow，RPF）为660ml/min 时，滤过分数为19%，即流经肾的血浆约有1/5 由肾小球滤过到肾小囊中形成原尿，其余则通过出球小动脉流入肾小管周围的毛细血管网。急性肾小球肾炎时，肾血浆流量变化不大，而肾小球滤过率明显降低，故滤过分数也减小，而发生心力衰竭时，肾血浆流量明显减少，肾小球滤过率却变化不大，因此滤过分数增大。

（一）肾小球滤过膜

肾小球毛细血管内的血浆经滤过进入肾小囊，肾小囊与毛细血管之间的结构称为滤过膜（filtration membrane）。滤过膜由毛细血管内皮细胞、基膜和肾小囊脏层上皮细胞（足细胞）的足突三层结构组成，是肾小球滤过作用的结构基础（图10-8）。①内层是毛细血管内皮细胞，上面有许多直径70～90nm 的小孔，称为窗孔（fenestration），在三层膜中孔径最大，能阻止血细胞滤过，仅允许血浆中的水和小分子物质自由通过，但由于内皮细胞表面富含负电荷糖蛋白，也可阻碍带负电荷的蛋白质滤过；②中层为基膜（basement membrane），是由基质和带负电荷的蛋白质构成的微纤维网结构，膜上有直径2～8nm 的多角形网孔，网孔大小决定了不同分子大小的溶质是否能通过，也是阻止血浆蛋白滤过的重要屏障；③外层是肾小囊脏层足细胞，足细胞上有突起相互交错，在足突之间形成滤过裂隙膜。膜上有直径4～11nm的裂隙孔，可阻止血浆蛋白通过，是滤过膜最后一道屏障。足细胞表面也贴附有负电荷蛋白，与血管内皮及基膜一起，使肾小球滤过膜带负电荷。因此，滤过膜上不仅有大小不等的膜孔，起到机械屏障的作用，还由于其上负电荷的糖蛋白存在，形成一道电学屏障，对血浆蛋白等带电荷成分的滤过产生重要影响。

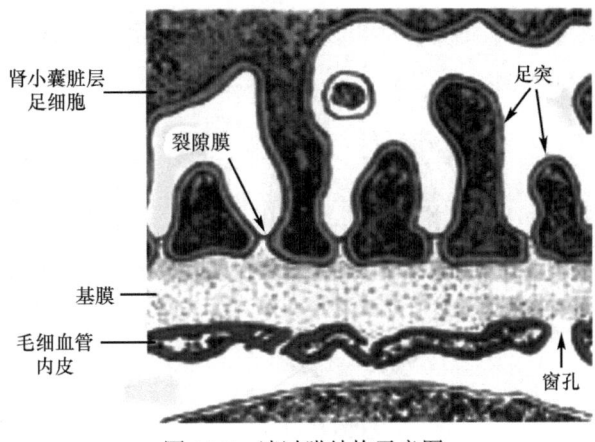

图 10-8 滤过膜结构示意图

滤过膜的通透性由滤过膜孔的大小和滤过膜所带的电荷决定。换言之，不同物质通过滤过膜的能力取决于滤过物质分子的大小及其所带的电荷。

1. 分子半径 滤过膜上的膜孔由于半径大小不同，可以限制分子有效半径大于膜孔的物质通过，此为滤过膜的机械屏障作用。分子量是影响物质通过滤过膜的首要因素，分子有效半径在很大程度上取决于分子量。一般情况下，有效半径小于2.0nm（分子量小于6000）的中性物质可完全滤过（如葡萄糖有效半径0.36nm，分子量180，可自由滤过）；有效半径大于4.2nm（分子量大于70 000）的物质则不能滤过；有效半径在2.0～4.2nm的各种物质，随着分子有效半径的增加，其滤过量逐渐降低。用不同有效半径的中性右旋糖酐分子进行实验，可证明滤过物质分子的大小对滤过的影响（图10-9）。在某些肾脏疾病，由于肾小球滤过膜的机械屏障作用受损，通透性增大，可导致尿中出现较多红细胞（血尿）和大分子蛋白质（蛋白尿）。

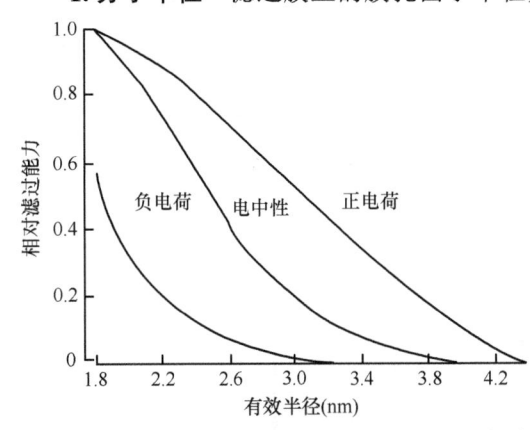

图 10-9 不同分子半径和电荷对右旋糖酐滤过能力的影响

纵坐标：1.0表示自由滤过；0表示滤过为0

2. 电荷 由于滤过膜各层都带有负电荷，可以排斥血浆中带负电荷的物质分子通过，此为滤过膜的电学屏障作用。用带不同电荷的右旋糖酐进行实验发现，即使有效半径相同，带正电荷的右旋糖酐易滤过，中性次之，而带负电荷的右旋糖酐则较难滤过（图10-9）。由此表明，滤过膜的通透性不仅取决于滤过膜上膜孔的大小，还取决于滤过膜所带电荷。血浆白蛋白的有效半径是3.6nm（分子量约69 000），即使是在2.0～4.2nm，但由于带负电荷，也很难滤过。在病理情况下如急性肾小球肾炎、肾病综合征等，滤过膜的负电荷减少或消失，使电学屏障受损，可导致血浆白蛋白等带负电荷的蛋白大量滤过，出现蛋白尿。

总之，滤过膜具有机械屏障和电学屏障双重作用。根据这一通透性的特点，血浆中水、电解质及小分子有机物等可自由通过滤过膜，而血浆蛋白则不能滤过。

此外，滤过膜的面积和肾小球滤过率有密切关系。正常人两肾的滤过膜总面积约为1.5m²左右，非常有利于血浆的滤过，并且在生理状态下能保持相对稳定。

滤过膜的通透性和面积是影响肾小球滤过功能的重要因素。在病理情况下，二者均可发生改变，从而出现肾小球的滤过异常。

(二)有效滤过压

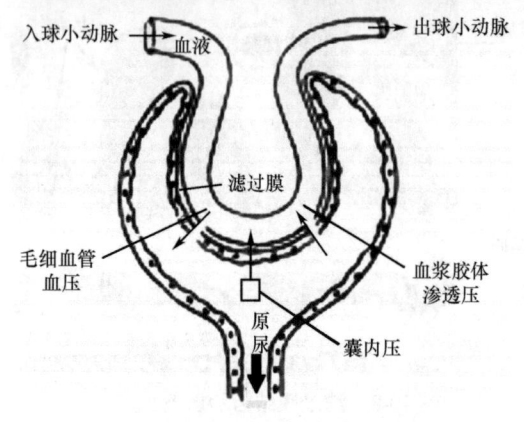

图10-10 肾小球有效滤过压示意图

与体循环毛细血管生成组织液原理相类似,肾小球滤过的直接动力是有效滤过压(effective filtration pressure)即促进超滤过的动力与对抗超滤过的阻力之间的差值(图10-10)。促进超滤过的动力包括肾小球毛细血管血压和肾小囊内液胶体渗透压;滤过的阻力则包括血浆胶体渗透压和肾小囊内压。正常情况下,由于肾小囊内超滤液蛋白质浓度极低,其囊内液胶体渗透压可以忽略不计。因此,肾小球有效滤过压=肾小球毛细血管血压-(血浆胶体渗透压+囊内压)。大多数皮质肾小球的出球小动脉细而长,而入球小动脉粗而短,因此肾小球的出球小动脉比入球小动脉血流阻力大,导致肾小球毛细血管压较高,约为45mmHg,毛细血管入球端血浆胶体渗透压约为25mmHg,囊内压约为10mmHg,因此,肾小球毛细血管始端有效滤过压=45-(25+10)=10mmHg。只有当有效滤过压大于0,即促进滤过的动力大于阻力时,才有血浆成分滤过而形成原尿。

肾小球毛细血管不同部位的有效滤过压不同,越靠近出球小动脉端,有效滤过压越低(图10-11)。这主要是因为血液在流经肾小球毛细血管的过程中,由于不断生成超滤液,使血浆蛋白的浓度逐渐升高,血浆胶体渗透压随之增大,因此肾小球有效滤过压逐渐减小。当肾小球有效滤过压降至0时,滤过停止,达到滤过平衡(filtration equilibrium)。肾小球毛细血管的有效滤过长度由滤过平衡出现的位置决定,滤过平衡点越靠近入球小动脉端,有效的滤过长度及面积越小,肾小球滤过率越低;相反,滤过平衡点如向出球小动脉端移近,则肾小球滤过率增加。正常情况下,肾小球毛细血管不是全长都有滤过,但如果至出球小动脉端仍达不到滤过平衡时,则全段毛细血管都有滤过作用。肾血浆流量可以改变滤过平衡点,进而影响肾小球的滤过功能(图10-11)。

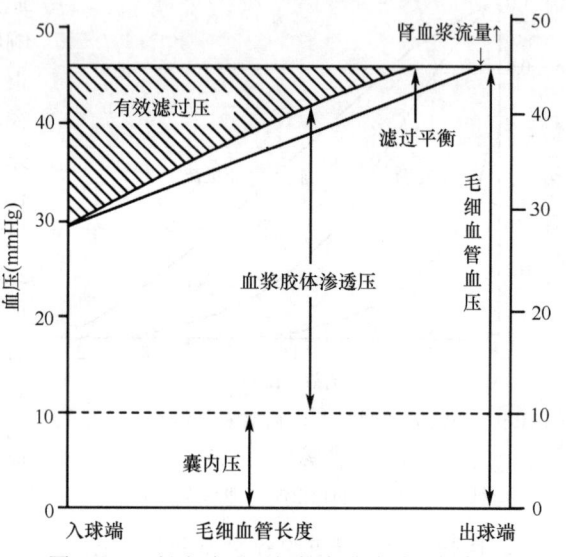

图10-11 肾小球不同部位有效滤过压的变化

(三)影响肾小球滤过的因素

凡能影响有效滤过压和滤过膜的因素,都能影响肾小球滤过率,这些因素包括肾小球毛细血管血压、血浆胶体渗透压、囊内压、肾血浆流量,以及滤过系数。

1. 肾小球毛细血管血压 促进滤过的主要动力。毛细血管血压增高将使有效滤过压和肾小球滤过率也随之增加。当动脉血压在80~180mmHg变动时,肾血流量和肾小球毛细血管血压可通过自身调节维持相对稳定,故肾小球滤过率基本不变(后述)。如果动脉血压超过这一范围,肾小球毛细血管血压将发生相应改变。例如,在急性失血时,动脉血压如降至80mmHg以下,肾小球毛细血管压将随之下降,使有效滤过压降低,肾小球滤过率减小;当动脉血压降到40~50mmHg以下时,肾小球滤过率可降到0。在剧烈运动或伤害性刺激等情况下,交感神经兴奋,入球小动脉强烈收缩,导致肾小球毛细血管压降低,肾小球滤过率也减少而出现少尿。

2. 囊内压 阻止滤过的因素。正常情况下，肾小囊内压较低且比较稳定。当肾盂或输尿管结石、肿瘤压迫等原因引起输尿管阻塞，或药物结晶、溶血产生的血红蛋白等引起肾小管阻塞时，可导致囊内压逆行性升高，从而使有效滤过压和肾小球滤过率降低。

3. 血浆胶体渗透压 阻止滤过的因素。正常情况下，人体的血浆胶体渗透压不会在短时间内有很大变动。在快速静脉输注大量生理盐水时，由于血浆白蛋白被稀释，使血浆胶体渗透压一过性降低，导致有效滤过压和肾小球滤过率升高，尿量增多。临床上的慢性肝、肾疾病患者，虽然也可出现血浆蛋白浓度的显著降低（低蛋白血症），但通常表现为组织液增多（肝腹水、组织水肿等），尿量并不明显增加，可能是由于尿生成其他环节发生相应调整。

4. 肾血浆流量 肾血浆流量可影响滤过平衡点的位置，从而影响肾小球滤过率。当肾血浆流量增大时，肾小球毛细血管的血浆胶体渗透压上升速度减慢，则滤过平衡点向出球小动脉端移动，肾小球毛细血管滤过的有效长度及面积增加，肾小球滤过率增加（图10-11）。反之，在剧烈运动或严重失血、缺氧、中毒性休克等病理情况下，交感神经兴奋，肾血流量和肾血浆流量都将显著减少，故肾小球滤过率也显著降低。

5. 滤过系数 在单位有效滤过压驱动下，单位时间内通过滤过膜的超滤液量称为滤过系数（filtration coefficient，Kf），等于滤过膜有效通透系数和滤过面积的乘积。前已述及，滤过膜的通透性和面积是影响肾小球滤过率的因素。在急性肾小球肾炎时，因肾小球毛细血管的管腔变窄甚至阻塞，使有滤过功能的肾小球数量减少，有效滤过面积随之减少，导致滤过系数和肾小球滤过率降低，引起少尿甚至无尿。

二、肾小管和集合管的物质转运功能

肾小管和集合管的物质转运功能包括重吸收和分泌。肾小球滤过形成的原尿进入肾小管后，即为小管液（tubular fluid），经肾小管和集合管的重吸收及分泌后，形成终尿（final urine）排出。人两肾每天生成的原尿量可达180L，但终尿量仅约1.5L，即其中只有约1%被排出体外，其余99%都被重吸收。肾小管和集合管的重吸收不仅量大，并且对不同物质的重吸收具有选择性。正常情况下，小管液中的葡萄糖、氨基酸等营养物质全部被重吸收入血；水和Na^+、Cl^-、HCO_3^-、K^+、Ca^{2+}等无机离子绝大部分（99%）被重吸收；尿酸（79%）和尿素（45%）等部分被重吸收；肌酐则完全不被重吸收。此外，H^+、NH_3、NH_4^+和K^+等还可被肾小管分泌入管腔中。肾小管和集合管通过重吸收和分泌，回收对机体有用的物质，同时排出过剩物质和代谢废物等。

肾小管和集合管的物质转运途径可分为跨细胞途径和细胞旁途径。前者是指小管液的溶质通过上皮细胞顶端膜进入细胞，再经基侧膜入细胞间隙而被重吸收。后者则是物质直接经小管上皮细胞之间的紧密连接进入细胞间隙被重吸收。

肾小管和集合管上皮细胞的物质转运方式包括被动转运和主动转运。被动转运包括单纯扩散和易化扩散。此外，当水在渗透压作用下被重吸收时，某些溶质也可随水的重吸收而被一起转运，称为溶剂拖曳。主动转运又分为原发性和继发性主动转运，前者包括钠泵、钙泵、质子泵等，所需能量直接由ATP水解提供；后者转运所需能量则来自原发性主动转运形成的Na^+势能储备，如Na^+-葡萄糖、Na^+-氨基酸同向转运、Na^+-K^+-$2Cl^-$同向转运，以及Na^+-H^+、Na^+-K^+交换等逆向转运。上述葡萄糖、氨基酸等物质的转运均与钠偶联，因此Na^+在肾小管和集合管上皮的重吸收非常关键。

由于肾小管和集合管各段的结构、转运体分布及小管液成分均不同，因此转运物质的量、转运方式及转运机制也不同。以下讨论几种重要物质的重吸收和分泌。

> **案例10-4**
> 患者，男性，65岁。先天多囊肾，近两年来，因感觉周身不适、腰腿疼痛，在家自行间断服用扑热息痛，每日2~3片。半年前，患者出现夜尿增多，并伴乏力、消瘦、贫血就诊。尿

常规检查：低比重尿、红细胞+、蛋白尿+（＜0.5g/d）、尿糖++。血清学检查：血钠低、血钾高、血清肌酐轻度升高。B超显示双肾缩小。肾穿刺病理活检显示肾小管萎缩、变性、管腔扩大，肾小管基膜肥厚，肾小球也出现缺血性皱缩或硬化。诊断：慢性间质性肾炎。

问题：
1. Na^+在近端小管、髓袢升支粗段和远曲小管的重吸收机制有何不同？
2. 葡萄糖重吸收的主要部位和机制是什么？重吸收是否有限度？
3. HCO_3^-以何种方式被重吸收？
4. H^+分泌的主要部位和机制是什么？代谢性酸中毒时为何常伴高钾血症？

提示： 慢性间质性肾炎（chronic interstitial nephritis，CIN），又称慢性肾小管-间质肾炎，是以肾小管萎缩及肾间质纤维化为主要病理表现的慢性肾病。常见病因包括遗传因素（如先天多囊肾）、非甾体类镇痛抗炎药（如扑热息痛）、中药及重金属等。该患者发病的遗传和药物因素均存在。本病多缓慢、隐匿进展，常首先出现肾小管功能损害。近端小管重吸收功能障碍出现肾性糖尿；远端小管浓缩功能障碍出现夜尿多、低比重及低渗透压尿；远端或近端肾小管酸化功能障碍，均可出现肾小管酸中毒。而后，肾小球功能也受损。本病起病隐匿，症状无特异性，如为弥漫性肾实质损害，应通过肾活检明确诊断。

（一）肾小管和集合管的重吸收

小管液中的物质在肾小管各段重吸收的比例不同，其中以近端小管前半段重吸收的量最大。在近端小管，65%～70%的Na^+、Cl^-、水和K^+被重吸收，85%的HCO_3^-被重吸收，而葡萄糖和氨基酸全部被重吸收；在髓袢，约20%的Na^+、Cl^-、K^+、15%的水及一定量的HCO_3^-被重吸收；在远曲小管和集合管，约12%的Na^+、Cl^-和不等量的水的被重吸收，还有少量HCO_3^-被重吸收，K^+和H^+则在此段被分泌入小管液中，并且远曲小管和集合管的重吸收和分泌可根据机体需要进行调节。

1. Na^+、Cl^-和水的重吸收 小管液中99%的Na^+、Cl^-和水被重吸收。各段肾小管和集合管对Na^+重吸收的量不等，机制也不同，很多溶质的转运与Na^+的重吸收密切相关。

（1）近端小管：近端小管是Na^+、Cl^-和水重吸收的主要部位，其重吸收率始终占肾小球滤过率的65%～70%，也称为近端小管的定比重吸收（constant fraction reabsorption）。其中，约有2/3在近端小管前半段以跨细胞途径被重吸收，1/3则在后半段以细胞旁途径被重吸收。

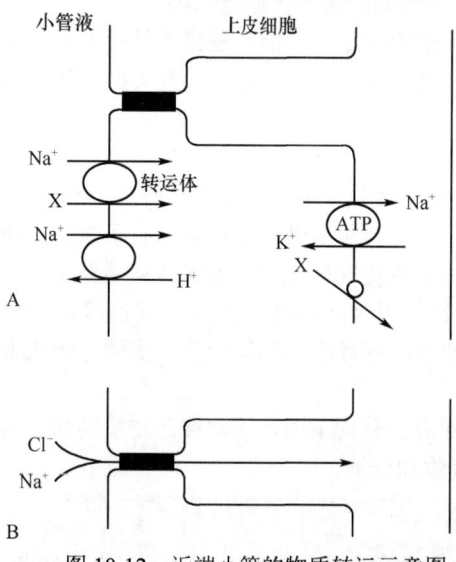

在近端小管前半段，Na^+的重吸收尤为重要。首先在上皮细胞基底侧膜上的钠泵作用下，将细胞内的Na^+泵至细胞间隙，造成细胞内低Na^+，再通过继发性主动转运，使Na^+顺浓度梯度重吸收，并通过转运体与葡萄糖、氨基酸的重吸收及H^+的分泌相偶联。其中，Na^+与葡萄糖、氨基酸的重吸收为同向转运，而与H^+的分泌为逆向转运（Na^+-H^+交换）（图10-12A），并且H^+的分泌有利于HCO_3^-的重吸收（后述）。近端小管前半段的Cl^-则不被重吸收。

进入细胞内的葡萄糖和氨基酸，经载体易化扩散通过基底侧膜后入血。进入细胞内的Na^+随即又经基底侧膜上的钠泵泵出，进入细胞间隙，使细胞间液的渗透压升高。因此，小管液中的水

图10-12 近端小管的物质转运示意图
A. 近端小管前半段；B. 近端小管后半段；X. 代表葡萄糖、氨基酸、磷酸盐等

在渗透压作用下被重吸收入细胞间隙，又因上皮细胞之间存在紧密连接，导致细胞间隙静水压升高，促使其中的 Na^+ 和水进入间隙周围的毛细血管而被重吸收。

在近端小管后半段，Na^+ 和 Cl^- 主要经细胞旁途径被动重吸收。由于 Cl^- 不被重吸收，随着近端小管前半段葡萄糖、氨基酸、HCO_3^- 及水等的重吸收，导致近端小管后半段的 Cl^- 浓度比组织间液高 20%～40%，Cl^- 于是顺浓度梯度经细胞旁途径被动重吸收。由于 Cl^- 进入细胞间隙后，小管液中正离子相对增多，使管内外出现电位差（管腔内带正电荷），驱使 Na^+ 顺电位差也经细胞旁途径被动重吸收（图 10-12B）。近端小管后半段顶端膜也存在 Na^+-H^+ 交换体，此外还有 Cl^--HCO_3^- 交换体，其作用使 Na^+ 和 Cl^- 重吸收入细胞内。

近端小管对水的重吸收主要通过水通道蛋白-1（aquaporin-1，AQP-1）在渗透压作用下实现。随着 Na^+、Cl^-、葡萄糖、氨基酸等溶质在近端小管被重吸收，小管液渗透压降低，水在渗透压差的驱动下，经跨细胞（通过 AQP-1）和细胞旁途径随溶质一起被重吸收。因此，近端小管对水的重吸收属等渗性定比重吸收，对尿量的影响较小。

（2）髓袢：髓袢对小管液中 NaCl 和水的重吸收比例分别约 20% 和 15%，并且髓袢各段对 NaCl 和水的重吸收出现了分离，有利于尿浓缩和稀释的实现。

髓袢降支细段对 NaCl 不易通透，但对水易通透。小管液流经此段时，在小管周围组织间液高渗的作用下，水被重吸收，因此小管液中 NaCl 浓度增高。髓袢升支细段则相反，对水不易通透，但对 NaCl 易通透，故 NaCl 可顺浓度梯度扩散至管周组织间隙而被动重吸收，参与肾髓质内髓部渗透压梯度的形成。

髓袢升支粗段是 NaCl 在髓袢重吸收的主要部位，可主动重吸收 NaCl，形成肾髓质外髓部的渗透压梯度，对尿液的浓缩和稀释具有重要意义。髓袢升支粗段顶端膜上存在 Na^+-K^+-$2Cl^-$ 同向转运体（Na^+-K^+-$2Cl^-$ cotransporter type 2，NKCC2），借助基底侧膜上钠泵活动建立起的 Na^+ 电-化学势能储备，使小管液中 1 个 Na^+ 在顺电-化学梯度转运的同时，将 1 个 K^+ 和 2Cl^- 一起转运至细胞内（图 10-13）。细胞基底侧膜上的钠泵将进入细胞的 Na^+ 泵入组织间液，继续维持小管液中 Na^+ 的电-化学势能储备；Cl^- 顺电-化学梯度经管周膜中的 Cl^- 通道进入组织间隙，而 K^+ 则顺浓度差经顶端膜上的 K^+ 通道返回到小管液中，同时使小管液带正电位，进而促使其中的 Na^+、K^+ 和 Ca^{2+} 等正离子等经细胞旁途径被动重吸收。袢利尿剂呋塞米（furosemide，速尿）和依他尼酸（利尿酸）可抑制 Na^+-K^+-$2Cl^-$ 同向转运体 NKCC2，使髓袢升支粗段对 NaCl 的重吸收减少，进而抑制尿浓缩而产生利尿效应。

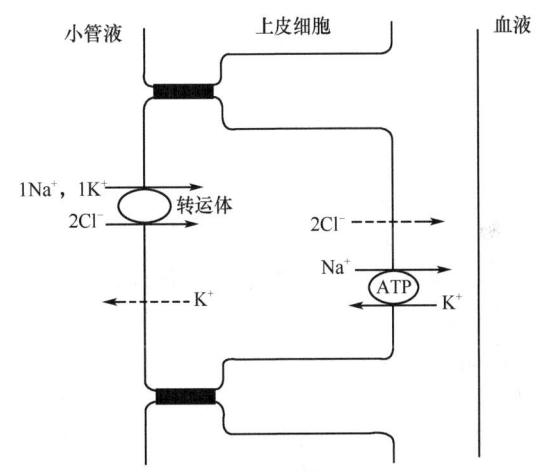

图 10-13　髓袢升支粗段对 Na^+、Cl^- 的重吸收示意图

小管液流经髓袢降支细段后，由等渗液变为高渗液，但在流经髓袢升支细段的过程中，随着 NaCl 的被动重吸收，渗透压开始下降，后经髓袢升支粗段 NaCl 的主动重吸收，渗透压进一步降低，成为低渗液。

（3）远曲小管和集合管：约 12% 的 Na^+、Cl^- 和不等量的水在此处被重吸收。远曲小管和集合管可根据机体的水、盐平衡状况进行调节性重吸收，其中 Na^+ 的主动重吸收主要受醛固酮调节，水的重吸收则受抗利尿激素调节。

1）远曲小管始段：通过上皮细胞上的 Na^+-Cl^- 同向转运体继续主动重吸收 NaCl，对水仍不通透。Na^+ 进入上皮细胞后，经基侧膜上的钠泵泵出；Cl^- 则通过基底膜上的通道进入周围组织间液，重吸收入血（图 10-14）。噻嗪类利尿剂（thiazide，如氢氯噻嗪）可抑制此处的 Na^+-Cl^- 同向转运

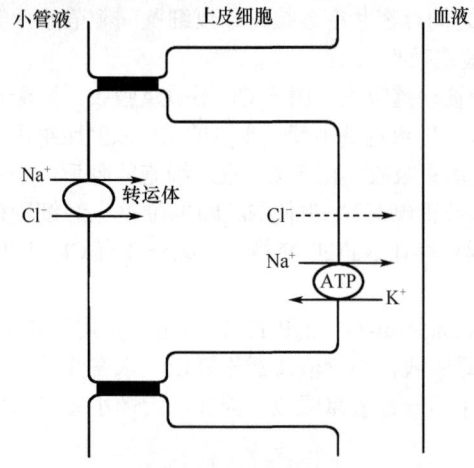

图 10-14 远曲小管始段重吸收 NaCl 示意图

体，影响 Na^+ 和 Cl^- 在远曲小管始段的重吸收，从而发挥利尿作用。

2）远曲小管后段和集合管：此处上皮细胞有主细胞和闰细胞两类。主细胞可主动重吸收 Na^+ 和水，被动重吸收 Cl^-，并分泌 K^+；闰细胞则主要分泌 H^+（图 10-15）。主细胞主要通过顶端膜上的 Na^+ 通道重吸收 Na^+，再经基侧膜上钠泵的活动保持细胞内低 Na^+，以进一步促进 Na^+ 在顶端膜的重吸收。同时，Na^+ 的重吸收造成小管液呈负电位，又可促进 Cl^- 经细胞旁途径被动重吸收，并促进 K^+ 的分泌（图 10-15A）。利尿剂阿米洛利（amiloride）可抑制远曲小管和集合管上皮细胞顶端膜的 Na^+ 通道，减少 Na^+ 和 Cl^- 的重吸收，抑制 K^+ 的分泌，产生保钾利尿效应。

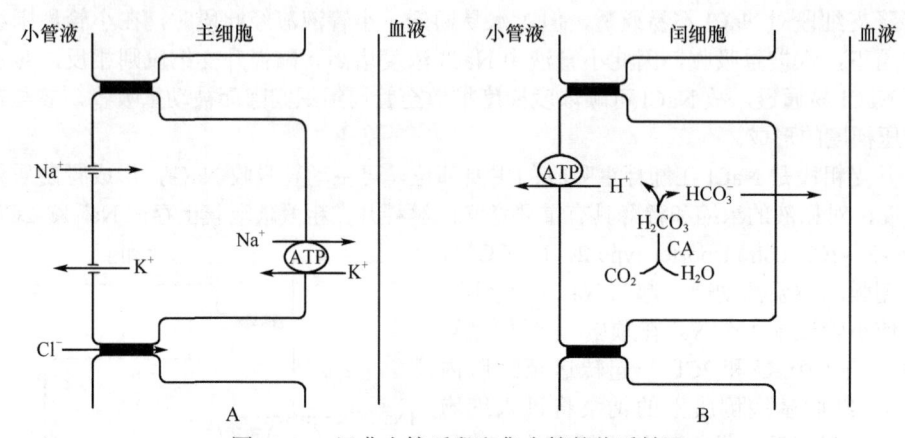

图 10-15 远曲小管后段和集合管的物质转运

远曲小管和集合管是决定尿量多少的关键部位。此段对水的重吸收量虽不大，但与机体是否缺水有关，属于非等渗性、调节性重吸收。集合管主细胞顶端膜侧的囊泡内含有水孔蛋白-2（aquaporin-2，AQP-2），AQP-2 插入顶端膜的量决定了主细胞对水的通透性，进而决定了集合管对水的重吸收量，而 AQP-2 插入量受血管升压素（即抗利尿激素）调控。当机体缺水时，抗利尿激素分泌增多，通过作用于集合管上皮细胞上的 V_2 受体，诱导主细胞内的 AQP-2 插入管腔膜，使集合管对水的通透性增高，水的重吸收增多，尿量减少，反之亦然，因此称为调节性重吸收。对于维持机体水和渗透压平衡具有重要意义。

2. HCO_3^- 的重吸收 HCO_3^- 是体内主要的碱储备。肾小管和集合管重吸收 HCO_3^- 的量可达 99%，以 CO_2 的形式进行，并且 HCO_3^- 重吸收与 H^+、NH_3/NH_4^+ 的分泌密切相关，对于机体维持酸碱平衡起重要作用。

（1）近端小管：HCO_3^- 重吸收的主要部位在近端小管（重吸收量为 85%），机制与顶端膜上的 Na^+-H^+ 交换有关。近端小管上皮细胞顶端膜上存在 Na^+-H^+ 逆向转运体，通过 Na^+-H^+ 交换分泌 H^+ 进入小管液，与 HCO_3^- 结合生成 H_2CO_3，在顶端膜表面碳酸酐酶（carbonic anhydrase，CA）的催化下，迅速分解成 CO_2 和水。CO_2 具有高度脂溶性，可通过单纯扩散快速通过顶端膜进入细胞，在碳酸酐酶作用下，重新与 H_2O 结合生成 H_2CO_3，继而解离成 H^+ 和 HCO_3^-。H^+ 通过 Na^+-H^+ 交换重新分泌至小管液，HCO_3^- 则与 Na^+ 一起被转运入血，小部分通过 Cl^--HCO_3^- 逆向转运进入细胞外液（图 10-16）。在 HCO_3^- 重吸收过程中，碳酸酐酶起重要作用，其抑制剂如乙酰唑胺

(acetazolamide）可抑制 Na^+ 和 HCO_3^- 的重吸收，使 $NaHCO_3$、$NaCl$ 和水排出增加，达到利尿作用。可见，近端小管重吸收 HCO_3^- 是以 CO_2 的形式进行，因 CO_2 转运速度较快，故 HCO_3^- 的重吸收优先于 Cl^-，这种优先重吸收对于体内酸碱平衡的维持有重要意义。

（2）髓袢：髓袢 HCO_3^- 的重吸收主要发生在升支粗段，机制同近端小管，即与 Na^+-H^+ 交换偶联。

（3）远曲小管和集合管：此处 HCO_3^- 的重吸收与闰细胞顶端膜上质子泵的主动泌 H^+ 有关（图10-15）。远曲小管和集合管上皮细胞顶端膜上的质子泵有 H^+-ATP 酶（氢泵）和 H^+-K^+-ATP 酶（H^+-K^+ 交换体）两种，H^+ 被泵入小管液后，HCO_3^- 可与之结合，之后的过程与近端小管相同，即以 CO_2 形式被重吸收（图10-16）。

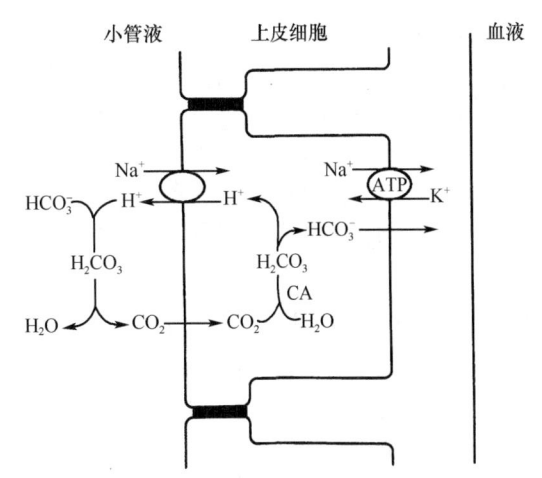

图10-16　近端小管 HCO_3^- 的重吸收机制

3. K^+ 的重吸收　小管液中的 K^+ 几乎全部被重吸收，其中，在近端小管重吸收65%~70%，髓袢25%~30%，均属于固定重吸收。远曲小管和集合管 K^+ 的重吸收量不足1%，但能主动分泌 K^+。尿中排出的 K^+ 主要是来自远曲小管和集合管的分泌。

（1）近端小管：是 K^+ 重吸收的主要部位。由于上皮细胞中 K^+ 的浓度远高于小管液，因此 K^+ 在近端小管的重吸收属于主动转运过程，但具体机制尚不清楚。

（2）髓袢：K^+ 在髓袢升支粗段被主动重吸收，机制为 Na^+-K^+-$2Cl^-$ 同向转运。

（3）远曲小管和集合管：主要以分泌 K^+ 为主。

4. Ca^{2+} 的重吸收　小管液中99%的 Ca^{2+} 可被重吸收，其中近端小管重吸收约70%，髓袢20%，远曲小管和集合管9%，仅有不足1%的 Ca^{2+} 随尿排出。

（1）近端小管：是 Ca^{2+} 重吸收的主要部位。近端小管对 Ca^{2+} 的重吸收有80%是以溶剂拖曳的形式（即随着水一起），经细胞旁途径被重吸收；其余20%以跨细胞途径重吸收。因近端小管液中的 Ca^{2+} 浓度远高于上皮细胞，且电位较细胞内相对为正，使小管液中的 Ca^{2+} 可顺电-化学梯度被上皮细胞重吸收。进入细胞后，通过细胞基底膜上的 Ca^{2+} 泵和 Na^+-Ca^{2+} 交换，Ca^{2+} 再逆电-化学梯度转运至细胞间液。

（2）髓袢：髓袢降支细段和升支细段对 Ca^{2+} 均不通透。髓袢升支粗段能重吸收 Ca^{2+}，此段小管液为正电位，且膜对 Ca^{2+} 有通透性，故属于被动重吸收，但也可能存在主动转运。

（3）远曲小管和集合管：此段小管液为负电位，故 Ca^{2+} 的重吸收是跨细胞途径的主动转运。

调节肾脏 Ca^{2+} 重吸收的激素包括甲状旁腺激素、降钙素和维生素 D_3，其中最主要的激素是甲状旁腺激素，可促进肾小管对 Ca^{2+} 的重吸收，减少 Ca^{2+} 的排泄。

5. 葡萄糖的重吸收　原尿中的葡萄糖浓度与血糖浓度相同，但正常终尿中几乎不含葡萄糖，说明葡萄糖可被全部重吸收。

葡萄糖重吸收的部位仅限于近端小管，尤其在近端小管前半段。此处存在 Na^+-葡萄糖同向转运机制，葡萄糖通过与转运体结合，以继发性主动转运的方式和 Na^+ 一起被重吸收。进入细胞后，葡萄糖再通过基底侧膜上的葡萄糖转运载体2（glucose transporter 2），以易化扩散的方式转运至细胞间隙后入血。

由于葡萄糖转运载体数量有限，因此，近端小管对葡萄糖的重吸收有一定限度。当血糖浓度超过160~180mg/100ml（8.9~10.0mmol/L）时，有一部分肾小管对葡萄糖的吸收已达到极限，尿中开始出现葡萄糖，此时的血浆葡萄糖浓度称为肾糖阈（renal glucose threshold）。每一肾单位的肾糖阈并不完全相同。当血糖浓度再继续升高时，尿中葡萄糖浓度也将随之增高。当血糖浓度升高至300mg/100ml时,全部肾小管对葡萄糖的吸收均已达极限,即达到或超过葡萄糖的最大转运率,此时,尿中的葡萄糖排出率将随血糖浓度的升高而平行增加。正常人双肾葡萄糖的重吸收极限量,男性平均为375mg/min,女性平均为300mg/min。

6. 其他物质的重吸收 小管液中氨基酸的重吸收机制与葡萄糖类似,也需和Na^+一起结合于同向转运体上,全部在近端小管被继发性主动重吸收,但区别在于,氨基酸转运体存在多种类型。滤液中即使有微量蛋白,也可通过肾小管上皮细胞的吞饮作用而被重吸收。此外,NH_4^+在髓袢升支粗段可替代Na^+和K^+,由Na^+-K^+-$2Cl^-$同向转运体从小管液中被重吸收。

(二)肾小管和集合管的分泌

肾小管和集合管分泌的物质主要包括H^+、NH_3和NH_4^+及K^+等。

1. H^+的分泌 H^+的分泌对于维持体内的酸碱平衡有重要意义。肾小管和集合管都能分泌H^+,以近端小管的分泌量最大。

(1)近端小管:是分泌H^+的主要部位,以Na^+-H^+交换的泌H^+方式为主,属于继发性主动转运。小管上皮细胞中的H^+主要来自CO_2和H_2O的反应。小管液和管周组织间液扩散进入细胞的CO_2,以及细胞自身代谢产生的CO_2,可与H_2O在碳酸酐酶的催化下生成的H_2CO_3,后者再解离出H^+和HCO_3^-。H^+通过顶端膜上的Na^+-H^+逆向转运体,与小管液中的Na^+进行交换而分泌至小管液中;Na^+则被基底侧膜上的钠泵至细胞间液入血。随着H^+的分泌,细胞中的HCO_3^-逐渐增多,后者可顺浓度梯度经基底侧膜扩散至组织间液,并随Na^+一起重吸收入血(图10-16)。肾小管分泌一个H^+的同时,就有一个HCO_3^-和Na^+被重吸收,因此H^+的分泌是肾排酸保碱的过程。

此外,小部分H^+还可由近端小管细胞顶端膜上的氢泵(H^+-ATP酶)主动分泌入小管腔。

(2)远曲小管和集合管:主要通过闰细胞顶端膜上的质子泵主动泌H^+,并与HCO_3^-的重吸收密切相关(图10-15B),参与体液酸碱平衡的调节。远曲小管和集合管闰细胞顶端膜上有H^+-ATP酶和H^+-K^+-ATP酶,可将H^+泵至小管液中。H^+与HCO_3^-结合,使后者以CO_2的形式被重吸收;也可与HPO_4^{2-}及NH_3反应,分别生成$H_2PO_4^-$和NH_4^+,从而降低小管液中的H^+浓度,利于H^+的继续分泌。此外,$H_2PO_4^-$(呈酸性)和NH_4^+均不易透过闰细胞顶端膜而留在小管液中(图10-17),从而起到酸化尿液、促进NH_3/NH_4^+分泌的作用。

肾小管和集合管H^+的分泌量与小管液pH有关,pH降低则H^+分泌减少,当小管液pH降至4.5时,H^+的分泌即停止。此外,肾小管和集合管上皮细胞中碳酸酐酶的活性也受细胞pH影响,pH降低则酶活性增加,可使更多H^+生成并分泌,有利于肾排酸保碱。

总之,H^+的分泌有利于HCO_3^-的重吸收和NH_3/NH_4^+的分泌,对于机体排酸保碱起到重要作用。

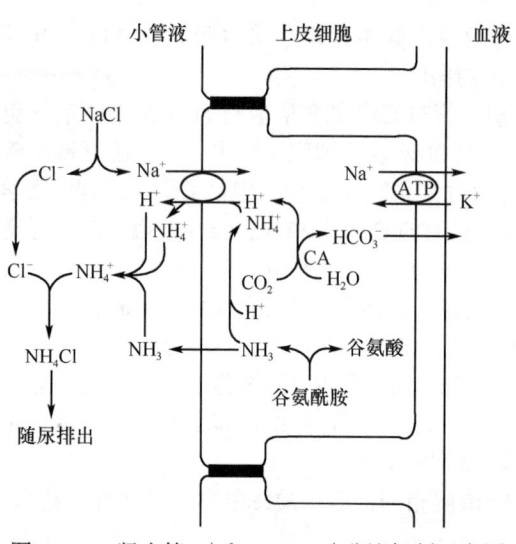

图10-17 肾小管H^+和NH_3/NH_4^+分泌机制示意图

2. NH_3/NH_4^+的分泌 肾小管和集合管中的谷氨酰胺(glutarnine)在谷氨酰胺酶的作用下脱氨,可生成2个NH_4^+和2个HCO_3^-。NH_4^+又可进一步分解为NH_3和H^+,并和NH_3处于一定的平衡状态。

(1)近端小管:近端小管NH_3/NH_4^+的分泌与Na^+-H^+交换有关。NH_4^+可代替细胞顶端膜Na^+-H^+逆向转运体上的H^+,通过Na^+-H^+(NH_4^+替代)交换机制分泌至小管液;而NH_3是脂溶性分子,可通过单纯扩散分泌至小管腔或通过基底侧膜进入细胞间液。近端小管通过Na^+-H^+交换分

泌的 H^+，可与 NH_3 结合生成 NH_4^+ 而随尿排出；进入细胞的 Na^+ 则 HCO_3^- 与一起，跨过基底侧膜进入组织间液而被重吸收（图 10-17）。因此，1 个谷氨酰胺代谢生成 2 个 NH_4^+ 分泌入小管液，可使机体获得 2 个 HCO_3^-。

（2）集合管：集合管 NH_3/NH_4^+ 的分泌与质子泵的泌 H^+ 活动有关。由于此处细胞膜对 NH_3 高度通透，而对 NH_4^+ 的通透性差，因此细胞中的 NH_3 可通过扩散方式分泌入管腔，与此处通过质子泵分泌的 H^+ 结合生成 NH_4^+，随尿排出，并且每排出 1 个 NH_4^+，也有 1 个 HCO_3^- 被重吸收入血。

生理情况下，肾分泌的 H^+ 约 50% 由 NH_3 缓冲。慢性酸中毒时，可刺激肾小管和集合管上皮细胞谷氨酰胺代谢，以增加 NH_3/NH_4^+ 的排泄和 HCO_3^- 的重吸收。由此可见，NH_3/NH_4^+ 的分泌与 H^+ 的分泌密切相关，并促进 HCO_3^- 的重吸收，也是肾调节酸碱平衡的重要机制之一。

3. K^+ 的分泌　远曲小管和集合管主细胞可主动分泌 K^+。由于小管液中的 K^+ 几乎全部被重吸收，因此，决定尿 K^+ 排出量的关键在于远曲小管和集合管的分泌量。

远曲小管和集合管主细胞的泌 K^+ 过程与 Na^+ 的主动重吸收密切相关，称为 Na^+-K^+ 交换。一方面，主细胞基底侧膜上的钠泵可将进入主细胞的 Na^+ 泵出，同时将细胞间液的 K^+ 泵入，使细胞内的 K^+ 浓度高于小管液，因此 K^+ 可顺浓度梯度经 K^+ 通道分泌至小管液；另一方面，小管液中 Na^+ 经 Na^+ 通道重吸收，可造成小管液呈负电位，驱动 K^+ 顺电位梯度分泌（图 10-15A）。

主细胞基底侧膜上钠泵的活性和顶端膜 Na^+、K^+ 的通透性均可影响 K^+ 的分泌量。利尿剂阿米洛利在抑制顶端膜 Na^+ 通道而减少 Na^+、Cl^- 重吸收的同时，也抑制 K^+ 的分泌，因此又称保钾利尿剂。促进主细胞泌 K^+ 的因素包括细胞外液 K^+ 浓度升高、醛固酮分泌增加及小管液流速增高等，反之亦然。

此外，Na^+-K^+ 交换与 Na^+-H^+ 交换一样，都是以钠泵活动为基础，伴随 Na^+ 的主动重吸收实现，二者间存在竞争性抑制，即 K^+ 的分泌和 H^+ 的分泌相互抑制。例如，在高钾血症时，由于细胞外液 K^+ 升高，可通过刺激钠泵活动及醛固酮分泌等机制，使 Na^+-K^+ 交换增加，Na^+-H^+ 交换因此受到抑制，H^+ 分泌减少，血液 pH 降低，发生酸中毒；低 K^+ 血症则易造成碱中毒。反之，代谢性酸中毒时，由于 Na^+-H^+ 交换增加，使 Na^+-K^+ 交换受抑制，K^+ 分泌减少，因此出现高 K^+ 血症；代谢性碱中毒则伴随低 K^+ 血症。

尿中的 K^+ 排出量视 K^+ 摄入量而定，高 K^+ 饮食可使 K^+ 分泌排出增多，低钾饮食则 K^+ 排出减少，但即使机体明显缺钾或没有 K^+ 摄入，仍有一定量的 K^+ 排出。因此，在临床上，对于不能进食的病人应适当补 K^+，以免造成低血 K^+；而肾功能不全的病人，因其排 K^+ 功能障碍，容易发生高血 K^+。无论血 K^+ 过高或过低，都会对人体功能，尤其是神经和心脏兴奋性产生不利影响。

4. 其他物质的分泌和排泄　体内的代谢终产物肌酐可通过肾小球滤过，也可被肾小管和集合管分泌。进入体内的青霉素、酚红和大部分利尿剂等物质，由于与血浆蛋白结合而不能被肾小球滤过，但可在近端小管被主动分泌至入小管液而被排出。由于酚红有 94% 在近端小管主动分泌并随尿液排出，因此，检测尿中酚红的排泄量可作为判断近端小管排泄功能的粗略指标。

此外，有很多药物需经肾排泄，因此，在肾功能不全时，应尽量选择不以肾排泄为主的、无肾毒性的药物，并根据其药代动力学特点调整用药剂量等。

<h2 style="text-align:center">三、尿液的浓缩和稀释</h2>

肾脏可对尿液进行浓缩和稀释，使尿的排出量和渗透压发生大幅变化，这对于维持机体的水平衡和渗透压稳定具有重要作用。当体内缺水时，尿液可被浓缩，尿量减少，终尿渗透压大于血浆渗透压，称为高渗尿（hyperosmotic urine）；当体内水过多时，尿液则可被稀释，尿量增多，终尿渗透压小于血浆渗透压，称为低渗尿（hypoosmotic urine）。正常人终尿渗透压的变动范围可达 50～1200 mmol/(kg·H_2O)，表明了肾脏有较强的浓缩和稀释能力。临床上测定终尿的渗透压可了解肾的浓缩和稀释能力。

尿的浓缩和稀释主要发生在远曲小管和集合管。前已述及，小管液流经近端小管时为等渗液；流经髓袢降支细段时由于水的重吸收，渗透浓度逐渐升高，在髓袢升支细段由于 NaCl 被动重吸收，渗透浓度逐渐降低，而流经髓袢升支粗段末端时，由于 NaCl 不断主动重吸收，小管液渗透浓度继续下降并成为低渗液。在远曲小管和集合管，由于周围存在肾髓质渗透浓度梯度，在抗利尿激素的作用下，通过改变小管上皮细胞对水的通透性，从而对水的重吸收量进行调节，使尿液得以浓缩或稀释。肾髓质渗透浓度梯度是尿液浓缩的必备条件和动力，而抗利尿激素是尿浓缩和稀释的关键因素。

（一）肾髓质渗透浓度梯度

通过冰点降低法测定鼠肾组织的渗透浓度发现，肾皮质部的渗透浓度与血浆相等，而髓质部的渗透浓度由外髓向内髓逐步升高，呈现出明显的渗透浓度梯度，内髓部渗透浓度可达血浆的 4 倍，约 1200mmol/(kg·H$_2$O)（图 10-18）。动物肾髓质越厚，髓袢愈长，形成的髓质渗透浓度梯度就愈高。人类肾脏最多能生成 4～5 倍于血浆渗透浓度的高渗尿，但沙鼠肾脏可以产生 20 倍于血浆渗透浓度的高渗尿。

1. 肾髓质渗透浓度梯度的形成　髓袢的形态和功能特点是肾髓质渗透浓度梯度形成的重要条件。髓袢很长（近髓肾单位），呈 U 形分布于肾髓质中，并且髓袢各段对水和溶质通透性与重吸收的机制不同，当小管液在髓袢中的流动时，可通过逆流倍增（counter-current multiplication）机制，建立起从外髓部至内髓部的渗透浓度梯度。

"逆流"是指 U 形连通的两个并列管道中液体流动方向相反。逆流倍增现象如图 10-19 模型所示，甲、乙两管（如髓袢降支和升支）下端相连，液体由甲管流进，折返后经乙管流出，构成逆流系统。两管间以膜 M$_1$ 相通，膜 M$_1$ 不通透水，但能主动将溶质（如 NaCl）不断从乙管泵入甲管，结果使甲管液中的溶质浓度自上而下逐渐升高，在甲、乙管的连接部达到最大值；液体折返进入乙管中，溶质浓度却逐渐降低，因此甲、乙两管从上而下渗透浓度均逐渐升高，形成明显的浓度梯度，即产生逆流倍增现象。而丙管（如集合管）中液体的渗透浓度低于乙管，且丙管与乙管间的膜 M$_2$ 对水通透，因此当丙管中的溶液由上向下流动时，水可通过渗透作用不断进入乙管，流出液的溶质浓度比流入时高。

在肾髓质中，由于髓袢和集合管的排列与逆流倍增模型类似，且髓袢各段对水和 NaCl 的通透性不同（表 10-1）。因此，当小管液不断向下流入位于内髓部的髓袢降支细段，折返后经升支细段进入位于外髓部的升支粗段，再沿远曲小管和集合管向下最终进入肾小盏时，重吸收进入髓质组织间液的 NaCl 和尿素等溶质可通过逆流倍增作用，形成从外髓部向内髓部逐渐增高的渗透浓度梯度。

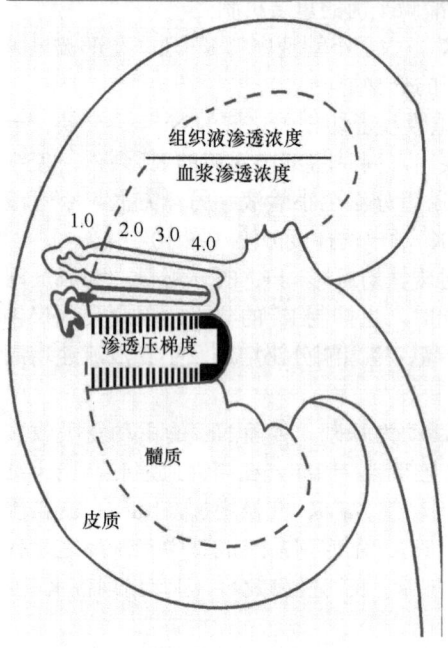

图 10-18　肾髓质渗透浓度梯度示意图

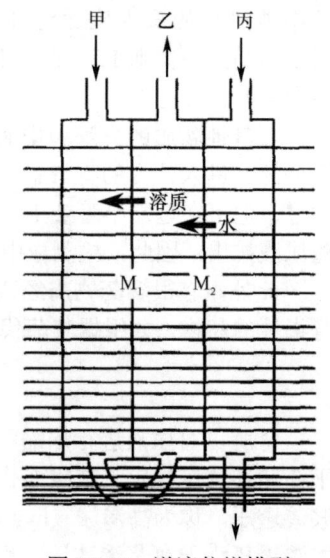

图 10-19　逆流倍增模型

表 10-1　兔肾小管各段和集合管对物质的通透性

肾小管和集合管	水	Na$^+$	尿素
髓袢降支细段	易通透	不易通透	中等通透
髓袢升支细段	不易通透	易通透	不易通透
髓袢升支粗段	不易通透	主动重吸收（Na$^+$-K$^+$-2Cl$^-$）	不易通透
远曲小管	不易通透	主动重吸收	不易通透
集合管	有 ADH 时易通透	主动重吸收	皮质与外髓部不易通透 内髓部易通透

髓袢升支粗段主动重吸收 NaCl 是肾髓质渗透浓度梯度形成的原动力，也是外髓部渗透浓度梯度形成的重要机制，内髓部的渗透浓度梯度则主要依靠 NaCl 和尿素共同形成（图 10-20A）。

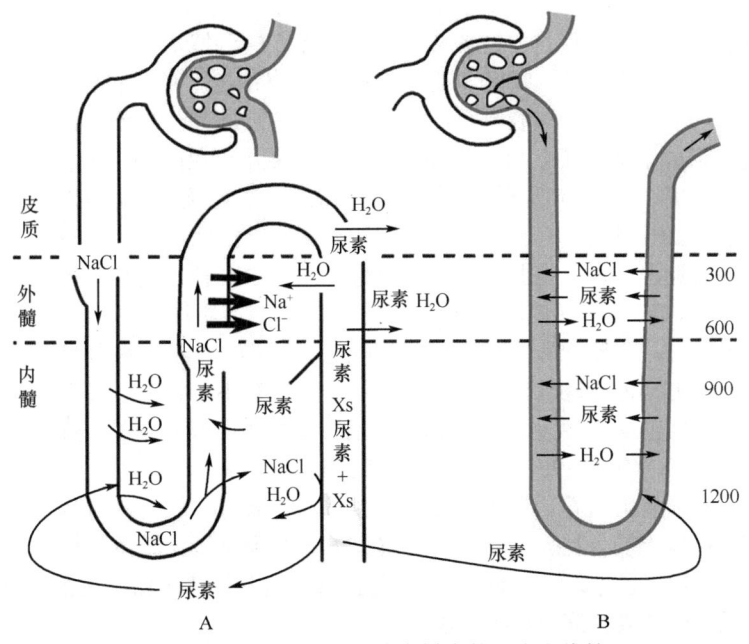

图 10-20　肾髓质渗透浓度梯度的形成和维持

A. 肾髓质渗透浓度梯度的形成；B. 直小血管在维持肾髓质渗透浓度梯度中的作用。粗箭头表示升支粗段主动重吸收 Na$^+$ 和 Cl$^-$。Xs 表示未被重吸收的溶质。数字单位为 mmol/L

（1）外髓部渗透浓度梯度的形成：髓袢升支粗段位于外髓部，可通过 Na$^+$-K$^+$-2Cl$^-$ 同向转运体 NKCC2 主动重吸收 NaCl，对水则不通透，故小管液沿髓袢升支粗段向皮质方向流动时，渗透浓度随之逐渐下降，而周围的外髓组织间液由于 NaCl 的积聚而出现外髓高渗，并且愈靠近内髓方向，渗透浓度越高。因此，外髓部渗透浓度梯度主要由髓袢升支粗段 NaCl 的主动重吸收所形成。

（2）内髓部渗透浓度梯度的形成：髓袢升支细段 NaCl 的被动重吸收，以及集合管内髓部尿素的重吸收与再循环，是形成内髓部渗透浓度梯度的主要机制。

1）髓袢升支细段 NaCl 的被动重吸收：髓袢降支细段和升支细段位于内髓部，可通过 U 形结构发挥逆流倍增作用。髓袢降支细段对水通透，但对 NaCl 等溶质不易通透，因此，小管液中的水在渗透浓度梯度（由尿素重吸收形成）的作用下不断向外渗透，使降支细段的 NaCl 浓度逐渐升高，到髓袢折返处达最大值；髓袢升支细段正好相反，对水不易通透，而对 NaCl 能通透，因此，当小管液流入髓袢升支细段后，高浓度的 NaCl 不断向管周组织间液扩散，使内髓部的 NaCl 浓度逐渐升高并产生逆流倍增效应，从而参与形成内髓部的渗透浓度梯度。

2）集合管内髓部尿素的重吸收与再循环：①尿素的重吸收：由于髓袢升支细短和粗段、远端小管、皮质部和外髓部集合管均对尿素不易通透，小管液从远端小管流至外髓部集合管的过程中，水可在外髓高渗梯度的作用下不断被重吸收，致使小管液中尿素的浓度逐渐升高；到达内髓部集合管时，尿素浓度已达到很高水平，并且此段对尿素易通透，故尿素可从小管液通过尿素蛋白通道 A1（urea transporter A1，UT-A1）和 UT-A3 向管周组织间液扩散，使内髓部组织间液的尿素浓度升高，进一步增加了内髓部的渗透浓度梯度。因此，内髓部高渗是由 NaCl 和尿素共同形成的（约各占 50%）。②尿素再循环：由于髓袢降支细段上存在 UT-A2 对尿素有一定通透性，且内髓部组织间液的尿素浓度较高，故尿素可从内髓部扩散进入降支细段中，并随小管液重新沿升支细段和粗段上行，经远曲小管流向内髓部集合管，再次扩散进入内髓部组织间液，这一过程称为尿素的再循环（urea recycling）（图 10-20A）。

　　总之，髓袢的 U 形结构及髓袢各段对水和溶质通透性的不同，是肾髓质渗透浓度梯度形成的重要结构基础。NaCl 和尿素是形成肾髓质渗透浓度梯度的主要溶质，其中，髓袢升支粗段主动重吸收 NaCl 形成了外髓部高渗；而 NaCl 扩散和尿素再循环共同形成内髓部高渗。

　　2. 肾髓质渗透浓度梯度的保持　　肾髓质渗透浓度梯度的保持，主要依靠直小血管的逆流交换作用，使 NaCl 和尿素得以滞留在肾髓质而不被循环血液带走。直小血管是出球小动脉的延续，处于肾髓质的高渗梯度环境中，与髓袢平行相伴，其降支和升支也并行呈 U 字，管壁对水及小分子溶质高度通透，形成了类似于髓袢的逆流交换系统（图 10-20B）。①直小血管降支：血液经降支向髓质的深部流动时，由于髓质组织间液的渗透浓度高于血浆，故组织间液中的 NaCl 和尿素等溶质不断扩散进入血管降支，而血液中的水则渗透进入组织间液，使降支血液中的渗透浓度随着向内髓部的深入而逐渐升高，在折返处达最高值；②直小血管升支：血液经升支向皮质方向流动时，由于髓质渗透浓度逐渐降低，血液中 NaCl 和尿素等溶质浓度高于同一水平的髓质组织间液，故 NaCl 和尿素又从升支血液扩散进入组织间液，而组织间液的水则渗透进入血液中，使升支血液随着向皮质部方向的流动渗透浓度逐渐降低。通过直小血管升、降支的逆流交换过程，使 NaCl 和尿素可以在组织间液和直小血管间循环，当直小血管离开外髓时，仅将髓质中多余的水和少量溶质带回血液循环，使肾髓质的渗透浓度梯度得以保持。

　　上述作用受直小血管血流量的影响，当直小血管的血流量增加时，可从髓质组织间液中带走较多溶质，使高渗梯度不易保持；而当直小血管血流量减少时，肾髓质供氧量降低，髓袢升支粗段主动重吸收 NaCl 的功能减弱，高渗梯度也不易保持。这两种情况均可使尿浓缩能力降低。

　　3. 影响肾髓质渗透浓度梯度形成的因素

　　（1）髓袢：髓袢的长度和组织结构可影响髓质渗透浓度梯度的形成。小儿髓袢较成人短，逆流倍增效率低，形成的髓质渗透梯度小，尿浓缩程度低，故尿量较多，渗透浓度较低。慢性肾盂肾炎致肾髓质纤维化，或肾囊肿致肾髓质萎缩，均可破坏肾髓质的渗透浓度梯度，使尿浓缩的能力降低。

　　（2）髓袢升支粗段主动重吸收 NaCl：是影响外髓渗透浓度梯度的重要因素。前述的袢利尿剂呋塞米即通过抑制 Na^+-K^+-$2Cl^-$ 同向转运体 NKCC2 的功能，减少髓袢升支粗段对 NaCl 的主动重吸收，阻碍外髓渗透浓度梯度的形成，进而使远曲小管和集合管对水的重吸收减少而产生利尿效应，阻碍尿的浓缩。

　　（3）尿素：尿素是蛋白质的代谢分解产物，也是影响内髓渗透梯度的重要因素。当严重营养不良时，由于体内尿素生成减少，可使内髓部高渗程度降低，故尿的浓缩能力减弱。

（二）尿液浓缩和稀释的过程

　　如前所述，尿液的浓缩和稀释过程主要发生在远曲小管和集合管，与机体是否缺水或水过剩有关。髓质高渗虽然是小管液中水重吸收的动力，但水被重吸收的量（即尿浓缩和稀释的程度）取决于远曲小管和集合管对水的通透性，后者受抗利尿激素分泌量的调节。

　　1. 尿液浓缩的过程　　当体内缺水时，ADH 分泌增加，使远曲小管和集合管上皮细胞对水通透性升高，因此，小管液在向内髓集合管流动的过程中，在髓质渗透浓度梯度的作用下，水不断扩散进入周围高渗的组织间液，使小管液不断被浓缩而变为高渗液，即尿液被浓缩。ADH 分泌量决定了尿液被浓缩的程度。

2. 尿液稀释的过程 当体内水过剩时，ADH 分泌减少，则远曲小管和集合管上皮细胞对水的通透性降低。由于等渗的近端小管液在经髓袢升支粗段对 NaCl 主动重吸收之后，已变为低渗液；进入远曲小管和集合管后，水由于通透降低而不能被重吸收，使小管液渗透浓度进一步下降，形成低渗尿，即尿液被稀释。

由此可见，ADH 是决定远曲小管和集合管上皮细胞对水通透性最重要的激素，也是尿液浓缩和稀释的关键因素。当 ADH 完全缺乏，或远曲小管和集合管缺乏 ADH 受体时，尿液浓缩被抑制，出现尿崩症（diabetes insipidus），每天可排出高达 20L 的低渗尿。

案例 10-5

患者，女性，28 岁。1 年前确诊乳腺癌，手术切除结合放疗和化疗，病情稳定后出院。半年前复查，未见异常。近 1 周出现多尿，尤其夜尿增多明显，尿量达 8L/d，并伴烦渴、多饮。实验室检查：尿比重为 1.0002（低比重），尿渗透压为 60mmol/L（低渗尿），血浆精氨酸血管升压素（AVP）低于正常，血管升压素试验敏感；核磁共振成像（MRI）检查发现蝶鞍上肿瘤。诊断：中枢性尿崩症，乳腺癌颅内转移。

问题：
1. 尿液浓缩和稀释的主要部位在哪？结构基础是什么？
2. 肾髓质高渗梯度的建立主要依靠哪些溶质？
3. 何谓低渗尿和高渗尿？
4. 调节尿浓缩和稀释最重要的激素是什么？

提示： 抗利尿激素由下丘脑合成，经下丘脑-垂体束运至神经垂体贮存，生理作用是促进肾远曲小管和集合管对水的重吸收，使尿量减少，是调节尿液浓缩和稀释的关键激素。尿崩症是由于各种原因导致抗利尿激素分泌不足，或肾对抗利尿激素的反应缺陷而引起，特点是多尿、低比重尿和低渗尿，多饮、烦渴。如果由于创伤、肿瘤、手术等原因引起下丘脑、神经垂体损伤，导致抗利尿激素合成、转运和释放不足而造成的尿崩症称为中枢性尿崩症。本案例即为肿瘤颅内转移引起的中枢性尿崩症。

第三节　尿生成的调节

尿生成的调节是通过对肾小球滤过、肾小管和集合管的重吸收和分泌三个基本过程的调节，改变尿液的成分和尿量，以维持内环境的相对稳定。肾小球滤过的调节前已述及，本节着重讨论肾小管和集合管重吸收和分泌的调节，方式包括肾内自身调节、神经调节和体液调节。

一、肾内自身调节

（一）肾血流量的自身调节

肾血流量很大，约为 1200ml/min，相当于心输出量的 20%～25%，有利于实现尿的生成。不同部位的肾血流量分布不均，约 94% 的血流供应皮质，5% 供应外髓部，仅有不足 1% 供应内髓部，通常肾血流量主要指肾皮质的血流量。肾血流需经过两个相互串联的毛细血管网，一个是肾小球毛细血管网，连接入球和出球小动脉，血压较高，有利于肾小球血浆的滤过；另一个是肾小管周围毛细血管网，由出球小动脉分支形成，压力较低，有利于肾小管的重吸收。

肾血流量（renal blood flow，RBF）的自身调节是指在没有外来神经和体液因素影响的情况下，当动脉血压在 70～180mmHg 范围内变化时，肾血流量能保持恒定的现象（图 10-21）。肾

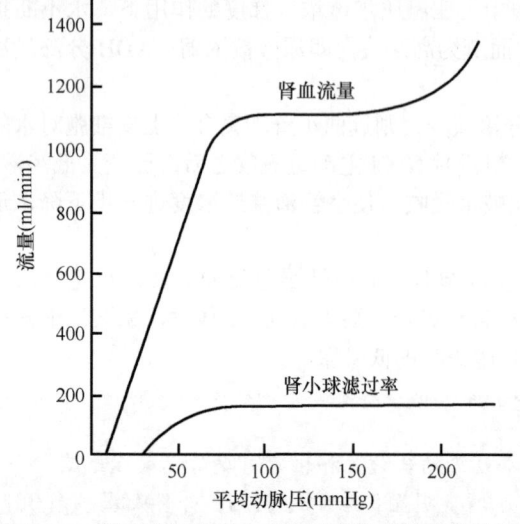

图 10-21　肾血流量和肾小球滤过率的自身调节示意图

血流量自身调节的意义在于维持肾血流量和肾小球滤过率的相对稳定，防止肾的排泄功能因血压波动而出现较大变化，对于尿的生成功能十分重要。如果肾动脉灌注压超出 70~180mmHg 范围，肾血流量将随灌注压的改变而发生相应变化。

肾血流量的大小主要取决于肾血管的阻力，包括入球小动脉、出球小动脉和叶间小动脉的阻力，其中最重要的是入球小动脉的阻力。由于肾的血液主要供应肾皮质，因此，肾血流量的自身调节主要涉及肾皮质血流量，重点针对入球小动脉的阻力，调节机制有肌源性机制和管-球反馈两种学说。

1. 肌源性机制（myogenic mechanism） 是指肾血流量的自身调节与血管平滑肌的功能特征有关。当动脉血压升高时，肾入球小动脉血管平滑肌因灌注压的增高而受到加大的牵张刺激，使平滑肌紧张性加强，血管口径变小，血流阻力增大，以对抗灌注压的增高，防止肾血流量过高，从而保持肾血流量的稳定；相反，当动脉血压降低时，肾入球小动脉血管平滑肌受到的牵张刺激也减小，紧张性减弱，血管口径变大，血流阻力减小，防止因灌注压降低而使肾血流量过少。当用罂粟碱、水合氯醛或氰化钠等药物抑制血管平滑肌活动后，上述自身调节减弱或消失。如果动脉血压小于 70mmHg 或大于 180mmHg，平滑肌舒张或收缩能力将达到极限，无法再通过自身调节使肾血流量维持正常，此时肾血流量将随血压改变而变化。

2. 管-球反馈（tubuloglomerular feedback） 是指小管液流量变化可影响肾血流量和肾小球滤过率的现象。当肾血流量增加时，肾小球滤过率增大，导致流经致密斑处小管液的 NaCl 含量增高，致密斑将感受到的这一信息反馈至肾小球，通过降低肾素的释放及增加入球小动脉的阻力，使肾血流量和肾小球滤过率降低至正常水平；反之亦然。

管-球反馈机制可能与肾脏局部的肾素-血管紧张素系统有关。肾素通过血管紧张素家族的相继激活而生成血管紧张素Ⅱ，后者可选择性收缩出球小动脉，因此，当致密斑感受小管液 NaCl 含量的增高后，可在增加入球小动脉阻力的同时，通过减少肾素释放而降低出球小动脉阻力，故肾血流量和肾小球滤过率降低。此外，肾局部产生的腺苷、NO 及前列腺素等也可能参与管-球反馈的调节过程。

（二）球-管平衡

近端小管对溶质（特别是 Na^+）和水的重吸收可根据肾小球滤过量的变化进行调节。当肾小球滤过率增大时，近端小管对 Na^+ 和水的重吸收率也增大；反之亦然。不论肾小球滤过率增大或减小，近端小管对 Na^+ 和水的重吸收率始终占肾小球滤过率的 65%~70%，这种定比重吸收现象称为球-管平衡（glomerulotubular balance）。通过定比重吸收，可使尿中排出的 Na^+ 和水不致因肾小球滤过率的增减而出现大幅变动，故球-管平衡的生理意义在于保持尿量和尿钠的相对稳定。

定比重吸收机制主要与肾小管周围毛细血管的血浆胶体渗透压变化有关。如果肾血流量不变而肾小球滤过率增加，则继续沿出球小动脉进入近端小管旁毛细血管网的血流量就会减少，此处毛细血管的血压因此下降，而其中的白蛋白因水滤过增多而被浓缩，导致血浆胶体渗透压相应升高，使有效滤过压降低，故近端小管对 Na^+ 和水重吸收也相应增加；反之亦如此。不过，球-管平衡在某些情况下可被破坏，即肾小球滤过率虽正常，但近端小管重吸收减少，此时尿量和尿钠将明显增多（如渗透性利尿）。

（三）小管液中溶质的浓度

小管液中溶质所形成的渗透压，是对抗肾小管重吸收水的力量。如果某种溶质在小管液中因未被吸收而出现浓度升高，导致小管液渗透压增大，将会妨碍肾小管尤其是近端小管对水的重吸收，使小管液中的 Na^+ 被稀释，与上皮细胞间的 Na^+ 浓度梯度变小，故 Na^+ 重吸收减少，通过渗透作用保留在小管液中的水增多，结果使尿量和尿钠排出增多，称为渗透性利尿（osmotic diuresis）。例如，糖尿病或临床静脉注射高渗糖（50%葡萄糖）后，均可引起血糖增高，当血糖浓度超过肾糖阈后，近端小管不能将葡萄糖完全重吸收入血，导致小管液的葡萄糖浓度增高，使小管液渗透压增大，妨碍了水和 Na^+ 的重吸收，因此患者不仅出现尿糖，而且有多尿现象，即产生渗透性利尿。此外，临床快速静脉输注20%的甘露醇时，也可产生渗透性利尿效应。由于甘露醇可被肾小球滤过而又不被肾小管重吸收，因此可以提高小管液中溶质的浓度、增加水的排出，达到组织脱水、消肿减压和利尿的目的。

二、神经调节

肾交感神经是肾脏主要的支配神经，通过末梢释放去甲肾上腺素，支配肾血管（尤其是入球和出球小动脉）、肾小管（以近端小管、髓袢升支粗段和远曲小管为主）及球旁器的活动，从而调节尿液的生成。

肾交感神经对肾功能的调节作用主要包括：①激活肾血管平滑肌的α受体，引起肾血管收缩，导致肾血流量减少；入球小动脉的收缩比出球小动脉更强烈，使肾小球毛细血管血浆流量减少，毛细血管血压下降，因此肾小球滤过率也减少。②激活球旁器颗粒细胞的β受体，促进肾素释放，使血循环的血管紧张素Ⅱ和醛固酮浓度增加，从而间接促进 Na^+ 在肾小管和集合管的重吸收。③直接刺激近端小管及髓袢对 Na^+ 和水的重吸收，以近端小管为主。

肾交感神经的活动受循环血量和血压等多种因素的影响，通过反射实现对肾脏功能的调节。当循环血量增加时，可通过心肺容量感受器反射抑制肾交感神经的活动，从而增加尿的排出；而动脉血压的增高，则可通过窦弓压力感受器反射抑制肾交感神经的活动。

三、体液调节

肾小管和集合管的功能受多种体液因素的调节，并与神经调节紧密联系，对维持机体水和电解质平衡、渗透压及循环血量的相对稳定有重要意义。体液因素包括抗利尿激素、肾素-血管紧张素-醛固酮系统及心房钠尿肽等，其中，抗利尿激素在调节肾排水中的作用最为重要。

（一）抗利尿激素

抗利尿激素（antidiuretic hormone，ADH）又称血管升压素（VP），是一种九肽激素，由下丘脑视上核和室旁核神经元胞体合成，经下丘脑-垂体束运输到神经垂体储存，在机体需要时释放入血。人和某些哺乳动物的血管升压素因第八位氨基酸残基为精氨酸，又称精氨酸血管升压素（arginine vasopressin，AVP）。

抗利尿激素受体有 V_1 和 V_2 两类。生理剂量的抗利尿激素可激活远曲小管后段和集合管上皮细胞上的 V_2 受体，主要提高远曲小管和集合管上皮细胞对水的通透性，从而增加水的重吸收，使尿量减少，起到抗利尿作用（图10-22）；当抗利尿激素浓度明显升高时，则激活血管平滑肌上的 V_1 受体，使血管收缩，起到血管升压作用。

远曲小管后段和集合管主细胞对水的通透性是由顶端膜上插入水孔蛋白-2（AQP-2）的量决定的，后者受抗利尿激素的调节，通过改变水通道数量而影响尿量。当抗利尿激素分泌增加时，通过与细胞顶端膜上的 V_2 受体结合，激活G蛋白-AC-cAMP途径，使胞内cAMP增加，促进顶端膜侧含AQP-2的囊泡镶嵌在顶端膜上形成水通道，从而提高了管腔膜对水的通透性（图10-22），

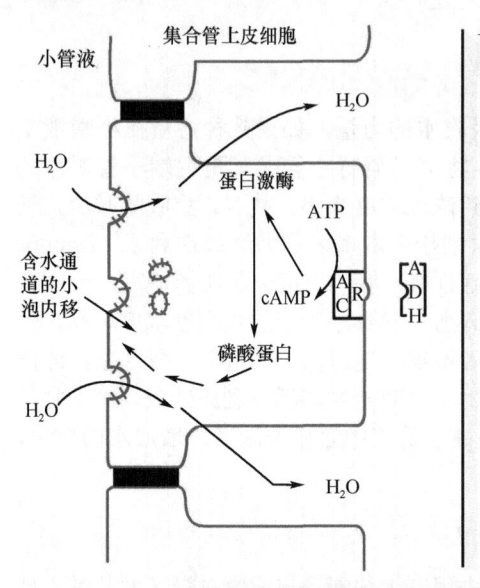

图 10-22 抗利尿激素的作用机制示意图

使小管液中的水在髓质高渗梯度作用下，得以通过顶端膜的水通道进入细胞，再经基底侧膜上的 AQP-3 和 AQP-4 进入管周间隙而被重吸收，故尿液被浓缩，最终排出少量的高渗尿。当抗利尿激素缺乏时，管腔膜上含水通道的囊泡内移进入胞内，使上皮对水的通透性下降甚至不通透，故水的重吸收减少，尿液被稀释，尿量明显增加，排出大量的低渗尿。

抗利尿激素的释放受多种因素的影响，包括血浆渗透压、循环血量和动脉血压等，其中由 Na^+ 和 Cl^- 形成的血浆晶体渗透压是引起抗利尿激素释放最有效的刺激。

1. 血浆晶体渗透压 当血浆晶体渗透压升高达到 275～290mmol/L 这一阈值时，可刺激下丘脑第三脑室前腹侧部的渗透压感受器（osmoreceptor），反射性引起神经垂体释放抗利尿激素。低于血浆渗透压阈值，则抗利尿激素的分泌停止。

渗透压感受器对 Na^+ 和 Cl^- 引起的血浆晶体渗透压升高最敏感，甘露糖和蔗糖也能刺激渗透压感受器兴奋引起抗利尿激素分泌，但葡萄糖和尿素则无作用。此外，血浆晶体渗透压的升高还可引起渴觉，正常人引起渴觉的血浆渗透压阈值为 289～307mmol/L。

当大量发汗、严重呕吐或腹泻等情况导致机体失水时，血浆晶体渗透压升高，可刺激下丘脑渗透压感受器，导致抗利尿激素分泌增多，促进肾远曲小管和集合管对水的重吸收，使尿液浓缩，尿量减少（图 10-23）。相反，当大量饮用清水后，由于血液被稀释，血浆晶体渗透浓度降低，抑制下丘脑渗透压感受器的活动，引起抗利尿激素分泌减少，导致远曲小管和集合管对水的通透性下降，使水的重吸收减少，因此尿液被稀释，尿量增加。例如一次大量饮清水（1000ml）后，约 30 分钟尿量就开始增加，1 小时末尿量可达到最高值，随后尿量减少，2～3 小时后尿量恢复到原来水平。如饮用等量的生理盐水，则尿量不出现明显变化（图 10-24）。这种饮用大量清水后引起尿量增多的现象，称为水利尿（water diuresis）。临床上可以利用此现象检测肾的稀释能力。

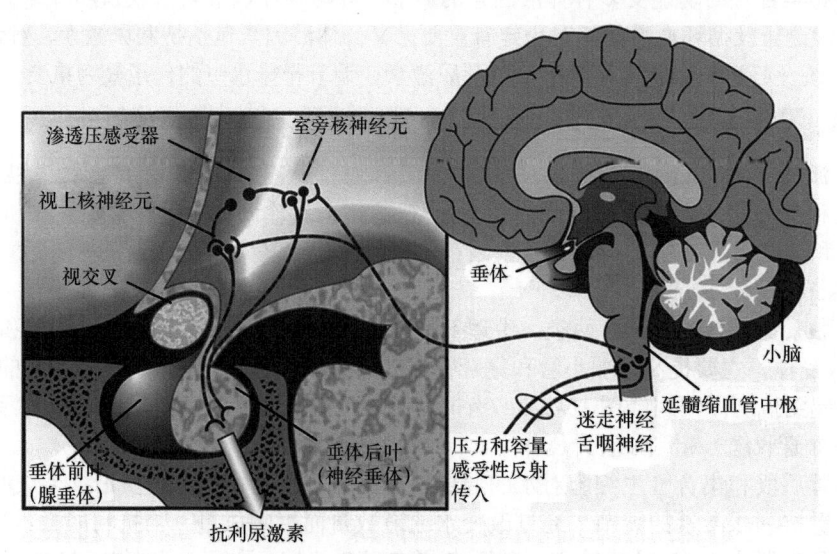

图 10-23 抗利尿激素释放的调节机制

2. 循环血量和动脉血压 循环血量降低时，回心血量减少，对心肺容量感受器的刺激减弱，迷走神经向下丘脑的传入冲动减少，可使 ADH 释放增加，出现抗利尿效应。动脉血压降低时，对窦弓压力感受器的刺激减弱，也可反射性促进 ADH 释放。容量感受器和压力感受器在调节 ADH 释放时，其敏感性比渗透压感受器低，一般需循环血量或动脉血压降低 5%~10% 时才能刺激 ADH 释放，但由于二者的降低可导致引起 ADH 释放的血浆晶体渗透压阈值也降低，故 ADH 释放调定点下移，最终仍主要通过血浆晶体渗透压的改变，增加 ADH 的释放；反之，当循环血量或动脉血压升高时，可使调定点上移。

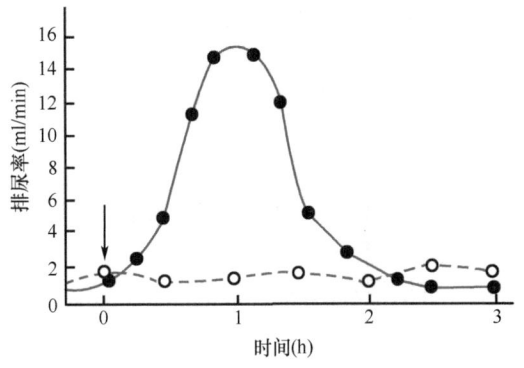

图 10-24 饮 1L 清水和饮 1L 生理盐水后排尿率比较
实线代表清水，虚线代表生理盐水（0.9%NaCl 溶液），箭头表示饮水时间

3. 其他因素 恶心、疼痛、应激刺激、低血糖、AngⅡ及尼古丁和吗啡等药物均可刺激 ADH 分泌，而心房钠尿肽、乙醇则可抑制 ADH 分泌，故饮酒后尿量可增多。

（二）肾素-血管紧张素-醛固酮系统

肾素（renin）是肾脏球旁器颗粒细胞分泌的一种酸性蛋白酶，能催化血浆中的血管紧张素原生成十肽的血管紧张素Ⅰ（AngⅠ）。AngⅠ在血管紧张素转换酶（ACE）的作用下，降解生成八肽的血管紧张素Ⅱ（AngⅡ）。AngⅡ在 ACE2、氨基肽酶和中性内肽酶的作用下，生成七肽的血管紧张素Ⅲ（AngⅢ）。AngⅡ和 AngⅢ 均可刺激肾上腺皮质球状带合成和分泌醛固酮（aldosterone）。肾素、血管紧张素和醛固酮的活动密切相关，称为肾素-血管紧张素-醛固酮系统（renin-angiotensin-aldosterone system，RAS），不仅调节心血管的活动，对肾脏的功能也具有重要调节作用。

1. 肾素分泌的调节 肾素分泌的调节方式包括肾内机制、神经和体液机制。

（1）肾内机制：是在肾内完成的调节，与肾入球小动脉处的牵张感受器和致密斑化学感受器的功能密切相关。当动脉血压下降时，肾动脉灌注压也下降，入球小动脉血流量减少，管壁受到的牵张刺激减弱，引起肾素释放增加。同时，肾小球滤过率也因肾小球毛细血管压力降低而减少，使到达致密斑的小管液 Na^+ 含量也减少（利尿剂也可引起），激活致密斑而引起肾素释放增加；反之亦然。

（2）神经机制：肾交感神经支配球旁器颗粒细胞，当交感神经兴奋时，通过末梢释放的去甲肾上腺素作用于颗粒细胞 β_1 受体，直接刺激肾素释放。

（3）体液机制：血液循环中的肾上腺素、去甲肾上腺素及肾内生成的前列腺素（PGE_2 和 PGI_2），可直接刺激球旁器颗粒细胞释放肾素；而 AngⅡ、血管升压素、心房钠尿肽和 NO 等则抑制肾素释放。

2. AngⅡ对尿生成的调节 AngⅡ既可直接改变肾小球滤过率和肾小管重吸收，又可间接通过醛固酮和抗利尿激素影响尿的生成。

（1）对肾小球滤过的影响：AngⅡ可使入球小动脉和出球小动脉均收缩，但由于出球小动脉对其敏感性高于入球小动脉，因此在 AngⅡ浓度较低时，主要引起出球小动脉更明显地收缩，使肾血流量减少，但同时肾小球毛细血管血压也升高，滤过分数增加，因此肾小球滤过率的变化不大。可见，AngⅡ参与了肾小球滤过率的自身调节。例如，当肾动脉血压下降时，AngⅡ生成的增加即强烈收缩出球小动脉，从而防止肾小球毛细血管血压和肾小球滤过率的过度降低，对维持肾小球滤过率的正常有重要意义。临床使用血管紧张素转换酶抑制剂，或 AngⅡ受体拮抗剂治疗肾动脉狭窄引起的高血压时，可能引起肾小球滤过率的明显降低，导致急性肾衰竭。当 AngⅡ浓度较高时，入球小动脉和出球小动脉均强烈收缩，故肾血流量和肾小球滤过率均降低。此外，AngⅡ还引起系膜细胞收缩，滤过系数减小，也可使肾小球滤过率降低。

（2）对肾小管重吸收的影响：AngⅡ可直接促进近端小管对 NaCl 的重吸收，使尿中排出的 NaCl 减少。

（3）对醛固酮和 ADH 分泌的影响：AngⅡ可刺激醛固酮的分泌，进而促进远曲小管和集合管上皮细胞的 Na^+-K^+ 交换；还可刺激神经垂体释放抗利尿激素，增加远曲小管和集合管对水的重吸收，使尿量减少。

3. 醛固酮对尿生成的调节 醛固酮是一种盐皮质激素，可促进远曲小管和集合管细胞对 K^+ 的分泌和 Na^+、水的重吸收，维持血容量。其作用机制在于，醛固酮进入远曲小管和集合管上皮细胞后，与胞质内受体结合，形成激素-受体复合物；后者穿过核膜进入核内，通过调节基因转录，合成多种醛固酮诱导蛋白，可能包括：①管腔膜钠通道蛋白：使 Na^+ 通道数目增多，促进小管液中 Na^+ 的重吸收；②基底侧膜上的钠泵：加速细胞内 Na^+ 泵出和 K^+ 泵入，有利于 Na^+、Cl^- 的重吸收和 K^+ 分泌（图 10-25）；③线粒体中合成 ATP 的酶：使 ATP 的合成增多，为基底侧膜上钠泵的转运功能提供更多能量。影响醛固酮分泌的因素除肾素-血管紧张素系统调节外，血中 K^+ 浓度升高和 Na^+ 浓度降低时，也可直接刺激醛固酮的分泌，尤其对血 K^+ 浓度升高敏感。

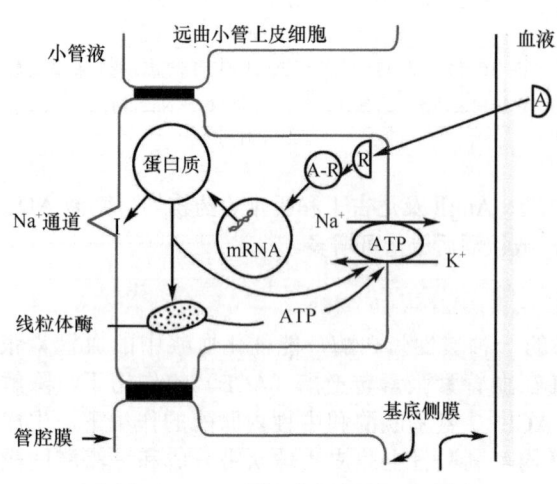

图 10-25 醛固酮作用机制示意图
A. 表示醛固酮；R. 表示受体；A-R. 醛固酮-受体复合物

（三）心房钠尿肽

心房钠尿肽（ANP）除可使血管舒张外，还促进肾脏 NaCl 和水的排出，即利钠和利尿作用。其作用机制包括增加肾小球滤过率、抑制集合管 NaCl 的重吸收以及抑制肾素、醛固酮和 ADH 的分泌等。促进 ANP 释放的因素除牵拉刺激外，还包括乙酰胆碱、去甲肾上腺素、ADH 及高血钾等。

此外，缓激肽可使肾小动脉舒张，肾血流量和肾小球滤过率增加；抑制集合管上皮细胞对 Na^+ 和水的重吸收。内皮细胞合成和释放的舒血管物质一氧化氮，可使入球和出球小动脉都舒张，使肾血流量和肾小球滤过率增大。

案例 10-6

患者，男性，49 岁。患酒精性肝硬化 3 年，呈面色黝黑、面颊凹陷、颧骨突出等肝病面容，食欲不振、消瘦乏力，期间因反复腹水住院治疗，1 周前因严重腹水再次入院。口服利尿药螺内酯和呋塞米治疗效果不佳，采取腹腔穿刺放腹水。2 天前患者出现少尿、氮质血症、低血钠、低尿钠。尿常规检测可见蛋白、管型（蛋白在肾小管内凝固）。物理学检查未见肾脏器质性病变。停用利尿药及抽腹水，给予保肝等对症处理，病情见好转。诊断：肝肾综合征。

问题：
1. 肾血流量有何特点？何谓肾血流量的自身调节？
2. 肾交感神经对肾血流量和肾小球滤过率有何影响？
3. 肾素-血管紧张素系统对尿生成有何影响？
4. 螺内酯和呋塞米的利尿机制分别是什么？

提示： 肝肾综合征（hepatorenal syndrome，HRS）是指肝硬化失代偿期时出现的进行性、功能性肾功能衰竭。患者由于大量腹水形成或放腹水，以及大量应用利尿剂，可使有效循环血量不足，肾血管收缩及血流减少，肾小球滤过率降低。导致肝肾综合征肾血管收缩的机制包括：肾交感神经张力增高、肾素-血管紧张素系统激活及ADH释放，在病理学上可无急性肾小管坏死或其他明显形态学异常。常见症状为少尿或无尿、氮质血症（血中尿素、肌酐和尿酸等非蛋白氮含量显著升高）、稀释性低钠血症和低尿钠等。

知识拓展　　　　　　　　　　　**利尿药**

利尿药（diuretics）临床主要用于治疗各种原因引起的水肿，如心衰、肾衰、肾病综合征及肝硬化，也可用于治疗非水肿性疾病，如高血压、肾结石等。常用的利尿药不是作用于肾小球，而是直接作用于肾小管，减少Na^+和水的重吸收，按利尿作用部位可分为5类：

1. **袢利尿药**　又称高效能利尿药或Na^+-K^+-$2Cl^-$同向转运体抑制药，主要作用于髓袢升支粗段，利尿作用强，不易引起酸中毒，因此是目前最有效的利尿药。常用药有呋塞米（速尿）、依他尼酸（利尿酸）和布美他尼。

2. **噻嗪类及类噻嗪类利尿药**　又称中效能利尿药，或Na^+-Cl^-同向转运体抑制药，主要作用于远曲小管始段，是临床广泛应用的口服利尿药和降压药。常用药有氢氯噻嗪，类噻嗪类利尿药如吲达帕胺。

3. **保钾利尿药**　又称低效能利尿药，主要作用于远曲小管后段和集合管，利尿作用弱，减少K^+排出，分为两类，一类是醛固酮受体拮抗药，如螺内酯（安体舒通），一类是Na^+通道抑制药，如氨苯蝶啶、阿米洛利。

4. **渗透性利尿药**　也称脱水药，主要作用于肾小管尤其是髓袢，如甘露醇、高渗葡萄糖。

5. **碳酸酐酶抑制药**　主要作用于近端小管，利尿作用弱，代表药物乙酰唑胺。

第四节　肾功能评价

一、清除率的概念和计算方法

清除率（clearance，C）是指两肾在单位时间（每分钟）内能将多少毫升血浆中所含的某物质完全清除，这个被完全清除了某物质的血浆毫升数，就称为该物质的清除率。由清除率的概念可知，肾清除某物质的量相当于多少毫升血浆中所含该物质的量。据此计算某物质（X）的清除率（C_X），需测定三个数值：①尿中该物质浓度（U_X，mg/100ml）；②每分钟尿量（V，ml/min）；③血浆中该物质浓度（P_X，mg/100ml）。因尿中的物质均来自血浆，所以$U_X×V=P_X×C_X$，亦即：$C_X=U_X×V/P_X$。

清除率可反映肾脏对不同物质的排泄能力，是评价肾功能的较好方法。实际上，肾并不可能将某部分血浆中的某种物质完全清除，因此清除率仅是一个推算的数值，它更能反映的是每分钟清除某物质的量究竟来自多少毫升血浆，或相当于多少毫升血浆中所含的该物质的量。

二、测定清除率的意义

测定清除率不仅可以测定肾小球滤过率、肾血浆流量、滤过分数和肾血流量，还可推测肾小管的物质转运功能。

（一）测定肾小球滤过率

肾小球滤过率可通过测定菊粉和内生肌酐清除率的方法进行测定。根据尿的生成过程可知，肾每分钟排出某物质的量应为每分钟滤过量、重吸收量和分泌量的代数和。其中，肾每分钟排出某物质的量为尿中该物质的浓度（U_X）与尿量（V）的乘积；每分钟肾小球滤过量为肾小球

滤过率（GFR）与该物质血浆浓度（Px）的乘积；而肾小管与集合管重吸收量为Rx，分泌量为Sx。则

$$Ux×V=Px×GFR-Rx+Sx$$

1. 菊粉清除率 如果某物质（如菊粉，inulin）可经肾小球自由滤过，且在肾小管和集合管既不被重吸收（Rx=0），也不被分泌（Sx=0），则该物质每分钟的肾排出量等于滤过量，即Ux×V=Px×GFR，因此该物质（如菊粉）清除率就等于肾小球滤过率，即

$$C_X=Ux×V/Px=GFR$$

菊粉清除率（C_{In}）的具体测定方法：给受试者静脉滴注一定量菊粉以保持血浆菊粉浓度恒定（P_{In}为1mg/100ml），然后测定尿量（V）为1ml/min，尿中菊粉浓度（U_{In}）为125mg/100ml，则菊粉清除率，即

$$C_{In}=U_{In}×V/P_{In}=125mg/100ml×1ml/min÷1mg/100ml=125ml/min$$

由此推知，肾小球滤过率约为125ml/min。菊粉清除率试验需静脉滴注菊粉，并保持其血浆浓度恒定，操作较繁杂。

2. 内生肌酐清除率 内生肌酐（endogenous creatinine）清除率很接近肾小球滤过率，且测定方法简便，故临床上常用内生肌酐清除率来推测肾小球滤过率。所谓内生肌酐是指体内组织代谢所产生的肌酐。因肉类食物中含有肌酐，剧烈肌肉活动也可产生额外的肌酐，故在进行内生肌酐测定前2～3日，应禁食肉类食物，避免剧烈运动或体力劳动。肌酐清除率试验时，只需测定24小时尿量（L/24h）、尿肌酐浓度（mg/L）及血浆肌酐浓度（mg/L），按下式计算，则

$$内生肌酐清除率 = 尿肌酐浓度（mg/L）× 尿量（L/24h）÷ 血浆肌酐浓度（mg/L）$$

肌酐能经肾小球自由滤过，但在肾小管和集合管可少量重吸收，也有少量由远曲小管分泌（因血浆肌酐浓度较低，肾小管分泌量可忽略不计），因此内生肌酐清除率与菊粉清除率虽相近，但如要准确测定肾小球滤过率，不能直接用内生肌酐清除率的值来代替。

（二）测定肾血流量

如果血浆中某物质（如碘锐特，diodrast，或对氨基马尿酸，para-aminohippuric acid，PAH）经肾小球滤过和肾小管、集合管重吸收及分泌后，可被完全清除，则该物质在肾静脉中的浓度应接近于0，因此该物质每分钟的尿排出量（$U_X×V$），应等于每分钟肾血浆流量（RPF）与该物质的血浆浓度（P_X）的乘积，因此

$$C_X×P_X=U_X×V=RPF×P_X$$

该物质的清除率（C_X）即为每分钟通过肾的血浆流量（RPF）。

例如，静脉滴注对氨基马尿酸钠盐，使其血浆浓度维持在1～3mg/100ml的较低水平。当血液经肾循环一次后，上述物质绝大部分（90%）被清除掉，但因肾动脉血有少部分供应的是肾单位以外的部分（如肾被膜、肾盂等非泌尿结构），故这部分血液中的上述物质不能被滤过和分泌而清除，肾静脉血中的浓度实际上并不为0，因此对氨基马尿酸的清除率（C_{PAH}）只用来代表有效肾血浆流量。如有效肾血浆流量为594ml/min，且肾动脉血中PAH有90%被肾清除，则肾血浆流量，即

$$RPF= 有效肾血浆流量/90\%=594ml/min÷90\%=660ml/min$$

已知GFR为125ml/min，可进一步推算出滤过分数（FF），即

$$FF=GFR÷RPF×100\%=125ml/min÷660ml/min×100\%=19\%$$

此外，根据肾血浆流量和红细胞比容，还可推算出肾血流量（RBF）。如红细胞比容为45%，肾血浆流量为660ml/min，则肾血流量为660÷(1-45%)=1200ml/min。

（三）推测肾小管的功能

将某种物质的清除率与肾小球滤过率对比，可推测出该物质是否能被肾小管净重吸收或净分泌，进而判断肾小管对该物质的转运功能。如果某物质清除率等于肾小球滤过率，则表明肾小管

对该物质无重吸收和分泌（例如菊粉）；如果物质清除率大于肾小球滤过率，则表明肾小管对该物质存在分泌，不排除肾小管重吸收该物质的可能，但其重吸收量必小于分泌量；反之，如果物质清除率小于肾小球滤过率，则表明肾小管对该物质存在净重吸收，也不排除肾小管分泌的可能，但其分泌量必小于重吸收量；如果物质清除率为0（例如葡萄糖），则表明该物质可全部被肾小管重吸收（图10-26）。

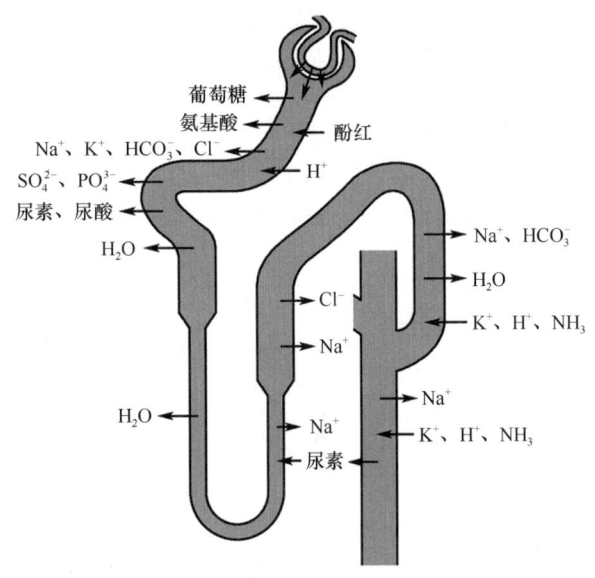

图 10-26　肾小管对不同物质的处理示意图

知识拓展　　　　　慢性肾功能衰竭与尿毒症

慢性肾功能衰竭（chronic renal failure，CRF）是由于各种慢性肾脏疾病发展至晚期，引起肾单位慢性渐进性、不可逆性破坏，残存的肾单位不足以充分排除代谢废物和维持内环境稳态，导致代谢废物和毒物在体内积聚，水、电解质和酸碱平衡紊乱，肾内分泌功能障碍而出现的一系列临床症状综合征。由于内生肌酐清除率与肾小球滤过率平行变化，可反映肾功能的变化及残存肾单位的数目。根据肾功能损害的程度，慢性肾衰可分为4期：①肾储备功能期（代偿期），内生肌酐清除率在正常值的30%以上，患者无症状和生化指标异常；②肾功能不全期，肾单位受损超过50%以上，内生肌酐清除率降至正常的25%～30%，患者可出现夜尿、多尿、贫血和轻度氮质血症等；③肾功能衰竭期（氮质血症期），肾单位受损进一步加剧，内生肌酐清除率降至正常的20%～25%，患者出现明显的氮质血症、酸中毒、严重贫血、夜尿、多尿及乏力、食欲不振等；④尿毒症期，是慢性肾衰最严重的阶段，内生肌酐清除率降至正常的20%以下，患者除代谢性酸中毒、高钾血症、尿少、浮肿、恶性高血压、重度贫血外，还出现神经系统症状以及剧烈恶心、呕吐，皮肤瘙痒，口有尿臊味等表现。由此可见，尿毒症（uremia）不是一个独立的疾病，而是慢性肾功能衰竭终末阶段引起的一系列自体中毒症状的临床综合征，患者需靠透析或肾移植来维持生命。

第五节　尿的排放

尿的生成是一个连续的生理过程，在肾单位和集合管连续不断生成后，经肾小盏、肾大盏、肾盂和输尿管进入膀胱储存。膀胱的排尿过程则是间歇进行的，当尿液在膀胱内储存达到一定量时，才能引起反射性排尿（micturition），将尿通过尿道排出体外。

一、膀胱与尿道的神经支配

膀胱逼尿肌和内括约肌受交感和副交感神经的双重支配（图10-27）。副交感神经在排尿活动中的作用尤为重要，其节前纤维由骶髓（S_2~S_4）发出，走行于盆神经中，节后纤维末梢释放乙酰胆碱，可激活逼尿肌的 M 受体，使逼尿肌收缩、尿道内括约肌松弛，从而促进排尿。交感神经则起自腰髓（L_2~L_5），经腹下神经到达膀胱，其末梢释放去甲肾上腺素，使逼尿肌松弛（作用于 β 受体）、内括约肌收缩（作用于 α 受体），抑制尿的排放，在排尿反射中一般不起重要作用。盆神经和交感神经中也含有感觉传入纤维。盆神经中的传入纤维可感受膀胱壁被牵拉的程度；交感神经的传入纤维走行于腹下神经中，可传导痛觉。

膀胱外括约肌是骨骼肌，其活动可受意识随意控制，由阴部神经传出支配。阴部神经由骶髓前角发出，为躯体运动神经。排尿反射时，阴部神经活动抑制，可使外括约肌舒张，实现尿的排放。

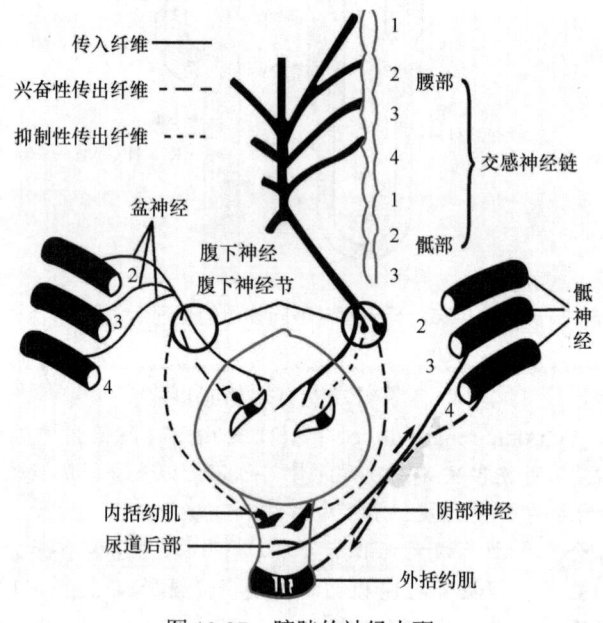

图10-27 膀胱的神经支配

二、排尿反射

排尿反射（micturition reflex）是一种脊髓反射，正常情况下受脑的高级中枢控制，可有意识地抑制或加强其反射过程。

尿液进入膀胱后，膀胱逐渐充盈。正常成人尿液充盈达 30~50ml 时，膀胱内压开始升高（5~10cmH₂O）。当尿量继续增至 200~300ml 时，膀胱内压仅稍有升高，这是由于膀胱平滑肌在被牵拉时，起初张力增大，但之后平滑肌出现松弛，张力恢复到原先水平，这一特性称应力舒张（stress relaxation），使膀胱内压升高不明显。只有当尿量充盈大于 300~400ml 时，膀胱内压才会明显升高，之后尿量稍有增加，膀胱内压就会迅速升高。

当膀胱尿量充盈到一定程度时（400~500ml），可兴奋膀胱壁尤其是后尿道的牵张感受器，传入冲动沿盆神经传至位于骶髓的排尿反射初级中枢，同时，冲动也上传至脑桥和大脑皮层的排尿反射高位中枢，可引起人的主观感觉，产生尿意。随着膀胱的进一步充盈，引起排尿反射的传入刺激越来越强，尿意也越来越强烈。高位中枢可发出强烈的兴奋或抑制冲动下行控制骶髓活动，大脑皮层中枢主要产生抑制性冲动，脑桥可产生抑制和兴奋性冲动。

如环境条件允许，由骶髓排尿中枢发出传出冲动，沿盆神经（副交感神经纤维）到达膀胱，引起膀胱逼尿肌收缩、尿道内括约肌舒张，使尿液被压向后尿道；同时阴部神经活动受抑制，尿道外括约肌舒张，产生排尿。进入后尿道的尿液可继续刺激尿道感受器，冲动经传入神经再次传至骶髓排尿中枢，进一步加强其活动，这一正反馈过程反复进行，结果使膀胱逼尿肌继续收缩，尿道外括约肌松弛，于是尿液被强大的膀胱内压驱出，直至膀胱内的尿液被排空。排尿后残留于尿道的尿液，可通过尿道海绵体肌的收缩将其排尽。排尿时腹肌的强力收缩也产生较高腹压，加强排尿反射，促进膀胱排空。有意识排尿不一定在膀胱充盈和有尿意时发生，膀胱内有少量尿液时也可进行。

如环境条件不允许，人可以有意识地通过高级中枢活动抑制排尿反射。小儿大脑发育尚不完善，对脊髓初级排尿中枢的控制能力较弱，故小儿排尿次数多，且易发生夜间遗尿现象。

三、排尿异常

当排尿反射弧受损，或与高位中枢的联系受损时，均可出现排尿异常（abnormality of micturition），包括尿频、尿潴留和尿失禁等。尿频是指排尿次数过多，常因膀胱炎症或机械性刺激（如膀胱结石）引起。尿潴留（urine retention）多因骶段脊髓或支配膀胱的传出神经（盆神经）受损，导致排尿反射不能发生，大量尿液滞留在膀胱无法排出。在脊休克时，因脊髓功能暂时丧失，即可出现尿潴留，此外尿路受阻也可造成尿潴留。若膀胱的传入神经受损，则膀胱的充盈不能反射性引起张力增加，故膀胱膨胀且膀胱壁张力下降，称无张力膀胱（atonic bladder）。尿失禁（urine incontinence）则因高位脊髓受损，使骶髓排尿初级中枢失去与高位中枢的功能联系，导致排尿不受意识控制，这种情况主要发生在脊休克恢复后。而在脊休克期间，如尿潴留导致膀胱过度充盈，可发生溢流性滴流，即从尿道溢出数滴尿液，称为溢流性尿失禁（overflow incontinence）。

（欧阳厚淦　霍福权）

思 考 题

1. 名词解释：肾素、球旁器、肾小球滤过率、滤过分数、有效滤过压、渗透性利尿、球-管平衡、水利尿、肾糖阈、低渗尿、清除率、排尿反射
2. 简述尿生成的基本过程。
3. 简述影响肾小球滤过率的因素。
4. 比较呋塞米和阿米洛利利尿机制的异同？
5. 糖尿病患者为何会出现尿糖和多尿？
6. 参与肾髓质外髓部和内髓部渗透压梯度形成的溶质分别有哪些？
7. 大量饮清水、快速静脉输注20%甘露醇，以及大量静脉输注生理盐水时，尿量各有何变化？原因是什么？
8. 一女性患者经检查有肾盂内结石，经超声碎石治疗后排出体外。试述该患者结石自肾盂内排出体外需经过哪些器官，哪些狭窄？

第十一章 感觉器官

【学习目标】

掌握：眼的调节，视网膜的感光换能系统，视敏度、暗适应、明适应、视野的概念；中耳的功能，声波传入内耳的途径；内耳的感音功能。

熟悉：感受器的一般生理特性；折光系统的光学特征和简化眼，眼的折光异常；视杆细胞的感光换能机制；视锥系统的感光换能机制和色觉；人耳的听阈和听域，耳蜗的感音换能作用，耳蜗的生物电现象；前庭器官的感受装置和适宜刺激，前庭反应。

了解：感受器、感觉器官的定义和分类；视网膜的功能；外耳的功能，听神经动作电位，前庭器官的适宜刺激和生理功能。

感觉（sensation）是客观物质世界在脑的主观反映，是机体赖以生存的重要基本功能活动。其产生的过程是由感受器或感觉器官、传入神经通路和大脑皮层三部分共同活动来完成的。人体主要的感觉有视觉、听觉、嗅觉、味觉、躯体感觉（包括皮肤感觉与深部感觉）和内脏感觉，本章所述内容仅限于感受器或感觉器官的功能，重点讨论机体的视觉、听觉和前庭感觉，而各种感觉的最终形成与神经系统的功能有关，这些内容将在神经系统中阐述。

第一节 感受器、感觉器官及其一般生理特性

一、感受器与感觉器官

感受器（receptor）是指分布在体表或组织内部专门感受体内、外环境变化的结构或装置。其形式多样，有些是感觉神经末梢，有些是神经末梢周围包绕的被膜性结构，机体内还存在一些在结构和功能上都高度分化的感受细胞，如视网膜中的视杆、视锥细胞和耳蜗中的毛细胞等，这些感受细胞连同它们的附属结构（如眼的折光系统、耳的集音与传音装置），构成了复杂的感觉器官（sense organ），如眼、耳、前庭、鼻、舌等器官。

根据所接受的刺激不同，感受器可分为：机械感受器、化学感受器、温度感受器、伤害性感受器、光感受器等。根据所在部位的不同，感受器可分为内感受器和外感受器，内感受器位于机体的内部，接受刺激后，向中枢提供内、外环境信息，引起各种调节性反应，如颈动脉窦的压力感受器。外感受器位于体表，感受外环境的变化，受刺激后能引起清晰的主观感觉，如视觉、听觉、嗅觉。

二、感受器的一般生理特性

1. 感受器的适宜刺激 每一种感受器通常只对一种特定形式的能量刺激最敏感，这种形式的刺激称为该感受器的适宜刺激（adequate stimulus）。如光波是视网膜感光细胞的适宜刺激，声波是耳蜗毛细胞的适宜刺激。感受器对适宜刺激非常敏感，只需很小的刺激强度就能引起兴奋，而对于非适宜刺激则不敏感，有时虽可产生反应，但所需刺激强度要比适宜刺激大得多。因此，机体内外环境的各种刺激，总是优先被适宜该刺激形式的感受器所接受。

2. 感受器的换能作用 感受器接受刺激后，可将各种形式的刺激能量转变为相应的传入神经末梢或特殊感受细胞的电变化，这一作用称为感受器的换能作用（transducer function）。在换能过程中，感受器并非直接将各种刺激能量转变为传入神经纤维的动作电位，而是先在传入神经末梢或感受器细胞产生一种过渡性电变化，称感受器电位（receptor potential）。感觉换能和动作电位发

生的部位通常是分开的。感受器以电紧张的形式沿细胞膜扩布，只要去极化足以达阈电位，动作电位即可在这些部位爆发并沿感觉神经向远处传导，因此可把感受器看成是生物换能器。有一些感受细胞（如感光细胞、毛细胞）产生的感受器电位以电紧张形式传至突触输出处，通过释放递质引起初级传入神经末梢发生膜电位变化，这种电位称发生器电位（generator potential）。

感受器电位或发生器电位在本质上是相同的，具有局部兴奋的性质。因此，感受器电位或发生器电位可通过其幅度、持续时间和波动方向的改变真实地反映和转换外界刺激信号所携带的信息。感受器电位或发生器电位的产生并不意味着感受器功能的完成，只有当这些过渡性电位变化使该感受器的传入神经纤维发生去极化并产生"全或无"式的动作电位时，才标志着这一感受器或感觉器官作用的完成。

3. 感受器的编码作用 感受器在将外界刺激转换为传入神经动作电位的过程中，将刺激所包含的环境变化的信息转移到动作电位的序列之中，称为感受器的编码作用。各种感觉中枢再根据这些经过编码的电信号序列，进行分析综合而获得各种主观感觉。例如，耳蜗受到声波刺激时，不但能将声波的机械振动能转换成神经冲动，而且还能把音量、音调、音色等信息包含在神经冲动的序列之中。目前已知，不同强度的刺激是通过参与信息传输的神经纤维数量的多少和每条神经纤维发放冲动频率的高低来编码的。

刺激性质的编码除决定于被刺激的感受器外，还决定于专用线路和传入冲动到达大脑皮层的终端部位，由此引起特殊性质的感觉。例如电刺激视神经或枕叶皮层，会引起光亮的感觉；刺激听神经时，病人会产生耳鸣的症状。

4. 感受器的适应现象 感受器的感觉冲动发放频率除与刺激强度有关外，还与刺激作用的持续时间有关。当某个恒定强度的刺激持续作用于感受器时，传入神经纤维发放的冲动频率逐渐减少，甚至消失，这一现象称为感受器的适应。

适应出现的快慢可因感受器的类型不同而有很大差别，如嗅、触觉感受器适应过程快，称快适应感受器，只在刺激作用后的短时间内有传入冲动发放，以后刺激虽然存在，但传入冲动频率很快降低到零。有的感受器则适应过程发展较慢，称慢适应感受器，如肌梭、颈动脉窦压力感受器、痛觉感受器等。适应过程的快慢各有其不同的生理意义，快适应感受器对刺激的变化十分灵敏，适于传递快速变化的信息，对生命活动是十分重要的，有利于机体探索新异的物体或障碍物，有利于感受器和中枢再接受新的刺激；慢适应感受器则有利于机体对某些功能状态如姿势、血压等进行长期持续的监测，并根据其变化随时调整机体的功能。

感受器发生适应现象较为复杂，不同种类的感受器产生适应过程的机制不同。适应并非疲劳，因为对某一强度的刺激产生适应之后，如果再增加刺激的强度，又可以引起传入冲动的增加。

第二节 眼的结构与视觉功能

眼（eye）是引起视觉的外周感觉器官，人眼的适宜刺激是波长为380～760nm的电磁波，在这个可见光谱的范围内，来自外界物体的光线，经过眼的折光系统，在眼底视网膜上形成物像，视网膜上的感光细胞将外界刺激所包含的视觉信息转变为电信号，由视神经传入大脑视觉中枢，从而形成视觉（vision）。视觉是人脑从外界环境获得信息最主要的途径，因而眼是人体最重要的感觉器官。

一、眼 的 结 构

眼由眼球和眼副器两部分组成。

（一）眼球

眼球位于眶内，是眼的主要部分，形似球状，其后方借视神经连于间脑。当眼平视前方时，眼球前面正中点称为前极，后面正中点称为后极，通过前、后极的直线称为眼轴，而光线经瞳孔中央至视网膜中央凹的连线称为视轴。眼球由眼球壁及其眼球内容物组成（图11-1）。

1. 眼球壁 眼球壁由外向内分为纤维膜、血管膜和视网膜三层。

（1）纤维膜：主要由致密结缔组织构成，厚而坚韧，具有维持眼球形状和保护眼球内容物的作用。可分为角膜和巩膜两部分。角膜（cornea）位于纤维膜的前1/6，无色透明，无血管，但富含神经末梢，感觉灵敏。角膜富有弹性，具有屈光作用。巩膜（sclera）位于纤维膜的后5/6，乳白色不透明，在巩膜与角膜交界处的内部有一环形小管，称为巩膜静脉窦，是房水流出的通道。

（2）血管膜：呈棕黑色，富含血管和色素细胞。从前向后可分为虹膜、睫状体和脉络膜三部分（图11-1、图11-2）。

虹膜（iris）位于角膜的后方，是圆盘形的薄膜，其颜色因种族不同而存在差异。虹膜中

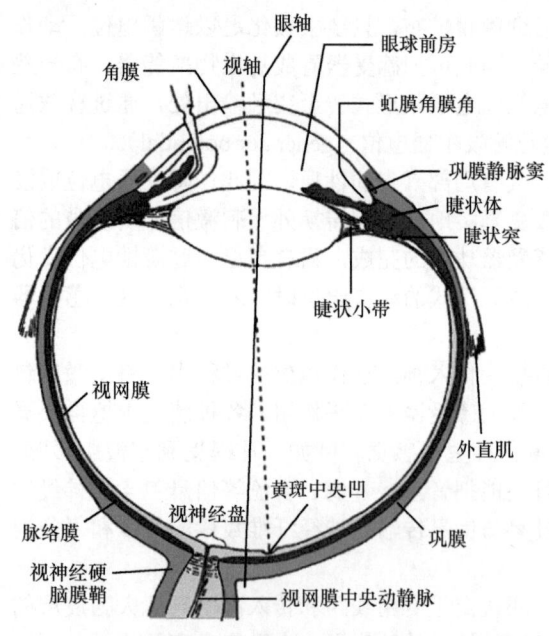

图 11-1 右眼球的水平切面

央的圆孔称为瞳孔（pupil），为光线入眼的通路。在虹膜内有两种排列方向不同的平滑肌，一种环绕瞳孔周缘，称为瞳孔括约肌，受副交感神经支配，收缩时可使瞳孔缩小；另一种自瞳孔周缘向外周呈放射状排列，称为瞳孔开大肌，受交感神经支配，收缩时可使瞳孔开大。在强光下或看近物时，瞳孔缩小，以减少光线的进入量；在弱光下或看远物时，瞳孔开大，使光线的进入量增多。

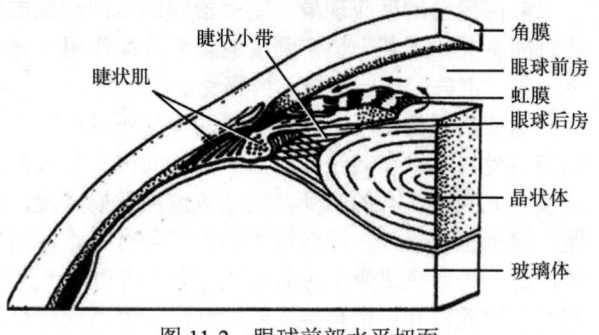

图 11-2 眼球前部水平切面

睫状体（ciliary body）位于虹膜外后方，为眼球血管膜的环形增厚部分。睫状体前部有许多呈放射状排列的皱襞借睫状小带与晶状体相连，称睫状突（图11-2）。睫状体内的平滑肌称为睫状肌，受副交感神经支配，收缩时可松弛睫状小带。睫状体有调节晶状体曲度和产生房水的作用。

脉络膜（choroid）位于巩膜的内面，为血管膜的后2/3部分，具有营养眼球壁和吸收眼内分散光线避免干扰视觉的功能。

（3）视网膜：视网膜（retina）位于血管膜的内面，由前向后可分为虹膜部、睫状体部和脉络膜部（视部）。视部具有感光作用，其余两部分不能感光，称为盲部。在视网膜后部的中央稍偏鼻侧有一白色圆盘状隆起，称为视神经盘或视神经乳头，是视神经起始和视网膜中央动、静脉出入处，无感光细胞，也称生理盲点。在视神经盘的颞侧约3.5mm稍偏下方有一黄色小区，称为黄斑，其中央的凹陷称为中央凹，是感光和辨色最敏锐的部位。

视网膜视部分内外两层，外层为色素上皮层，内层为神经细胞层。神经细胞层由外向内依次为感光细胞、双极细胞和神经节细胞（图11-3）。感光细胞包括视锥细胞（感受强光）和视杆细胞（感受弱光）两种。色素细胞层含有黑色素颗粒和维生素A，可营养和保护与它相邻的感光细胞。

2. 眼球内容物 眼球内容物包括房水、晶状体和玻璃体（图11-1）。三者都是透明的，具有折光作用。

房水（aqueous humor）为无色透明的液体，充满于眼房内。眼房是介于角膜与晶状体之间

的间隙，由角膜与虹膜之间的前房和虹膜与晶状体之间的后房组成，两者经瞳孔相通。前房的边缘部，虹膜与角膜所构成的夹角称为虹膜角膜角，为房水渗入巩膜静脉窦的通道。房水由睫状体产生，从后房经瞳孔流入前房，再经虹膜角膜角渗入巩膜静脉窦，最后汇入眼静脉。如此循环流动，以保证房水的生成与回流达动态平衡，从而维持正常的房水量和眼内压。在某些病理情况下，若房水回流发生障碍，造成眼内房水过多，可导致眼内压增高，影响视力，临床上称之为继发性青光眼。使用缩瞳药（如匹罗卡品），可扩大虹膜角膜角，促进房水回流，从而降低眼内压。

晶状体（lens）位于虹膜之后、玻璃体之前，是一个富有弹性的双凸透镜形的透明体，前面曲度较小，后面曲度较大。晶状体由晶状体囊和晶状体纤维组成，外周的晶状体囊通过睫状小带与睫状体相连，睫状体收缩或舒张可调节其曲度，使之适应看清不同距离物体的需要。

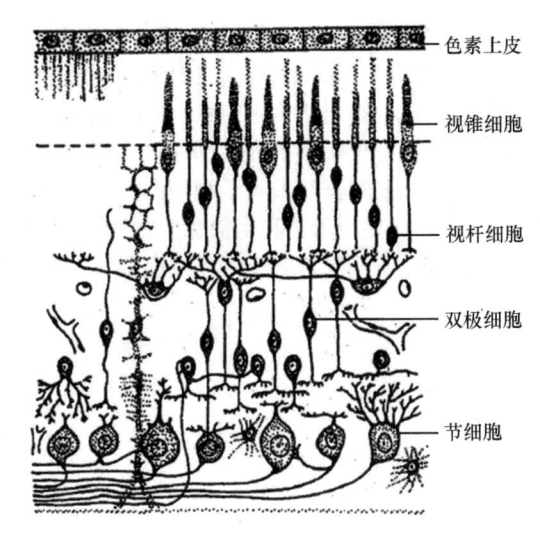

图 11-3　视网膜的主要细胞

玻璃体（vitreous body）为透明的胶状物质，填充于晶状体和视网膜之间，约占眼球内腔的后 4/5。玻璃体具有屈光和支撑视网膜的作用。

（二）眼副器

眼副器包括眼睑、结膜、泪器、眼球外肌等结构，具有保护、支持和运动眼球的作用。

眼睑（eyelids）位于眼球的前方，分为上睑和下睑，是保护眼球的屏障。上下睑间的裂隙称为睑裂。睑裂两侧上、下睑结合处分别称为内眦及外眦。眼睑的游离缘称为睑缘，其前缘有睫毛，可防止灰尘进入眼内和减弱强光照射。

结膜（conjunctiva）是一层薄而透明的黏膜，按所在部位可分为睑结膜、球结膜和结膜穹隆三部分。被覆在眼睑内面的称为睑结膜，覆盖在眼球前面的称为球结膜，睑结膜与球结膜相互移行处为结膜穹隆。

泪器（lacrimal apparatus）包括分泌泪液的泪腺和排泄泪液的泪道。泪液具有冲洗眼内异物、湿润角膜及杀菌作用。

眼球外肌（ocular muscles）共有 7 条，包括上直肌、下直肌、内直肌、外直肌、上斜肌、下斜肌和上睑提肌。协调的眼球运动主要依赖于眼外肌的协同收缩与舒张。

二、眼的折光系统

（一）眼折光系统的光学特征和简化眼

1. 眼的折光系统　眼的折光系统是一个复杂的光学系统，由角膜、房水、晶状体和玻璃体 4 种折射率不同的折光体，以及各折光体的前、后表面多个屈光度不等的折射界面组成。在处于安静状态、不作任何调节情况下的正常人眼，其折光系统的后主焦点恰好落在视网膜上，由远处物体（来自 6m 以外）各发光点发出的平行光线可在视网膜上形成清晰的像。

根据光学原理，当光线从一种媒质进入另一种媒质时将发生折射，折射程度取决于界面后对界面前两种不同媒质的折射率之比和界面的曲率大小。因为角膜的折射率明显高于空气的折射率，而眼内 4 种折光体之间的折射率以及各折射界面之间的曲率均相差不大，所以人眼光线的折射主要发生在角膜前表面。

2. 简化眼　根据人眼各折光体的光学参数，应用几何光学的一般原理，可画出光线在眼内行进的途径和成像情况，但十分复杂，为此，有人设计出一种与正常眼折光系统等效的简单模型，称为简化眼（reduced eye）。如图 11-4 所示，这种假想的模型由一个前后径为 20mm 的单球面折光体所构成，折射率为 1.333。曲率半径为 5mm，即节点（nodal point）在折射界面后方 5mm 处，后主焦点恰好位于该折光体的后极，相当于人眼视网膜的位置。简化眼和正常安静时的人眼一样，也正好能使平行光线聚焦于视网膜上。

如图 11-4 所示，利用简化眼模型，根据△AnB 和△anb 对顶角相等的两个相似三角形，可方便地计算出不同远近的物体在视网膜上成像的大小。

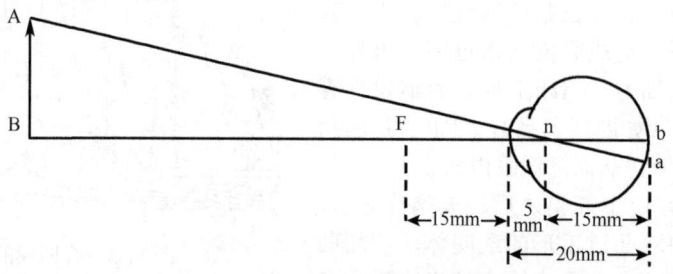

图 11-4　简化眼及其成像示意图

正常人的视力有一个限度，这个限度只能用人眼所能看清楚的最小的视网膜像大小而非能看清楚的物体大小来表示。因为物像的大小不仅与物体本身大小有关，还与物体和眼的距离有关。人眼能看清楚的最小的视网膜像大小大致相当于视网膜中央凹处一个视锥细胞的平均直径，大约 4.5μm。

（二）眼的调节

眼注视 6m 以内的物体（近物）时，从物体发出的入眼光线呈散射状，经过眼的折光系统会成像于视网膜之后，产生一个模糊的图像。但正常眼在视近物时也非常清楚，这是因为眼在视近物时已进行了调节的缘故。

1. 眼的近反射　眼在注视 6m 以内的近物或被视物体由远移近时，眼的调节（accommodation of the eyes）主要是晶状体变凸，同时发生瞳孔缩小和视轴会聚，这些反应统称为近反射（near response）。

（1）晶状体变凸：当眼视远物时，睫状肌处于松弛状态，使悬韧带保持一定紧张度，晶状体被牵引而形状相对扁平；当眼视近物时，可反射性地引起睫状肌收缩，使得悬韧带松弛，晶状体因自身的弹性而前凸和后凸，尤以前凸更明显，使其表面曲率增加，折光力增强，从而使物像前移成像于视网膜上（图 11-5）。

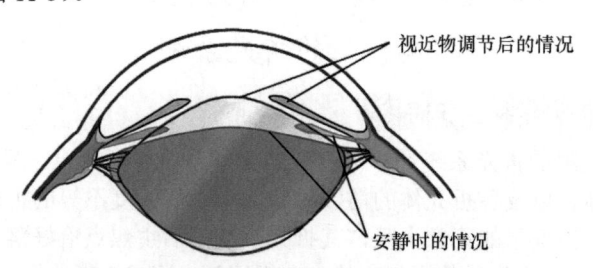

图 11-5　视近物时晶状体和睫状体位置的变化

眼视近物时，晶状体曲度增加是通过反射实现的。反射过程如下：当模糊的视觉信息到达视皮层时，皮层发出下行冲动，冲动经皮层中脑束到达中脑的正中核，继而传至动眼神经缩瞳核，再经动眼神经中的副交感节前纤维输送到睫状神经节，最后经睫状神经抵达睫状肌，使该肌收缩，悬韧带松弛，因而晶状体变凸。被视物体离眼越近，人眼光线的辐散程度越大，需要晶状体变凸的程度也更大，物像才能成于视网膜上。

正常人眼在安静未作调节的情况下就可使平行光线聚焦于视网膜上，因而能看清远处的物体，通常将眼不作任何调节时所能看清楚的最远物体所在之处称为远点（far point）。远点在理论上可在无限远处。但离眼太远的物体发出的光线过弱，由于这些光线在空间和眼内传播时被散射或吸收，它们在到达视网膜时已不足以兴奋感光细胞；或由于被视物体太远而使它们在视网膜上形成的物像过小，以至于超出感光细胞分辨能力的下限，在这些情况下，眼将不能看清楚这些离眼太远的物体。

眼作充分调节时所能看清楚的物体最近距离称近点（near point），表示晶状体的最大调节能力。近点离眼越近，说明晶状体的弹性越大，即眼的调节能力越强。随着年龄的增长，晶状体的弹性逐渐减弱，导致眼的调节能力降低，近点逐渐远移。例如，10岁儿童的近点平均约为9cm，20岁左右的成人约为11cm，而60岁时可增大至83cm。老年人由于晶状体弹性减小，硬度增加，导致眼的调节能力降低，这种情况称老视，俗称老花眼（presbyopia）。老花眼看远物不受影响，但看近物需用凸透镜矫正。

白内障（cataract）是一种老年人极常见的晶状体异常病变，与晶状体纤维中蛋白质变性有关，导致透明的晶状体形成不透明区域。当白内障严重地妨碍视力的时候，可以施行手术将晶状体摘除后佩戴凸透镜或者另外植入人造弹性透镜取代摘除的晶状体。

（2）瞳孔缩小：瞳孔的大小受自主神经的调控。交感神经兴奋时虹膜辐射状肌收缩，瞳孔便扩大；副交感神经兴奋时虹膜环行肌收缩，瞳孔则缩小。当眼视近物时，可反射性地引起双侧瞳孔缩小，称为瞳孔近反射（near reflex of the pupil）或瞳孔调节反射（pupillary accommodation reflex）。

正常人眼的瞳孔直径可在1.5～8.0mm变动。在上述晶状体变凸的反射中，由缩瞳核发出的副交感纤维也到达虹膜环行肌，使之收缩，引起瞳孔缩小。其意义在于减少折光系统的球面像差和色像差，使视网膜成像更加清晰。睫状肌与虹膜环行肌均受副交感神经支配，临床上眼科检查需放大瞳孔时，可用阿托品类眼药阻断虹膜环行肌收缩而产生扩瞳效应；但因同时阻了断睫状肌收缩，导致视网膜像变模糊。

（3）视轴会聚：当双眼注视某一近物或被视物体由远移近时，两眼视轴向鼻侧会聚的现象，称为视轴会聚，也称辐辏反射（convergence reflex）。在上述调节晶状体的反射活动中，当冲动传至动眼神经核后，经动眼神经的活动能使两眼球内直肌收缩，结果引起视轴会聚。其意义在于使物像始终能落在两眼视网膜的对称点上，从而产生清晰的视觉，防止复视（diplopia）。

2. 瞳孔对光反射　瞳孔在光线较强时缩小而在光线较弱时增大的反射，称为瞳孔对光反射（pupillary light reflex）。瞳孔对光反射的效应是双侧性的，光照一侧眼的视网膜时，双侧眼的瞳孔均缩小，这一现象又称互感性对光反射（consensual light reflex）。瞳孔对光反射是眼的一种重要的适应功能，其意义在于调节进入眼内的光量，使视网膜不至于因光照过强而受到损伤，也不会因光线过弱而影响视觉。该反射的神经通路为：强（或弱）光照射视网膜时产生的冲动沿视神经上传至中脑顶盖前区，然后到达双侧的动眼神经副核，再沿动眼神经中的副交感纤维传向睫状神经节，最后经睫状神经到达睫状体。瞳孔对光反射的中枢位于中脑，因此临床上常通过检查该反射是否完好来判断麻醉的深度和病情的危重程度。

（三）眼的折光异常

正常人眼无需任何调解即可看清远处物体；经过调节的眼，只要物体距眼不小于近点，也能看清6m以内的物体，这种眼称为正视眼（图11-6）。若眼的折光能力异常，或眼球的形态异常，使平行光线不能聚焦于安静未调节眼的视网膜上，这种眼则称为非正视眼，也称屈光不正，包括近视眼、远视眼和散光眼。

1. 近视　近视（myopia）的发生是由于眼球前后径过长或折光系统的折光能力过强，故远物体发出的平行光线被聚焦在视网膜的前方，因而在视网膜上形成模糊的图像（图 11-6）。近视眼看近物时，由于近物发出的是辐散光线，故不需调节或只需作较小程度的调节，就能使光线聚焦在视网膜上，因此，近视眼的近点和远点都移近。近视眼可用凹透镜加以矫正。

2. 远视 远视（hyperopia）的发生是由于眼球的前后径过短或折光系统的折光能力过弱，来自远物的平行光线聚焦在视网膜的后方，因而不能清晰地成像于视网膜上。新生儿的眼轴往往过短，多呈远视，在发育过程中眼轴逐渐变长，一般至 6 岁时成为正视眼。远视眼的特点是在视远物时就需要调节，视近物时则需要作更大程度的调节才能看清楚物体，因此远视眼的近点比正视眼远。远视眼可用凸透镜矫正。

3. 散光 散光（astigmatism）主要是由于角膜表面不同经线上的曲率不等所致。入射光线中，部分经曲率较大的角膜表面折射而聚焦于视网膜之前，部分经曲率正常的角膜表面折射而聚焦于视网膜上，还有部分经曲率较小的角膜表面折射而聚焦于视网膜之后。因此，平行光线经过角膜表面的不同经线入眼后不能聚焦于同一焦平面上，造成视物不清或物像变形。规则散光可用柱面镜矫正。

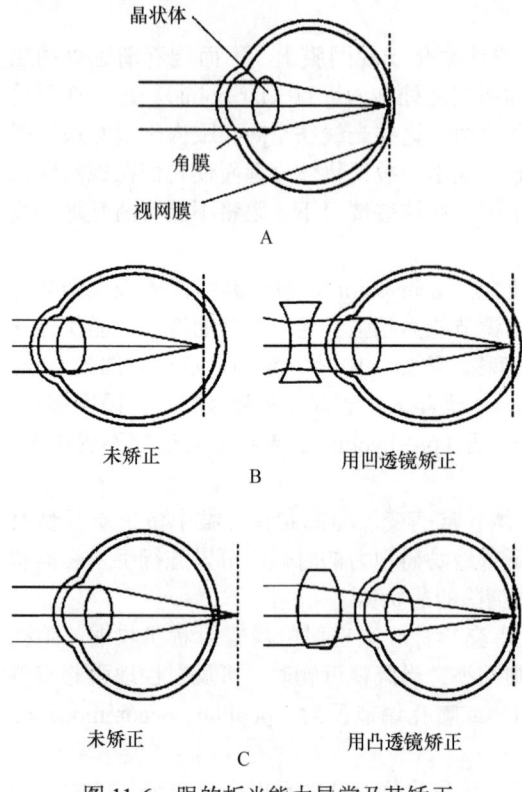

图 11-6 眼的折光能力异常及其矫正
A. 正视眼；B. 近视眼；C. 远视眼

案例 11-1

患者，男，69 岁，因"左眼渐进性视物模糊 1 年余"收住入院，自述 1 年前无明显诱因出现左眼视力下降，视物模糊伴眼前固定不动暗影，近期加重。眼科检查：VOD 0.5，VOS 指数/50cm。双眼眼睑无红肿及内外翻倒睫，泪点在位，指压泪囊无脓性分泌物溢出。结膜无充血、水肿，巩膜无黄染，角膜清亮、透明，前房适中，KP(–)，房闪(–)，虹膜色正，纹理清，瞳孔圆，直径约 3mm，对光反应存在。左眼晶体灰白色混浊，玻璃体窥视不清。查眼底：窥视不清。测眼压：OU 17mmHg，双眼位正，眼球无突出及凹陷，眼球自如。

诊断：左眼白内障。

问题：

1. 眼如何产生视力？
2. 该患者出现视力异常原因？
3. 该患者治疗做哪些选择？

提示：

1. 眼具有折光成像和感光换能两种作用，物体发出的光线经折光系统恰好落在视网膜上，可在视网膜上形成清晰的像。视网膜感光换能系统对视觉信号进行处理，传入中枢形成视觉。
2. 白内障是一种老年人极常见的晶状体异常病变，与晶状体纤维中蛋白质变性有关，使透明的晶状体形成不透明区域，进而导致视觉障碍。
3. 手术是白内障的主要治疗方式，目的是切除已经混浊的晶状体，并植入人工晶体。目前的白内障手术治疗术式成熟、疗效较好、开展广泛，可作为患者的首选治疗方案。

三、眼的感光换能系统

视网膜的基本功能是感受外界光刺激，并将这种刺激能量转换成神经冲动，经视觉传导通路传入中枢，经中枢分析形成主观意识上的感觉。

（一）视网膜的功能

视网膜包括色素细胞层和感光细胞层。

1. 色素细胞层 视网膜的最外层是色素上皮层，色素上皮细胞内有黑色素颗粒。其功能为：①调节光线强度，当强光照射视网膜时，色素上皮细胞能伸出伪足样突起，包被视杆细胞外段，使其相互隔离；当入射光线较弱时，伪足样突起缩回胞体，暴露出视杆细胞外段，有助于充分接受光刺激；②吞噬感光细胞外段脱落的膜盘和代谢产物；③接受来自脉络膜一侧的血液供应，并能为视网膜外层输送来自脉络膜的养分；④有储存维生素 A 及参与视紫红质再生功能。

2. 感光细胞层 人和哺乳动物的视网膜中存在视杆细胞（rod cell）和视锥细胞（cone cell）两种感光细胞，其内部含有大量的感光色素，在形态上由外段、内段和终足三部分构成（图 11-7）。

（1）视杆细胞：视杆细胞数量较多，外段呈圆柱状，胞质很少，绝大部分空间被一些圆盘状结构所占据，这种圆盘状结构称为膜盘（membranous disk），它们重叠成层，排列整齐。膜盘膜与质膜一样，以脂质双分子层为基架，上面镶嵌有大量蛋白质（图 11-8），这些蛋白质以能够在光作用下产生光化学反应的视色素为主。视杆细胞内只有一种视色素，称为视紫红质（rhodopsin）。人体每个视杆细胞的外段内约有 1000 个膜盘，每个膜盘约含 100 万个视紫红质分子。因此，单个视杆细胞即可对入射光线发生反应。此外，视杆细胞对光的反应较慢，因而有利于更多的光反应得以总和，这在一定程度上可提高单个视杆细胞对光的敏感度，使视网膜能察觉出单个光量子的强度。在夜间活动的动物，如猫头鹰等，其视网膜中只有视杆细胞。

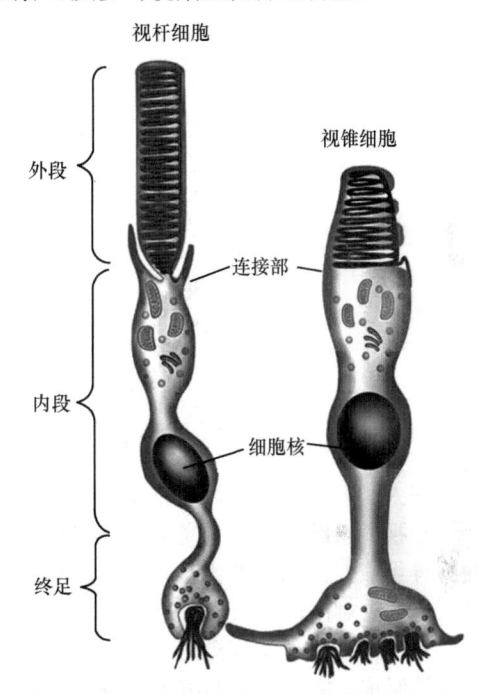

图 11-7 哺乳动物视杆细胞和视锥细胞模式图

（2）视锥细胞：视锥细胞外段呈圆锥状，数量较少，与视杆细胞相比，视锥细胞的外段较短，所含视色素较少，也有类似膜盘结构。每个视锥细胞外段有 1000～12 000 个膜盘，人和哺乳动物的视锥细胞有三种类型，其膜盘上分别含有 3 种不同的感光色素（红、蓝、绿）。在白昼活动的动物，如鸡、鸽、松鼠等，其光感受器以视锥细胞为主。

视杆细胞和视锥细胞在视网膜上分布不均匀。在黄斑中央凹处只有视锥细胞分布，该处视锥细胞的密度可高达 150 000 个/mm²，而其周围区域密度减少仅为 4000～5000 个/mm²。视杆细胞在中央凹的外缘开始出现，最高密度在偏离中央凹 6mm 处（即视角 20°）处可达 150 000 个/mm²，至视网膜周边区域逐渐下降为 30 000～40 000 个/mm²。视网膜由黄斑向鼻侧约 3mm 处有一直径约 1.5mm 的淡红色圆盘状结构，称为视神经乳头，这是视网膜上视神经纤维汇集穿出眼球的部位，是视神经的始端。因为该处无感光细胞分布，所以无光感受作用，成为视野中的盲点（blind spot）。正常时，由于用双眼视物，一侧眼视野中的盲点可被对侧眼的视野所补偿，因此人们并不会感觉到视野中有盲点存在。

（3）视网膜细胞的联系：两种感光细胞都通过其突触终末与双极细胞形成化学性突触联系；

双极细胞再和神经节细胞发生突触联系，神经节细胞发出的轴突构成视神经。已知视杆细胞与双极细胞神经节细胞之间的联系存在会聚现象；而视锥细胞与双极细胞和神经节细胞之间的会聚程度却少多。在中央凹处常可见到一个视锥细胞仅与一个双极细胞联系，而该双极细胞也只同一个神经节细胞联系，呈现一对一的"单线联系"方式，这是视网膜中央凹具有高度视敏度的结构基础。

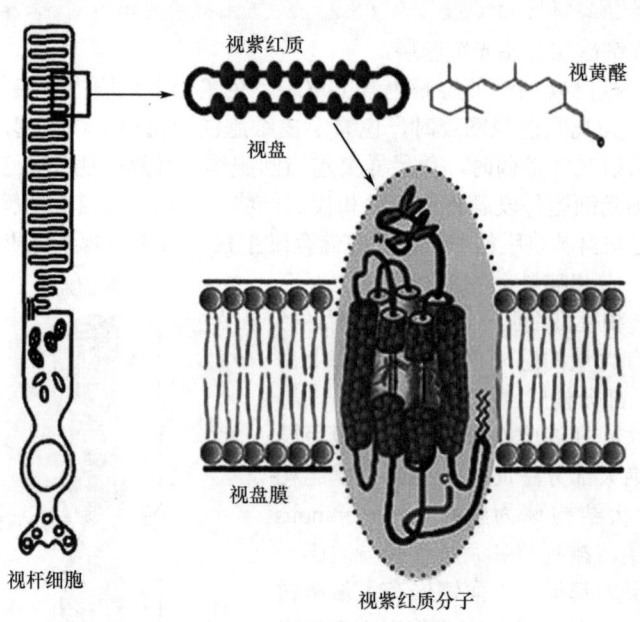

图 11-8　视杆细胞外段的超微结构示意图

（二）视网膜中的感光换能系统

在人和大多数脊椎动物的视网膜中存在两种感光换能系统，即视杆系统和视锥系统。

1. 视杆系统　又称晚光觉或暗视觉系统，由视杆细胞和与它们相联系的双极细胞以及神经节细胞等组成，其功能特点是，对光的敏感度较高，能在昏暗环境中感受弱光刺激而引起暗视觉，但无色觉，对被视物细节的分辨能力较低。

2. 视锥系统　又称昼光觉或明视觉系统，由视锥细胞和与它们相联系的双极细胞以及神经节细胞等组成。它们对光的敏感性较低，只有在强光条件下才能被激活，但视物时可辨别颜色，且对被视物体的细节具有较高的分辨能力。

（三）视杆细胞的感光换能机制

1. 视紫红质的分子结构　视紫红质由视蛋白（opsin）和视黄醛（retinene）结合而成。视黄醛由维生素 A 转变而来，又称视黄醇（retinol）。视蛋白是一个由 348 个氨基酸残基组成的单链，有 7 个螺旋区反复穿越外段内膜盘的膜结构，螺旋区之间有若干个非螺旋区连接。在暗处，视黄醛分子以 11-顺型的构型连接在视蛋白第 7 个螺旋区的赖氨酸残基上（图 11-9）。

2. 视紫红质的光化学反应　视紫红质在光照时能迅速分解为视蛋白和视黄醛，这是一个多阶段反应。首先是视黄醛分子构型的改变，即由

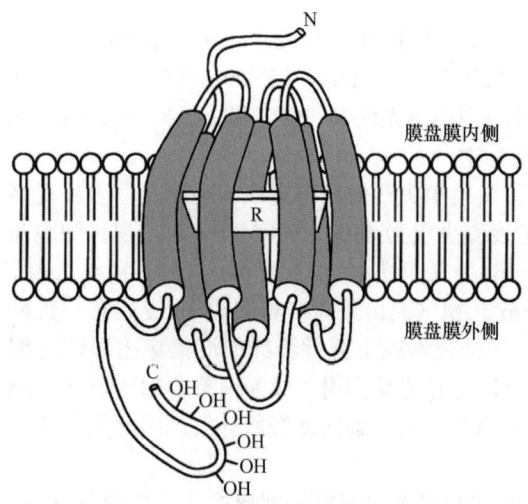

图 11-9　视紫红质分子结构示意图

11-顺型视黄醛转变为全反型视黄醛）。视黄醛分子构型的改变即可引起与它相结合的视蛋白分子构象的改变，由此而引起有关信号转导系统的活动，诱发视杆细胞产生感受器电位。

视紫红质的光化学反应是可逆的，在暗处又可重新合成。视紫红质的重新合成有两条途径，其一是先由全反型视黄醛异构为 11-顺型视黄醛，这一反应需要耗能，而且需要视黄醛异构酶的催化，而色素上皮细胞能为这一反应提供能量和必需的酶。所以，全反型视黄醛须从视杆细胞释出，再由色素上皮细胞摄取，通过异构而生成的 11-顺型视黄醛，最后回到视杆细胞与视蛋白结合，重新合成视紫红质。其二是全反型视黄醛先还原为全反型视黄醇，后者经异构酶催化而转变为 11-顺型视黄醇，然后氧化为 11-顺型视黄醛，最终使视紫红质得以重新合成（图 11-10）。

在视紫红质分解和再合成的过程中，总有一部分视黄醛被消耗，需依赖于食物中的维生素 A 来补充。如果维生素 A 长期摄入不足，将影响人们的暗视觉，引起夜盲症（nyctalopia）。

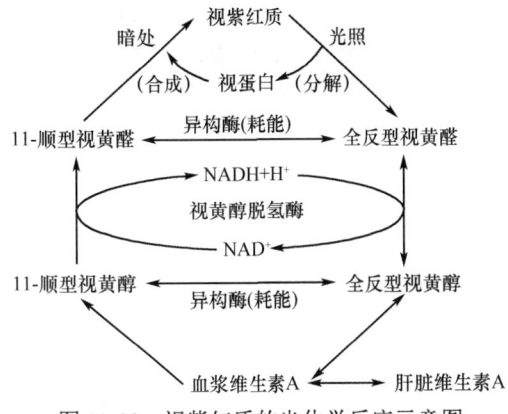

图 11-10 视紫红质的光化学反应示意图

3. 视杆细胞的感受器电位 视杆细胞的感受器电位是一种超极化型电位。视杆细胞在暗处的静息电位只有 $-30\sim-40\text{mV}$，比一般细胞小得多。在无光照时视杆细胞外段膜上 cGMP 门控 Na^+ 通道处于开放状态，形成持续性的 Na^+ 内流，同时，内段细胞膜上 K^+ 通过内段膜中的非门控钾通道外流，这种外向电流可使膜发生超极化。视杆细胞依靠内段膜中高密度钠泵的活动，能保持细胞内 Na^+、K^+ 浓度的相对稳定。当视网膜受到光照时，视紫红质的分解激活膜盘上的 G 蛋白，继而激活磷酸二酯酶，使外段胞浆中的 cGMP 大量分解，cGMP 门控 Na^+ 通道关闭，Na^+ 内流减少，而内段膜中的非门控钾通道仍继续允许 K^+ 外流，因而出现膜的超极化，产生超极化型的感受器电位。视杆细胞没有产生动作电位的能力，但外段膜上的超极化型感受器电位能以电紧张的形式扩布到细胞的终足部分，影响终足处的递质释放，在视网膜内经过复杂的电信号的传递过程，最终诱发神经节细胞产生动作电位，然后传入中枢。

（四）视锥系统的感光换能机制和色觉

1. 视锥系统的感光原理 视锥细胞的感光原理与视杆细胞相似。大多数脊椎动物都有三种不同的感光色素，分别存在于三种不同的视锥细胞中。三种感光色素中都含有 11-顺型视黄醛，只是视蛋白分子的结构稍有不同，决定了这三种感光色素对不同的波长的光线敏感，即分别对红、蓝、绿三种颜色光线最敏感，光照能激发这些细胞产生超极化型感受器电位，但其详细机制不清楚。

2. 颜色色觉 视锥细胞的功能特点之一是对不同颜色的识别。颜色视觉（color vision）简称色觉，是指不同波长的可见光刺激人眼后在脑内产生的一种主观感觉，是一种复杂的物理-心理现象正常人眼能分辨 150 多种不同的颜色。在波长为 380～760nm 的可见光中，只要平均增减波长 3～5nm，就能被视觉系统分辨出不同的颜色。

3. 三色学说 正常人眼虽能分辨百余种颜色，但视网膜中并不存在百余种对不同波长可见光发生反应的视锥细胞或视色素。早在 19 世纪初，Young 和 Helmholtz 就提出视觉的三色学说（trichromatic theory）。他们设想视网膜中存在三种不同的视锥细胞，分别含有对红、绿、蓝三种光敏感的视色素。当某一波长的光线作用于视网膜时，可以一定的比例使三种不同的视锥细胞发生兴奋，这样的信息传至中枢，就产生某一种颜色的感受。如果红、绿、蓝三种色光按各种不同的比例作适当的混合，就会产生任何颜色的感觉。

至 20 世纪 70 年代后，三色学说才被许多实验所证实。例如，有人用不超过单个视锥细胞直径的细小单色光束，逐个检查并绘制在体视锥细胞的光谱吸收曲线，发现视网膜中确实存在三类吸收光谱，其峰值分别在564nm、534nm和420nm处，相当于红、绿、蓝三色光的波长。用微电极记录单个视锥细胞感受器电位的方法，也观察到不同单色光引起的超极化型感受器电位的幅度在不同的视锥细胞是不同的，峰值出现的情况也符合三色学说。

用三色学说可解释色盲与色弱的发生。色盲（color blindness）是一种对全部颜色或某些颜色缺乏分辨能力的色觉障碍。全色盲表现为只能分辨光线的明暗，呈单色视觉，但全色盲极少见。部分色盲可分为红色盲、绿色盲和蓝色盲，其中以红色盲和绿色盲为多见。有些色觉异常的产生并非由于缺乏某种视锥细胞，而是由于某种视锥细胞的反应能力较弱，这就使患者对某种颜色的识别能力较正常人稍差（辨色功能不足），这种色觉异常称为色弱（color weakness）。色弱常由后天因素引起。

四、与视觉有关的若干生理现象

（一）暗适应与明适应

1. 暗适应　人从亮处进入暗处时，最初看不清任何物体，经过一段时间后，逐渐恢复暗处的视力，这种现象称为暗适应（dark adaptation）。暗适应实际上是人眼对光的敏感性在暗光下逐渐提高的过程。暗适应的产生与视网膜中感光色素的再合成过程有关。在亮处由于受到强光的照射，视紫红质大量分解而贮存量减少，到暗处后不足以引起对暗光的感受，因此，看不清物体。等待一段时间后，在暗处视紫红质的再合成增多，对暗光的感受能力增强，于是又逐渐恢复在暗处的视力。整个暗适应的过程约需30min，分为两个阶段，第一阶段主要与视锥细胞中感光色素的合成量增加有关，第二阶段则与视杆细胞中视紫红质的合成增加有关。

2. 明适应　人从暗处进入亮处时，最初感到光亮耀眼，看不清物体，稍待片刻才能恢复视觉，这种现象称为明适应（light adaptation）。产生的机制是由于在暗处蓄积的视紫红质在强光下迅速分解而产生耀眼的感觉，视紫红质大量分解后，由视锥细胞来承担在亮处的感光任务。明适应比暗适应要快得多，一般几秒钟内即可完成。

（二）视敏度

视敏度（visual acuity）亦称视力，是指眼对物体细微结构的分辨能力，即眼分辨物体两点之间最小距离的能力。通常以视角的倒数来表示，视角是指来自物体上两点的光线射入眼球，通过节点时交叉所形成的夹角。视角的大小与视网膜物像大小成正比。

正常眼能分辨的最小视角为1分角（1/60度，也称1分度），1分角在视网膜上所形成的物像约为4.5μm，大致相当于视网膜中央凹处一个视锥细胞的平均直径。1分角的物像两点可分别刺激相邻的两个视锥细胞，甚至中间还可能夹有一个未受刺激的视锥细胞，兴奋传入视觉中枢，即可分辨出两点。因此，视角为1分角的视力为正常视力。国际标准视力表就是根据这个原理设计的，例如，安放在5m远处的视力表，其中的图形缺口为1.5mm时，所形成的视角为1分，利用简化眼可以推算出此时视网膜上物像的大小4~5μm。按国际标准视力表表示为1.0，按对数视力表表示为5.0。由于中央凹处的视锥细胞较密集，直径较小，所以，视力可大于此数值。

（三）视野

单眼固定不动注视前方一点时，该眼所能看到的范围，称为视野（visual field）。正常人的视野受面部结构的影响，鼻侧和上方视野较小，颞侧和下方视野较大。在同一光照条件下，各种颜色的视野也不一致，白色视野最大，黄色、蓝色次之，红色再次之，绿色视野最小。临床上检查视野的目的在于了解视网膜的普遍感光功能，有助于诊断和监测视网膜、视神经或视传导通路上的某些疾病。

（四）双眼视觉

两眼观看同一物体时所产生的感觉为双眼视觉。人和高等哺乳动物的两眼都在头面部的前方,两眼视野有很大一部分是重叠的。双眼视物时,两眼视网膜各形成一个完整的物像,两眼视网膜的物像又各自按照自己的神经通路传向中枢。但正常时,人在感觉上只产生一个物体的感觉,而不产生两个物体的感觉。这是由于从物体同一部分发出的光线,成像于两眼视网膜的对应点上。例如注视某物体时,两眼的黄斑互为对应点,左眼的颞侧视网膜与右眼的鼻侧视网膜互相对应,左眼的鼻侧视网膜和右眼的颞侧视网膜也互相对应。

双眼视觉可以扩大视野,互相弥补单眼视野中的生理性盲点,并可产生立体感。立体视觉形成的原因,主要是因为同一物体在两眼视网膜上形成的像并不完全相同,左眼看到物体的左侧面较多些,右眼看到物体的右侧面较多些。这种信息传到中枢后,经过中枢神经系统的整合作用,就会产生一个有立体感的物体的形象。在单眼视物时,有时也能产生一定程度的立体感觉,这主要与物体表面的阴影和生活经验等有关。

> **知识拓展　　　　　　　　　眼内压与青光眼**
>
> 　　房水是由睫状体脉络膜上皮主动分泌的,具有营养角膜、晶状体及玻璃体的功能。房水不断产生,也不断回流,产生和回流二者之间的平衡,可调节眼内液体的总体积和压力。
> 　　正常的眼内压平均为15mmHg,变动范围不超过±2mmHg。青光眼(glaucoma)是一种眼睛疾病,常导致失明,其特征是眼内压病理性升高,有时可高至60~70mmHg。当压力升高至20~30mmHg时,会丧失视觉一段时间。若压力再升高,则可导致失明数小时或数天。青光眼的治疗可通过药物治疗,减少房水的分泌或增加房水的吸收来降低眼内压。若药物仍不能改善症状时,则必须借助手术将小梁间隙打开或是在前房与集液管间做一通道,使房水能流出眼房,而有效地降低眼内压。

第三节　耳的结构与功能

耳(ear)又称位听器,包括感受声波刺激的听觉感受器和能感受头部空间位置和运动速度刺激的位觉感受器。耳按部位可分为外耳、中耳和内耳。外耳和中耳是收集和传导声波的装置,内耳则是听觉和平衡觉感受器的所在部位(图11-11)。

一、耳的结构

1. 外耳　外耳包括耳郭、外耳道和鼓膜三部分。耳廓(auricle)以弹性软骨为支架,外面被覆皮肤而构成。外耳道(external acoustic meatus)是从外耳门至鼓膜的管道,成人长2~2.5cm。鼓膜(tympanic membrane)为椭圆形的薄膜,形状如同一个浅漏斗,其顶点朝向中耳,周缘附于颞骨上,是外耳与中耳的分界。

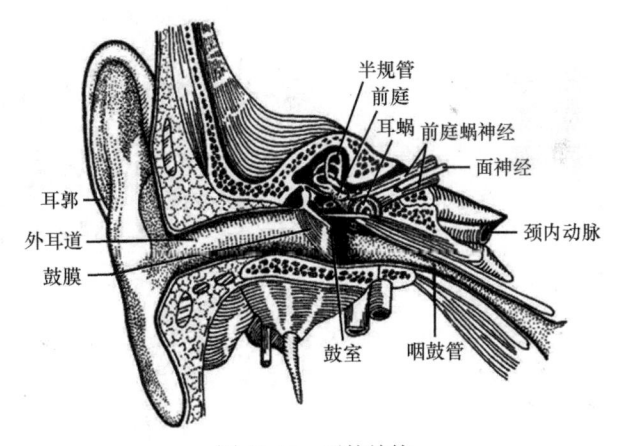

图11-11　耳的结构

2. 中耳　中耳由鼓室、咽鼓管、乳突窦和乳突小房等组成。鼓室(tympanic cavity)为一形状不规则的含气空腔,有上、下、内、外、前、后6个壁,其中外壁主要由鼓膜构成,内壁为迷路壁,有前庭窗和蜗窗两个小孔。鼓室内有听小骨及附于其上的肌肉、血管和神经等。听小骨有3块,即锤骨、砧骨和镫骨,三者依次连接组成听骨链。锤骨柄附着于鼓膜,砧骨居中,镫骨底借韧带连于前庭窗的周边。咽鼓管(auditory tube)为连通鼻咽部与鼓室的管道,可调节鼓室内压与外界大气压之间的平衡。

> **知识拓展**
>
> **中 耳 炎**
>
> 中耳炎是婴幼儿常见的一种疾病，成年人发病率较低。因为幼儿咽鼓管较成年人短、宽、直，流体或微生物容易从咽部进入鼓室，咽部急、慢性炎症时，可通过咽鼓管继发中耳炎，并可蔓延至邻近结构，引起并发症：累及鼓膜可引起鼓膜穿孔，累及内侧壁可引起化脓性迷路炎，侵及面神经管可致面瘫，向后蔓延至乳突窦和乳突小房可引起化脓性乳突炎，向上腐蚀破坏鼓室盖可引发颅内感染。

3. 内耳 内耳又称迷路，位于颞骨岩部的骨质内，分为骨迷路（bony labyrinth）和膜迷路（membranous labyrinth）。骨迷路为骨性管道，膜迷路为膜性结构，位于骨迷路之内，形状与之相似。骨迷路与膜迷路之间的腔隙内充满外淋巴，膜迷路内含有内淋巴，内、外淋巴互不相通。

（1）骨迷路由前向后可分为耳蜗、前庭和骨半规管。耳蜗（cochlea）形似蜗牛壳，由蜗螺旋管围绕蜗轴旋转2周半构成。蜗螺旋管被基底膜和前庭膜分成三个管腔，上方称为前庭阶，通向前庭窗；中间称为蜗管，属膜迷路；下方称为鼓阶，通向蜗窗（图11-13、图11-14）。前庭阶和鼓阶内的外淋巴在蜗顶部的蜗孔处相通。蜗管内充满内淋巴，与外淋巴不相通。前庭（vestibule）是位于骨迷路中部近似椭圆形的空腔，前接耳蜗，后与半规管相通（图11-13）。骨半规管（bony semicircular canal）位于前庭的后上方，为三个互相垂直的半环形骨管。

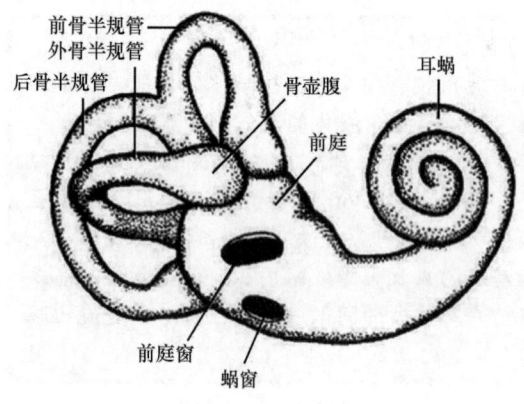

图11-12 骨迷路

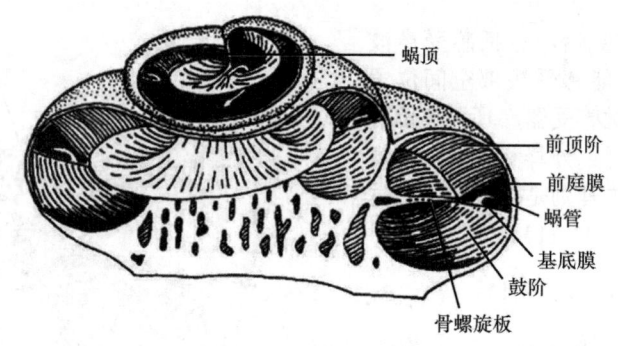

图11-13 耳蜗的结构

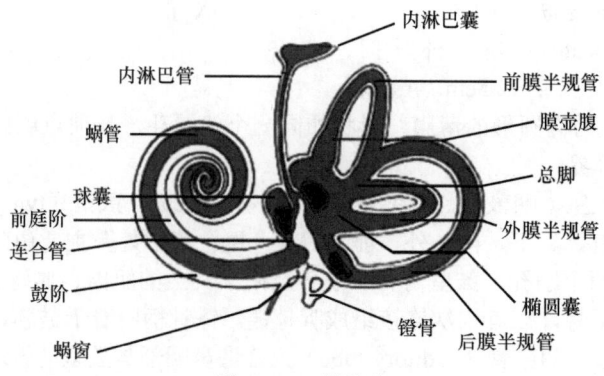

图11-14 膜迷路

（2）膜迷路由前向后可分为蜗管、球囊、椭圆囊和膜半规管，各部分相互连通（图 11-14）。蜗管与听觉有关，其他与平衡觉有关。

蜗管（cochlear duct）位于耳蜗内，为螺旋形的膜性盲管。蜗管介于前庭阶和鼓阶之间，其切面呈三角形，分为三个壁，上壁为前庭膜，外侧壁增厚与蜗螺旋管的骨膜连接，下壁为基底膜（图 11-14）。基底膜上有听觉感受器，即螺旋器，也称科蒂器（organ of Corti）。螺旋器由内、外毛细胞及支持细胞等组成，其上覆以盖膜。在蜗管的近蜗轴侧有一行纵向排列的内毛细胞，靠外侧有 3～5 行纵向排列的外毛细胞。两种毛细胞的顶部都有若干列静纤毛，同时有少量动纤毛。毛细胞的顶部与内淋巴接触，周围及底部与外淋巴接触。

球囊（saccule）和椭圆囊（utricle）位于前庭内，两囊之间借椭圆球囊管相连。球囊和椭圆囊壁上分别有球囊斑和椭圆囊斑，均为平衡觉感受器，上有感受性毛细胞，感受头部静止的位置及直线变速运动引起的刺激。

膜半规管（semicircular ducts）位于骨半规管内，其形态类似于相应骨半规管，也有三个，各自的膨大称为膜壶腹，每个膜壶腹的内面均有隆起的壶腹嵴（crista ampullaris），也是平衡觉感受器，其内也有感受性毛细胞，感受头部旋转变速运动的刺激。

4. 前庭蜗神经 前庭蜗神经（vestibulocochlear nerve）又称位听神经，是第Ⅷ对脑神经，由前庭神经和蜗神经组成。前庭神经节内神经元的周围突分布于球囊斑、椭圆囊斑和壶腹嵴中的毛细胞，其中枢突组成前庭神经，传递平衡觉神经冲动。螺旋神经节内神经元的周围突分布于螺旋器的毛细胞，其中枢突组成蜗神经，传递听觉神经冲动。

二、听觉功能

耳是听觉的外周器官，包括外耳、中耳的传音系统和内耳的感音系统。人耳的适宜刺激是空气振动的疏密波，声波通过外耳、中耳传递到内耳，经耳蜗换能作用，将声波的机械能转变为听神经纤维上的神经冲动，神经冲动传递到大脑皮质听觉中枢，产生听觉（hearing）。因此，听觉是由耳、听神经和听觉中枢的共同活动来完成的。

（一）人耳的听阈和听域

人耳能感觉到的声波频率在 20～20 000Hz 的范围内。声音达到一定强度才能产生听觉，这种刚好能引起听觉的最小强度称为听阈（hearing threshold）。当声音的强度在听阈以上继续增加时，听觉的感受也相应增强，但当强度增加到某一限度时，引起的将不单是听觉，同时还会引起鼓膜的疼痛感觉，这个限度称为最大可听阈（maximal hearing threshold）。图 11-15 是以声波的频率为横坐标，以声音的强度或声压为纵坐标绘制而成的听力曲线，该曲线反映了整个听觉系统的频率响应特性。图中下方的曲线表示不同频率的听阈，上方的曲线表示其最大可听阈，两者所包含的面积为听域（hearing span）。在这个区域内，听觉器官能感受不同强度与不同频率的全部声音。从图 11-15 可以看出，人耳最敏感的声波频率在 1000～3000Hz，人类的语言频率也主要分布在 300～3000Hz 的范围内。

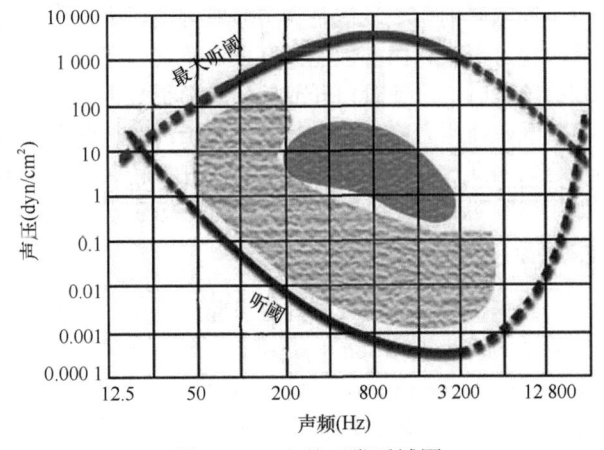

图 11-15 人的正常听域图

（二）外耳的功能

耳廓具有集音作用。有些动物的耳廓可以转动，以探测声源的方向。人的耳廓不活动，但可通过转动颈部来判断声源方向。

外耳道是声波传入的通路，其一端开口于耳廓，另一端终止于鼓膜。根据物理学原理，一端封闭的管道对于波长为其长度 4 倍的声波能产生最大的共振作用，即增压作用。人类的外耳道长约 2.5cm，其共振频率约 3800Hz，在外耳道口与鼓膜附近分别测量不同频率声波的声压时，对于频率为 3000～5000Hz 的声波当其传至鼓膜时，其强度要比外耳道口增强 10dB。

（三）中耳的功能

中耳的主要功能是将空气中的声波振动能量高效地传递到内耳淋巴液，其中鼓膜和听骨链在传音过程中起着重要作用。

从声学特性看，鼓膜的特有结构决定了它具有较好的频率响应和较小的失真度，其形状有利于将空气振动传递给锤骨柄，而且鼓膜的振动与声波同始终，无残余振动。听骨链中的锤骨柄附着于鼓膜，镫骨脚板与前庭窗相接，砧骨居中，将锤骨和镫骨连接起来，使之成为一个固定角度的杠杆系统，长臂为锤骨柄，短臂为砧骨长突，两臂长度之比为 1.3∶1。该杠杆的支点恰好在听骨链的重心上（图 11-16），因而在能量传递过程中惰性最小，效率最高。鼓膜振动时，如锤骨柄内移，则砧骨的长突和镫骨脚板也作相同方向的内移。

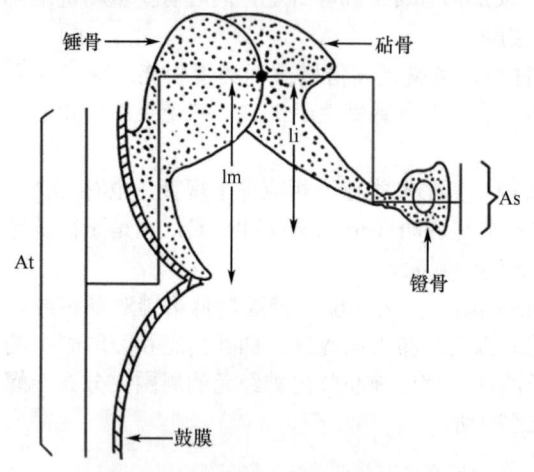

图 11-16 中耳的传音和增压功能
At 和 As 分别表示鼓膜和镫骨板面积；lm 和 li 分别表示杠杆长臂（锤骨柄）和短臂（砧骨长突）的长度；圆点为杠杆的支点

声波在由鼓膜经过听骨链向前庭窗的传递过程中，振动的振幅减小而压强增大。这是因为：①鼓膜有效振动面积为 55mm^2，而前庭窗膜的面积只有 3.2mm^2，二者之比约 17.2 倍；②由于听骨链的杠杆长臂与短臂的长度比约为 1.3∶1，经杠杆作用后，短臂一侧的压力将增大到原来的 1.3 倍。通过以上两方面的共同作用后，前庭窗上的振动压强将是鼓膜上的 22.4 倍左右（17.2×1.3），而振幅约减小 1/4。

咽鼓管的主要功能是调节鼓室内的压力，使之与外界大气压保持平衡，这对于维持鼓膜的正常位置、形状和振动性能具有重要意义。在通常情况下，其鼻咽部的开口处于闭合状态，在吞咽或打哈欠时，可使管口开放。如果由于某种原因（如炎症等）使咽鼓管发生阻塞，鼓室内的空气将被吸收而压力降低，引起鼓膜内陷，会使患者出现鼓膜疼痛、听力下降、耳闷等症状。人体在快速大幅度升、降时，若咽鼓管鼻咽口不能及时开放，会引起鼓室内外气体压力的不平衡。此时，如果作吞咽动作，可避免此类情况的发生。

（四）声音传入内耳的途径

1. 气传导 声波经外耳道引起鼓膜振动，再经听骨链和前庭窗传入内耳，这一传导途径称为气传导（air conduction），是引起正常听觉的主要途径。此外，鼓膜的振动也可引起鼓室内空气振动，再经蜗窗传入内耳，这一途径在正常听觉功能中并不重要，只有在听骨链受损时才可发挥一定的传音作用，但这时的听力较正常时大为降低。

2. 骨传导 声波直接引起颅骨的振动，再引起位于颞骨骨质中耳蜗的内淋巴振动，这个传导途径称为骨传导（bone conduction）；骨传导的效能远低于气传导，因此在引起正常听觉中的作用极小。当鼓膜或中耳病变引起传音性耳聋时，气传导明显受损，而骨传导却不受影响，甚至相对增强。当耳蜗病变引起感音性耳聋时，音叉试验的结果表现为气传导和骨传导均异常。因此，临床上可通过检查患者的气传导和骨传导是否正常来判断听觉异常的产生部位和原因。

（五）内耳的感音功能

内耳的听觉器官是耳蜗，耳蜗的主要功能是把传递到耳蜗的机械振动转变成听神经纤维的神经冲动，要完成这一功能的关键因素是耳蜗基底膜的振动。

1.基底膜的振动和行波理论　当声波振动通过听骨链到达前庭窗时，压力变化立即传给耳蜗内的液体和膜性结构。如镫骨的运动方向是压向前庭窗膜的，就会引起前庭窗膜内移，并将压力变化传给前庭阶的外淋巴，再依次传到前庭膜和蜗管的内淋巴，进而使基底膜下移，最后是鼓阶的外淋巴压迫蜗窗膜向外移。相反，当前庭窗膜外移时，则整个耳蜗内的淋巴和膜性结构均作反方向地移动，如此反复，便形成了基底膜的振动（图11-17）。在正常气传导的过程中，蜗窗膜起着缓冲耳蜗内压力变化的作用，是耳蜗内结构发生振动的必要条件。基底膜振动使毛细胞与盖膜之间发生位移，听毛弯曲变形，引起毛细胞兴奋产生感受器电位，进而引起听神经纤维产生动作电位，最后以神经冲动的形式传入大脑皮层颞叶，引起听觉。

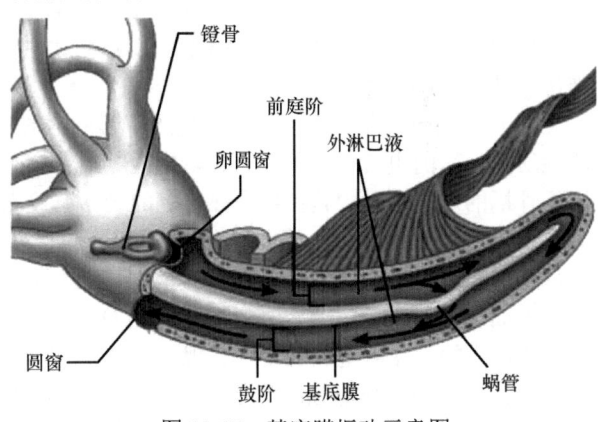

图11-17　基底膜振动示意图

进一步研究结果表明，基底膜的振动是以行波（travelling wave）的方式从基底膜底部开始向耳蜗顶部方向传播。内淋巴振动首先引起靠近前庭窗处的基底膜振动，此振动以行波方式沿基底膜由蜗底向蜗顶传播，就像人在抖动一条绸带时有行波向远端传播一样。不同频率的声波引起的行波都是从基底膜的底部开始，声波频率不同时，行波传播的远近和最大振幅出现的部位有所不同。声波频率愈高，行波传播愈近，最大振幅出现的部位愈靠近蜗底；反之，声波频率愈低，行波传播愈远，最大振幅出现的部位愈靠近蜗顶（图11-18）。动物实验和临床观察都证实，蜗顶受损主要影响低频音听力；蜗底受损主要影响高频音听力。耳蜗对声音强度的辨别则取决于耳蜗神经某条纤维上冲动发放的频率和参与兴奋传递的神经纤维的数目。耳蜗对声源方位的辨别主要根据声波到达两耳的时间和强度差。

2.耳蜗及听神经的生物电现象　基底膜的振动引起螺旋器上毛细胞顶部的听毛弯曲变形，这种机械变化引起耳蜗及与之相连的神经纤维产生一系列的电变化。据实验研究，耳蜗及听神经的电变化主要有以下几种类型。

（1）耳蜗静息电位：在耳蜗未受刺激时，将一个参考电极接地并插入鼓阶外淋巴内使其保持零电位，另一个测量电极插入蜗管内淋巴，测得电位为+80mV，称为耳蜗内电位（endocochlear potential）或称内淋巴电位（endolymphatic potential）。如将此测量电极插入毛细胞内，

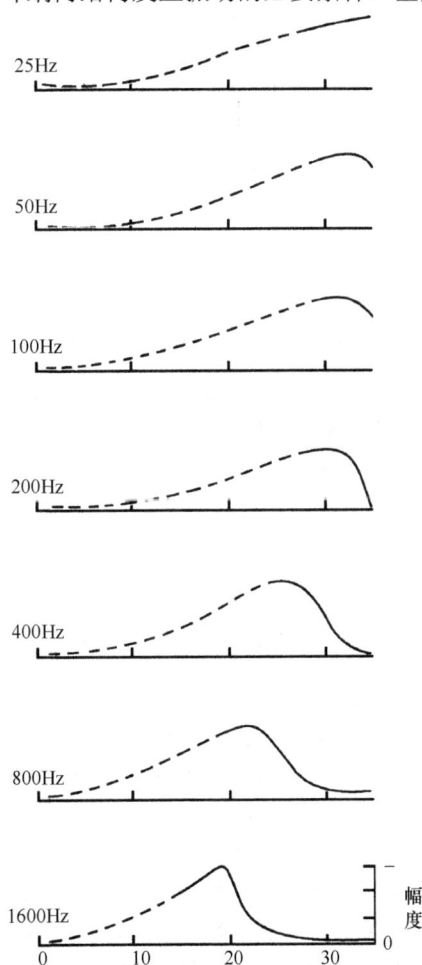

图11-18　不同频率声音引起基底膜位移示意图

则膜内电位为 -70mV 左右,称为毛细胞的静息电位。这样,蜗管内与毛细胞内之间的电位差为 150mV 左右。蜗管内淋巴中正电位的产生和维持是由于蜗管外侧壁的血管纹细胞膜上含有大量 Na^+ 泵,能分解 ATP 获得能量,将血浆中的 K^+ 泵入内淋巴,将内淋巴中的 Na^+ 泵入血浆,使 K^+ 泵入量超过 Na^+ 泵出量,在内淋巴中形成一个较高的正电位。血管纹细胞对缺氧和哇巴因（Na^+-K^+-ATP 酶抑制剂）非常敏感,因缺氧可使 ATP 生成及 Na^+ 泵活动受阻,使内淋巴的正电位不能维持,常可导致听力障碍。

(2) 耳蜗微音器电位：当耳蜗受到声音刺激时,在耳蜗及其附近结构中可记录到一种具有交流性质的特殊的电变化,称为微音器电位（microphonic potential）。此电位变化的波形和频率与作用于耳蜗的声波相似,其特点是在一定的刺激强度范围内,它的频率和幅度与声波振动完全一致。微音器电位潜伏期极短,小于 0.1ms；无不应期,可总和；不易疲劳,不发生适应现象,对缺氧和深麻醉相对不敏感,在听神经变性时仍能出现。微音器电位不是"全或无"式,可随刺激强度的增大而增加。实验证明,耳蜗微音器电位不是听神经动作电位,而是多个毛细胞在接受声音刺激时所产生的感受器电位的复合表现,是引发听神经动作电位的动因。

(3) 听神经动作电位：这是耳蜗对声音刺激的一系列反应中最后出现的电变化,是耳蜗对声波刺激进行换能和编码作用的总结果。它是由耳蜗毛细胞的微音器电位触发产生的。听神经动作电位的波幅和形状并不能反映声音的特性,但它可以通过神经冲动的节律、间隔时间以及发放冲动的纤维在基底膜上起源的部位等,来传递不同形式的声音信息。作用于人耳的声波是多种多样的,由此所引起的听神经纤维的冲动及其序列的组合也是十分复杂的,传入中枢后,人脑便可依据其中特定的规律而区分不同的音量、音调、音色等信息,不过目前有关这方面的知识了解得还很少。

耳蜗与听神经的生物电现象可归纳为：耳蜗在没有声音刺激时存在静息电位,当有声音刺激时,在静息电位的基础上,使耳蜗毛细胞产生微音器电位,进而触发听神经产生动作电位,该神经冲动沿着听神经传入听觉中枢,经分析处理后引起主观上的听觉。

案例 11-2

患者,女,35 岁。自述约 1 年前自行挖耳后出现右耳流血、耳痛症状,后出现流脓症状,口服抗生素缓解。一年来该症状反复发作,右耳听力逐渐下降,伴耳痛。专科检查：右侧外耳道深部可见脓痂附着,耳道深部及鼓膜松弛部表面见白色菌毛附着物,鼓膜紧张部可见一米粒大小穿孔,鼓膜标志不清。音叉实验：右耳 RT(±)ST(+)WT 偏右侧。颞骨 CT 平扫提示右侧鼓膜增厚,鼓室腔、乳突窦见软组织样密度充填。纯音听阈测定：右耳传导性听力下降。

临床诊断：慢性中耳炎。

问题：

1. 听觉是如何产生的？
2. 听力下降的可能原因是什么？
3. 该疾病的处理原则有哪些？

提示：

1. 听觉产生的过程：声源振动引起空气振动产生疏密波,通过外耳道、鼓膜和听小骨的传递,引起内淋巴振动,使耳蜗螺旋器的毛细胞发生兴奋,将声音信息转变为神经冲动,经听神经将神经冲动传入听觉中枢,产生听觉。

2. 反复上呼吸道感染、长期吸烟、耳垢堆积过多等都会导致中耳炎,中耳炎病情严重时,常会伴随着听力下降的表现,与炎症导致鼓膜穿孔、鼓室粘连、耳道内分泌物聚集、听小骨病变、中耳胆脂瘤、耳毒性物质渗透侵袭等原因有关,治疗不及时还可能会导致耳聋。

3. 慢性中耳炎的治疗原则：消除病因,控制感染,清除病灶,通畅引流,恢复听功能。首先要去除致病原因,治疗上呼吸道病灶性炎症；其次是调节鼓室内、外气压平衡,促进局部循环,帮助炎性分泌物排除和吸收；最后解除鼓室粘连,改善局部循环。

三、平衡觉功能

内耳迷路中的椭圆囊、球囊和三个半规管合称为前庭器官。它们主要功能是感受人体在空间的位置以及运动情况。当人体处于静止状态时，可通过它们感受头部在空间的位置；当人体作直线或旋转运动时，也可通过它们感受身体运动的状况。由前庭器官引起的这些感觉统称为前庭感觉。前庭器官传至中枢的信息，与其他传入信息如视觉、躯体深部感觉及皮肤感觉等一起，在调节肌肉的紧张性和维持身体的平衡中起着重要的作用。

（一）前庭器官的感受装置和适宜刺激

1. 前庭器官的感受细胞 前庭器官的感受细胞是毛细胞，每个毛细胞顶部有60~100条纤毛，其中有一条又粗又长的位于细胞顶部的一侧边缘处，称为动毛，其余的称静毛。电生理实验研究发现，当纤毛处于自然状态时，细胞膜内外存在着约 -80mV 的静息电位，同时与它相连的神经纤维发放一定的冲动频率。当外力使静毛倒向动毛一侧时，毛细胞发生去极化，神经纤维发放冲动频率增加；相反，当外力使动毛倒向静毛一侧时，毛细胞出现超极化，神经纤维发放冲动频率减少（图11-19）。冲动频率增减的信息传至中枢，引起特殊的位置觉和运动觉，并出现各种躯体和内脏功能的反射性改变。

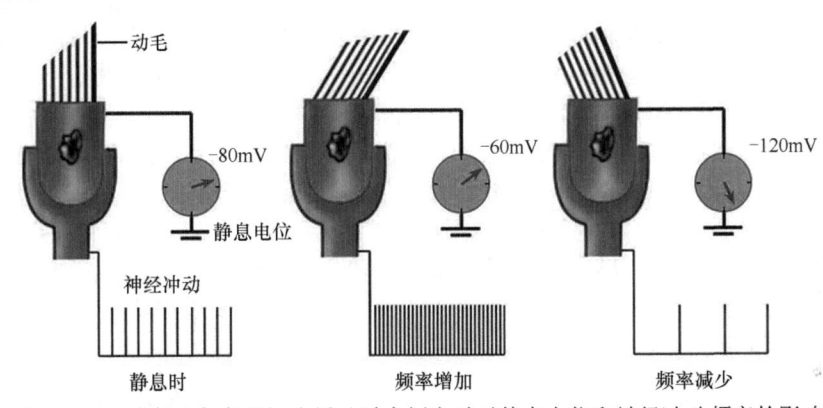

图 11-19 前庭器官中毛细胞纤毛受力侧弯时对静息电位和神经冲动频率的影响

2. 前庭器官的适宜刺激和生理功能

（1）椭圆囊和球囊：椭圆囊（utricle）和球囊（saccule）囊内各有一囊斑（macula），囊斑中含有感受性毛细胞。纤毛的游离端插入耳石膜胶质中。耳石膜内含有许多微细的耳石，主要由碳酸钙与蛋白质组成，其比重大于内淋巴，因而有较大的惯性。毛细胞底部有感觉神经末梢分布。

囊斑的适宜刺激是机体做直线变速运动和头部位置改变。当机体做直线变速运动或头部位置改变时，由于重力与耳石膜的惯性作用，毛细胞与耳石膜的相对位置发生改变，静毛向动毛侧弯曲，传入神经纤维发放冲动频率增加，该冲动传入中枢，引起姿势反射，以维持身体平衡；同时上传大脑皮层，引起位置觉与变速感觉。

（2）半规管：人体两侧内耳各有三条相互垂直的半规管（semicircular canal），每个半规管与椭圆囊连接处有一相对膨大的壶腹（ampulla），内有一隆起结构称壶腹嵴（crista ampularis），壶腹嵴内也含有感受性毛细胞，其纤毛植入在胶质内。毛细胞上动毛与静毛相对位置是固定的。例如在水平半规管内，当充满于管腔的内淋巴由管腔向壶腹嵴方向移动时，正好使细胞顶部的纤毛由静毛向动毛一侧弯曲，于是该壶腹嵴的传入神经向中枢发放的冲动频率增加。如内淋巴压力作用方向正好离开壶腹嵴时，该壶腹嵴传入神经传向中枢的冲动频率则减少。

半规管壶腹嵴的适宜刺激是正负角加速度。当人体直立头部前倾30°时，水平半规管正好与地面平行，此时围绕人体垂直轴旋转，水平半规管的感受器受刺激最大。当机体旋转开始时，由于管腔中内淋巴的惯性作用,它的启动要比人体和半规管本身的运动滞后,因此当机体向左旋转时,左侧水平半规管中的内淋巴压向壶腹方向,使毛细胞的静毛向动毛侧弯曲,该侧毛细胞产生兴奋,向中枢发放大量的神经冲动;而对侧水平半规管内淋巴压力作用方向则背离壶腹,毛细胞抑制而出现相反的效应。两侧不同频率的冲动传入中枢,引起眼震颤和姿势反射,以维持姿势平衡;同时冲动上传大脑皮层,引起旋转感觉。

(3) 前庭反应:来自前庭器官的传入冲动,除与运动觉和位置觉的引起有关外,还可引起各种姿势调节反应和自主性神经功能的改变,称为前庭反应。

1) 前庭器官的姿势反射:人体的前庭器官受到刺激时,会出现一些姿势调节反应,例如人乘电梯突然上升时,会出现肢体的屈肌收缩而两腿屈曲;当电梯突然下降时伸肌收缩而两腿伸直。又如人乘车而车突然加速时,会有颈背肌紧张性增强而出现后仰的姿势,车突然停止时则出现相反的情况。这就是前庭器官的姿势反射,其意义是维持机体一定的姿势和保持身体的平衡。

2) 前庭器官的自主神经反应:前庭器官受到过强、过长时间的刺激或前庭功能过敏时,常会引起自主神经失调,导致恶心、呕吐、眩晕、皮肤苍白等现象,称为前庭自主神经反应。严重时可导致晕船、晕车和航空病。

3) 眼震颤:前庭反应中最特殊的是躯体做旋转运动时,前庭半规管受刺激而出现的特殊眼球运动称为眼震颤(nystagmus),眼震颤按其性质可分为水平震颤、垂直震颤与旋转式震颤。以水平震颤最为常见,它包括两种运动时相:人体头部前倾30°,身体向左旋转,当旋转开始时,由于内淋巴的惯性作用,左侧壶腹嵴中毛细胞受到淋巴冲击增强,而右侧减弱,这时出现两眼球缓慢向右侧移动,称为眼震颤的慢动相(slow component);当慢动相使眼球移到两眼裂右侧端而不能再移时,又突然快速向左返回到眼裂正中,称为眼震颤的快动相(quick component)。此后再出现新的慢动相和快动相,往返不已,这就是眼震颤。当旋转变为匀速运动时,旋转虽在继续,但由于两侧壶腹嵴所受压力一样,于是眼球不再震颤而居于眼裂正中。当旋转停止时,内淋巴由于惯性作用而不能立即停止,使两侧壶腹嵴受到与运动开始时相反的压力变化,再次出现眼震颤,其方向与旋转开始时相反(图11-20)。临床上所指的眼震颤方向是以快动相为标准。正常人眼震颤持续15~40s,过长或过短常提示前庭功能异常。

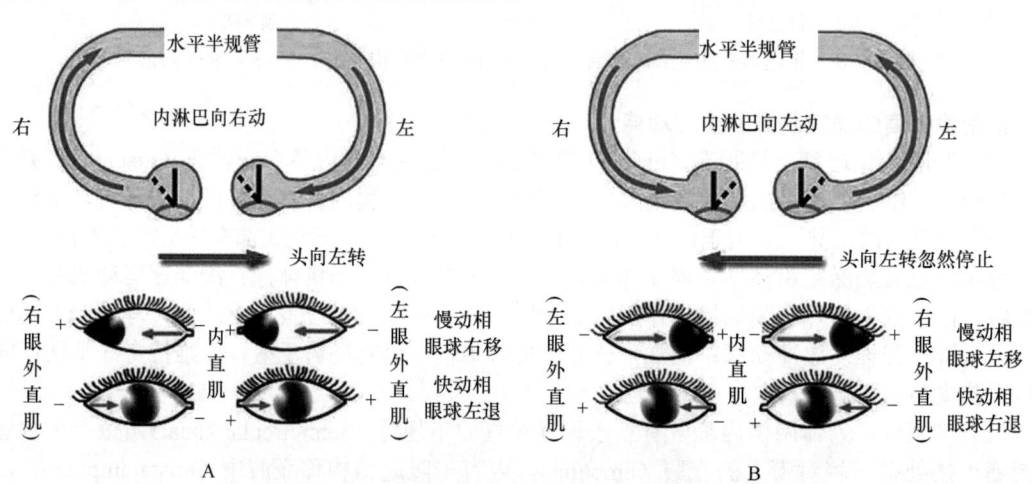

图11-20 旋转变速运动时水平半规管壶腹嵴毛细胞受刺激情况和眼震颤方向示意图
A. 旋转开始时的眼震颤方向;B. 旋转突然停止时的眼震颤方向

案例 11-3

患者,女,45岁。自述2天前在床上翻身时突发明显头晕,视物旋转,伴恶心,头晕发作时无耳鸣、耳阻塞感及听力减退,休息后缓解。头颅MRI、MRA等检查无明显异常,神经系统检查无明显阳性体征。Roll-Test 左侧：眼震方向向左（+）；右侧：眼震方向向右（+++）。Dix-Hallpike 左侧：眼震方向向左（+），无扭转性眼震；右侧：眼震方向向右（+++），无扭转性眼震。

临床诊断：良性阵发性位置性眩晕（右水平半规管耳石症）。

问题：
1. 眩晕感是如何产生的？
2. 该疾病需和哪些疾病进行鉴别诊断？
3. 该疾病的治疗原则有哪些？

提示：
1. 良性阵发性位置性眩晕又称耳石症，是头部运动到某一特定位置时诱发的短暂的眩晕，为具有自限性的周围性前庭疾病。产生眩晕的原因与球囊、椭圆囊结构内的耳石脱离有关，当机体头位变化时，半规管随之发生位置变化，脱落的耳石会随着内耳淋巴液的流动而运动，从而刺激半规管毛细胞产生兴奋，导致机体出现平衡障碍，主观感觉则为眩晕。

2. 良性阵发性位置性眩晕属于外周性眩晕，主要与中枢性眩晕相鉴别。其中包括后循环缺血、第四脑室肿瘤、多发性硬化、脑干肿瘤及脑血管意外等。此外，耳石症还需要与梅尼埃病、椎动脉型颈椎病引起的眩晕相鉴别。

3. 手法复位是最基本的首选治疗方法，目的是通过体位、头位转变使脱落的耳石顺着特定的方向移动，回归到椭圆囊。辅以药物治疗和位置训练，久治无效者可考虑手术治疗。

（欧阳厚淦　李　丽）

思 考 题

1. 简述人眼视 6m 以内物体时所进行的调节及其意义。
2. 简述视网膜中存在两种不同感光换能系统的功能及其特征。
3. 简述视杆细胞感受器电位的产生机制。
4. 简述视力表的设计原理。
5. 何谓视野？分布特点？视野检查意义？
6. 简述外耳和中耳在声波传入内耳中的作用。
7. 分析机体内耳损伤会出现哪些功能障碍。

第十二章 神经系统的结构与功能

【学习目标】

掌握：神经纤维传导兴奋和中枢兴奋传导的特征；经典的化学性突触传递的过程及机制；中枢抑制；外周神经递质及其受体；丘脑的感觉投射系统及其功能；牵张反射及其产生机制；内脏痛和牵涉痛；脊休克及去大脑僵直；各级中枢对肌紧张及运动的调节；自主神经对内脏活动的调节；睡眠的时相。

熟悉：神经系统的组成；脊髓和脑的位置；脑的组成；脊神经和脑神经的名称和分布范围；中枢神经递质及其受体；中枢神经元的联系方式。

了解：神经元和神经胶质细胞；神经的营养作用；非定向突触传递和电突触传递；大脑皮层的感觉代表区；神经系统对本能行为和情绪反应的调节；脑电活动与觉醒和睡眠；学习和记忆。

神经系统是人体生理功能最重要的调节系统。神经系统可直接或间接调节机体内各器官、组织的功能活动，使体内各种功能活动相互联系并协调成为统一的整体，从而更好地适应各种内外环境的变化，保证生命活动的正常进行。此外，人类的神经系统还具有语言、学习和记忆等高级功能。

第一节 神经系统的组成与结构

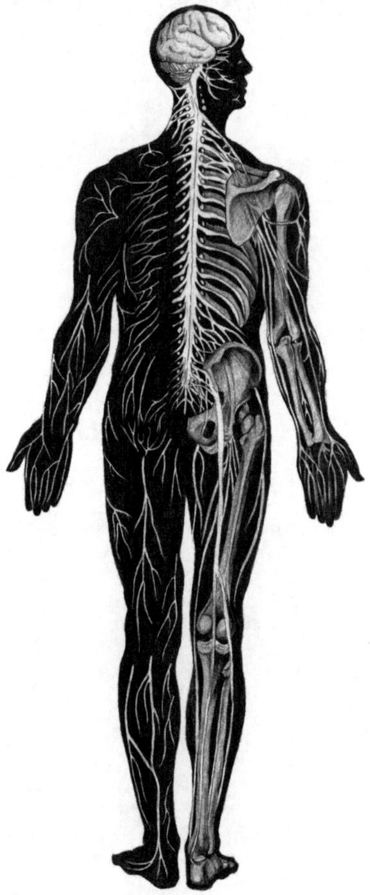

神经系统（nervous system）可分为中枢神经系统（central nervous system）和周围神经系统（peripheral nervous system）。中枢神经系统由脑和脊髓组成；周围神经系统由12对脑神经、31对脊神经组成（图12-1）。周围神经系统依据其分布对象又可分为躯体神经和内脏神经。

神经系统主要由神经组织构成。神经组织主要有神经元和神经胶质两类细胞。执行神经系统功能的基本单位是神经元，又称神经细胞（neural cell）。神经元（neuron）是高度特化、能够传导神经冲动的可兴奋细胞。在形态上神经元分为胞体、树突（dendrite）和轴突（axon）三部分。胞体含有细胞核和大量细胞器，是神经元代谢中心。树突是胞体向附近伸出的多个树枝状突起，大大增加了神经元接受传入信号的表面。轴突呈细索状，一般为单根，从胞体向远处延伸，可将神经冲动从胞体传向远方，为传导神经冲动提供通路。轴突由神经胶质包被后称神经纤维。

神经元胞体和树突以及神经纤维排列具有规律性，有的部位集结着大量神经元的胞体及其树突，有的部分聚集着大量的神经纤维。在中枢神经系统中，神经元的胞体及其树突聚集的部分称灰质（gray matter）。位于脑表面的灰质称皮质，在脑和脊髓的内部，形态和功能相似的神经元的胞体及其树突聚集在一起形成的灰质团块，称神经核（nucleus）。在中枢神经系统中，神经纤维聚集的部位称为白质（white matter）。在白质中，起止、行程和功能基本相同的神经纤维聚集成束称纤维

图12-1 神经系统概观

束。另外，在中枢神经系统中也存在神经元胞体和神经纤维交织排列的区域，称网状结构。在周围神经系统中，神经元胞体集结处形成结节样结构，称神经节（ganglion），而神经纤维则集合形成条索状结构，称神经（nerve）。

一、脊髓和脑

（一）脊髓

1. 位置和外形 脊髓（spinal cord）位于椎管内，全长42~45cm（图12-2）。椎管的上端经枕骨大孔通颅腔，在此处脊髓与脑的最下端（即延髓）相延续。成人脊髓下端一般仅到达第1腰椎体下缘水平，在第2腰椎以下的椎管内仅有脊神经根。脊髓在外形上呈前后稍扁的圆柱形，全长粗细不等，支配管理上下肢的部分较粗。脊髓有6条纵沟，其中在前外侧沟处有脊神经前根的根丝穿出；在后外侧沟处有脊神经后根的根丝进入脊髓，前、后根在脊髓外侧汇合形成脊神经（图12-3）。

脊神经有31对，每一对脊神经的神经根对应的一段脊髓可称作一个脊髓节段（图12-3）。31对脊神经根，自上而下可分为颈神经8对，胸神经12对，腰神经5对，骶神经5对，尾神经1对。脊髓相应地分为31个节段，其中颈段8节，胸段12节，腰段5节，骶段5节和尾段1节。脊髓的全长粗细不等，在下颈段和腰骶段膨大，末端变细称脊髓圆锥。

2. 内部结构 脊髓的内部结构规整。一根细长的中央管贯穿脊髓，在中央管周围分布有灰质，灰质的周围聚集着白质（图12-3）。

在脊髓的横切面上，灰质呈H形（图12-4）。在中央管前方和后方的灰质分布较少，而在中央管的两侧分布有大量灰质。中央管两侧灰质的前部扩大为前角，含有前角运动神经元；后部称后角，较前部细，由后向前依次有后角边缘核、胶状质、后角固有核等；前、后角之间的区域称中间带。胸1到腰3节段的中间带向外突出形成侧角，内有中间带外侧核。脊髓的第2~4骶段中间带的外侧，相当

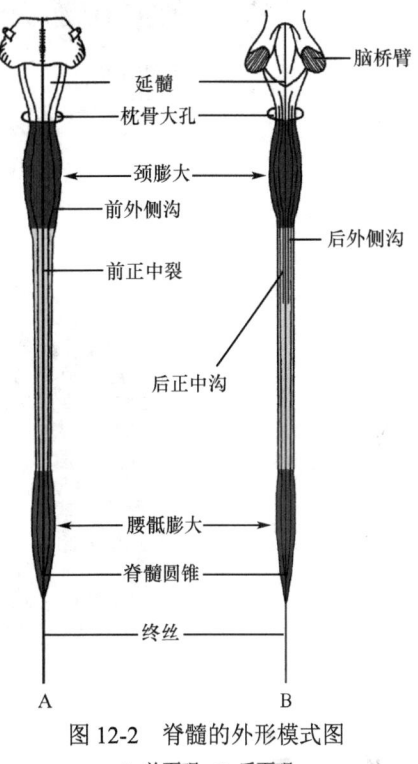

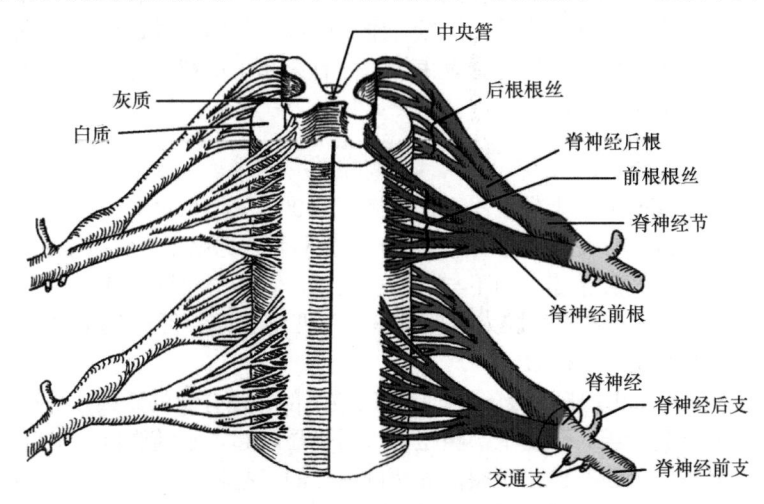

图12-2 脊髓的外形模式图
A. 前面观；B. 后面观

图12-3 脊髓节段

于胸段侧角的部位有骶副交感核。另外，对脊髓灰质的分部还有其他划分方法，例如板层结构，Rexed 根据脊髓灰质细胞构筑情况，将脊髓灰质划分为 10 个板层。

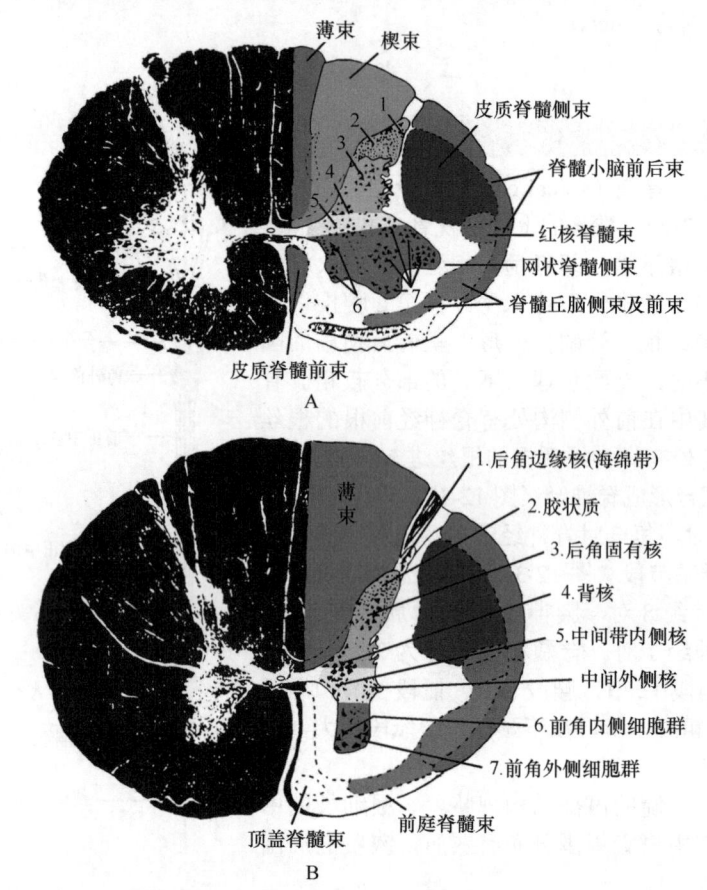

图 12-4　脊髓的白质和灰质分布及其内部结构示意图
A. 颈髓；B. 胸髓

脊髓的白质位于灰质周围，借脊髓表面的纵沟分为前索、外侧索和后索三个索（图 12-4）。脊髓白质主要由许多纤维束组成。纤维束可分为长的上行纤维束、下行纤维束和短的固有束。上行纤维束将躯干四肢的各种感觉信息上传到脑，主要有薄束和楔束、脊髓丘脑侧束、脊髓丘脑前束、脊髓小脑后束以及脊髓小脑前束等。下行纤维束来源于脑的不同部位，将神经冲动下传到脊髓，有皮质脊髓束、红核脊髓束和前庭脊髓束等。固有束起止均在脊髓，紧靠脊髓灰质分布，完成脊髓节段内和节段间反射活动。

（二）脑

脑（brain 或 encephalon）位于颅腔，成人脑重约 1400g。脑分为六部分：端脑、间脑、中脑、脑桥、延髓和小脑。中脑、脑桥和延髓依次连在一起呈柄状合称脑干（brain stem）（图 12-5）。

1. 脑干　脑干向上与间脑相连，向下与脊髓相延续，背面与小脑相连，与小脑共同占据颅后窝（图 12-5）。脑干与小脑之间的室腔为第四脑室。第四脑室向下通脊髓中央管，向上通中脑水管，背侧借 3 个孔与蛛网膜下隙相通。

（1）外形：延髓（medulla oblongata）是脑干的最下部，是脊髓的延续，外形与脊髓相近，脊髓表面的沟裂向上延续到延髓。延髓上部略粗，表面明显隆起。延髓腹侧面上部以横行的延髓脑桥沟与脑桥分界。延髓腹侧面有前正中裂，其两侧纵行的隆起称锥体，锥体下端有纤维跨过前正中裂至对侧，称锥体交叉。延髓背侧的上部由于中央管的后移开放与脑桥背面共同形成菱形窝，即第四脑室底（图 12-6，图 12-7）。延髓背侧面上部与脑桥以菱形窝内的髓纹作为分界线。延髓背侧面下部后正中沟两侧有薄束结节和楔束结节。

脑桥（pons）腹侧面为脑桥基底部，基底部正中有纵行的基底沟。基底部向后外逐渐移行为小脑中脚，连于小脑。在小脑中脚的背内侧的上份是小脑上脚，下份是小脑下脚。脑桥的背侧面是菱形窝的上半，小脑上脚构成了此窝的外上界。

中脑（mesencephalon）腹侧面有一对粗大的纵行隆起，称大脑脚。大脑脚之间的凹陷为脚间窝。中脑背侧面有上、下两对圆形隆起，分别是上丘和下丘，合成四叠体，又称中脑顶盖。

（2）内部结构：由于脑干上有端脑和间脑，后有小脑，下有脊髓，所以脑干内部神经纤维束纵横交错，其内的灰质便被分散成核团，从而也形成了丰富的网状结构。脑干结构与功能复杂。

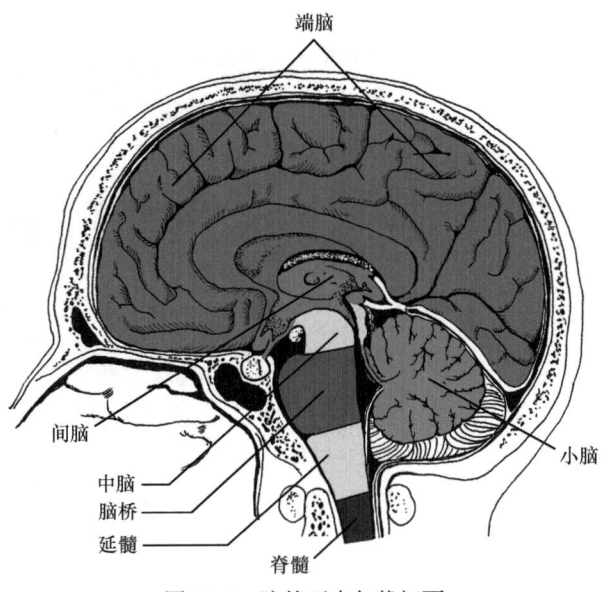

图 12-5　脑的正中矢状切面

脑干的神经核团分为脑神经核和非脑神经核。脑神经核是指与脑神经相联系的核团，它们在脑干中有规律地排列成纵行的功能柱。发出纤维支配头面部骨骼肌的是一般躯体运动柱和特殊内脏运动柱（支配由腮弓衍化而来的肌，如表情肌等）；发出纤维支配头、颈、胸、腹部器官的平滑肌、心肌和腺体的是一般内脏运动柱；接受脏器、心血管以及味觉的感觉纤维传入的是一般和特殊内脏感觉柱；接受头面部皮肤与口、鼻腔黏膜感觉纤维传入的是一般躯体感觉柱；接受内耳听觉和平衡觉感受器感觉纤维传入的是特殊躯体感觉柱。这里的特殊是指脊髓所不具有的。

非脑神经核有相当广泛的传入、传出纤维联系，但不与脑神经直接相关，这类核有薄束核、

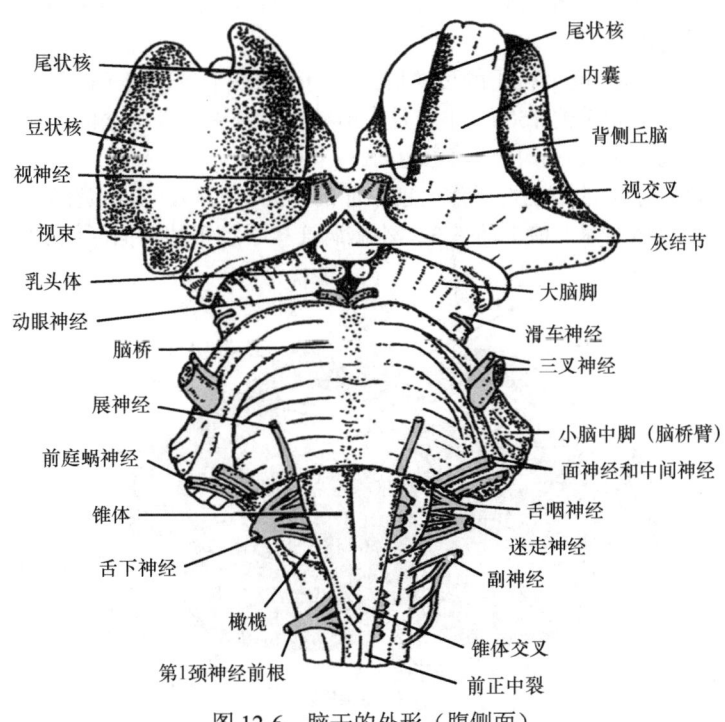

图 12-6　脑干的外形（腹侧面）

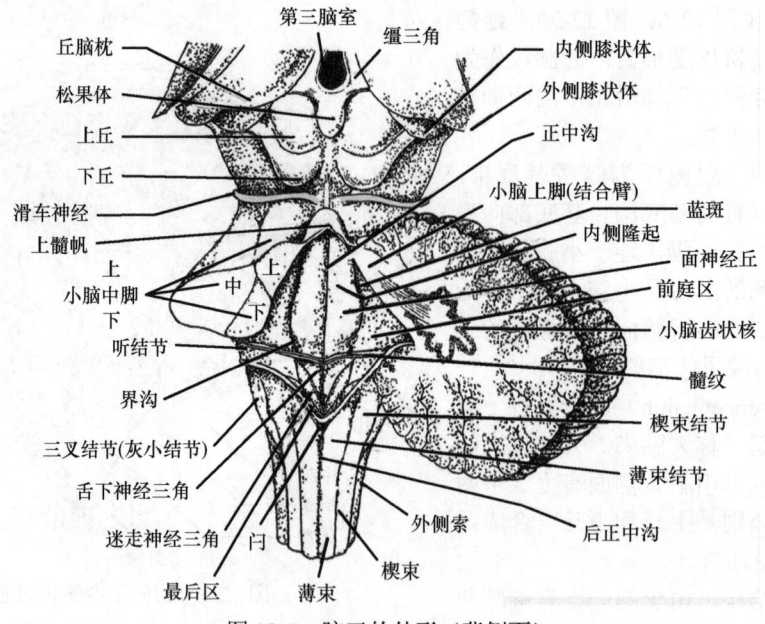

图 12-7 脑干的外形（背侧面）

楔束核、脑桥核、下丘、上丘、红核和黑质等。

脑干的长上行纤维束主要有内侧丘系、脊髓丘系（脊髓丘脑束）、外侧丘系、三叉丘系以及脊髓小脑前、后束。这些纤维束起自脊髓或脑干，止于丘脑（属于间脑）或小脑等部位。脑干的长下行纤维束主要有皮质脊髓束、皮质脑干束（又称皮质核束），二者常合称为锥体束，起自端脑，止于脊髓或脑干。其他的下行纤维束还有红核脊髓束、顶盖脊髓束、前庭脊髓束和网状脊髓束等，起自脑干，止于脊髓。

在脑神经核、界限明确的非脑神经核和长的上、下行纤维束之间还存在范围相当大的脑干网状结构。该结构的各类神经元相对较为散在，与纤维交错排列。主要包括中缝核群、中央核群、外侧核群和向小脑投射的核群。

2. 小脑　小脑（cerebellum）位于颅后窝后部，端脑的后下方，脑干的背侧。小脑与脑桥、延髓围成第四脑室。成人小脑重约150g。小脑是中枢神经系统中调控运动的最庞大结构，其主要作用是维持躯体平衡、调节肌张力和协调随意运动。

（1）外形和分叶：小脑的后上面平坦，前下面的中间部凹陷，容纳延髓。小脑的中间部称小脑蚓；两侧部膨大称小脑半球；前下面借3对小脑脚连接于脑干的背面（图12-8）。

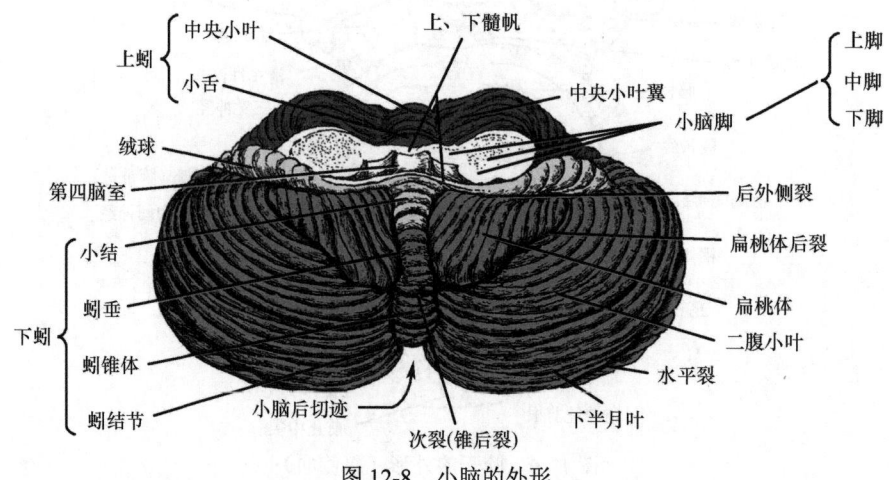

图 12-8　小脑的外形

小脑在外形上，依据原裂和后外侧裂，小脑可分为三个主要叶：前叶、后叶和绒球小结叶。前叶是小脑上面的原裂前方的部分；后叶包括小脑上面的原裂后方的部分和小脑下面的后外侧裂以后的部分。绒球小结叶包括绒球和小结。

（2）内部结构：小脑表层为薄层灰质，称小脑皮质。内部为白质，又称髓体。小脑皮质覆盖白质板构成小脑叶片。白质板由平行的纤维组成，伸向小脑髓体。在髓体里埋藏着四对灰质核团，即小脑核，包括顶核、球状核、栓状核和齿状核。

3. 间脑 间脑（diencephalon）位于脑干和端脑之间，分为背侧丘脑、后丘脑、上丘脑、底丘脑和下丘脑。两侧间脑之间的室腔为第三脑室。第三脑室前上端以室间孔与侧脑室相通，后下方通中脑水管（图 12-5）。这里主要介绍背侧丘脑、后丘脑和下丘脑。

（1）背侧丘脑：背侧丘脑（dorsal thalamus）简称丘脑（thalamus），是间脑中最大的灰质团块，呈卵圆形，两侧丘脑借丘脑间黏合（中间块）相连接。丘脑前端为丘脑前结节，后端称丘脑枕。丘脑内部有向前开口的 Y 形纤维板，称内髓板，将丘脑的灰质分为三个核群：前核群、内侧核群和外侧核群。在外侧核群中，腹后内侧核接受传导头面部感觉的纤维，发出纤维投射到大脑皮质躯体感觉中枢的头面部代表区。腹后外侧核接受躯干和四肢感觉纤维，发出纤维投射到大脑皮质躯体感觉中枢的躯干、四肢代表区。

（2）后丘脑：后丘脑（metathalamus）位于背侧丘脑的后外下方，包括内侧膝状体和外侧膝状体。内侧膝状体接受听觉纤维，发出纤维称听辐射，投射到大脑皮质的听觉中枢。外侧膝状体接受视觉纤维，发出纤维称视辐射，投射到大脑皮质的视觉中枢。

（3）下丘脑：下丘脑（hypothalamus）位于丘脑前下方，下丘脑向下通过漏斗与垂体相连。主要的核团有：视上核、室旁核、漏斗核、视交叉上核和乳头体核。

4. 端脑 端脑（telencephalon）又称大脑（cerebrum），是脑的最高级部位，包括左、右大脑半球。大脑半球高度发育，向下几乎包裹间脑，遮盖中脑。左、右两个大脑半球间隙有大脑纵裂分隔，在裂隙底部二者借胼胝体相连。在大脑与小脑之间有大脑横裂分隔。

（1）外形和分叶：在半球表面有深陷的大脑沟，相邻脑沟间的隆起称大脑回，这极大地增加了大脑的表面积。大脑半球以外侧沟、中央沟和顶枕沟三条恒定的沟分为五个叶：额叶、颞叶、枕叶、顶叶和岛叶。岛叶位于外侧沟深面，被额、顶、颞叶所掩盖（图 12-9，图 12-10）。

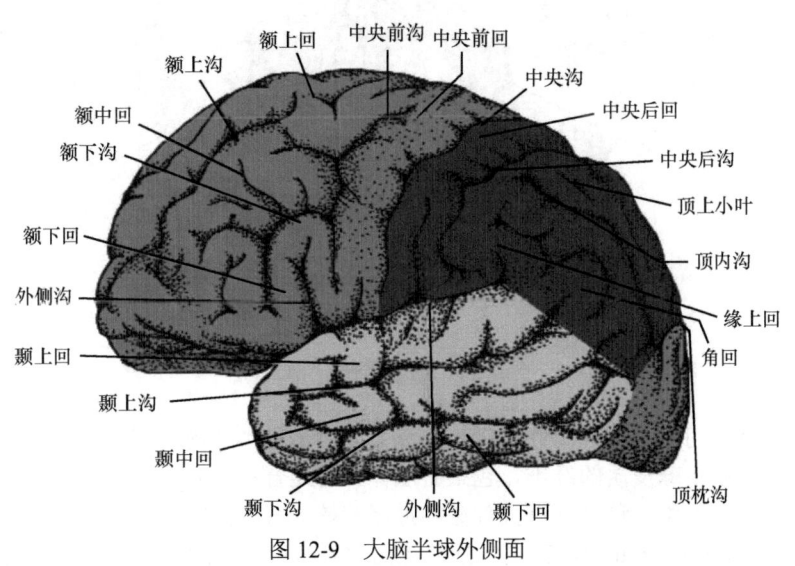

图 12-9 大脑半球外侧面

（2）端脑的内部结构：大脑半球表面是灰质层，称大脑皮质（cerebral cortex）。皮质深面的白质称髓质，髓质深部埋藏的灰质团块称基底核，生理学上常将基底核称为基底神经节。基底核包括尾状核、豆状核（包括壳和苍白球）、屏状核和杏仁体，前二者合称为纹状体，其中尾状核和壳称新纹状体，苍白球称旧纹状体（图 12-11）。

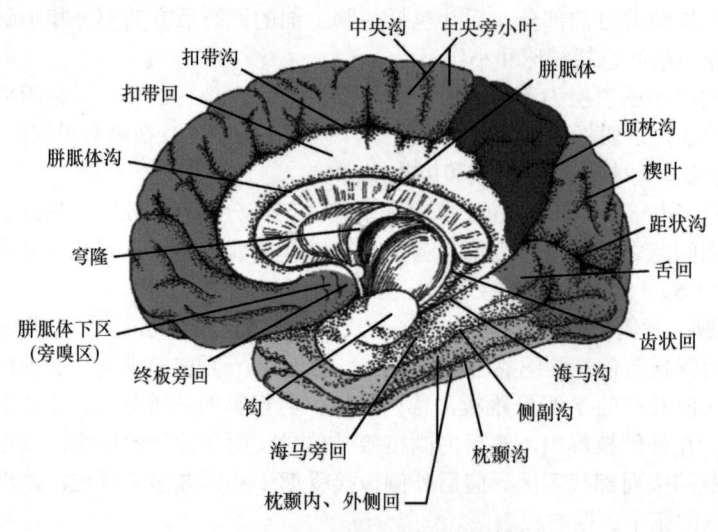

图 12-10 大脑半球内侧面

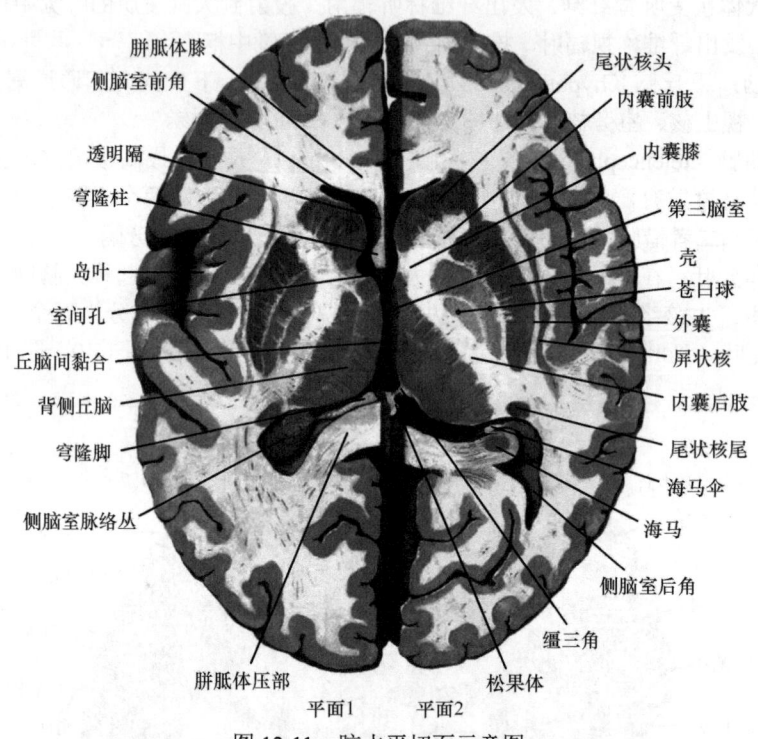

图 12-11 脑水平切面示意图

大脑半球的髓质可分 3 类：①联络纤维：联系同侧大脑半球内各部分皮质的纤维；②连合纤维：连接左、右大脑半球皮质的纤维，包括胼胝体、前连合和穹隆连合；③投射纤维：联系大脑皮质和皮质下结构的纤维，这些纤维大部分经过尾状核、背侧丘脑与豆状核之间，形成宽厚的白质板层即内囊（internal capsule），其中包括前述的皮质核束、皮质脊髓束和由丘脑来的丘脑中央辐射和丘脑后辐射等（图 12-11）。

侧脑室是位于两侧大脑半球内的腔隙，左、右各一，内含脑脊液。两侧侧脑室通过室间孔与第三脑室相通，室腔内有脉络丛。

案例12-1

患者，男性，67岁。酒后与酒友争吵时突然晕倒，入院急救，40小时后意识恢复，左侧上、下肢活动困难。6周后检查发现：左侧上、下肢瘫痪，肌张力增高，腱反射亢进，病理反射阳性。左半身浅、深感觉障碍。左侧鼻唇沟变浅，口角歪向右侧，两侧额纹对称，伸舌偏左。

临床诊断：右侧内囊出血。

问题：

1. 依据什么诊断出血部位在内囊？
2. 左侧上、下肢瘫痪是损伤什么结构引起的症状？左半身感觉障碍是损伤什么结构引起的症状？面部出现瘫痪是损伤什么结构引起的症状？

提示：

1. 内囊属于投射纤维，负责大脑皮质与皮质下结构的信息联系。
2. 内囊包括皮质核束、皮质脊髓束和丘脑中央辐射等，皮质核束通过脑干躯体运动核控制头面部运动，皮质脊髓束通过脊髓前角细胞控制躯干四肢运动，丘脑中央辐射负责向大脑皮质传递全身的感觉信息。

（三）脑和脊髓的被膜、脑脊液及脑屏障

1. 脑和脊髓的被膜 脑和脊髓的表面包被三层膜，由表及里依次为硬膜、蛛网膜和软膜。它们有保护、支持脑和脊髓的作用。

硬脊膜与椎管内面的骨膜之间有硬膜外隙，不通入颅内。硬脑膜紧贴颅骨内表面，由两层合成，在某些部位两层分开，内面衬有内皮细胞，构成含静脉血的腔隙，称硬脑膜窦，是脑的静脉回流途径之一。在某些部位硬脑膜还向颅腔内形成大的皱折，如分隔两侧大脑半球的大脑镰、分隔大脑和小脑的小脑幕等。蛛网膜与硬膜之间有潜在的硬膜下隙。蛛网膜与软膜之间有较宽的蛛网膜下隙，内含脑脊液。蛛网膜在硬脑膜窦附近，形成绒毛状突起突入窦内，称蛛网膜粒，脑脊液由此渗入硬脑膜窦内，回流入血。软膜紧贴脑和脊髓表面并深入其沟、裂中。在脑室的一定部位，软脑膜及其所含的血管与室管膜共同构成脉络组织。脉络组织中某些部位突入脑室形成脉络丛，产生脑脊液。

2. 脑脊液及其循环 脑脊液（cerebrospinal fluid）是充满于脑室系统、脊髓中央管和蛛网膜下隙内的无色透明液体，成年人的脑脊液总量约150ml。每天生成的脑脊液600~700ml，但同时有等量的脑脊液被吸收入血液。脑脊液由各脑室脉络丛产生，依次经侧脑室、室间孔、第三脑室、中脑水管和第四脑室，流入蛛网膜下隙。然后，脑脊液再沿蛛网膜下隙流向大脑背面，经蛛网膜粒渗透到硬脑膜窦（主要是上矢状窦）内，回流入血。

3. 血-脑脊液屏障、血-脑屏障和脑脊液-脑屏障 为脑脊液与脑组织之间的屏障结构，主要由软脑膜、胶质膜和脑室的室管膜组成。能选择性地阻止某些物质由脑脊液进入脑。在血液和脑脊液之间存在着血-脑脊液屏障（blood-cerebrospinal fluid barrier），由脑内毛细血管的内皮细胞、基膜和神经胶质膜构成。由脉络丛上皮细胞和毛细血管内皮细胞共同构成。脑的毛细血管与身体其他器官的毛细血管不同，它能阻止多种物质进入脑。该屏障对物质的通过也具有选择性（图12-12）。

案例12-2

患者右下腹压痛及反跳痛，B超诊断阑尾炎伴有周围脓肿，建议手术，硬膜外麻醉。

问题：硬膜外麻醉针穿刺部位在哪里？穿刺针穿经哪些结构到达哪里？

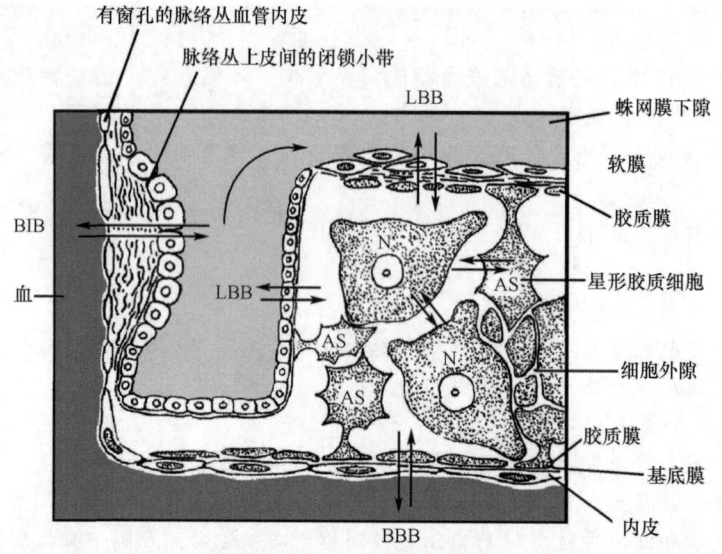

图 12-12　脑屏障的组成

AS. 星形胶质细胞；N. 神经元；BBB. 血脑屏障；LBB. 脑脊液-脑屏障；BIB. 血-脑脊液屏障

提示：
1. 由于成人脊髓圆锥末端在第 1 腰椎下缘，因此临床通常选取腰 2～3 或者腰 3～4 棘突间隙进行穿刺。
2. 穿刺针经过皮肤，皮下浅筋膜，棘上韧带，棘间韧带，黄韧带到达硬膜外隙，麻醉药品浸润麻醉相应节段脊神经。

案例 12-3

患者，3 岁，3 天前咳嗽，咽喉肿痛，发烧达 39.7℃，全身不适，就诊时出现头痛，睡觉时出现抽搐和惊厥等。

问题： 如何对该患者进行进一步检查？

提示： 由于血-脑屏障的存在，脑脊液检查成为诊断脑部疾病的重要的手段，抽取脑脊液选取脊髓蛛网膜下隙进行穿刺，穿刺部位选取腰 2～3 或者腰 3～4 棘突间隙，与腰麻不同的是，穿刺针要穿透硬脊膜和蛛网膜，到达蛛网膜下隙。

二、脊神经和脑神经

（一）脊神经

脊神经（spinal nerves）共 31 对，包括颈神经 8 对，胸神经 12 对，腰神经 5 对，骶神经 5 对，尾神经 1 对。

脊神经借前根和后根与脊髓相连。前根属运动性，后根属感觉性，后根上有膨大的脊神经节。前后根在椎间孔处合成一条脊神经，故脊神经是混合性神经，有躯体感觉、内脏感觉、躯体运动和内脏运动 4 种纤维成分。

脊神经经椎间孔等通道出椎管后立即分为前支、后支、脊膜支和交通支。脊神经的脊膜支返回椎管，后支主要分布于背部脊柱区，交通支参与组成内脏神经。脊神经前支粗大，其分支分布有两种形式：一是形成神经丛，颈神经、腰神经、骶神经和尾神经的前支分别构成颈丛、臂丛、腰丛和骶丛，这些丛再发出若干神经干分布到颈部、上肢、下肢和躯干；二是单独走行，如胸神经前支单独沿肋间隙走行，分布到躯干体壁，其分布具有明显的节段性。

颈丛由第 1 到第 4 颈神经的前支和第 5 颈神经前支的一部分构成，主要分支支配膈肌和颈部部分肌肉运动，管理颈部皮肤感觉以及心包及其周围的胸膜、膈上胸膜和膈下腹膜的感觉。颈丛主要的分支有膈神经等。臂丛由第 5 颈神经前支的一部分、第 6 到第 8 颈神经的前支和第 1 胸神经前支的一部分构成，主要分支支配和管理上肢的运动和感觉。臂丛主要的分支有正中神经、桡神经、尺神经、腋神经和肌皮神经等（图 12-13）。腰丛由第 12 胸神经前支的一部分、第 1 到第 3 腰神经前支和第 4 腰神经前支的一部分构成，主要分支支配腹股沟区和大腿前内侧的感觉和运动。腰丛主要分支有股神经和闭孔神经等。骶丛由第 4 腰神经前支的一部分及其下位所有的脊神经前支构成，主要分支分布至会阴、臀区、股后区和小腿的感觉和运动。骶丛的主要分支有坐骨神经等（图 12-14）。

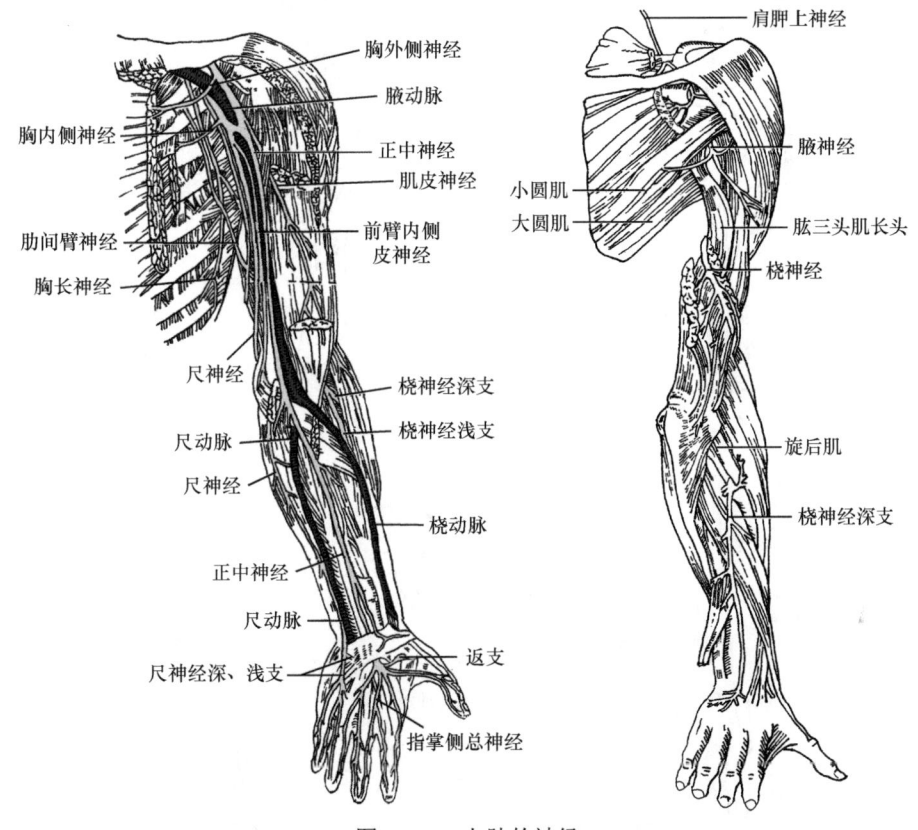

图 12-13 上肢的神经

案例 12-4

患者，男性，40 岁。2 月前骑自行车遇车祸摔倒，影像学诊断腓骨颈骨折，石膏外固定治疗，近期又出现足下垂，不能背屈、内翻，小腿前外侧，足背部等感觉功能障碍。

问题：分析其损伤结构及原因？

提示：腓总神经损伤后表现为其分布区域的感觉和运动功能障碍，典型临床表现为"马蹄形足内翻"。

（二）脑神经

脑神经（cranial nerves）共 12 对（图 12-15，表 12-1），每对脑神经所含的纤维成分不一，其性质也有所不同：第 Ⅰ、Ⅱ、Ⅷ 对脑神经为感觉性神经；第 Ⅲ、Ⅳ、Ⅵ、Ⅺ、Ⅻ 对为运动性神经；第 Ⅴ、Ⅶ、Ⅸ、Ⅹ 是混合性神经。此外，在第 Ⅲ、Ⅶ、Ⅸ、Ⅹ 对脑神经中含有副交感纤维（内脏运动纤维）。

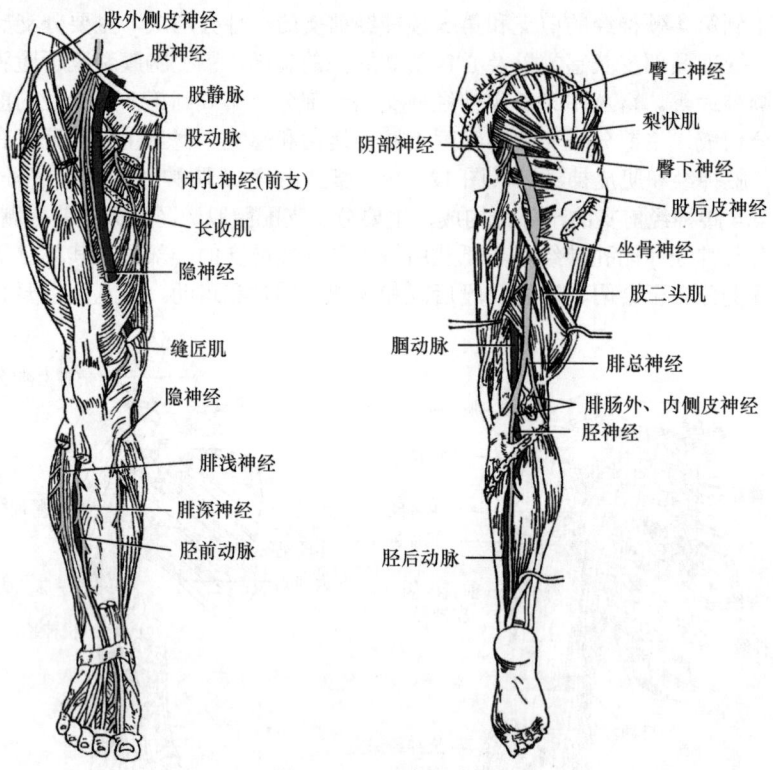

图 12-14　下肢的神经

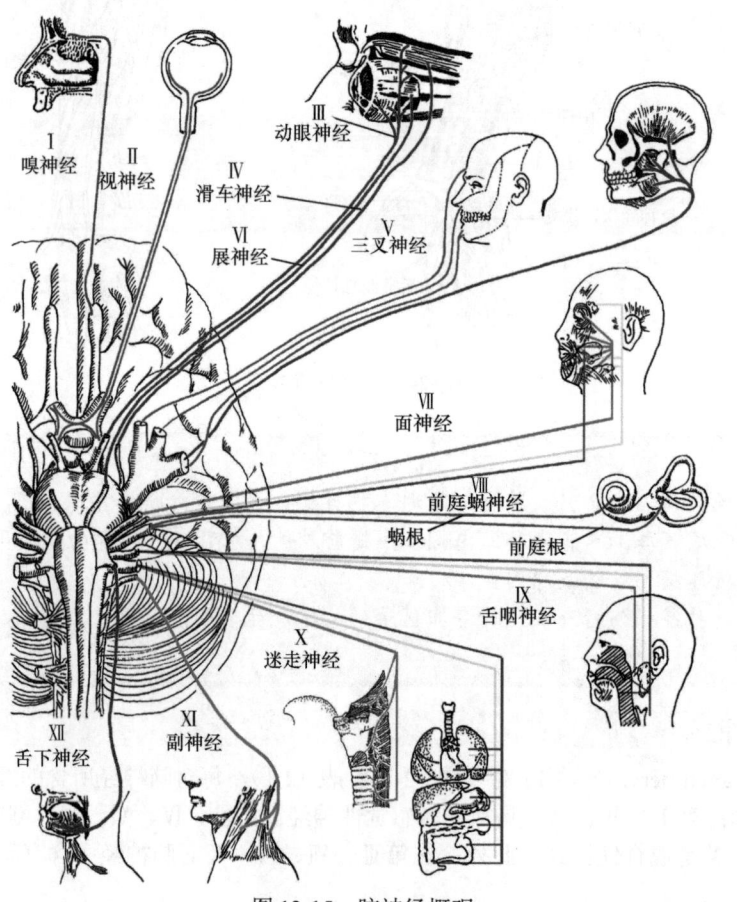

图 12-15　脑神经概观

表 12-1 脑神经简况

序数及名称	纤维成分	分布
Ⅰ 嗅神经	特殊内脏感觉	鼻腔嗅黏膜
Ⅱ 视神经	特殊躯体感觉	眼球视网膜
Ⅲ 动眼神经	一般躯体运动	上、下、内直肌，下斜肌、上睑提肌
	一般内脏运动	瞳孔括约肌、睫状肌
Ⅳ 滑车神经	一般躯体运动	上斜肌
Ⅴ 三叉神经	一般躯体感觉	头面部皮肤、口腔、鼻腔黏膜、牙及牙龈、眼球及舌前 2/3 黏膜
	特殊内脏运动	咀嚼肌等
Ⅵ 展神经	一般躯体运动	外直肌
Ⅶ 面神经	特殊内脏运动	面部表情肌、颈阔肌等
	一般内脏运动	泪腺、下颌下腺、舌下腺等
	特殊内脏感觉	舌前 2/3 味蕾
Ⅷ 前庭蜗神经	特殊躯体感觉	壶腹嵴、球囊斑及椭圆囊斑，螺旋器
Ⅸ 舌咽神经	一般躯体运动	茎突咽肌
	一般内脏运动	腮腺
	一般内脏感觉	咽、鼓室、软腭、舌后 1/3 的黏膜、颈动脉窦、颈动脉小球
	特殊内脏感觉	舌后 1/3 味蕾
Ⅹ 迷走神经	一般内脏运动	心肌、胸腹腔脏器的平滑肌和腺体
	特殊内脏运动	咽喉肌
	一般内脏感觉	咽及喉黏膜、胸、腹腔脏器
	一般躯体感觉	硬脑膜、耳廓及外耳道皮肤
Ⅺ 副神经	特殊内脏运动	咽、喉肌、胸锁乳突肌、斜方肌
Ⅻ 舌下神经	一般躯体运动	舌内肌和舌外肌

> **案例 12-5**
> 患者，男性，62 岁。自我感觉半年余，左侧面部麻木，伴有阵痛，如刀割样，持续时间几秒到几分钟不等，体格检查左侧面部浅感觉丧失，角膜反射消失，左侧咀嚼肌瘫痪，张口下颌向左侧偏斜。临床诊断：左侧三叉神经损伤。
> **问题**：三叉神经面部的感觉分区如何？
> **提示**：三叉神经面部分为眼神经，主要分布于眼裂以上额顶部，上颌神经，主要分布于眼裂与口裂间皮肤，下颌神经主要分布于口裂以下的面部及耳颞部。

三、内脏神经

在脑神经和脊神经中均有纤维分布于内脏、心血管和腺体，它们参与构成了复杂的内脏神经系统（visceral nervous system），根据其功能分为内脏感觉和内脏运动两种纤维成分。内脏运动神经调节内脏、心血管的运动和腺体的分泌，通常不受人的意志控制，故将内脏运动神经又称为自主神经系统（autonomic nervous system）。

（一）内脏运动神经

内脏运动神经从低级中枢到达所支配的器官包括两级神经元。第一级神经元称节前神经元，位于脑干和脊髓的低级中枢，发出的轴突称节前纤维，分布至周围部的自主神经节。自主神经节即第二级神经元称节后神经元，发出的轴突称节后纤维，支配效应器，如心肌、平滑肌和腺体等（图12-16）。内脏运动神经随脑、脊神经行走，或攀附脏器或血管形成神经丛，由神经丛再分支至效应器。

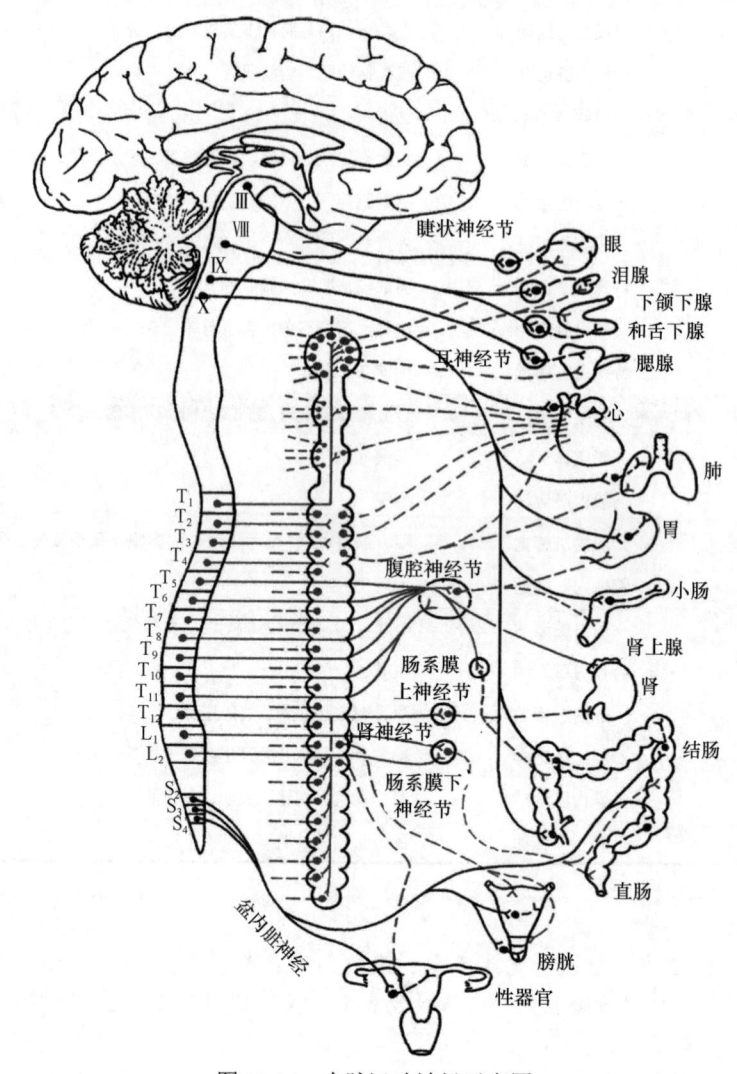

图12-16 内脏运动神经示意图

内脏运动神经分为交感部（神经）（sympathetic part）和副交感部（神经）（parasympathetic part）两部分。

1. 交感神经 交感神经的低级中枢位于脊髓胸1～腰3节段的灰质侧角的中间外侧核，其发出节前纤维，至交感神经节。交感神经节依据位置分为椎旁节和椎前节两种。椎旁节即交感干神经节，位于脊柱两旁，借节间支连成左、右两条交感干。每一个交感干神经节与相应的脊神经前支之间有交通支相连。椎前节位于脊柱前方，腹主动脉脏支的根部附近（图12-16）。

交感神经的节后纤维通过加入脊神经、攀附血管和直接分布至器官三种方式，支配头、颈、胸腹腔脏器和四肢的血管、汗腺和立毛肌。

2. 副交感神经 副交感神经的低级中枢位于脑干和骶髓，即脑干的一般内脏运动核和脊髓骶部第2～4节段灰质的骶副交感核，它们发出节前纤维，至副交感神经节。副交感神经节位于器官附近或者器官内部，称器官旁节和器官内节。与脑神经相关的器官旁节较大，如睫状神经节、下颌下神经节、翼腭神经节和耳神经节等（图12-16）。副交感神经纤维一部分随脑神经分布，另一部分随盆丛分布至结肠左曲以下的消化管和盆腔脏器（图12-16）。

（二）内脏感觉神经

内脏感觉神经元的胞体位于脑神经的相关神经节和脊神经节内，为假单极神经元。其周围突随同舌咽、迷走、交感神经和骶部副交感神经分布于内脏器官，经内感受器接受来自内脏的刺激。其中枢突一部分随同舌咽、迷走神经入脑干，终于孤束核；另一部分随同交感神经及盆内脏神经进入脊髓，终于灰质后角。在中枢内，内脏感觉纤维一方面直接或经中间神经元与内脏运动神经元联系，以完成内脏-内脏反射；或与躯体运动神经元联系，以完成内脏-躯体反射。另一方面则可经过一定的传导途径，将冲动传导到大脑皮质，产生内脏感觉。

当某些内脏器官发生病变时，常在体表一定区域产生感觉过敏或痛觉，这种现象称为牵涉性痛。临床上将内脏患病时体表发生感觉过敏以及骨骼肌反射性僵硬、血管运动和汗腺分泌等障碍的部位称为海德带（Headzones），该带有助于内脏疾病的定位诊断。牵涉性痛有时发生在患者内脏临近的皮肤区，有时发生在距患病内脏较远的皮肤区。

四、神经系统的传导通路

（一）感觉传导通路

一般来说，感觉信号产生于感受器，经过3级神经元中继，其中第2级神经元发出的纤维发生交叉，最后感觉信息被送达大脑皮质相应的感觉中枢。

1. 躯干和四肢意识性本体感觉传导通路 又称深感觉传导通路，同时还传导皮肤的精细触觉。此通路由3级神经元组成（图12-17），第1级神经元位于脊神经节，其周围突分布于肌肉、肌腱和关节等处的本体觉感受器和皮肤的精细触觉感受器，中枢突经脊神经后根进入脊髓后索。其中，来自第5胸节以下的纤维走在后索的内侧部，形成薄束；来自第4胸节以上的纤维行于后索的外侧部，形成楔束。两束上行，分别止于延髓的薄束核和楔束核。第2级神经元的胞体在薄、楔束核内，由此二核发出的纤维向前在延髓腹侧中线相互交叉，形成内侧丘系交叉，交叉后的纤维再转折向上沿中线上行，称内侧丘系，最后止于丘脑腹后外侧核。第3级神经元位于腹后外侧核，发出的纤维称丘脑中央辐射，经内囊投射至中央后回的中、上部和中央旁小叶后部，部分纤维投射至中央前回。

2. 痛、温觉和粗触觉传导通路 此通路又称浅感觉传导通路，由3级神经元组成（图12-18）。

（1）躯干、四肢的痛、温觉和粗触觉传导通路：第1级神经元位于脊神经节内，其周围突分布于躯干、四肢皮肤内的感受器；中枢突经后根进入脊

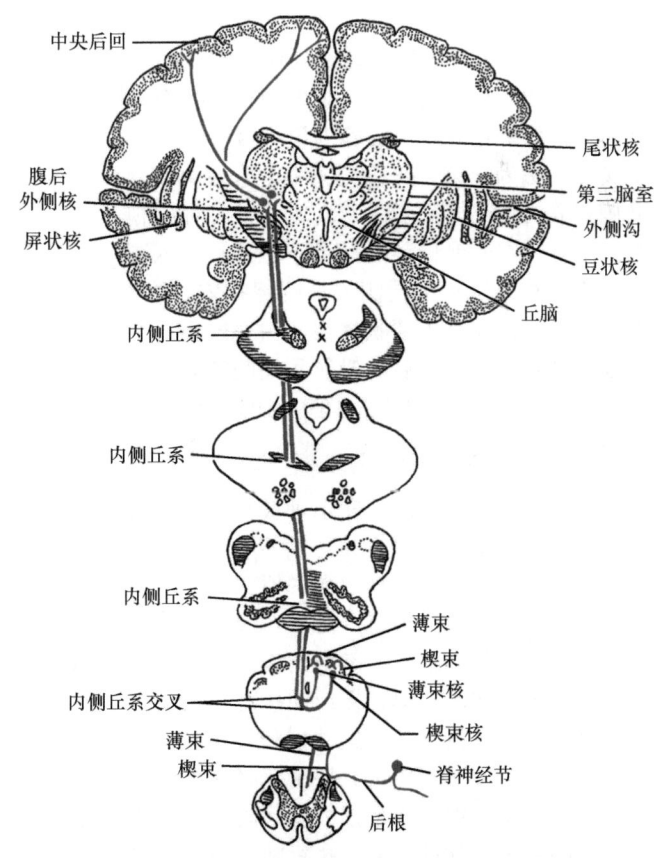

图12-17 躯干和四肢意识性本体感觉传导通路

髓，终止于第2级神经元。第2级神经元胞体主要位于脊髓后角，它们发出纤维经白质前连合，上升1～2个节段到对侧的外侧索和前索内上行，组成脊髓丘脑侧束（传导痛、温觉）和脊髓丘脑前束（传导粗触觉）。脊髓丘脑束上行终止于背侧丘脑的腹后外侧核。第3级神经元的胞体在丘脑腹后外侧核，它们发出纤维称丘脑中央辐射，经内囊投射到中央后回中、上部和中央旁小叶后部。

（2）头面部的痛、温觉和触觉传导通路（图12-18）：第1级神经元位于三叉神经节内，其周围突经三叉神经分布于头面部皮肤及口鼻腔黏膜的有关感受器，中枢突经三叉神经根入脑桥，传导痛、温觉的纤维向下止于三叉神经脊束核；传导触觉的纤维终止于三叉神经脑桥核。此二核为第2级神经元的胞体，它们发出纤维交叉到对侧，组成三叉丘系，上行止于第3级神经元，即丘脑腹后内侧核。第3级神经元发出的纤维经内囊投射到中央后回下部。

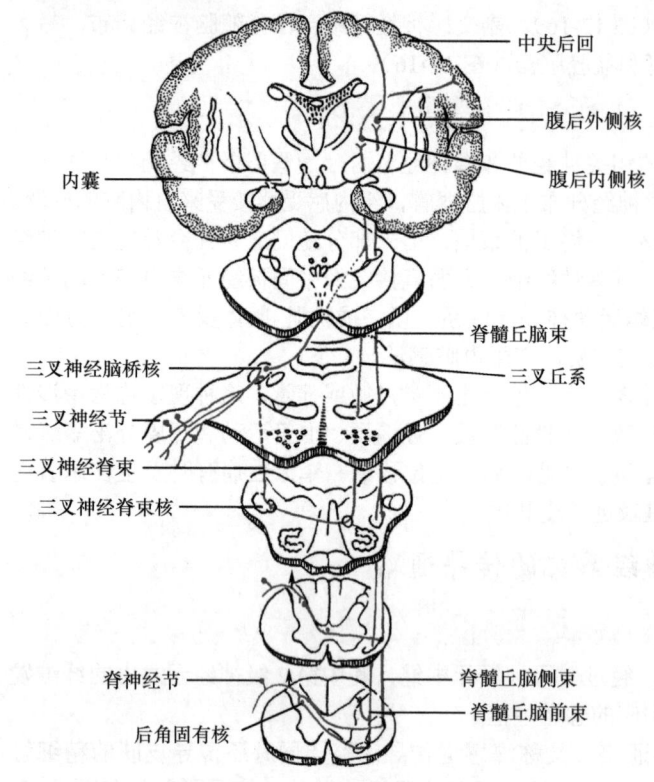

图12-18 痛、温觉和粗触觉传导通路

3. 视觉传导通路 视网膜内的视锥细胞和视杆细胞为光感受器细胞，双极细胞为视觉传导通路的第一级神经元，节细胞为第二级神经元，其轴突在视神经盘处集合成视神经。视神经形成视交叉后，称为视束。在视交叉中，来自两眼视网膜鼻侧半的纤维交叉，交叉后加入对侧视束；来自视网膜颞侧半的纤维不交叉，进入同侧视束，视束终止于同侧的外侧膝状体。第3级神经元胞体在外侧膝状体内，由此发出纤维组成视辐射，经内囊后肢投射到端脑枕叶距状沟两侧的视区，产生视觉（图12-19）。

（二）运动传导通路

躯体运动传导通路是中枢神经对骨骼肌运动进行调节控制的重要途径。躯体运动机制复杂，总的说来，是在大脑运动中枢主导下的多级中枢（如前庭神经核群、红核、黑质、纹状体、网状结构和小脑等）参与的控制机制。各级中枢发出的冲动，都直接或间接地作用于下运动神经元（包括脑神经运动核和脊髓前角的运动细胞）实现运动控制。控制路径分为锥体系和锥体外系。锥体系是指大脑运动中枢发出锥体束控制下运动神经元，执行随意运动；锥

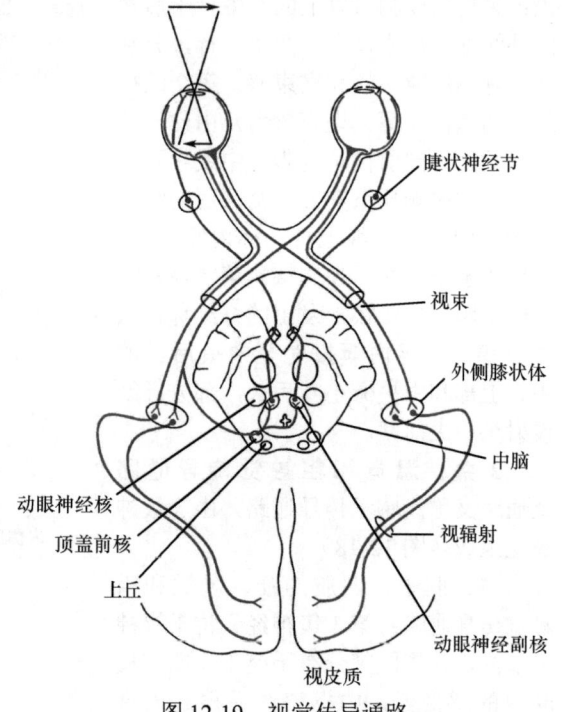

图12-19 视觉传导通路

体外系是指除锥体束以外的各中枢发出的纤维经过复杂的多级联系，最后作用于下运动神经元，实现运动调控。

1. 锥体系 锥体系（pyramidal system）由上、下两级运动神经元所组成。上运动神经元包括中央前回和中央旁小叶前部的锥体细胞，及其发出的锥体束，包括皮质脊髓束和皮质核束两部分。下运动神经元为脑神经运动核和脊髓前角的运动神经元及其发出的运动纤维。锥体系通过控制下运动神经元，支配头面部和躯干、四肢骨骼肌的随意运动。

（1）皮质脊髓束（图12-20）：由中央前回上、中部和中央旁小叶前部等处皮质的锥体细胞轴突集中而成，下行经内囊、中脑、脑桥至延髓锥体。在锥体下端，大部分纤维交叉至对侧，形成锥体交叉，交叉后的纤维进入对侧脊髓侧索内下行，称皮质脊髓侧束，逐节终止于脊髓同侧灰质的前角细胞，支配四肢肌。在锥体未交叉的纤维进入同侧脊髓前索内下行，称皮质脊髓前束，该束仅达胸节，大多数纤维经白质前连合逐节交叉至对侧，最后终止于前角细胞；其中少数纤维始终不交叉而止于同侧脊髓前角细胞，支配躯干肌。所以，躯干肌是受两侧大脑皮质支配的。

（2）皮质核束（图12-21）：主要由中央前回下部的锥体细胞的轴突集合而成，下行经内囊至脑干，大部分终止于双侧脑神经躯体运动核，支配眼外肌、咀嚼肌、面上部表情肌、胸锁乳突肌、斜方肌和咽喉肌。小部分纤维完全交叉到对侧，终止于面神经核下部和舌下神经核，分别支配眼裂以下表情肌和舌肌。因此，除面神经核下半和舌下神经核为对侧支配外，其他脑神经躯体运动核均接受双侧皮质脑干束的纤维。

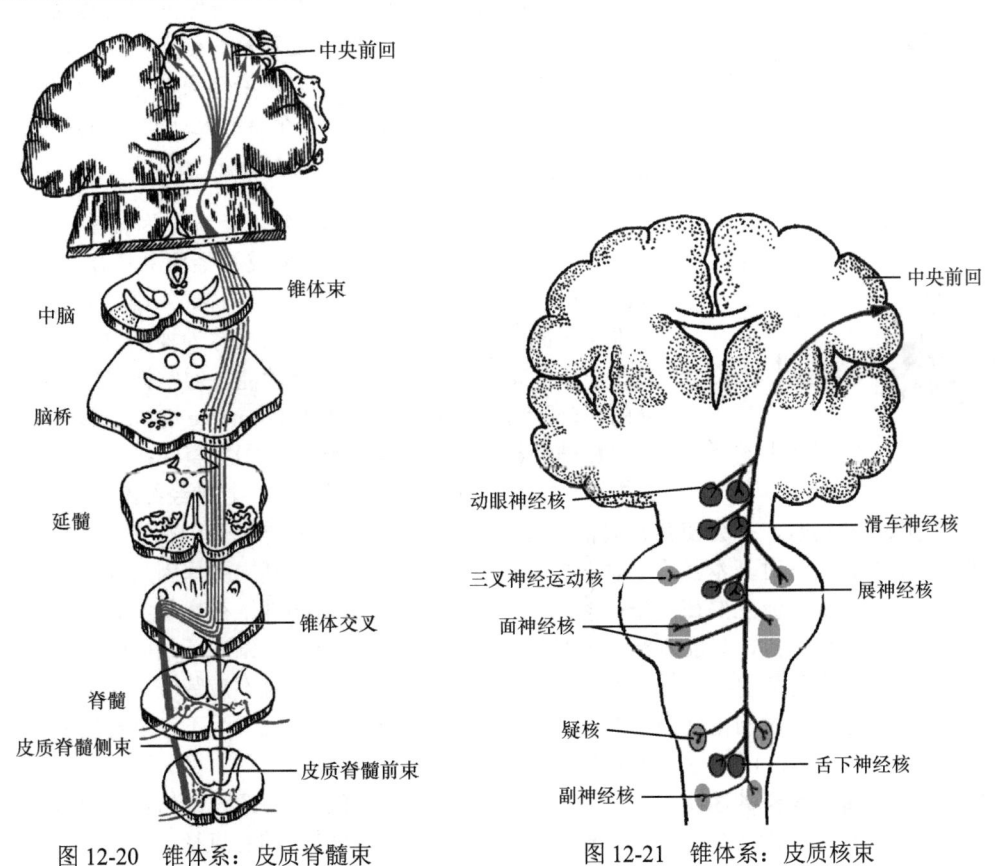

图 12-20　锥体系：皮质脊髓束

图 12-21　锥体系：皮质核束

2. 锥体外系 锥体外系（extrapyramidal system）结构十分复杂，包括大脑皮质、纹状体、背侧丘脑、底丘脑、红核、黑质、脑桥核、前庭神经核、小脑和脑干网状结构等以及它们的纤维联系。锥体外系的纤维经过多次换元，形成多种反馈环路，包括返回大脑皮质的反馈回路，最后经红核脊髓束、网状脊髓束等纤维束，下行终止于脊髓前角细胞，从而调节肌张力、协调肌活动、维持体态姿势和习惯性动作等。

第二节　神经元与神经胶质细胞的一般功能

神经系统主要由神经细胞和神经胶质细胞组成。神经细胞又称神经元（neuron），是神经系统结构和功能的基本单位。神经胶质细胞（neuroglia）简称胶质细胞（glial cell），具有支持、保护和营养神经元的功能，并通过再生修复受损的神经元。

一、神经元和神经纤维

（一）神经元

人类中枢神经系统中大约有 10^{11} 个神经元，尽管其形态各异，但基本结构相同，都由胞体和突起两部分组成（图 12-22）。胞体是整个神经元代谢和营养的中心。突起由胞体发出，可分为树突和轴突。树突多而短，但通常只有一个轴突。胞体发出轴突的部位常有一锥形隆起，称为轴丘（axon hillock）。轴突的起始部分称为始段（initial segment）。轴突细而长，可发出侧支。轴突的末端分成许多分支，每个分支末梢膨大的部分称为突触小体（synaptic knob），它与另一神经元相接触而形成突触（synapse）。胞体和树突具有接受和整合信息的功能，轴突始段是产生动作电位的部位，动作电位沿轴突传导，而突触末梢则是信息从一个神经元传递给另一个神经元或效应细胞的部位。

（二）神经纤维及其功能

轴突和感觉神经元的长树突二者统称为轴索，轴索外面包有由神经胶质细胞形成的髓鞘或神经膜共同组成神经纤维（nerve fiber）。根据有无明显的髓鞘，神经纤维可分为有髓神经纤维和无髓神经纤维。神经纤维末端称为神经末梢。神经纤维具有传导兴奋和轴浆运输的双重功能。通常把在神经纤维上传导的兴奋即动作电位称为神经冲动（nerve impulse）。

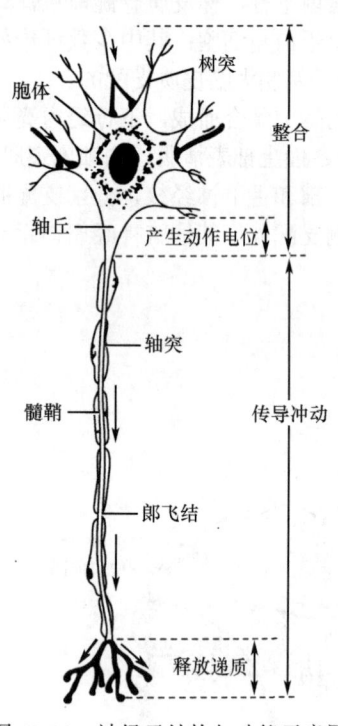

图 12-22　神经元结构与功能示意图

1. 神经纤维传导兴奋的特征　①完整性：神经纤维只有在结构和功能都完整时才能传导兴奋。若神经纤维受损或被切断，或局部应用麻醉药物时，都会使其丧失传导功能。②绝缘性：一根神经干中有许多神经纤维，但每条神经纤维传导兴奋时基本互不干扰，表现有相互绝缘的特性。其主要原因是细胞外液对电流的短路作用，使局部电流主要在一条神经纤维上构成回路。③双向性：在离体实验条件下，人为刺激神经纤维上任何一点，只要刺激强度足够大，引起的兴奋可沿纤维向两端同时传导。但在在体情况下，神经纤维只能单向传导兴奋，即由胞体传向末梢。④相对不疲劳性：神经纤维可连续接受数小时乃至十几小时的电刺激而始终保持其传导兴奋的能力，表现为不容易发生疲劳；而突触传递则容易发生疲劳，可能与递质耗竭有关。

2. 神经纤维传导兴奋的速度　主要与以下因素有关：①直径：神经纤维的直径越粗，传导速度越快，传导速度（m/s）≈ 6× 直径（μm），直径是指轴索加上髓鞘的总直径。②髓鞘：有髓神经纤维呈跳跃式传导兴奋，其传导速度比无髓神经纤维的连续式传导快。临床上，动作电位传导速度的减慢主要反映髓鞘的损害。③温度：在一定范围内温度升高也可加快传导速度；当温度降至 0℃ 以下时，传导就会发生阻滞，这就是低温麻醉的原理。

3. 神经纤维的轴浆运输　神经元轴突内的胞浆称为轴浆，轴浆在胞体与轴突末梢之间不断地流动。在轴突内借助轴浆流动而实现在胞体与轴突末梢之间的物质运输，称为轴浆运输

(axoplasmic transport）。轴浆运输具有双向性。自胞体向轴突末梢的轴浆运输称为顺向轴浆运输；而由轴突末梢向胞体的轴浆运输称为逆向轴浆运输。顺向轴浆运输转运的物质主要是具有膜结构的细胞器，如线粒体、突触囊泡和分泌颗粒等；逆向轴浆运输转运的物质主要是一些能被轴突末梢摄取的物质，如神经营养因子、破伤风毒素和狂犬病病毒等。

4. 神经的营养性作用　神经末梢能释放某些营养性因子，影响所支配组织的代谢活动，如糖原和蛋白质的合成和分解等，从而影响其形态结构、生物化学和生理功能，这一作用称为神经的营养性作用（trophic action）。神经的营养性作用与神经冲动关系不大，在正常情况下不易被觉察，但当神经被切断后就能明显地表现出来。例如，脊髓灰质炎患者所出现的肌肉萎缩就是由于前角运动神经元变性死亡，肌肉失去了运动神经的营养性作用所致。

知识拓展　　　　　　　　　神经纤维的再生

神经元胞体是细胞的营养中心，只有在胞体没有死亡的情况下神经纤维才有可能再生。胞体约于损伤后第3周开始恢复，胞质中的尼氏体重新出现，胞体肿胀消失，胞核恢复至胞体中央。胞体完全恢复需3～6个月，期间胞体不断合成新的蛋白质及其他产物运输至轴突，使残留的近侧段轴突末端生长出许多新生的轴突支芽。

1. 周围神经纤维的再生　施万细胞和基膜对轴突的再生起重要的诱导作用。神经纤维切断处远侧段的轴突和髓鞘断裂溶解，但包裹神经纤维的基膜仍保留呈管状。此时施万细胞大量增生，一方面吞噬解体的轴突和髓鞘，另一方面在基膜管内排列成细胞索。此外，靠近断口处的施万细胞还形成细胞桥把两断端连接起来。从切断处近侧段轴突末端长出的轴突支芽，越过此施万细胞桥，进入基膜管内，当其中一支沿着施万细胞索生长并到达原来神经纤维末梢所在处，则再生成功。

2. 中枢神经纤维的再生　中枢神经纤维的再生比周围神经困难。中枢神经纤维无施万细胞，亦无基膜包裹。当损伤时，星形胶质细胞增生肥大，在损伤区形成致密的胶质瘢痕，大多数再生轴突支不能越过此胶质瘢痕；即使能越过，也没有如同周围神经纤维那样的基膜管和施万细胞索引导再生轴突到达目的地。所以，中枢神经纤维的损伤常导致脊髓或脑功能的永久性丧失。

二、神经胶质细胞

神经胶质细胞广泛分布于中枢和周围神经系统。在人类的中枢神经系统中，胶质细胞主要有星形胶质细胞、少突胶质细胞和小胶质细胞，其总数为神经元的10～50倍。在周围神经系统，胶质细胞主要有施万细胞和卫星细胞。神经胶质细胞具有以下主要功能：

1. 支持作用　神经胶质细胞的长突起在脑和脊髓内交织成网，构成支持神经元胞体和纤维的支架，为神经元的生长和定向延伸提供结构上的支持。

2. 绝缘作用　少突胶质细胞和施万细胞可形成中枢和外周神经纤维的髓鞘，起隔离和绝缘作用，提高神经纤维兴奋的传导速度。

3. 修复和再生作用　小胶质细胞可转变成巨噬细胞，通过吞噬作用清除变性的神经组织碎片；星形胶质细胞则通过增生来充填碎片清除后留下的缺损。如果胶质细胞增生过强，可形成脑胶质细胞瘤。

4. 稳定细胞外的 K^+ 浓度　星形胶质细胞可通过细胞膜上的钠泵将细胞外过多的 K^+ 泵入细胞内，并通过缝隙连接将 K^+ 分散到其他胶质细胞，以维持细胞外合适的 K^+ 浓度，有利于神经元生物电活动的正常进行。

5. 合成和分泌神经营养因子等多种生物活性物质，调节神经元的生长和发育。

第三节 神经元之间的信息传递

一、突触传递

突触传递是神经系统中信息交流的一种重要方式。神经元与神经元之间、神经元与效应器细胞之间都是通过突触来传递信息的,其传递方式分为化学性突触传递和电突触传递两大类。化学性突触传递又分为定向突触传递和非定向突触传递,前者突触前末梢释放的递质仅作用于范围局限的突触后膜结构,如神经元之间的经典突触和神经-骨骼肌接头;后者突触前末梢释放的递质作用范围较广,可扩散至距离较远的突触后结构,如神经-心肌接头、神经-平滑肌接头。电突触传递则是局部电流通过缝隙连接直接传递的。

（一）化学性突触传递

1. 突触的结构和分类 经典的突触由突触前膜、突触间隙和突触后膜三部分组成（图12-23）。突触前膜是指突触前神经元的轴突末梢膜,即突触小体膜;突触后膜是指与突触前膜相对的突触后神经元的胞体或突起的膜,其上分布有与神经递质结合的特异性受体或离子通道。突触前膜和突触后膜较一般的神经元膜稍厚,约7.5nm。两膜之间为突触间隙,20~40nm。在突触前末梢的轴浆内含有较多的线粒体以及被称为突触囊泡（synaptic vesicle）的大量小泡,突触囊泡直径20~80nm,内含高浓度的神经递质。不同的神经元所含突触囊泡的大小和形态不完全相同,所含的神经递质也不同。

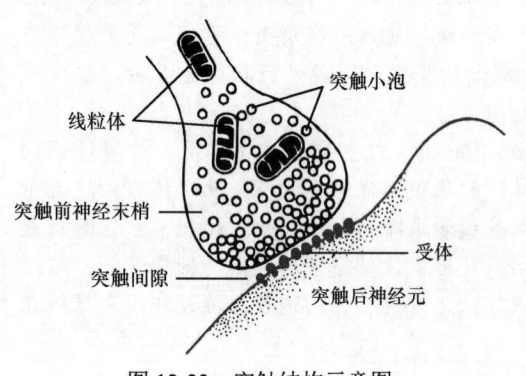

图12-23 突触结构示意图

根据神经元相互接触的部位不同,通常将突触分为四类:轴突-树突式突触、轴突-胞体式突触、轴突-轴突式突触和树突-树突式突触（图12-24）。按突触前神经元对下一个神经元功能活动产生的效应不同,可把突触分为兴奋性突触和抑制性突触两类。

2. 突触传递过程 经典的化学性突触传递过程是一个电-化学-电的传递过程。它们的共同点均表现为突触前膜神经递质的释放是Ca^{2+}依赖性的。

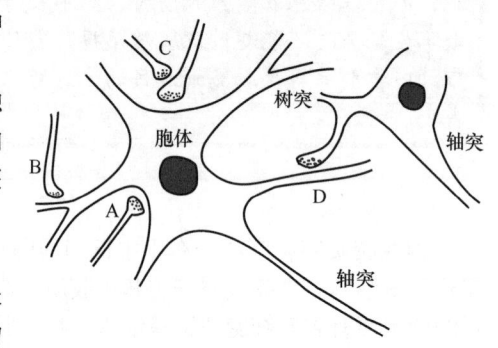

图12-24 突触类型示意图
A. 轴突-胞体式突触;B. 轴突-树突式突触;C. 轴突-轴突式突触;D. 树突-树突式突触

当突触前神经元的兴奋传导到神经末梢时,突触前膜去极化,引起突触前膜上电压门控钙通道开放,Ca^{2+}内流,使轴浆内Ca^{2+}浓度升高,有利于囊泡向突触前膜移动并与突触前膜融合,导致神经递质释放到突触间隙。神经递质经突触间隙扩散到突触后膜,与突触后膜上的特异性受体或化学门控通道结合,引起后膜上某些离子通道开放,导致突触后膜发生一定程度的去极化或超极化,形成突触后电位（postsynaptic potential）。突触后电位包括兴奋性突触后电位和抑制性突触后电位两种类型。

（1）兴奋性突触后电位:如果突触前膜释放的是兴奋性递质,兴奋性递质与突触后膜上的特异性受体结合,可使突触后膜对Na^+和K^+的通透性增大,尤其是对Na^+的通透性。由于Na^+的内流大于K^+的外流,从而使突触后膜发生局部去极化,提高了突触后神经元细胞膜的兴奋性。这种去极化的突触后电位变化就称为兴奋性突触后电位（excitatory postsynaptic potential,EPSP）。

EPSP 属于局部电位，可以总和，其大小取决于突触前膜释放的递质量。当突触前神经元活动增强或参与活动的突触数目增多以及 Ca^{2+} 内流增多时，释放递质量增多，EPSP 幅度增大；通过时间和空间的总和，使膜电位去极化达到阈电位水平，就会在突触后神经元轴突始段产生动作电位，引起突触后神经元兴奋（图 12-25）。

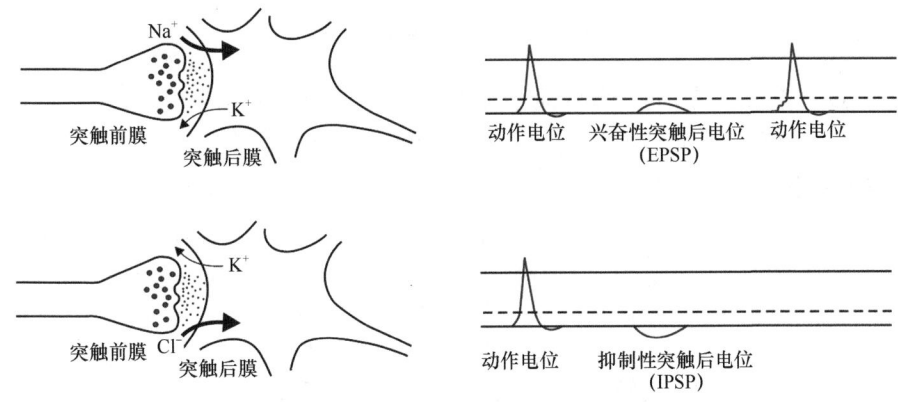

图 12-25 EPSP 和 IPSP 产生机制示意图

（2）抑制性突触后电位：如果突触前膜释放的是抑制性递质，则会使突触后膜对 Cl^- 和 K^+ 的通透性增大，引起 Cl^- 内流和 K^+ 外流（以 Cl^- 内流为主），使突触后膜发生超极化。这种超极化的突触后电位变化就称为抑制性突触后电位（inhibitory postsynaptic potential，IPSP）。IPSP 也属于局部电位，也可以总和。由于 IPSP 的产生使突触后神经元的膜电位与阈电位的距离增大，降低了突触后神经元的兴奋性，使突触后神经元不易产生动作电位，所以表现为抑制（图 12-25）。

在中枢神经系统中，一个神经元常与其他多个神经元末梢构成突触，突触后神经元的状态主要取决于突触后神经元胞体上同时产生的 EPSP 和 IPSP 的代数和。

（二）非定向突触传递

非定向突触传递（non-directed synaptic transmission）也是通过化学递质来传递信息，但不具有经典的突触结构，主要存在于自主神经节后纤维与效应细胞之间的接头，如心肌和平滑肌的神经-肌接头。如图 12-26 所示，肾上腺素能神经元轴突末梢的分支上有大量的串珠状的膨大结构，称之为曲张体（varicosity），其内含有大量的小泡，小泡内含有神经递质。当神经冲动传到曲张体时，递质从曲张体中的小泡内释放，扩散至效应器细胞并与其膜上的特异性受体结合而发挥作用。此外，非定向突触传递也存在于中枢神经系统，如大脑皮质的去甲肾上腺素能纤维、黑质的多巴胺能纤维以及脑干的 5-羟色胺能纤维也以这种方式传递兴奋。

与经典突触性化学传递相比，非定向突触传递具有以下几个特点：①突触前、后结构并不一一对应；②递质扩散的距离较远，故突触传递的时间较长；③释放的递质能否产生效应，取决于效应器细胞膜上有无相应的受体。

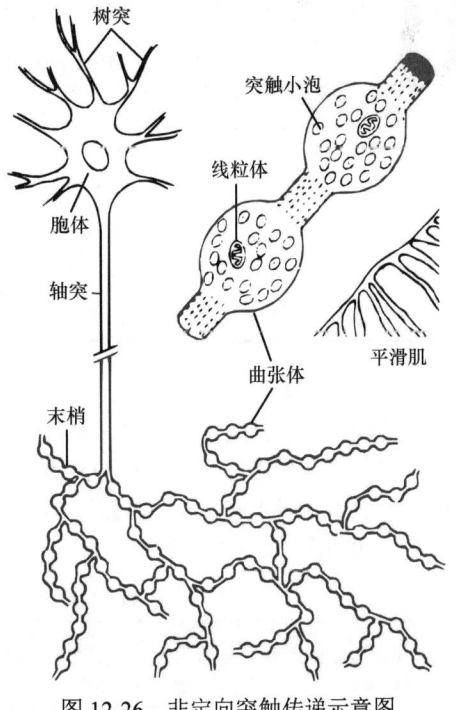

图 12-26 非定向突触传递示意图

（三）电突触传递

电突触传递的结构基础是缝隙连接（gap junction），其结构特点是允许带电离子和小分子（直径小于 1.0nm）物质通过。电突触传递一般为双向性，传递速度快，几乎没有潜伏期，有助于同类神经元同步化活动。

二、神经递质和受体

定向和非定向突触传递均以神经递质作为信息传递的媒介，通过与相应的受体结合才能完成信息传递。因此，神经递质和受体是化学性突触传递最重要的物质基础。

（一）神经递质

神经递质（neurotransmitter）是指由突触前神经元合成并在末梢处释放，能特异性作用于突触后神经元或效应器细胞上的受体，使突触后神经元或效应器细胞产生一定效应的信息传递物质。

1. 神经递质及其分类　一般认为，神经递质应符合以下条件：①突触前神经元具有合成递质的前体和酶系统，并能合成相应的递质；②递质贮存于突触小泡，当神经冲动抵达末梢时可触发小泡释放递质；③递质扩散至突触后膜，与后膜上的特异性受体结合而发挥其生理效应；④突触部位有使该递质失活的酶或其他失活方式（如重摄取）；⑤用特异的受体激动剂或拮抗剂，能分别模拟或阻断相应递质的突触传递效应。

除神经递质外，神经元还能合成和释放一些化学物质，它们并不直接参与神经元之间的信息传递，而是增强或减弱递质的信息传递效率，此类化学物质被称为神经调质（neuromodulator）。神经调质发挥的作用称为调制作用。神经递质和神经调质之间并无十分明确的界限，因为在有些情况下递质也可起调质的作用，而在另一些情况下，调质也可发挥递质的作用。目前已知的神经递质约有 100 多种，根据存在部位的不同，神经递质可分为外周神经递质和中枢神经递质两大类。

（1）外周神经递质：主要的外周神经递质有乙酰胆碱（acetylcholine，ACh）和去甲肾上腺素（norepinephrine，NE）。凡末梢释放 ACh 为递质的神经纤维称为胆碱能纤维；凡末梢释放 NE 为递质的神经纤维称为肾上腺素能纤维。两者在周围神经系统中的分布见表 12-2。

表 12-2　胆碱能和肾上腺素能纤维在周围神经系统中的分布

名称	释放递质	分布
胆碱能纤维	ACh	交感和副交感神经节前纤维
		支配汗腺和骨骼肌舒血管的交感神经节后纤维
		大多数副交感神经节后纤维
		躯体运动神经纤维
肾上腺素能纤维	NE	大部分交感神经节后纤维

在外周，除以上两种主要的神经递质外，还发现有嘌呤类和肽类递质。如胃肠道发现有释放肽类神经递质的神经纤维，称之为肽能纤维（peptidergic fiber）。

（2）中枢神经递质：中枢神经系统内的递质更多而复杂，主要有乙酰胆碱、单胺类（包括去甲肾上腺素、多巴胺、5-羟色胺）、嘌呤类和神经肽类等。主要的中枢神经递质在中枢神经系统内的分布和功能特点见表 12-3。

表 12-3　主要中枢神经递质的分布和功能特点

名称	主要分布部位	功能特点
乙酰胆碱	脊髓、脑干网状结构、丘脑、纹状体、边缘系统	与感觉、运动、觉醒、睡眠、学习和记忆等活动有关

续表

名称	主要分布部位	功能特点
单胺类		
去甲肾上腺素	低位脑干	与心血管活动、精神情绪、体温、觉醒等调节有关
多巴胺	黑质-纹状体通路、中脑-边缘系统通路、结节-漏斗部通路	与躯体运动、精神情绪活动及垂体内分泌功能调节有关
5-羟色胺	脑干中缝核	与睡眠、体温调节、情绪反应及痛觉等活动有关
神经肽类		
下丘脑调节肽	下丘脑	调节垂体激素分泌及自主神经等功能活动
阿片肽	脑内	调节痛觉
脑-肠肽	胃肠和脑内	与摄食活动调节等有关
嘌呤类		
腺苷	中枢内	抑制性作用
ATP	胃肠和脑内	参与心血管活动、膀胱和肠平滑肌收缩及痛觉的调节
一氧化氮（NO）	中枢内	激活鸟苷酸环化酶

2. 递质的共存　在一个神经元内含有两种或两种以上递质或调质的现象称为递质共存（neurotransmitter co-existence）。例如，支配猫唾液腺的副交感神经节后纤维的末梢内含乙酰胆碱和血管活性肠肽，前者引起唾液分泌，后者可致血管舒张以增加唾液腺的血液供应，二者共同作用可使唾液腺分泌大量稀薄的唾液。

3. 递质的代谢　神经递质的代谢包括递质的合成、储存、释放、降解、重摄取和再合成等过程。乙酰胆碱和胺类递质都是在有关合成酶的催化下，在胞质内合成，储存于突触囊泡。当神经冲动传至末梢时，Ca^{2+}由膜外进入膜内，神经递质通过出胞释放至突触间隙。递质与受体结合发挥生理效应后，被相应的酶水解或被突触前膜重摄取而失活。乙酰胆碱被胆碱酯酶水解成胆碱和乙酸，胆碱则被突触前膜重摄取，用于合成新递质；去甲肾上腺素则主要通过末梢的重摄取，少量通过酶解失活而被消除。

（二）神经递质的受体

1. 胆碱能受体　能与乙酰胆碱特异性结合的受体称为胆碱能受体。根据药理学特性，可分为以下两种类型。

（1）毒蕈碱受体：能与天然植物中毒蕈碱结合产生生物效应的胆碱能受体被称为毒蕈碱受体（muscarinic receptor，M receptor），简称 M 受体。其主要分布于大多数副交感神经节后纤维支配的效应细胞和交感神经节后纤维支配的汗腺和骨骼肌血管的平滑肌细胞膜上。M 受体有 $M_1 \sim M_5$ 五种亚型。乙酰胆碱与 M 受体结合所产生的效应称为毒蕈碱样作用（muscarine-like action），简称 M 样作用，主要有心脏活动抑制，支气管、胃肠平滑肌和膀胱逼尿肌收缩，消化腺和汗腺分泌增加，瞳孔缩小以及骨骼肌血管舒张等。阿托品是 M 受体阻断剂。

（2）烟碱受体：能与天然植物中烟碱结合产生生物效应的胆碱能受体被称为烟碱受体（nicotinic receptor，N receptor），简称 N 受体。N 受体有 N_1 和 N_2 两种亚型。N_1 受体分布于自主神经节后神经元和中枢神经系统；N_2 受体位于骨骼肌神经-肌接头处的终板膜上。乙酰胆碱与 N 受体结合所产生的效应称为烟碱样作用（nicotine-like action），简称 N 样作用。筒箭毒碱是 N 受体的阻断剂，可以阻断 N_1 和 N_2 受体。

2. 肾上腺素能受体　能与肾上腺素（epinephrine，E）和去甲肾上腺素相结合的受体称为肾上腺素能受体，广泛分布于中枢和外周神经系统，有 α 和 β 两型。

α受体又分为 α₁ 和 α₂ 两种亚型，α₁ 受体主要位于平滑肌，使平滑肌产生兴奋效应；α₂ 受体主要分布于突触前膜，属于突触前受体，抑制 NE 释放。酚妥拉明（phentolamine）是 α 受体的阻断剂，对 α₁ 和 α₂ 受体均有阻断作用。哌唑嗪（prazosin）可选择性阻断 α₁ 受体，育亨宾（yohimbine）能选择性阻断 α₂ 受体。

β受体又有 β₁、β₂ 和 β₃ 三个亚型，β₁ 受体兴奋时对心肌的效应是兴奋性的，而 β₂ 受体兴奋时所产生的平滑肌效应是抑制性的，如骨骼肌血管和冠状血管舒张、支气管舒张、小肠舒张等。β₃ 受体主要分布在脂肪组织，与脂肪分解有关。普萘洛尔（propranolol）是 β 受体阻断剂，但对 β₁ 和 β₂ 受体无选择性。阿替洛尔（atenolol）和美托洛尔（metoprolol）主要阻断 β₁ 受体，丁氧胺（butoxamine）则主要阻断 β₂ 受体。

3. 突触前受体 研究发现，受体不仅存在于突触后膜，也可分布于突触前膜。分布于突触前膜的受体称为突触前受体。突触前受体的作用主要是调节突触前末梢递质的释放。例如，在肾上腺素能神经纤维末梢的突触前膜上存在 α₂ 受体，当突触前膜释放的 NE 作用于突触前 α₂ 受体时，则抑制突触前膜对 NE 的进一步释放。

4. 中枢内神经递质的受体 中枢内神经递质的受体种类众多，除胆碱能 M 与 N 型受体以及肾上腺素能 α 与 β 型受体外，还有多巴胺（dopamine，DA）受体、5-羟色胺（5-hydroxytryptamine，5-HT）受体、氨基酸受体和阿片受体等。关于中枢内神经递质的受体分布、激动后的效应及其阻断剂的情况见表 12-4。

表 12-4　中枢内主要神经递质的受体

受体类型		受体分布	受体激动后效应
胆碱能受体	M 受体	脑和脊髓	参与几乎所有的中枢神经系统功能，包括学习与记忆、觉醒与睡眠、感觉与运动、内脏活动以及情绪等多方面调节
	N 受体		
肾上腺素能受体	α 受体	脑和脊髓	参与心血管活动、精神情绪活动、体温、摄食、觉醒等方面的调节
	β 受体		
DA 受体		黑质-纹状体等	参与躯体运动、精神情绪、垂体内分泌和心血管活动等的调节
5-HT 受体		纹状体、丘脑和下丘脑等	参与痛觉、精神情绪、睡眠及体温等的调节
氨基酸受体	谷氨酸受体	脑和脊髓	增加对 Na^+、K^+ 或 Ca^{2+} 的通透性
	γ-氨基丁酸受体	中枢及视觉通路	促进 Cl^- 内流或 K^+ 的外流，减少 Ca^{2+} 内流
	甘氨酸受体	脊髓和脑干	促进 Cl^- 内流
阿片受体		脑和脊髓	促进 K^+ 的外流，抑制 Ca^{2+} 内流

三、反射中枢活动的一般规律

（一）反射与反射弧的概念

反射是神经调节的基本方式，是指在中枢神经系统的参与下，机体对内、外环境刺激的规律性应答。反射弧是反射的结构基础，由感受器、传入纤维、反射中枢、传出纤维和效应器组成。

反射中枢（reflex center）是反射弧中最复杂的部位，通常是指中枢神经系统内调节某一特定生理功能的神经元群。不同反射的中枢范围可相差很大。在中枢只经过一次突触传递的反射，称为单突触反射（monosynaptic reflex），如膝跳反射。但体内大多数反射活动需在中枢经过两个以上的突触才能完成，称为多突触反射（polysynaptic reflex）。各反射中枢间存在着复杂的神经纤维联系，各中枢间相互协调，完成了精确的整体功能活动的调节。

（二）中枢神经元的联系方式

根据神经元在反射弧中的不同作用，可分为传入神经元、中间神经元和传出神经元，其中以中间神经元的数量最多。中枢神经元之间的联系方式主要有以下几种（图12-27）。

1. 单线式 单线式是指一个突触前神经元仅与一个突触后神经元发生突触联系。如视网膜中央凹处的一个视锥细胞一般只与一个双极细胞形成突触联系，而该双极细胞又只与一个神经节细胞形成突触联系。这种联系方式使信息传递准确，视锥系统具有较高的分辨能力。

2. 辐散式 一个神经元通过其轴突末梢分支与多个神经元建立突触联系的方式，称为辐散式。这种联系方式可以使一个神经元的活动引起许多神经元同时兴奋或抑制，从而扩大了神经元活动的影响范围。辐散式联系在感觉传导途径上多见。

3. 聚合式 多个神经元通过轴突末梢与同一个神经元建立突触联系的方式，称为聚合式。此种联系方式有可能使来源于不同神经元的兴奋和抑制在同一个神经元上发生总和或整合。聚合式联系在传出途径中多见。

4. 链锁式 神经元之间通过侧支依次连接，同时都有侧支传出冲动，形成传递信息的链锁。链锁式联系可以在空间上扩大信息作用范围。

5. 环式 在环式联系中，一个神经元通过其轴突侧支与中间神经元相联系，中间神经元的轴突分支反过来又直接或间接地再与该神经元发生突触联系，形成信息传递的闭合环路。若环路内中间神经

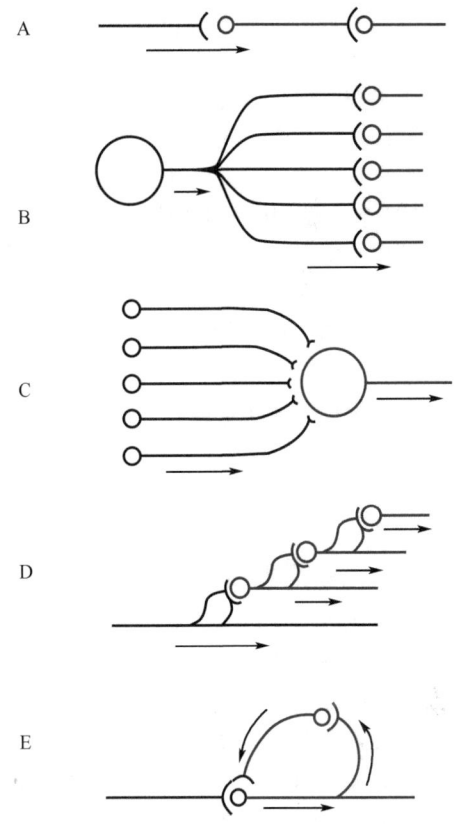

图12-27 中枢神经元的联系方式模式图
A. 单线式联系；B. 辐散式联系；C. 聚合式联系；D. 链锁式联系；E. 环式联系

元为抑制性的，则通过该联系返回抑制原先兴奋的神经元，使其活动及时终止，产生负反馈效应。若中间神经元为兴奋性的，则产生正反馈效应，使兴奋得到增强和延续。在环式联系中，即使最初刺激已经停止，传出通路上的冲动发放仍能持续一段时间，这种现象称为后发放（after discharge）。

（三）中枢兴奋传播的特征

在反射活动中，兴奋在反射中枢的传递往往需要经过一次以上的突触传递，且突触多为化学性突触，突触传递明显不同于神经纤维上的兴奋传导，主要表现为以下几个方面：

1. 单向传递 兴奋通过化学性突触时，只能从突触前神经元向突触后神经元，这一现象称为单向传递（one-way conduction）。这是因为神经递质通常由突触前膜释放，受体则主要位于突触后膜。虽已发现突触后神经元也能释放一些物质，如NO和多肽等，也存在突触前受体，但其作用主要为调节突触前神经元递质的释放，而与兴奋传递无直接关系。

2. 中枢延搁 兴奋在中枢传递往往需要较长时间，这种现象称为中枢延搁（central delay）。这是因为兴奋经化学性突触传递时，需要经过递质的释放、扩散、与突触后膜受体结合、后膜离子通道开放和产生突触后电位等一系列活动。据测定，兴奋通过一个化学性突触需要0.3～0.5ms。因此，在反射活动中，兴奋通过的突触数目越多，反射所需时间就越长。

3. 总和 在反射活动中，单根神经纤维的传入冲动一般不能引起中枢发出传出效应，若许多神经纤维的传入冲动同时到达同一神经中枢，则可使中枢产生传出效应。这是因为单根神经纤维的传入冲动引起的EPSP为局部电位，达不到阈电位，一般不能引发突触后神经元产生动作电位。

如果同时有许多的传入兴奋到达该神经元，则各自产生的 EPSP 发生空间与时间的总和，若总和后膜电位达阈电位水平即可爆发动作电位；如果总和后未达到阈电位水平，此时突触后神经元虽未发生兴奋，但膜电位与阈电位之间的差距减小，此时只需接受阈下刺激便可去极化达到阈电位产生动作电位，这一现象称为易化（facilitation）。

4. 兴奋节律的改变 在反射活动中，传出神经（突触后神经元）传导的冲动频率和传入神经（突触前神经元）传导的冲动频率往往是不同的，即兴奋节律发生改变。这是因为突触后神经元的兴奋节律不仅受突触前神经元的数目和传入冲动频率的影响，而且还受中间神经元的性质以及自身功能状态等多项因素的综合影响。

5. 后发放 如前所述，后发放可发生在环式联系的反射活动中，也可见于各种神经反馈活动中。

6. 对内环境变化敏感和易疲劳 因为突触间隙与细胞外液是相通的，因此内环境理化因素的变化，如缺氧、CO_2 增多、pH 改变、麻醉剂及其他一些药物等均可影响化学性突触传递。此外，突触也是整个反射弧中最容易发生疲劳的部位。用高频电刺激连续刺激突触前神经元，突触后神经元的放电频率将很快降低，反射活动也明显减弱。这可能与突触前神经元的递质耗竭有关。

（四）中枢抑制

在机体的任何反射活动中，中枢内既有兴奋活动又有抑制活动。兴奋和抑制相辅相成，使神经调节得以正常精确的进行。中枢抑制可分为突触后抑制（postsynaptic inhibition）和突触前抑制（presynaptic inhibition）两类。

1. 突触后抑制 突触后抑制是由抑制性中间神经元释放抑制性递质，从而使突触后神经元产生 IPSP，引起突触后神经元产生抑制。根据抑制性中间神经元的联系方式不同，突触后抑制又分为传入侧支性抑制和回返性抑制两种形式。

（1）传入侧支性抑制：传入纤维进入中枢后，一方面在兴奋某一中枢神经元的同时，另一方面通过其侧支兴奋一个抑制性中间神经元，进而经它抑制另一个中枢神经元，这种抑制称为传入侧支性抑制（afferent collateral inhibition），也称交互抑制。例如，当引起屈肌反射的传入冲动进入脊髓后，一方面直接兴奋支配该骨骼肌的运动神经元，同时经侧支兴奋一个抑制性中间神经元，进而抑制与该骨骼肌相拮抗的伸肌运动神经元，使屈肌收缩的同时伸肌舒张（图 12-28A）。这种交互抑制的意义是使不同中枢之间的活动协调。

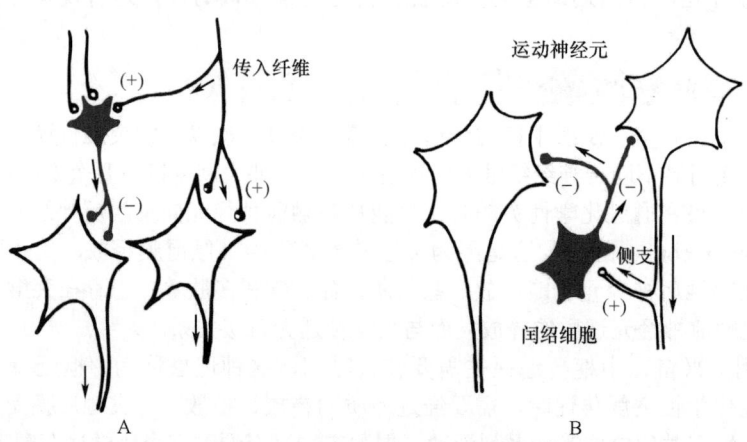

图 12-28 突触后抑制示意图
A. 交互抑制；B. 回返抑制

（2）回返抑制：中枢神经元兴奋时，其冲动沿轴突外传的同时，又经轴突侧支兴奋一个抑制性中间神经元，并由它反过来抑制原先发出冲动的神经元及同一中枢的其他神经元，这种抑制称为回返性抑制（recurrent inhibition）。例如，脊髓前角运动神经元的轴突直接支配骨骼肌的同时，其侧支兴奋与之构成突触的抑制性中间神经元（闰绍细胞）；闰绍细胞兴奋时释放甘氨酸，回返性抑制原先发生兴奋的运动神经元和其他同类神经元（图12-28B）。回返性抑制的意义在于可使发动兴奋的神经元活动及时终止，并使同一中枢内许多神经元的活动同步化。

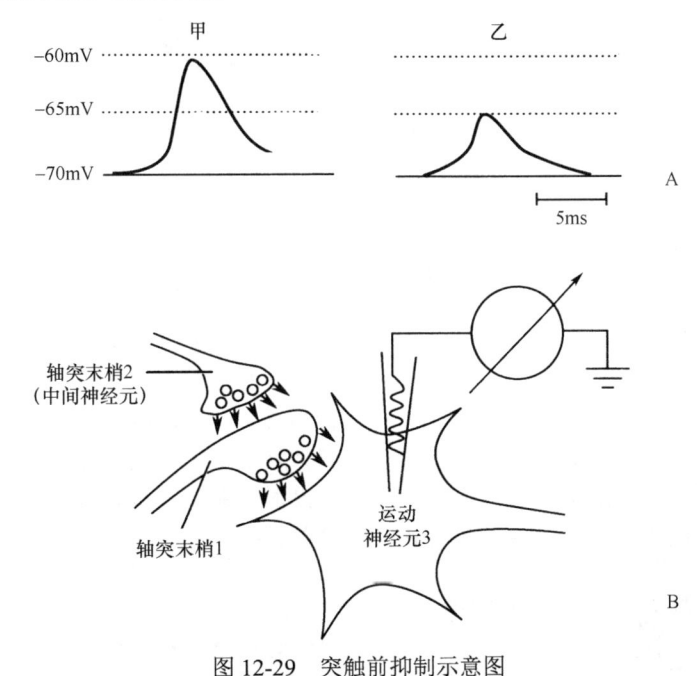

2. 突触前抑制 是指通过改变突触前膜的活动而使突触后神经元产生抑制。突触前抑制广泛存在于中枢，其结构基础是轴突-轴突式突触，尤其多见于感觉传入通路中，对调节感觉传入活动具有重要意义。如图12-29所示，轴突1与运动神经元3构成轴突-胞体式突触；轴突2与轴突1构成轴突-轴突式突触，但与运动神经元3并不直接形成突触。当刺激轴突1时，则引起运动神经元3产生约10mV的EPSP；若仅刺激轴突2时，则运动神经元3不产生反应。如果先刺激轴突2，随后再刺激轴突1，则运动神经元3产生的EPSP仅有约5mV，明显减小。这说明轴突2的活动能降低轴突1的兴奋作用，即产生突触前抑制。已有研究表明，轴突2兴奋时，其末梢释放抑制性递质γ-氨基丁酸（GABA），作用于末梢1上的相应受体，引起末梢1的Cl^-电导增加，动作电位幅度变小，因而使进入末梢1的Ca^{2+}减少，引起末梢1释放的兴奋性递质减少，最终导致该运动神经元3产生的EPSP幅度降低。

图12-29 突触前抑制示意图
A. 单独刺激轴突1，引起的兴奋性突触后电位；B. 先刺激轴突2，再刺激轴突1，引起的兴奋性突触后电位减小

第四节 神经系统的感觉分析功能

感觉是神经系统的一项重要生理功能，是机体赖以生存的重要功能活动之一。体内、外各种刺激作用于感受器后，产生的传入冲动通过各自的特殊神经通路传向大脑皮层的特定区域进行分析和整合，形成各种感觉。

一、脊髓的感觉传导功能

如本章第一节所述，躯体的感觉一般经三级神经元传入，传导路径有浅感觉传导通路（脊髓丘脑束）和深感觉传导通路（薄束和楔束）。头面部的痛觉和温度觉主要由三叉神经脊束核中继，触-压觉与本体感觉则主要由三叉神经主核和中脑核中继，再经三叉丘系传至丘脑。

二、丘脑与感觉投射系统

丘脑是由大量神经元组成的神经核团集群,是除嗅觉外的各种感觉传入通路的换元接替站,并能对感觉传入信息进行初步的分析与综合,其换元后发出的感觉投射纤维再进一步向大脑皮层投射。丘脑的核团按其功能分为感觉接替核、联络核和髓板内核群三类(图12-30)。根据丘脑各部分核团向大脑皮层投射特征的不同,可把感觉投射系统分为特异性投射系统和非特异性投射系统。

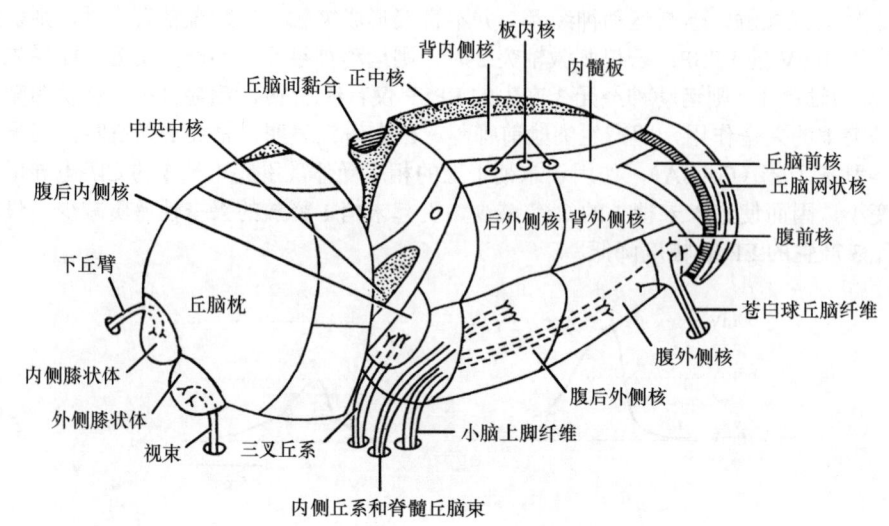

图 12-30 人右侧丘脑三维结构示意图

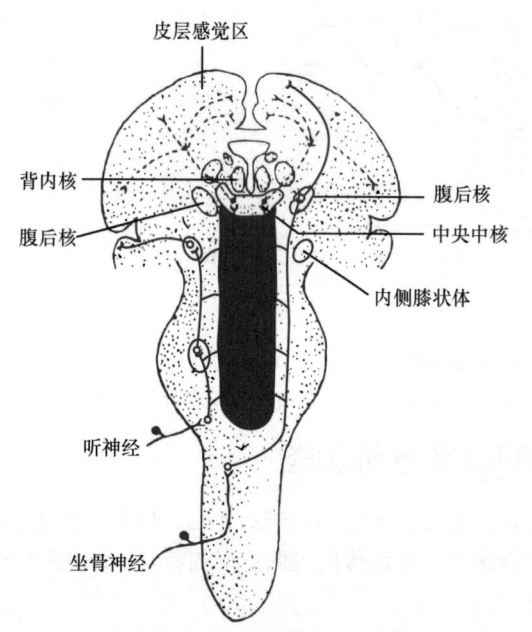

图 12-31 感觉投射系统示意图
黑色区代表脑干网状结构;实线代表丘脑特异性投射系统,虚线代表丘脑非特异性投射系统

1. 特异性投射系统 丘脑的特异感觉接替核、联络核及其投射到大脑皮层的神经通路称为特异性投射系统(specific projection system)。它们投射到大脑皮层的特定区域,且与大脑皮层有点对点的投射关系,其投射纤维主要终止于大脑皮层的第Ⅳ层,与该层内神经元形成突触联系(图12-31)。其主要功能是引起特定感觉,并激发大脑皮层发出神经冲动。

2. 非特异性投射系统 丘脑非特异性投射核及其投射到大脑皮层的神经通路称为非特异性投射系统(nonspecific projection system)。各种感觉传导通路的纤维上行经过脑干时,发出侧支与脑干网状结构的神经元发生突触联系,经过多次换元后上行抵达丘脑髓板内核群,最后发出纤维弥散地投射到大脑皮层的广泛区域,因而不具有点对点的投射关系。上行纤维进入大脑皮层后,广泛地与各皮层神经元形成突触联系,起维持和改变大脑皮层兴奋状态的作用,为产生特定的感觉提供条件。

在脑干网状结构内存在着对大脑皮层具有上行唤醒作用的功能系统,称为脑干网状结构上行激动系统(ascending activating system)。该系统主要是通过丘脑非特异性投射系统发挥作用的。

由于脑干网状结构上行激动系统是一个多突触传递系统,因此该系统的功能活动容易受到药物的影响而发生传导阻滞。

三、大脑皮质的感觉功能定位

大脑皮层是感觉分析的最高级中枢。各种感觉传入冲动最终都到达大脑皮层进行分析和整合,从而产生不同的感觉。不同的感觉纤维投射到大脑皮层后有一定的区域分布,称为大脑皮层的感觉代表区。

1. 体表感觉代表区 大脑皮层的体表感觉代表区主要有第一感觉区(somatic sensory area Ⅰ)和第二感觉区(somatic sensory area Ⅱ)。

(1)第一感觉区:位于中央后回,是最主要的感觉代表区。其感觉投射规律为:①交叉性投射:即躯体一侧的传入冲动向对侧大脑皮层投射,但头面部感觉的投射是双侧性的;②代表区面积的大小决定于躯体表面的感觉分辨精细程度,分辨愈精细的部位,代表区的面积也愈大,如拇指和食指感觉敏感,其代表区面积就很大,相反,躯干的代表区则很小;③投射区域具有一定的分野。头面部代表区在中央后回的底部,上肢代表区在中央后回的中间部,下肢的代表区在中央后回的顶部,而膝以下的代表区在半球的内侧面。总体安排是倒置的,但头面部代表区内部的排列是正立的(图12-32)。

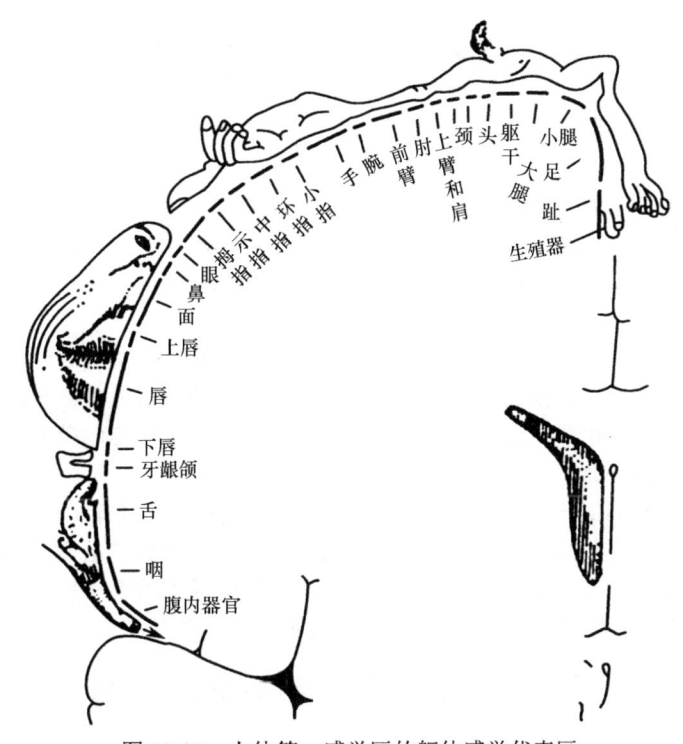

图12-32 人体第一感觉区的躯体感觉代表区

(2)第二感觉区:位于中央前回和脑岛之间,其面积较小。躯体感觉的投射呈双侧性,空间安排是正立的,感觉功能定位较差,只能对感觉信息作粗糙的分析,但与痛觉尤其是慢痛有密切的关系。切除或损伤第二感觉区不产生明显的感觉功能障碍。

2. 本体感觉代表区 本体感觉是指肌肉、关节等的位置觉与运动觉,中央前回(4区)不仅是运动区,也是本体感觉代表区。在猫、兔等较低等的哺乳类动物,体表感觉区与运动区基本重合在一起,称为感觉运动区。在猴、猩猩等灵长类动物,体表感觉区与运动区逐渐分离,前者位于中央后回,后者位于中央前回,但这种分化也是相对的。

3. 内脏感觉代表区 内脏感觉通过自主神经（交感神经和副交感神经）传入中枢，内脏感觉代表区混杂在体表第一感觉区中。此外，第二感觉区、运动辅助区和边缘系统等皮层部位都与内脏感觉有关。内脏感觉代表区投射区较小且弥散，对内脏感觉的分析具有性质模糊和定位不准确的特点。

4. 特殊感觉代表区 视觉代表区在大脑半球内侧面枕叶距状沟的上、下缘；听觉的投射是双侧性的，即一侧听觉皮层代表区接受双侧耳蜗感受器的听觉投射，其皮层代表区位于颞叶的颞横回和颞上回；嗅觉代表区在边缘叶的前底部区域；味觉代表区在中央后回头面部感觉投射区的下侧。

四、痛　　觉

痛觉是机体受到伤害性刺激后产生的一种不愉快的感觉和情感性体验，常伴有躯体运动性防御反应、呕吐、出汗和血压变化等自主神经性反应以及烦躁等情绪变化。痛觉感受器是游离神经末梢，是一种化学感受器。在各种伤害性刺激作用下，机体释放致痛物质，如 K^+、H^+、5-羟色胺、组胺、缓激肽、前列腺素、P 物质和白三烯等。痛觉感受器不易发生适应现象，因此痛觉也是机体受到伤害性刺激时的一种报警信号，对机体具有保护意义。

1. 皮肤痛觉 当皮肤受到伤害性刺激时，可先后出现两种性质不同的痛觉，即快痛和慢痛。快痛（fast pain）是一种产生快，性质尖锐和定位明确的"刺痛"，常不伴有明显的情绪改变，其传入纤维为 $A_δ$ 有髓纤维，主要经特异投射系统到达大脑皮层的第一和第二感觉代表区；慢痛（slow pain）是一种产生慢，定位不明确的"烧灼"痛，常伴有情绪反应以及心血管和呼吸活动的改变，其传入纤维为 C 类无髓纤维，主要投射到扣带回。此外，许多痛觉纤维经非特异投射系统投射到大脑皮层的广泛区域。

2. 深部痛觉 发生在骨、关节、肌腱、韧带和肌肉等躯体深部的痛感称为深部痛。深部痛一般表现为慢痛，疼痛持久、弥散、定位不明确，可伴有恶心、出汗和血压升高等自主神经反应。深部痛可反射性引起邻近骨骼肌痉挛性收缩而导致局部组织缺血，更加剧了深部痛觉。这种痉挛缺血性疼痛产生的原因可能是肌肉收缩时局部组织释放某种致痛因子所致。

3. 内脏痛和牵涉痛

（1）内脏痛：是指内脏器官受到机械牵拉、痉挛、缺血和炎症等刺激时产生的疼痛感觉。内脏痛与皮肤痛相比，具有以下特点：①定位不准确、对刺激的分辨力差；②发生缓慢，持续时间较长；③对于扩张性刺激和牵拉性刺激十分敏感，而对切割、烧灼等刺激不敏感；④有明显的情绪反应，并伴有恶心、呕吐、心血管以及呼吸活动的改变。

（2）牵涉痛：某些内脏疾病往往引起体表一定部位产生疼痛或痛觉过敏的现象称为牵涉痛（referred pain）。例如，心肌缺血或梗死时，常感到心前区、左肩和左上臂尺侧疼痛；胆囊炎和胆石症发作时，可在右肩区出现疼痛；阑尾炎时，可有脐周围或上腹部疼痛。由于牵涉痛的体表放射部位是比较固定的，因此在临床上对某些疾病的诊断具有一定价值。

第五节　神经系统对躯体运动的调节

运动是机体最基本的功能活动之一。躯体的各种运动和姿势都是以骨骼肌活动为基础，是在神经系统的控制下完成的。神经系统对躯体运动的调节是复杂的反射活动。

一、脊髓对躯体运动的调节

脊髓是躯体运动调控的初级中枢，脊髓灰质前角运动神经元在支配躯干与四肢的骨骼肌活动的同时还受到高位中枢的控制，是高位中枢对运动调节的最后公路。

（一）脊髓运动神经元和运动单位

脊髓灰质前角中主要有 α 和 γ 运动神经元。α 运动神经元支配骨骼肌的梭外肌纤维，γ 运动神经元支配骨骼肌的梭内肌纤维。

α运动神经元不仅接受来自躯干、四肢皮肤、肌肉和关节等外周感受器的传入信息，同时也接受从大脑皮层到脑干等各高位中枢的下传信息，因此，α运动神经元是躯体运动反射的最后公路。由一个α运动神经元及其所支配的全部肌纤维所组成的功能单位称为运动单位（motor unit）。

γ运动神经元的胞体较α运动神经元小，分散在α运动神经元之间。γ运动神经元的兴奋性较高，常以较高的频率持续放电，其主要功能是提高肌梭对牵拉刺激的敏感性。

（二）脊髓休克

在机体内，脊髓的活动是受高位中枢控制的，其自身的功能不易表现出来。为了观察研究脊髓的自身功能，在动物实验中常在脊髓颈段第五节水平以下切断脊髓，以保留膈神经对膈肌的支配，维持呼吸功能正常。这种脊髓与高位中枢离断的动物称为脊动物。当脊髓与高位中枢离断后，横断面以下的脊髓暂时丧失反射活动能力而进入无反应的状态，这种现象称为脊休克（spinal shock）。

脊休克主要表现为横断面以下的脊髓所支配的躯体和内脏反射均减弱以致消失，如骨骼肌张力减弱甚至消失，外周血管扩张，血压下降，发汗反射消失，粪、尿潴留等。脊休克发生一段时间后，脊髓的反射活动可逐渐恢复，恢复所需时间的长短与不同种属动物的脊髓反射对高位中枢依赖的程度有关。例如，蛙在脊髓离断后数分钟内即可恢复；犬需要数天；而人则需要数周乃至数月才能恢复。在脊髓反射恢复过程中，比较简单和原始的反射（如屈肌反射、腱反射）先恢复；较复杂的反射（如对侧伸肌反射、搔爬反射）则恢复较慢；内脏反射也逐渐恢复，如血压逐渐回升到一定水平；并具有一定的排便和排尿能力。但脊髓横断面水平以下的感觉和随意运动将永久丧失。

脊休克的产生并不是由脊髓切断的损伤刺激所引起，而是因为离断面下的脊髓突然失去高位中枢的调控，兴奋性极度低下，以致对任何刺激都不发生反应。脊休克的恢复说明脊髓具有完成某些简单反射的能力。脊休克恢复后，伸肌反射减弱而屈肌反射增强，说明高位中枢具有易化伸肌反射和抑制屈肌反射的作用。

案例 12-6

患者，女性，56岁。背部被刺伤，立刻跌倒，双下肢失去运动。查体：神清，颅神经未见异常，双下肢肌力Ⅳ级，左侧下肢触觉减弱，痛温觉正常，位置和运动觉丧失，右下肢痛觉和温度觉丧失，触觉正常，左下肢腱反射亢进，巴宾斯基征：左侧阳性，右侧阴性。

临床诊断：脊髓损伤。

问题：
1. 试述脊髓的功能。
2. 脊髓横断的患者功能活动有何改变？
3. 高位中枢对脊髓的作用？

提示：
1. 大脑通过脊髓的各种上、下行传导通路完成对躯干、四肢各种感觉、运动功能的调控。脊髓横断伤后，损伤部位以下的躯干和四肢将丧失感觉和运动功能。
2. 横断面以下脊髓支配的躯体和内脏反射活动减退或者消失，出现脊休克的系列表现。
3. 高位中枢对脊髓具有易化伸肌反射和抑制屈肌反射的作用。

案例 12-7

患者，男性，64岁，半年前背部受外伤，查体，右腿瘫痪，肌张力升高，无肌萎缩，本体感觉消失，右膝跳反射亢进，病理反射阳性，右半身自乳头平面以下精细触觉消失，右半身自剑突下痛温觉消失。

问题：
1. 脊髓半横断的三大表现？
2. 皮质脊髓侧束损伤、薄束及脊髓丘脑束损伤的表现如何？

提示：
1. 脊髓半横断主要表现为损伤平面以下同侧肢体硬瘫和深感觉丧失，对侧损伤平面以下浅感觉丧失。
2. 皮质脊髓侧束主要完成皮质对对侧肢体的运动功能调控，损伤后会导致肢体的瘫痪，薄束主要传递深感觉（位置觉，运动觉和精细触觉），脊髓丘脑束主要传递浅感觉（痛温触压等感觉）。

（三）脊髓对姿势反射的调节

中枢神经系统通过反射调节骨骼肌紧张或产生相应的动作，从而保持或改变身体的姿势以免发生倾倒，称为姿势反射。

1. 屈肌反射与对侧伸肌反射　当伤害性刺激作用于脊椎动物的一侧肢体皮肤时，反射性引起受刺激一侧肢体屈肌收缩而伸肌舒张，肢体屈曲，称为屈肌反射（flexor reflex）。屈肌反射使肢体避开伤害性刺激，具有保护意义，但不属于姿势反射。当一侧肢体受到的伤害性刺激增加到一定程度时，在同侧肢体发生屈肌反射的同时，还出现对侧肢体伸直的反射活动，称为对侧伸肌反射（crossed extensor reflex）。对侧伸肌反射是一种姿势反射，对保持身体平衡具有重要意义。

2. 牵张反射　有神经支配的骨骼肌，当受到外力牵拉而伸长时，可反射性地引起被牵拉的同一肌肉收缩，这一反射称为牵张反射（stretch reflex）。

（1）牵张反射的反射弧：牵张反射的感受器是肌梭。肌梭主要位于骨骼肌的肌纤维之间，是感受骨骼肌长度变化的感受器，属于本体感受器。肌梭呈梭形，长约数毫米，外层为一结缔组织囊，囊内含6~12根肌纤维，称为梭内肌纤维。梭内肌纤维的收缩成分在纤维的两端，感受装置位于其中间，两者呈串联关系。囊外一般的肌纤维称为梭外肌纤维，肌梭附着于梭外肌纤维上，二者平行呈并联关系。肌梭的传入神经纤维为直径较粗的I_a类和直径较细的Ⅱ类纤维。当肌梭受到牵拉刺激时，I_a和Ⅱ类纤维的传入冲动增加，使支配同一肌肉的脊髓前角α运动神经元兴奋，梭外肌收缩，从而形成一次牵张反射。当支配肌梭的γ传出纤维传出冲动增加时，梭内肌收缩，牵拉肌梭中间部位的感受装置感受刺激兴奋，经I_a类传入中枢，也使支配同一块肌肉的α运动神经元兴奋，梭外肌收缩，这一反射途径被称为γ-环路（图12-33）。

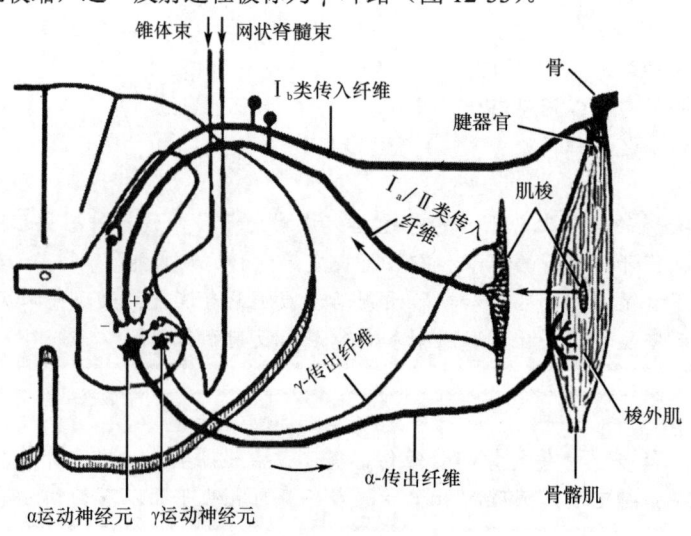

图12-33　牵张反射反射弧示意图

（2）牵张反射的类型：牵张反射有腱反射和肌紧张两种类型。

腱反射（tendon reflex）是指快速牵拉肌腱时发生的牵张反射，表现出迅速而明显的肌肉收缩，故又称为位相性牵张反射。如膝反射，当膝关节半屈曲状态时，叩击髌骨下方股四头肌肌腱，股四头肌可因受到牵拉而发生快速收缩。跟腱反射和肘反射也属于腱反射。完成一次腱反射的时间很短，约 0.7ms，相当于一次突触传递所需的时间，因此腱反射是单突触反射。正常情况下，腱反射受高位中枢的控制。临床上常通过检查腱反射来了解神经系统的某些功能状态。腱反射减弱或消失，提示反射弧某部分损害或中断；腱反射亢进，则提示高位中枢可能发生病变。

肌紧张（muscle tonus）是指缓慢而持续的牵拉肌腱所引起的牵张反射，表现为受牵拉肌肉的运动单位交替而缓慢地持续性收缩，肌张力增加而不表现明显的动作，因此也称为紧张性牵张反射。例如人体处于直立位时，抗重力肌（伸肌）为对抗重力的持续牵拉而发生牵张反射。肌紧张是维持躯体姿势最基本的反射活动，是随意运动的基础。肌紧张属多突触反射，且持久不易疲劳。

（3）腱器官及反牵张反射 在骨骼肌肌腱的胶原纤维之间还有一种能感受肌肉张力变化的感受器，称为腱器官（tendon organ）。其与梭外肌纤维呈串联关系，传入神经为 I_b 类纤维，对支配同一肌肉的 α 运动神经元起抑制作用，避免肌肉被过度牵拉而受到损伤。当肌肉受牵拉而被拉长时，首先兴奋肌梭感受器而引发牵张反射，通过牵张反射使被牵拉的肌肉收缩；当牵拉力量进一步加大时，则刺激腱器官，抑制支配同一肌肉的 α 运动神经元，使牵张反射受到抑制，称为反牵张反射（inverse stretch reflex）。反牵张反射可以避免被牵拉肌肉过度收缩而受损，因此具有保护意义。

二、脑干对肌紧张的调节

脑干是调节肌紧张的重要中枢，其通过脑干网状结构调节肌紧张从而影响躯体的运动。脑干对脊髓神经元活动所产生的肌紧张既有易化作用，也有抑制作用。

脑干网状结构中存在抑制或加强肌紧张及肌运动的区域，分别称为抑制区（inhibitory area）和易化区（facilitatory area）。抑制区较小，主要位于延髓网状结构的腹内侧部，抑制区及其下行神经通路称为脑干网状结构下行抑制系统，通过网状脊髓束抑制脊髓前角 γ 运动神经元，降低肌梭敏感性，从而降低肌紧张和肌运动。此外，大脑皮层运动区、纹状体和小脑前叶蚓部等部位可通过其下行纤维加强抑制区的作用。易化区较大，包括延髓网状结构的背外侧部、脑桥的被盖、中脑的中央灰质及被盖、下丘脑和中脑中线核群等部位，易化区及其下行神经通路称为脑干网状结构下行易化系统，也通过网状脊髓束兴奋脊髓前角 γ 运动神经元，增强 γ 运动神经元传出冲动的频率，提高肌梭的敏感性，使牵张反射活动增强。此外，易化区还接收来自前庭核、小脑前叶两侧部和后叶中间部等部位的兴奋性作用。因此，一般情况下，易化区的活动较强，抑制区的活动比较弱，二者相互拮抗，维持了正常的肌紧张（图 12-34A）。

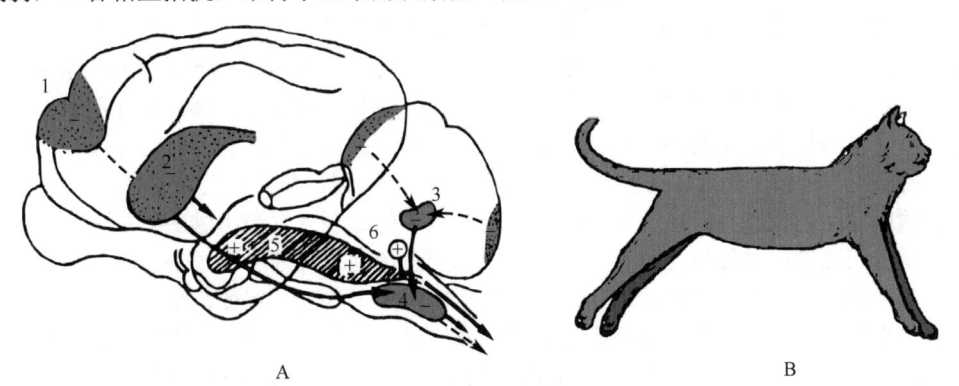

图 12-34 脑干网状结构抑制区和易化区

A. 猫脑内与肌紧张有关的脑区及其下行路径示意图；-. 下行抑制作用路径；4. 网状结构抑制区，接受大脑皮层（1）尾核（2）和小脑（3）传来的冲动；+：下行易化作用路径；5. 网状结构易化区；6. 延髓前庭核；B. 去大脑僵直示意图

脑干易化区和抑制区对肌紧张的调节作用可用去大脑僵直现象证实。在动物中脑上、下丘之间横断脑干，动物表现为四肢伸直，坚硬如柱，头尾昂起，脊柱挺硬等抗重力肌（伸肌）紧张亢进的现象，称为去大脑僵直（decerebrate rigidity）（图12-34B）。去大脑僵直是由于在中脑水平横断脑干后，切断了大脑皮层、纹状体等高位中枢与脑干网状结构抑制区的功能联系，使抑制区的活动减弱，而易化区的活动明显增强的结果。

三、躯体运动的中枢调节

（一）小脑对躯体运动的调节

小脑在维持身体平衡、调节肌紧张、协调随意运动、参与运动设计和运动执行等方面均有重要作用。根据其传入、传出纤维的联系，将小脑分为前庭小脑、脊髓小脑和皮层小脑三个主要的功能部分（图12-35）。小脑的主要功能如下所述。

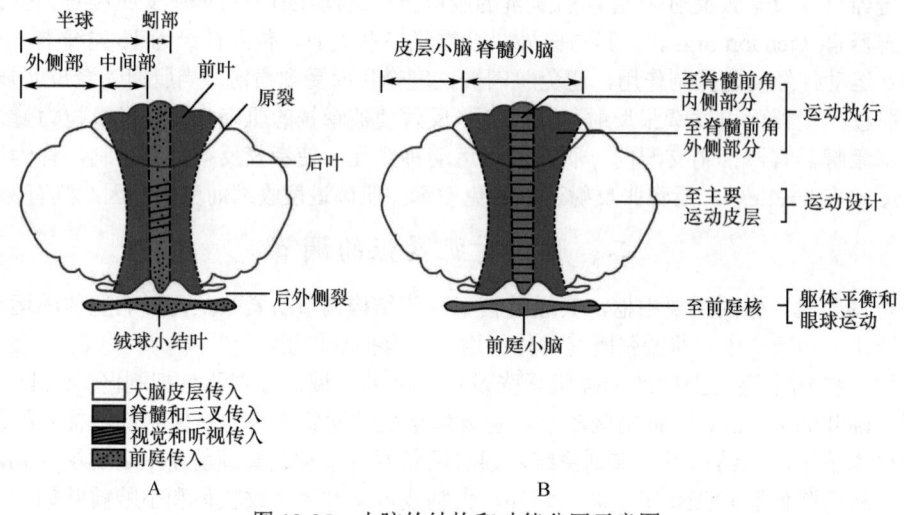

图12-35 小脑的结构和功能分区示意图
A. 小脑的分区和传入纤维联系；B. 小脑的功能分区及不同的传出投射

1. 维持身体平衡 前庭小脑主要由绒球小结叶构成，其主要功能是维持身体平衡。前庭小脑与前庭核之间有双向纤维联系，它接受前庭器官直接或间接（经前庭核）投射，其传出纤维又经前庭核换元，再通过前庭脊髓束抵达脊髓前角运动神经元，从而控制躯干和四肢近端肌肉的活动。切除绒球小结叶的猴，或第四脑室附近患肿瘤压迫绒球小结叶的患者，都表现为站立不稳、步态蹒跚、步基宽（站立时两脚之间的距离增宽）、容易跌倒等症状。

2. 调节肌紧张 脊髓小脑有调节肌紧张的功能。脊髓小脑由蚓部和半球中间部组成，其对肌紧张的调节包括易化和抑制双重作用。抑制肌紧张的区域是小脑前叶蚓部，易化肌紧张的区域是小脑前叶两侧部和后叶的中间部，它们分别通过脑干网状结构抑制区和易化区来实现。其中，易化肌紧张的作用占优势，因此，脊髓小脑损伤后常有肌张力减退和四肢乏力的表现。

3. 协调随意运动及参与运动计划的形成和运动程序的编制 脊髓小脑除有加强肌紧张的作用外，还能调节正在进行过程中的随意运动，即协调随意运动。脊髓小脑损伤后，会出现小脑性共济失调，表现为随意运动的力量、速度、方向和稳定性发生紊乱。例如，患者不能完成精巧的动作，在运动进行过程中骨骼肌抖动而不能把握动作方向，尤其在精细动作的终末出现震颤，这种现象称为意向性震颤；患者行走时摇晃呈酩酊蹒跚状；不能作拮抗肌的快速轮替转换动作。

小脑半球的外侧部又称皮层小脑，它不接受外周感觉的传入信息，而主要与大脑皮层之间形成大脑皮层-皮层小脑-丘脑-大脑皮层之间的环路联系。皮层小脑的主要功能是参与随意运动的设计和运动程序的编制。例如，在学习某种精巧的运动时，最初动作往往不熟练和不协调；在学习过程中，大脑皮层与小脑之间不断通过环路进行联系，纠正运动的偏差，使运动逐步协调起来；待运动熟练后，皮层小脑就储存了一整套运动程序。当大脑皮层再次发动该精巧运动时，就可通过大脑-小脑环路从皮层小脑提取存储的程序，回输到大脑皮层，再经皮质脊髓束发动运动，使骨骼肌的动作协调、准确和熟练。

> **案例 12-8**
>
> 患者，男性，72岁，以"突发头晕伴恶心呕吐、视物旋转1天"为主诉入院。患者1天前无明显诱因出现头晕，伴恶心呕吐，呕吐物为胃内容物，伴视物旋转。查体：神清，言语缓慢，水平眼震，无面舌瘫，四肢肌力基本正常，左侧肢体共济失调及意向性震颤。颅脑磁共振DWI、MRI显示左侧小脑半球梗死灶。
>
> 临床诊断：小脑梗死。
>
> **问题：**
> 1. 试述小脑的功能。
> 2. 根据患者的症状和检查结果，请你提出该患者脑的病变部位及依据。
>
> **提示：**
> 1. 维持身体平衡，调节肌紧张，协调随意运动及参与运动计划的形成和运动程序的编制。
> 2. 头晕，水平眼震，左侧肢体共济失调及意向性震颤等，提示小脑损伤。

（二）基底神经节对躯体运动的调节

1. 基底神经节的组成及纤维联系 基底神经节是大脑皮层下一些神经核团的总称，包括尾核、壳核、苍白球、丘脑底核和黑质等。其中尾核、壳核和苍白球称为纹状体，新纹状体是指尾核和壳核，旧纹状体是指苍白球。苍白球常分为内侧部和外侧部两部分，是基底神经节与其他部位广泛纤维联系的中心（图12-36）。基底神经节参与运动的设计和运动程序的编制，其功能失调将引起运动障碍性疾病。

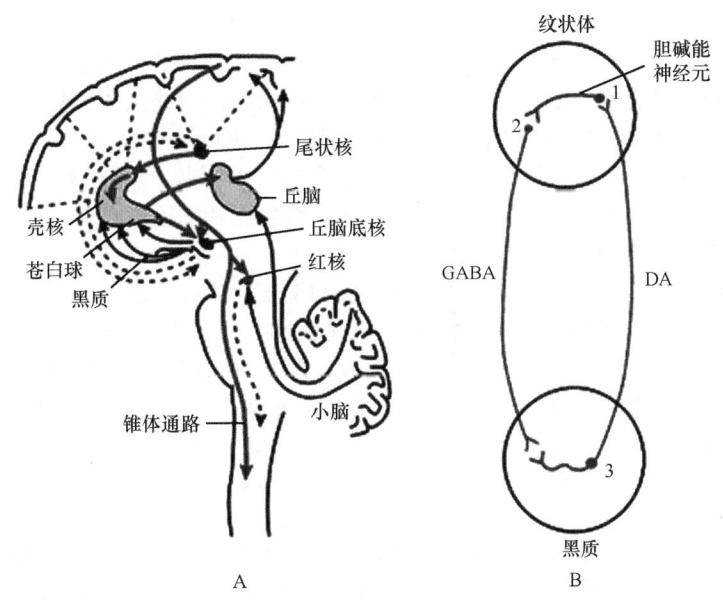

图 12-36 基底神经节与大脑皮层之间的环路联系示意图

基底神经节接受大脑皮层广泛区域的兴奋性纤维投射，其传出纤维从苍白球的内侧部发出，经丘脑前腹核和外侧腹核接替后又回到大脑皮层的运动前区和前额叶，构成基底神经节与大脑皮层之间的回路。在该回路中，从新纹状体到苍白球内侧部的投射可分为直接通路和间接通路两条

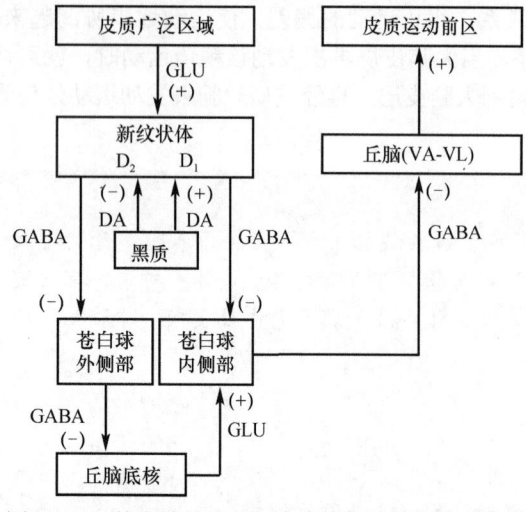

图 12-37 基底神经节与大脑皮层之间的回路示意图

途径（图 12-37）。直接通路是指从大脑皮层发出的纤维经新纹状体直接投射到苍白球内侧部的路径；间接通路则为新纹状体的传出纤维先后经过苍白球外侧部和丘脑底核后再投射到苍白球内侧部的路径（图 12-37）。大脑皮层对新纹状体的作用是兴奋性的，释放的递质是谷氨酸；而从新纹状体到苍白球内侧部以及从苍白球内侧部再到丘脑前腹核和外侧腹核的纤维都是抑制性的，递质是γ-氨基丁酸（GABA）。因此，直接通路的活动最终能易化大脑皮层的活动。而由丘脑底核到达苍白球内侧部的纤维为兴奋性的，递质是谷氨酸，因此，当间接通路兴奋时，苍白球外侧部的活动被抑制，使之对丘脑底核的抑制作用减弱，从而加强苍白球内侧部对丘脑-皮层投射系统的抑制，对大脑皮层发动运动产生抑制作用。

新纹状体除接受大脑皮层发出的谷氨酸能纤维支配外，还接受来自中脑黑质致密部的多巴胺能纤维投射，构成黑质-纹状体投射系统。新纹状体内的神经元主要是中型多棘神经元（medium spiny neuron，MSN），其细胞膜上有 D_1 和 D_2 两类受体。黑质-纹状体多巴胺能纤维末梢释放的多巴胺通过激活 D_1 受体可增强直接通路的活动，而通过激活 D_2 受体则抑制纹状体神经元的兴奋，从而抑制间接通路的活动。

2. 与基底神经节损伤有关的疾病 基底神经节病变可产生两类运动障碍性疾病：一类是运动过少而肌紧张过强性疾病，如帕金森病；另一类是运动过多而肌紧张不全性疾病，如舞蹈病和手足徐动症。

（1）帕金森病：帕金森病又称震颤麻痹，是中老年人常见的神经系统变性疾病之一，其主要症状是全身肌紧张增强、肌肉强直、随意运动减少、动作缓慢特别是随意运动发起障碍、面部表情呆板，常伴有静止性震颤，多见于上肢。帕金森病的病因是双侧黑质病变，多巴胺能神经元变性受损。由于多巴胺可通过 D_1 受体增强直接通路的活动，也可通过 D_2 受体抑制间接通路的活动，因此多巴胺减少，可引起直接通路活动减弱而间接通路活动增强，使皮层对运动的发动受到抑制，从而出现运动减少和动作缓慢的症状。临床上对帕金森病患者的治疗可使用合成多巴胺的前体物质左旋多巴或 M 受体的阻断剂东莨菪碱或苯海索治疗。

（2）舞蹈病：舞蹈病主要表现为不自主的上肢和头部的舞蹈样动作，肌张力的降低，并伴有进行性的精神症状和智力减退等。患者的病变主要在双侧新纹状体，新纹状体内 GABA 能中间神经元变性或遗传性缺失，使新纹状体对苍白球外侧部的抑制作用减弱，从而增强了对丘脑底核活动的抑制，引起间接通路活动减弱而直接通路活动相对增强，对大脑皮层发动运动产生易化作用，从而出现运动过多的症状。临床上用利血平耗竭多巴胺可缓解其症状。

案例 12-9

患者，男性，82 岁，自 7 年前开始下颌颤，同时出现右手颤，逐渐累及左手，服用苯海索、美多芭有效。查体："面具脸"，面无表情，慌张步态，神清，语明，舌颤，双手颤，四肢无瘫，Babinski 征（L：-，R：-）。颅脑 CT 未见异常。

临床诊断：帕金森病。

问题：

1. 试述帕金森病的发病机制。

2. 左旋多巴在治疗帕金森病中起何作用？

提示：

1. 双侧黑质病变，多巴胺能神经元变性受损。
2. 左旋多巴为合成多巴胺的前体物质。

（三）大脑皮层对躯体运动的调节

大脑皮层是调节随意运动的最高级中枢。大脑皮层中与躯体运动调控有密切关系的区域，称为大脑皮层运动区。包括中央前回、运动前区、运动辅助区和后部顶叶皮层等区域。

1. 大脑皮层运动区 大脑皮层的主要运动区包括中央前回（4 区）和运动前区（6 区），是控制躯体运动的最重要区域。它们接受来自本体感受器和前庭器官的冲动，感受躯体的姿势、空间位置及运动状态，通过运动传导通路控制全身运动。

运动区有以下功能特征：①交叉支配，即一侧大脑皮层运动区支配对侧躯体的肌肉运动。但在头面部，除下部面肌和舌肌主要受对侧皮层支配外，其余部分均为双侧性支配。②功能定位精细，即一定部位皮层的刺激引起一定部位骨骼肌的收缩。皮层代表区的大小与躯体运动的精细和复杂程度有关。运动愈精细、复杂的肌肉，其代表区面积也愈大，如拇指的代表区面积可为躯干代表区的若干倍。③运动代表区功能定位总体安排是倒置的，即下肢代表区在皮层顶部，上肢代表区在中间部，头面部肌肉代表区在底部，但头面部代表区内部的安排是正立的（图 12-38）。

除中央前回和运动前区外，参与躯体运动调节的还有运动辅助区。运动辅助区位于两半球纵裂的内侧壁，扣带回以上，4 区之前的区域。刺激该区可引起一定的肢体运动，反应一般为双侧性。

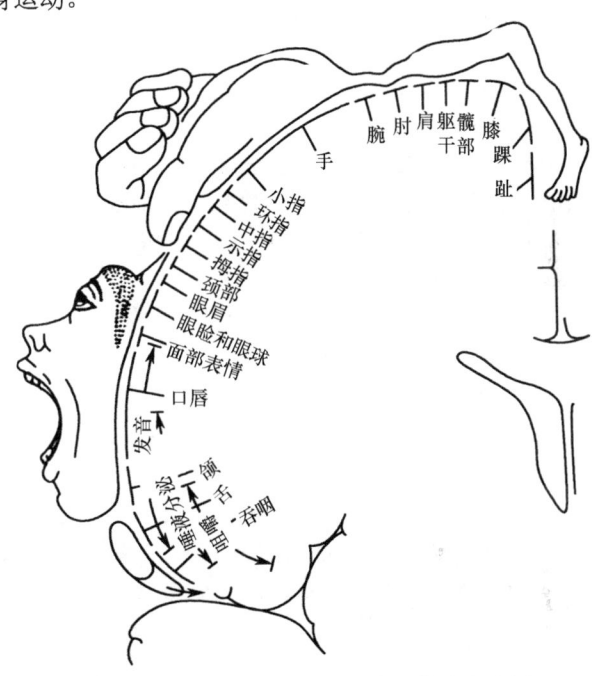

图 12-38 人类各部位皮层代表区的大小比例
（初级运动皮层）

2. 运动传出通路 大脑皮层运动区的运动信息传出通路包括两大部分。由皮层发出，经内囊、脑干下行，到达脊髓前角运动神经元的传导束，称为皮质脊髓束，其功能是调节四肢和躯干的运动；而由皮层发出，经内囊到达脑干内各运动神经元的传导束，称为皮质核束，其功能是调节头面部肌肉的运动。皮质脊髓束中约 80% 的纤维在延髓锥体跨过中线，在对侧沿脊髓外侧索下行达脊髓前角，形成皮质脊髓侧束。侧束纵贯脊髓全长，其纤维终止于同侧脊髓前角外侧部的运动神经元，控制四肢远端肌肉的活动，与精细的、技巧性的运动有关。皮层脊髓束其余约 20% 的纤维在延髓不跨越中线，而在同侧脊髓前索下行形成皮质脊髓前束，前束一般只下行到胸部，其纤维终止于双侧脊髓前角内侧部的运动神经元，控制躯干以及四肢近端的肌肉，与姿势的维持和粗略运动有关。

上述通路除直接下行控制脊髓和脑干运动神经元外还发出侧支，并与一些直接起源于运动皮层的纤维一起经脑干某些核团接替后形成顶盖脊髓束、网状脊髓束、前庭脊髓束以及红核脊髓束。前三者的功能与皮质脊髓前束相似，参与对近端肌肉粗略运动和姿势的调节；而红核脊髓束的功能与皮质脊髓侧束相似，参与对四肢远端肌肉精细运动的调节。

运动传出通路损伤后，临床上常出现柔软性麻痹（软瘫）和痉挛性麻痹（硬瘫）两种不同的运动障碍表现。两者虽然都有随意运动的丧失，但前者伴有牵张反射的减弱或消失，肌肉松弛，并逐渐出现肌肉萎缩，巴宾斯基征阴性，常见于脊髓运动神经元的损伤，如脊髓灰质炎，临床上称为下运动神经元损伤；而后者则伴有牵张反射的亢进，肌肉萎缩不明显，巴宾斯基征阳性，常见于脑内高位中枢的损伤，如内囊出血引起的中风，临床上称为上运动神经元损伤。研究表明，单纯的运动传出通路损伤仅表现为软瘫，只有当与姿势调节通路合并损伤时，才表现为硬瘫。

巴宾斯基征（Babinski's sign）是神经科常用检查之一。人类皮层脊髓侧束受损时将出现巴宾斯基征阳性体征，即以一钝物划足跖外侧，引起踇趾背屈和其他四趾外展呈扇形散开的体征。由于脊髓受高位中枢的控制，平时这一反射被抑制而不表现出来，即为巴宾斯基征阴性，表现为所有足趾均发生跖屈。婴儿因皮层脊髓束发育尚不完全，成年人在深睡或麻醉状态下，也都可出现巴宾斯基征阳性体征。

案例 12-10

患者，女性，58 岁。入院前 4 小时突觉头痛、恶心、呕吐胃内容物数次，同时发现左侧肢体运动不灵，左上肢不能持物，左下肢不能行走，无抽搐及意识障碍。既往史：高血压病史十余年，血压最高 200/100mmHg，平日口服拜新同（硝苯地平）降压，血压控制尚可。查体：BP 185/95mmHg，神清，双瞳孔等大正圆，D=3.0mm，左侧鼻唇沟浅，伸舌左偏，左侧肢体肌力Ⅳ级，肌张力低，右侧肢体肌力及肌张力正常，Babinski 征左侧阳性，右侧阴性。辅助检查：脑 CT 示右侧颞叶高密度灶。

临床诊断：右侧脑出血。

问题：
1. 试述大脑皮层的功能。
2. 结合患者的临床表现试述大脑皮层运动区的功能特点。

提示：
1. 大脑皮层是人体感觉分析和调节随意运动的最高级中枢。
2. 大脑皮层的主要运动区包括中央前回（4 区）和运动前区（6 区），其特点为交叉支配、功能定位精细、运动代表区功能定位总体安排是倒置的，但头面部代表区内部的安排是正立的。

第六节 自主神经系统对内脏活动的调节

自主神经系统是指调节内脏功能活动的神经系统。自主神经系统分为交感和副交感神经两部分，它们分布至内脏、心血管和腺体，并调节这些器官的功能。自主神经受中枢神经系统的控制（图 12-39）。

一、交感与副交感神经系统的结构特征

从中枢发出的自主神经在抵达效应器官前先在外周神经节内换元（支配肾上腺髓质的交感神经不换元直接抵达），换元后再发出纤维支配效应器官。由中枢发出的纤维称为节前纤维，由节内神经元发出的纤维称为节后纤维。交感神经节位于椎旁节和椎前节中，离效应器官较远，因此节前纤维短而节后纤维长；副交感神经节常位于效应器官旁或壁内，离效应器官较近，因此节前纤维长而节后纤维短。交感神经起自脊髓胸腰段（$T_1 \sim L_3$）灰质侧角，兴奋时产生的效应较广泛；副交感神经起自脑干的脑神经核和脊髓骶段（$S_2 \sim S_4$）灰质相当于侧角的部位，兴奋时的效应相对局限。这是因为：①交感神经几乎支配全身所有的内脏器官；而副交感神经的分布较局限。某些器官无副交感神经支配，如皮肤和肌肉的血管、一般的汗腺、竖毛肌、肾上腺髓质和肾只有交

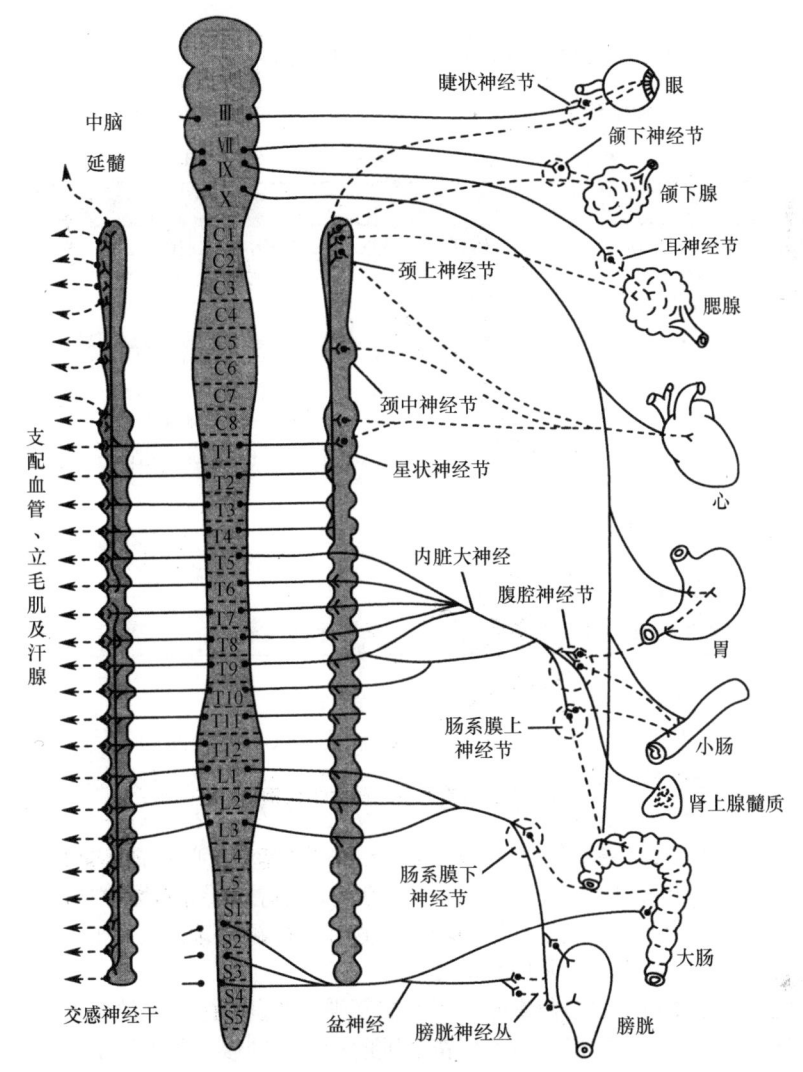

图 12-39 交感与副交感神经系统分布示意图
—节前纤维；----节后纤维

感神经支配。②交感节前与节后神经元的突触联系辐散程度较高，而副交感神经则不然。例如，猫颈上神经节内的交感节前与节后纤维之比为 1∶17～1∶11，而睫状神经节内的副交感节前与节后纤维之比为 1∶2。此外，哺乳动物的交感节后纤维除了支配效应器官细胞外，还有少量纤维支配器官壁内的神经节细胞，对副交感神经发挥调节作用。

二、交感与副交感神经系统的递质和受体

交感、副交感神经系统的递质和受体见图 12-40。

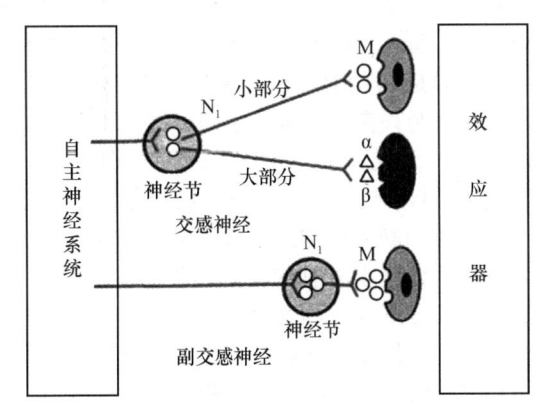

图 12-40 交感与副交感神经系统递质和受体分布示意图
〇代表乙酰胆碱；△代表去甲肾上腺素

三、交感和副交感神经的基本功能特点

交感和副交感神经系统的主要功能见表 12-5。

表 12-5　交感与副交感神经的主要生理作用

	交感神经	副交感神经
循环器官	心跳加快、心肌收缩力加强，皮肤、腹腔内脏、唾液腺以及外生殖器血管收缩，肌肉血管可收缩（肾上腺素能）或舒张（胆碱能）	心跳减慢，心房肌收缩减弱，软脑膜动脉和外生殖器的血管舒张
呼吸器官	支气管平滑肌舒张	支气管平滑肌收缩，促进黏膜腺体分泌
消化器官	分泌黏稠唾液，胃肠运动减弱，括约肌收缩，胆囊舒张	分泌稀薄唾液，促进胃液、胰液分泌，胃肠运动加强，括约肌舒张，胆囊收缩
泌尿	括约肌收缩和逼尿肌舒张	逼尿肌收缩，括约肌舒张
生殖	有孕子宫收缩，无孕子宫舒张	
眼	瞳孔扩大，睫状肌松弛	瞳孔缩小，睫状肌收缩
皮肤	竖毛肌收缩，汗腺分泌	
代谢	促进肾上腺髓质分泌和糖原分解	促进胰岛素分泌

交感与副交感神经系统的功能活动表现有以下特点：

1. 紧张性作用　在安静状态下时，自主神经经常发放低频神经冲动，使所支配的效应器官处于一种持续的活动状态，称为紧张性作用（tonic action），包括交感紧张和副交感紧张。自主神经的紧张性作用可通过切断神经后观察效应器官的活动是否发生改变加以证明，例如，切断心迷走神经后心率加快，切断心交感神经后心率减慢，说明两种神经对心脏的支配都具有紧张性作用。自主神经的紧张性来源于其中枢的紧张性活动。例如，缩血管神经的紧张性由延髓缩血管中枢的紧张性活动所决定，当缩血管中枢的紧张性增强，其传出神经的紧张性也相应增强，则放电频率增加，血管收缩程度加重；反之，则血管舒张。

2. 双重支配且相互拮抗　许多组织器官都受交感神经和副交感神经的双重支配，但两者的作用往往是相互拮抗的。例如，交感神经能兴奋心脏的活动，减慢小肠平滑肌的运动；而迷走神经则抑制心脏的活动，增强小肠的运动。这种相互拮抗的双重神经支配，可使受支配器官的活动状态快速适应机体不同条件下的需要。此外，交感与副交感神经系统对某些器官的功能作用也可表现协同效应，例如，交感与副交感神经都有促进唾液腺分泌的作用，不过交感神经使唾液分泌量少而黏稠，而副交感神经使唾液分泌量多而稀薄。

3. 受效应器功能状态的影响　交感和副交感神经的活动与效应器本身的功能状态有关。例如，交感神经兴奋可使未受孕的子宫舒张，但可引起受孕后的子宫收缩。这是因为未受孕的子宫平滑肌上是 β_2 受体，而受孕后的子宫平滑肌上是 α_1 受体。当幽门处于收缩状态时，刺激迷走神经能使之舒张，而幽门处于舒张状态时，刺激迷走神经则使之收缩。

4. 交感和副交感神经系统的功能意义　交感神经系统的作用比较广泛，在环境急剧变化时，可以动员机体许多器官的潜能，使机体迅速适应环境的变化。例如，在剧烈运动、寒冷、恐惧、失血和窒息等情况下，交感神经系统兴奋，机体出现心率加快、血压升高、皮肤与腹腔内脏血管收缩、支气管扩张、肝糖原分解、血糖升高以及肾上腺髓质分泌增加等现象。副交感神经系统的作用相对比较局限，其意义主要在于保护机体、休整恢复、消化吸收、积蓄能量以及加强排泄和生殖功能等。

四、各级中枢对内脏反射活动的调节

在中枢神经系统的各级水平都存在调节内脏活动的核团，较简单的内脏反射通过脊髓整合即

可完成，而较复杂的内脏反射活动则需要延髓以上中枢参与。

1. 脊髓对内脏活动的调节　脊髓是调节内脏活动的初级中枢，基本的血管张力反射、发汗反射、排尿反射、排便反射及勃起反射等都可在脊髓水平完成。但是，平时脊髓对内脏活动的调节是受高位中枢调控的，单靠脊髓本身的活动，则不能适应生理功能的需要。例如，脊髓高位离断的患者，在脊休克恢复后，可有一定的排尿能力，但由于失去了高位中枢的控制，可出现尿失禁，而且排尿常不完全。

2. 低位脑干对内脏活动的调节　延髓是维持机体生命活动的基本中枢，如心血管活动和呼吸运动等的基本中枢都在延髓。如损伤延髓可致立即死亡，因此延髓有"生命中枢"之称。另外，延髓也是吞咽、咳嗽和喷嚏等反射活动的整合部位。脑桥有呼吸调整中枢和角膜反射中枢，中脑有瞳孔对光反射中枢。

3. 下丘脑对内脏活动的调节　下丘脑不仅是调节内脏活动的较高级中枢，也是内脏活动和其他生理活动如本能行为、情绪反应等进行联系和整合的中枢。

（1）摄食调节：摄食行为是人和动物个体生存的基本活动，主要受下丘脑和边缘系统的调节。研究表明，下丘脑外侧区存在着摄食中枢，电刺激该区可引起清醒动物的摄食活动；而下丘脑的腹内侧核是饱中枢，电刺激该区则动物停止摄食活动，表现为拒食。这两个中枢之间存在交互抑制作用。

（2）体温调节：下丘脑的视前区-下丘脑前部（PO/AH）是体温调节中枢的重要部位，该处存在着温度敏感神经元，它们能够感受体温的变化，又能对传入的温度信息进行整合处理，调节机体的产热与散热活动，维持体温的相对恒定。

（3）水平衡调节：水平衡包括水的摄入和排出两个方面。人体通过渴感引起摄水，而排水则主要取决于肾脏的活动。在下丘脑视前区外侧部摄食中枢的附近，有饮水中枢，也称渴中枢。当机体血浆晶体渗透压升高或循环血量减少时，均可使机体产生渴感而引发摄水行为。下丘脑前部还存在渗透压感受器，能根据血液中渗透压的变化来控制视上核和室旁核合成和释放抗利尿激素，以控制肾脏对水的排出。

（4）腺垂体激素分泌的调节：下丘脑内的神经分泌小细胞能合成和分泌9种调节腺垂体激素分泌的下丘脑调节肽，经垂体门脉系统运至腺垂体，调节腺垂体激素的分泌。

（5）情绪反应调节：下丘脑外侧区和腹内侧区与情绪反应密切相关。在间脑水平以上切除大脑的猫，只保留下丘脑以下结构完整，只要给予微弱刺激，将会引起类似于人类发怒时的一系列反应，称为"假怒"。在平时，下丘脑的这种活动，由于受到大脑皮层的抑制，不易表现出来。若损伤整个下丘脑，"假怒"现象则不再出现。

（6）生物节律控制：机体内的许多功能活动都按一定的时间顺序发生周期性变化，这种变化的节律称为生物节律（biorhythm）。根据周期的长短可分为日节律、月节律和年节律等，其中日周期节律是最重要的生物节律，如觉醒与睡眠、体温、血压、血细胞计数、多种内分泌激素的分泌等都呈现明显的日周期变化。研究表明，下丘脑视交叉上核可能是日周期节律的控制中心。由于该部位接受视网膜神经节细胞纤维的传入，使得机体活动的昼夜节律与外界的昼夜变化节律同步。

4. 大脑皮层对内脏活动的调节　大脑皮层对内脏活动的调节是通过新皮层和边缘系统来实现的。

（1）新皮层：新皮层是指大脑皮层中除古皮层和旧皮层外的广大区域，即进化较新、分化程度最高的大脑半球的外侧面。电刺激动物的新皮层，除引起躯体运动外，也能引起内脏活动的改变，如血压、呼吸、胃肠运动等变化。切除大脑新皮层，除有关感觉和躯体运动丧失外，很多内脏功能也发生变化，说明大脑新皮层既是感觉和躯体运动的最高级中枢，也是调节内脏功能的高级中枢。

（2）边缘系统：大脑半球内侧面皮层与脑干连接部和胼胝体旁的环状结构称为边缘叶。其中海马和穹隆等称为古皮层，扣带回、海马回等称为旧皮层。边缘叶及与其有密切关系的皮层和皮层下结构统称为边缘系统。边缘系统是调节内脏活动的重要中枢，参与对血压、呼吸、心率、胃肠、体温、汗腺、排尿和排便等活动的调节，故有人称其为内脏脑。此外，边缘系统还与情绪、食欲、生殖、防御、学习和记忆等活动有密切关系。

第七节　脑的高级功能和脑电图

人类的大脑皮层高度发达，除了能对机体感觉、运动和内脏活动进行精细、完善的调节外，还有许多更为复杂的高级功能，如觉醒与睡眠、学习与记忆以及语言与思维等功能活动。同时，在这些活动的产生过程中，伴有相应的生物电变化。

一、大脑皮层的电活动

大脑皮层神经元的活动所产生的电位变化，应用电生理学方法，可在大脑皮层记录到两种不同形式：一种是在无明显刺激情况下，大脑皮层能经常自发地产生一种持续的节律性电位变化，称为自发脑电活动。将引导电极放在人的头皮表面，用脑电图机记录到的自发脑电活动称为脑电图（electroencephalogram，EEG）（图12-41）；另一种是人工刺激感觉传入系统或脑的某一部位时，在大脑皮层一定部位引导出来的电位变化，称为皮层诱发电位。

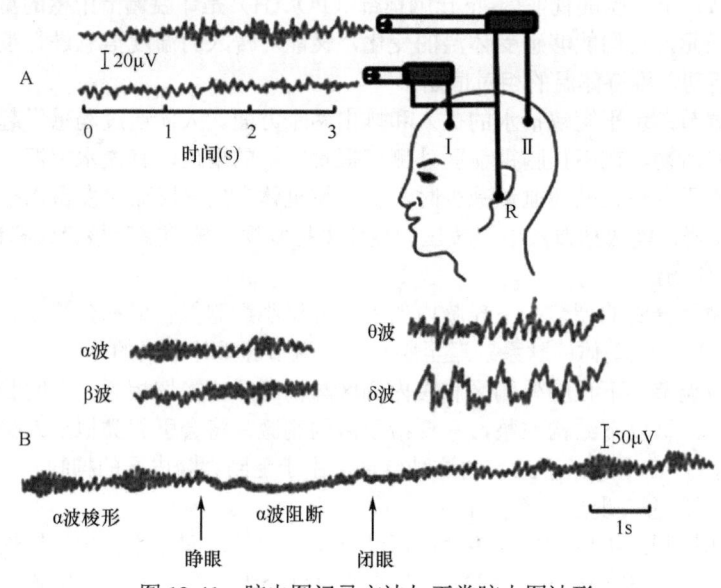

图 12-41　脑电图记录方法与正常脑电图波形
引导电极Ⅰ和Ⅱ分别放置在额叶和枕叶，无关电极放置在耳廓

1. 脑电图的正常波形　根据自发脑电波频率和幅度的不同，正常脑电波分为 α、β、θ、δ 四种基本波形，其参数及主要特征见表12-6。

表 12-6　正常脑电图的频率、波幅及主要特征

波形	频率（Hz）	波幅（μV）	主要特征
α波	8～13	20～100	为慢波、呈梭形，清醒、安静、闭眼时出现，是新皮层处于安静时的主要脑电表现，睁眼或接受其他刺激时立即消失而出现快波 β 波（α-阻断），枕叶显著
β波	14～30	5～20	为快波，清醒睁眼时出现，是新皮层处于紧张活动状态的标志，额叶、顶叶较显著
θ波	4～7	100～150	为慢波，睡眠、困倦时出现，颞叶、顶叶较显著
δ波	0.5～3	20～200	为慢波，睡眠、深度麻醉及婴儿期出现，颞叶、枕叶较显著

一般情况下，脑电波随大脑皮层的不同活动状态而变化。在睡眠时，脑电波呈高幅慢波，称为脑电的同步化，而在清醒时呈低幅快波，称为脑电的去同步化。脑电的同步化和去同步化反映了皮层抑制和兴奋的两种功能状态。

2. 脑电波形成的机制 研究表明，脑电波主要是由皮层大量神经元同步发生的突触后电位总和所形成的，即是由胞体和树突的电位变化形成的。这种同步电活动则与丘脑的功能活动有关，是丘脑非特异性投射系统以一定节律的上行冲动促进大脑皮层电活动同时发放或同时终止的结果。

二、睡　眠

觉醒（wakeflulness）与睡眠（sleep）是人和高等动物生命活动中所必需的两个相互转化的生理过程。人们只有在觉醒状态下才能从事各种活动，睡眠则可使人的体力和精力得到恢复。一般情况下，成年人每天需要睡眠时间7～9小时，儿童需要睡眠时间12～14小时，新生儿需要18～20小时，而老年人所需睡眠时间则较少，可减少到5～7小时。

1. 睡眠的时相 在睡眠过程中，根据机体的脑电、肌电和眼动等活动的变化，将睡眠分为慢波睡眠（slow wave sleep，SWS）和快波睡眠（fast wave sleep，FWS）两个不同的时相，后者又被称为异相睡眠（paradoxical sleep，PS）或快速眼球运动睡眠（rapid eye movement sleep，REM sleep）。睡眠不同时相的特征及生理意义如表12-7所示。

表12-7　两种不同睡眠时相的生理特征

生理特征	慢波睡眠	快波睡眠
脑电图	同步化慢波	去同步化快波
眼	无快速眼球运动	出现快速眼球运动
肌反射及肌紧张	减弱，仍有较多的肌紧张	进一步减弱，肌肉几乎完全松弛，部分肢体抽动
心率、呼吸频率	减慢，但不显著	心率加快，呼吸快而不规则
血压	下降，但较稳定	升高或降低，变化不规则
做梦	偶尔	经常
唤醒阈值	低	高
生理意义	生长激素分泌明显增多，有利于体力恢复和促进生长发育	脑内蛋白质合成增加，促进幼儿神经系统的发育和成熟，促进成人建立新的突触联系，促进学习与记忆以及精力恢复

睡眠是慢波睡眠和快波睡眠两个时相交替进行的。入睡后，一般先进入慢波睡眠，持续80～120分钟后转入快波睡眠，快波睡眠持续20～30分钟后又转入慢波睡眠，在整个睡眠过程中有4～5次交替，越接近睡眠后期，快波睡眠时间越延长。两个时相的睡眠均可直接转为觉醒状态，但由觉醒转为睡眠状态则一般只能先进入慢波睡眠，而不能直接进入快波睡眠。

睡眠是正常人所必需的，一般成年人若持续觉醒15～16小时便可称为睡眠剥夺。当睡眠被长期剥夺后，如果任其自然睡眠，则慢波睡眠尤其是深度睡眠将明显增加，以补偿睡眠的不足。如果受试者连续几夜在异相睡眠时被唤醒，则受试者将变得容易激动。如经常剥夺人的异相睡眠，则可以损害学习记忆能力。

2. 觉醒状态的维持 觉醒状态的维持与脑干网状结构上行激动系统的活动有关。觉醒状态可分为脑电觉醒和行为觉醒两种。脑电觉醒是指脑电波呈去同步化快波（β波），但行为上不一定处于觉醒状态，其维持与脑干网状结构上行激动系统（胆碱能系统）和蓝斑上部去甲肾上腺素能系统的活动有关。行为觉醒是指机体出现了觉醒时的各种行为表现，其维持可能与中脑黑质多巴胺能系统的功能有关。

三、学习和记忆

学习（learning）是指人和动物接受外界环境信息，形成新的行为和习惯的神经活动过程。记忆（memory）则是将学习到的信息在脑内进行储存和读出的神经活动过程。学习是记忆的基础，而记忆是学习的结果，二者紧密联系。

（一）学习的形式

1. 非联合型学习 非联合型学习（nonassociative learning）是一种较简单的学习形式，重复进行单一刺激即可产生，如习惯化（habituation）和敏感化（sensitization）。习惯化是指当一种非伤害性刺激重复作用后，机体对该刺激的反应逐渐减弱的过程，这有利于机体接受其他类型的反射。例如，一种有规律的声音持续存在时，便不再引起人们产生探究反射，易于发生习惯化。敏感化是指在受到较强的伤害性刺激之后，可引起机体对原先弱刺激的反应明显增强的过程，这有助于人们注意避开伤害性刺激。

2. 联合型学习 联合型学习（associative learning）是两种在时间上很接近的刺激重复发生，最后在脑内逐渐形成联系的过程。人类的学习方式多数是联合型学习，包括经典的条件反射（classical conditioning）和操作式条件反射（operant conditioning）

（1）经典的条件反射：又称巴甫洛夫反射，是在非条件反射基础上，机体通过后天学习或训练建立起来的一种反射，是在大脑皮层参与下建立起来的高级反射活动。

给狗喂食会引起狗的唾液分泌，这是非条件反射，食物为非条件刺激；而给狗以铃声刺激，铃声与进食无关，不能引起狗的唾液分泌，铃声为无关刺激（independent stimulation）。但如果每次在给狗喂食前都先出现铃声，然后再给食物，这样经过多次重复后，每当铃声一出现，即使不给狗食物，也会引起狗的唾液分泌。这种由铃声刺激引起的唾液分泌称为条件反射，铃声由无关刺激转变为条件刺激。这种无关刺激和非条件刺激在时间上反复结合的过程，称为强化。经典条件反射建立后，如果反复只给予条件刺激（铃声），而不用非条件刺激（喂食）强化，则条件反射（唾液分泌）就会逐渐减弱，最后完全消失，这称为条件反射的消退（extinction）。消退并不是条件反射的简单丧失，是大脑皮层及有关中枢的兴奋过程逐渐转变为抑制过程的结果。

（2）操作式条件反射：是一种更为复杂的条件反射，它要求人或动物必须通过自己完成某种动作或操作，并在此操作的基础上建立条件反射。例如，将饥饿的大鼠放在笼子里，笼子里有一个可分发食物的杠杆，当它走动偶尔踩到杠杆上时才能得到食物。这种通过喂食强化此动作，大鼠就学会压杠杆以获取食物奖励，从而建立起条件反射。

条件反射的数目可以是无限的，具有极大的易变性和灵活性，因而提高了人类认识世界和适应环境的能力，并使机体对某些事物的发展具有更大的预见性。

在人类，引起条件反射的刺激信号可以分为两类：一类是指具体的和现实的信号，如声、光、嗅、味和触等，称为第一信号；另一类是抽象的、代表第一信号的词语，称为第二信号。大脑皮层内对第一信号发生反应的功能系统，称为第一信号系统（first signal system），人和动物都具有第一信号系统。大脑皮层内对第二信号发生反应的功能系统，称为第二信号系统（second signal system）。第二信号系统是人类所特有的，是人类区别于动物的主要特征。

（二）记忆的形式和过程

1. 记忆的形式 记忆的分类有多种，根据信息在脑内储存和提取方式，可将记忆分为陈述性记忆（declarative memory）和非陈述性记忆（nondeclarative memory）；根据记忆保留时间的长短，可将记忆分为短时程记忆、中时程记忆和长时程记忆。

陈述性记忆是指与特定时间、地点和任务有关的事件情节和资料的记忆，它可用语言文字表达出来，与意识有关。陈述性记忆的形成依赖于海马和内侧颞叶等脑区。非陈述性记忆是一个需要反复从事某种规律性操作程序的记忆（如骑自行车、游泳和弹钢琴等技巧性操作），经过长时间的经验积累才能缓慢地保存下来。非陈述性记忆只通过熟练的行为活动来表达，与意识无关，也不易忘却。如骑自行车，反复练习后达到"熟能生巧"，形成永久记忆。陈述性记忆可转化为非陈述性记忆，如学习驾驶最初是对某些情景的陈述性记忆，完全学会后的技巧性动作是非陈述性记忆。

记忆又可根据保留时间的长短分为：①短时程记忆（short-term memory），记忆保留时间短，数秒至几分钟，容易受干扰，不稳定，如打电话时的拨号，拨完后记忆随即消失；②长时程记忆（long-term memory），记忆保留时间长，数天、数年甚至终生，如与自己最亲近的人的有关信息，可终生保持。短时程记忆能转变为长时程记忆。

2. 记忆的过程 人类的记忆过程可分为四个阶段，即感觉性记忆、第一级记忆、第二级记忆和第三级记忆。感觉性记忆，是指机体通过感觉系统获取外界信息后在脑感觉区短暂储存的过程，这个阶段极短，一般不超过1秒钟，如果信息未经加工处理，就会很快消失。如果把感觉性记忆得来的信息进行整合加工，感觉性记忆则转入第一级记忆。第一级记忆保留的时间也很短，大约数秒到数分钟。感觉性记忆和第一级记忆属于短时程记忆。第一级记忆中的信息若反复运用、强化，可使信息在第一级记忆中循环，延长信息在第一级记忆中的停留时间，并转入第二级记忆（持续数分钟到数年）。第二级记忆是一个大而持久的储存系统，储存的信息可受到先前或后来的信息的干扰而造成遗忘。有些记忆，如自己的名字和常年进行操作的手艺等，通过长年累月的反复运用则不易遗忘，这一类记忆储存在第三级记忆中。第二级记忆和第三级记忆属于长时程记忆。

（三）学习和记忆的机制

1. 参与学习和记忆的脑区 研究表明，大脑皮层、丘脑、海马及其邻近结构等与学习和记忆有着密切联系。当信息进入海马后，经过在神经回路中的反复循环，便可转为较长时期的记忆。学习和记忆在脑内有一定的功能定位，如陈述性记忆的形成与海马和内侧颞叶有关，前额叶与短时记忆的形成有关，海马与长时记忆的形成有关，海马受损则短时记忆不能转变为长时记忆。

2. 突触的可塑性 在学习和记忆过程中，突触的形态和功能发生了变化，这种改变称为突触的可塑性。突触的可塑性是学习和记忆的生理学基础，各种类型的学习和训练均可诱发与学习记忆有关的脑区发生明显的结构可塑性的变化，而在学习记忆的过程中，突触的反复活动则使突触的传递效率发生可塑性变化。具有可塑性的突触多是化学性突触。

3. 脑内蛋白质和递质的合成 长时记忆与脑内蛋白质的合成有关。在异相睡眠期间，脑内蛋白质合成加速，有利于记忆的巩固。此外，学习和记忆也与脑内某些递质含量的变化有关，如乙酰胆碱、去甲肾上腺素、谷氨酸以及血管升压素等。

4. 形态学改变 短时记忆同神经元间环路联系的持续活动有关，而长时记忆则可能与脑内新的突触联系的建立有关。动物实验表明，生活在复杂环境中的大鼠其大脑皮层要比生活在简单环境中的大鼠厚，这说明学习记忆活动多的大鼠，其大脑皮层发达，突触联系也多。

知识拓展 　　　　　　　　　　**大脑定位系统及脑图谱**

大脑定位系统，是挪威科学家莫泽夫妇和拥有美英双重国籍的科学家约翰·奥基夫因的研究成果。这3位科学家先后发现大脑中两种不同的神经细胞，有机形成"大脑内部的定位系统"。该研究获得2014年诺贝尔生理学奖。

1971年，奥基夫发现一种特定神经细胞。当一只老鼠在房间的某个特定位置时，其大脑海马区域的神经细胞总处于激活状态；当老鼠移动到其他位置时，其他神经细胞则被激活。这些"位置细胞"在大脑中形成关于房间的"地图"，而不是简单地留下视觉记录。"位置细胞"的发现对于研究大脑如何创造行为具有重大影响。2005年，挪威科学家莫泽夫妇发现另一种神经细胞。这一细胞被称作"网格细胞",能在大脑中形成一个"坐标系统"。其原理类似卫星定位系统中的经纬度,用以帮助大脑做出更精确的定位和导航。"网格细胞"帮助大脑划分空间,精确计算所处空间起点到目标位置的距离,有助于了解记忆产生的过程,解释人们经常依据地点回忆起事件的现象。科学界期待大脑定位系统的发现能为有关阿尔茨海默氏症(老年痴呆症)的治疗带来福音。

诺贝尔奖评选委员会表示,大脑的定位系统,即"内部的GPS",使人类能够在空间中定位自我,两种细胞的发现帮助科学界在"了解不同类别神经细胞如何协调工作和执行更高大脑机能"方面的研究带来重要转变,3位科学家的发现为了解记忆、思维和计划等大脑认知功能拓展了新的空间。

尤其是近十余年,随着医学影像技术的飞速发展,高场强磁共振活体脑成像及弥散张量成像技术使实现脑网络图谱的绘制成为可能。2016年,中国科学院自动化研究所脑网络组研究中心全新地提出了"利用脑结构和功能连接信息"绘制脑网络组图谱的想法,经过多年的研究成功绘制中国人群人类脑及脑网络图谱,其涵盖246个脑亚区,其包含皮层和皮层喜啊核团亚区,在体定量确定了解剖与功能的联系模式,为世界脑科学研究贡献了"中国力量"。

四、大脑半球的不对称和语言优势半球

1. 大脑皮层的语言中枢 语言是人类特有的一种极其复杂的高级神经活动,在大脑皮层中与听、说、读、写有关的区域称为语言中枢(图12-42)。

人类大脑皮层的语言功能具有一定的功能分区,不同区域的损伤可引起相应的功能障碍。①感觉性失语症:颞上回后部损伤,患者可以讲话和书写,也能看懂文字,但听不懂别人的谈话;②运动性失语症:中央前回底部前方的Broca区损伤,患者能看懂文字,也能听懂别人的谈话,但自己却不会讲话,不能用词语进行口头表达;③失写症:额中回后部接近中央前回的手部代表区损伤,患者可以听懂别人讲话,能看懂文字,自己也会说话,但不会书写,而手的其他功能正常;④失读症:角回受损,患者看不懂文字的含义,但视觉和其他语言功能正常。临床上严重的失语症患者可同时出现多种语言功能活动的障碍。

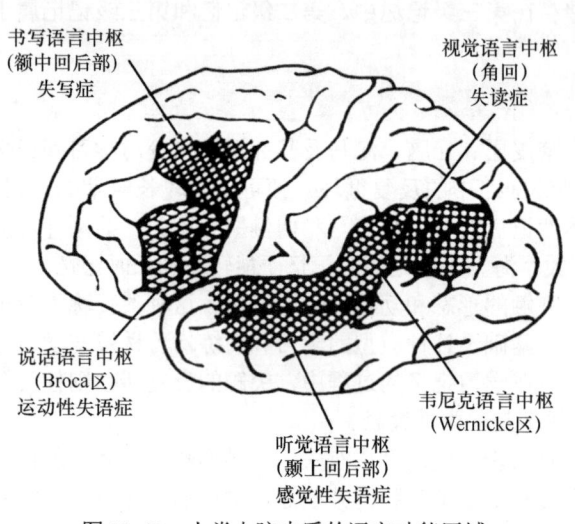

图12-42 人类大脑皮质的语言功能区域

2. 大脑半球的一侧优势 在人类两侧大脑半球的功能是不对称的,脑的不同高级功能分别向一侧半球集中的现象称为一侧优势。一般将语言中枢所在的大脑半球称为优势半球。这种一侧优势的现象仅见于人类,其除了与一定的遗传因素有关外,主要是在后天生活实践中逐步形成的,这与人类习惯使用右手密切相关。习惯使用右手的成年人(右利者),其优势半球在左侧。左利者,其优势半球可在右侧或左侧大脑半球。左侧半球在语言功能活动上占优势,而右侧半球则在非词语性认识功能上占优势,如对空间的辨认,对深度知觉、触-压觉的认识以及音乐欣赏等。

人类左右两侧大脑半球虽然各有分工,但二者在功能上又是密切相关的,一侧皮层的学习活动可通过连合纤维(胼胝体)向另一侧传送,如右手学会了一种技巧运动,左手虽然没有经过训练,但在一定程度上也会完成这种技巧运动。

案例 12-11

患者，男性，21岁，数日前颅脑外伤，表现为突然昏迷，意识不清，现意识已清，但不能说话。查体表现为右上肢瘫痪，腱反射增强，肌张力增加，无肌萎缩，病理反射阳性，伸舌舌尖偏向右侧，口角偏向左侧，能听懂话，识字，但不能书写和说话，平日习惯右手。

临床诊断：左侧半中央前回及前方的语言中枢受损。

问题：
1. 试述第一躯体运动区的功能及语言中枢的定位。
2. 根据患者的症状和检查结果，请你提出该患者脑的病变部位及依据。

提示：
1. 第一躯体运动区位于中央前回和中央旁小叶前部，其特点为左右交叉，上下颠倒，其投射面积与控制运动精细程度有关；语言中枢中央前回底部前方的 Broca 区损伤表现为运动性失语及失写。
2. 有锥体束损伤与核上瘫的表现，同时表现为书写语言中枢受损。

（李筱贺　张　量）

思 考 题

1. 兴奋在神经纤维上传导和神经突触间传递有何不同？
2. 试述主要的外周神经递质的分布及其相应的受体、激动剂及阻断剂。
3. 试述丘脑感觉特异投射系统和非特异投射系统的结构和功能特点。
4. 试述下丘脑的主要功能。
5. 脊髓位于身体什么部位？脊髓分为哪些节段？
6. 脑包括哪几部分？哪些部分组成脑干？
7. 脑神经包括哪些？哪些脑神经含有内脏运动纤维？

第十三章 内分泌系统

【学习目标】

掌握：激素的概念、分类、作用特点和机制；下丘脑和垂体间的结构与功能联系；下丘脑调节肽的种类和作用；垂体激素的种类和作用；甲状腺激素、肾上腺皮质激素、胰岛素及钙调节激素的作用及分泌调节。

熟悉：内分泌系统的组成；甲状腺、甲状旁腺、肾上腺和胰岛的位置、形态和结构；各种激素的代谢和作用机制。

了解：松果体、胸腺、生殖腺和脂肪等的内分泌功能。

第一节 内分泌系统的组成和结构

内分泌系统（endocrine system）由内分泌腺和内分泌组织组成。该系统与神经系统相互作用，密切配合，共同调节、整合机体的各种功能活动，维持机体内环境的平衡与稳定。

内分泌腺分泌的物质称为激素（hormone）。激素直接进入血液循环，作用于特定的靶器官。内分泌腺包括垂体、甲状腺、甲状旁腺、肾上腺、松果体、胸腺和生殖腺等。

内分泌组织（endocrine tissue）以细胞团分散于人体的器官或组织内，如胰内的胰岛、睾丸内的间质细胞、卵巢内的卵泡和黄体等（图 13-1）。

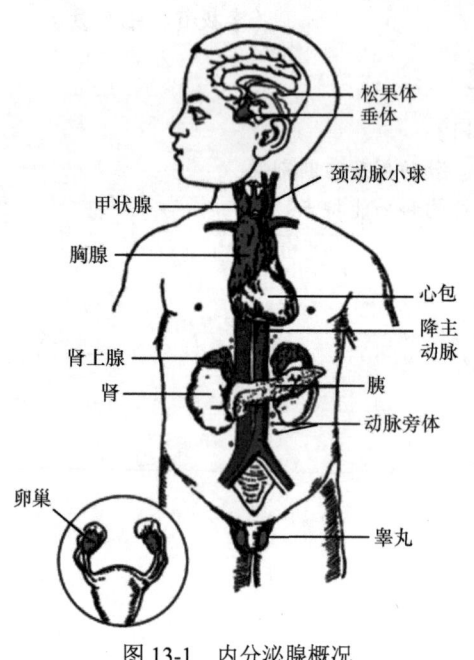

图 13-1 内分泌腺概况

一、垂 体

垂体（hypophysis）位于颅中窝蝶骨的垂体窝内，借漏斗连于下丘脑。垂体呈椭圆形，灰红色，长约 1cm，宽 1～1.5cm，高约 0.5cm，重 0.5～0.6g，其表面包有结缔组织被膜。垂体分为腺垂体和神经垂体两部分（图 13-2），垂体对主要内分泌腺或内分泌细胞团有调控作用，其本身的内分泌活动又直接受下丘脑控制，故垂体在神经系统和内分泌系统的相互作用中居枢纽地位。

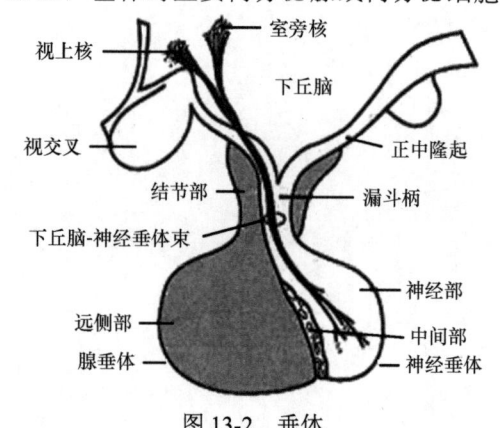

图 13-2 垂体

（一）腺垂体

腺垂体（adenohypophysis）是垂体的主要部分，约占垂体体积的 75%。腺垂体又分远侧部、结节部和中间部。

1. 远侧部 远侧部与结节部合称为垂体前叶，此部最大，腺细胞排列成团索状，少数围成小滤泡，细胞间有少量结缔组织和丰富的血窦。各种腺细胞以其所分泌的激素而命名。

(1) 嗜酸性细胞：数量较多，约占腺垂体细胞总数的40%。根据嗜酸性细胞所分泌的激素不同又分为2种：①生长激素细胞（somatotroph）：数量较多，分泌生长激素（growth hormone，GH），能促进机体的生长和代谢，特别是刺激骺板软骨细胞增殖，促进骨骼增长。如分泌过盛，在幼年引起巨人症，在成人发生肢端肥大症；如儿童时期生长激素分泌不足，则引起侏儒症。②催乳激素细胞（mammotroph）：分泌催乳素（prolactin，PRL），能促进乳腺发育和乳汁分泌。

(2) 嗜碱性细胞：数量较嗜酸性细胞少，约占腺垂体细胞总数的10%。胞质内含有嗜碱性颗粒。嗜碱性细胞分为3种：①促甲状腺激素细胞（thyrotroph）：数量少，分泌促甲状腺激素（thyroid stimulating hormone，TSH），能促进甲状腺滤泡上皮细胞的增生及甲状腺激素的合成和释放；②促肾上腺皮质激素细胞（corticotroph）：细胞呈不规则形，分泌促肾上腺皮质激素（adrenocorticotropic hormone，ACTH），能促进肾上腺皮质束状带细胞分泌糖皮质激素；③促性腺激素细胞（gonadotroph）：细胞较大，多为圆形。分泌卵泡刺激素（follicle stimulating hormone，FSH）和黄体生成素（luteinizing hormone，LH）。卵泡刺激素在女性促进卵泡发育；在男性则刺激生精小管支持细胞合成雄激素结合蛋白，促进精子发生。黄体生成素可促进卵巢排卵和黄体形成，刺激睾丸间质细胞分泌雄激素，故又称间质细胞刺激素。

(3) 嫌色细胞：数量最多，约占腺垂体细胞总数的50%。目前认为嫌色细胞可能是脱颗粒的嗜色细胞，或处于嗜色细胞形成的初级阶段。

2. 结节部 呈薄层套状包绕神经垂体的漏斗。结节部有丰富的纵行毛细血管。腺细胞主要为嫌色细胞，也含有少量嗜酸性细胞和嗜碱性细胞。

3. 中间部 为位于远侧部与神经部间的狭窄部分，与神经垂体的神经部合称垂体后叶。中间部可见由较小细胞围成的大小不等的滤泡，滤泡腔内含有胶质，滤泡周围有一些散在的嫌色细胞和嗜碱性细胞。

(二) 神经垂体

神经垂体分为神经部和漏斗部，属神经组织，主要由无髓神经纤维和神经胶质细胞组成，含有丰富的窦状毛细血管。神经垂体的神经部和腺垂体的中间部合称为垂体后叶，其无内分泌功能，能贮存和释放下丘脑所产生的激素。下丘脑的视上核和室旁核的神经内分泌细胞合成抗利尿激素和缩宫素（催产素），经下丘脑神经垂体束运输至垂体的神经部。抗利尿激素主要促进肾远曲小管和集合管重吸收水，使尿液浓缩。抗利尿激素分泌减少时，将导致尿崩症。若超过生理剂量，可使小动脉收缩，血压升高，故又称血管升压素。缩宫素可引起子宫平滑肌收缩，加速分娩过程，还可促进乳腺分泌。

二、甲状腺

甲状腺（thyroid gland），位于喉与气管颈部的两侧，是人体最大的内分泌腺。重15~30g，H形，分为左、右侧叶和中间的甲状腺峡；侧叶呈锥体形，贴附在喉下部和气管颈部的前外侧，上端达甲状软骨中部，下端至第6气管软骨环；甲状腺峡位于第2~4气管软骨环的前方，连接甲状腺左、右侧叶（图13-3，图13-4）。甲状腺表面包有薄层致密结缔组织构成的纤维囊，又称甲状腺真被膜。此囊伸入腺组织，将腺体分为大小不等的小叶。纤维

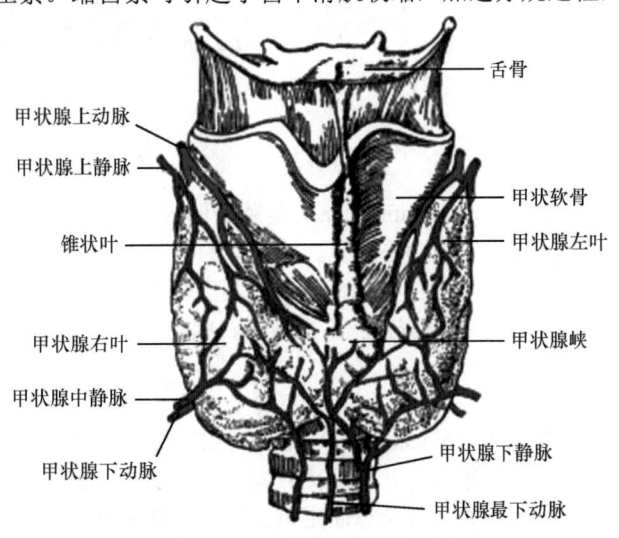

图13-3 甲状腺的位置和形态

囊外有颈深筋膜形成的甲状腺鞘包绕，两者间有囊鞘间隙存在。甲状腺鞘局部增厚形成韧带，将甲状腺固定于喉与气管壁上，故吞咽时，甲状腺可随喉上下移动。甲状腺分泌甲状腺素，主要参与机体新陈代谢、促进生长发育等多种作用。

三、甲状旁腺

甲状旁腺（parathyroid gland）为黄豆大小的扁椭圆形腺体，呈棕黄色，每个重 30～50mg。一般分为上、下两对，贴附于甲状腺左、右侧叶的后面。上一对多位于甲状腺侧叶后面的上、中 1/3 交界处；下一对多位于甲状腺下动脉附近（图 13-4）。有时甲状旁腺可埋于甲状腺组织内。甲状旁腺表面被覆薄层结缔组织，并形成小梁伸入腺组织内将腺体分为多个小叶。甲状旁腺分泌甲状旁腺素，主要有调节体内钙和磷代谢的作用。

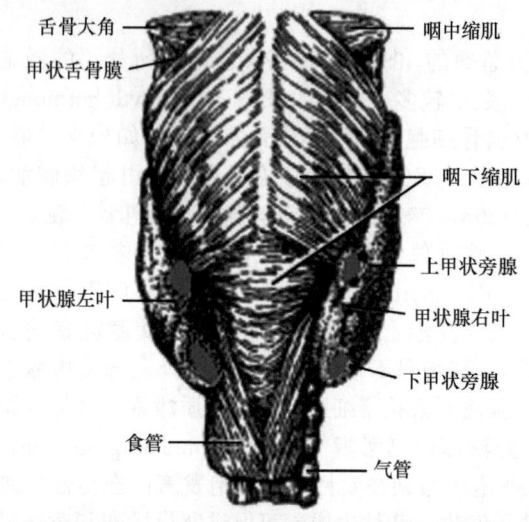

图 13-4 甲状腺和甲状旁腺（后面观）

四、肾上腺

肾上腺（adrenal gland）位于肾的上方，呈淡黄色，与肾共同包在肾筋膜内。左侧肾上腺近似半月形，右侧肾上腺呈三角形。肾上腺表面有结缔组织包被，并伸入肾实质内。肾上腺实质由周边的皮质和中央的髓质两部分构成（图 13-5）。肾上腺皮质分泌糖皮质激素、盐皮质激素和性激素等调节体内碳水化合物及水盐的代谢、影响第二性征等。肾上腺髓质分泌肾上腺素和去甲肾上腺素，调节心血管系统，维持血压稳定等。

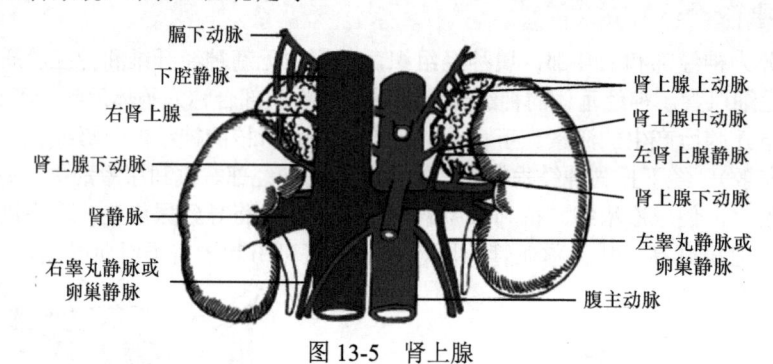

图 13-5 肾上腺

五、胰　岛

胰岛（pancreatic islets）是胰腺的内分泌部，为内分泌细胞组成的大小不等的球形细胞团，散布在胰腺内，以胰尾最多。胰腺中约有数十万到一百多万个胰岛，约占胰腺体积的 1.5%。每个胰岛细胞间有丰富的毛细血管，有利于分泌的激素进入血液循环。胰岛细胞主要有胰岛 α、β、δ 和 PP 细胞等。主要分泌胰高血糖素、胰岛素等，协同完成血糖浓度的调节，维持血糖稳态。

六、松　果　体

松果体（pineal body）为一灰红色椭圆形腺体，位于上丘脑的后上方，以柄附于第三脑室顶的后部。松果体在儿童期比较发达，一般在 7 岁左右开始退化，松果体退化后有钙盐沉积，密度增大，可作为影像学诊断定位的标志。松果体主要分泌褪黑素，对生殖系统的发育、生物节律等功能有广泛的调节作用。

七、胸　　腺

胸腺（thymus）位于上纵隔前部，胸骨柄后方，分为左、右两叶，呈不对称的扁条状，两叶间借结缔组织相连，上端可达胸腔上口，下端达前纵隔。在幼儿时期胸腺生长很快，性成熟后胸腺发育至顶峰，重 25～40g；随后逐渐退化萎缩，被结缔组织代替。胸腺的内分泌细胞主要分泌胸腺素，能促进淋巴细胞的生长与成熟。

八、生　殖　腺

睾丸（testis）位于阴囊内，是男性的生殖腺，产生精子和雄性激素等，维持男性第二性征及性功能等。

卵巢（ovary）位于盆腔侧壁的卵巢窝内，是女性的生殖腺，产生卵泡、雌性激素和孕激素等，维持女性第二性征及生殖功能等。

第二节　激　　素

激素（hormone）是由内分泌腺或内分泌细胞合成和分泌的高效能生物活性物质，它以体液为媒介，在细胞与细胞之间传递信息。经典概念认为，激素通过血液循环向远隔部位传输信息，完成细胞之间的长距细胞通信，因此内分泌也称远距分泌（telecrine）或血分泌（hemocrine）。现代研究发现，充当"远程信使"不再是激素传输调节信息的唯一途径，还存在旁分泌（paracrine）、神经分泌（neurocrine）、自分泌（autocrine）、胞内分泌（intracrine）和腔分泌（solinocrine）等短距细胞通信方式（图 13-6）。

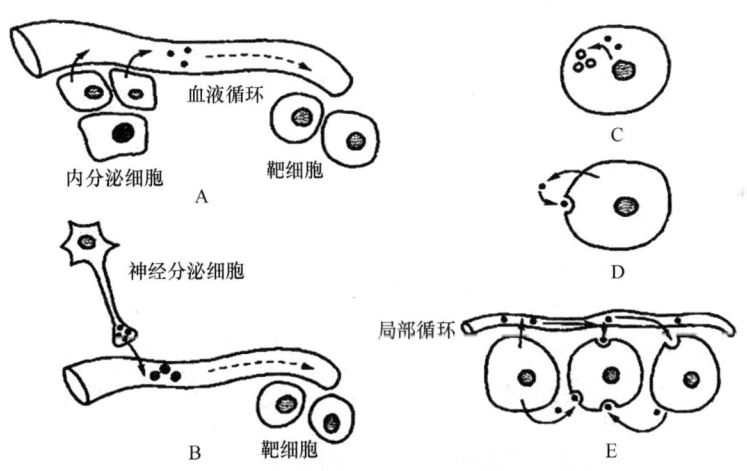

图 13-6　激素在细胞间传递信息的主要方式
A. 远距分泌；B. 神经分泌；C. 胞内分泌；D. 自分泌；E. 旁分泌

多数内分泌细胞只分泌一种激素，但也有少数可合成和分泌一种以上激素，如腺垂体的促性腺激素细胞可分泌卵泡刺激素和黄体生成素。同一内分泌腺可以合成和分泌多种激素，同一种激素又可由多部位组织细胞合成和分泌。

1. 激素的分类　激素的种类繁多，来源复杂，按其化学结构可将激素分为两大类：第一类是含氮类激素，又可分为胺类、肽类、蛋白质类激素，如肾上腺素是胺类激素，血管升压素是肽类激素，胰岛素是蛋白质激素；第二类是类固醇激素（又称甾体激素），如肾上腺皮质激素和性腺激素。此外，有人将脂肪酸的衍生物列为第三类激素，主要包括前列腺素类、白三烯类等，这类物质多作为局部激素或信使发挥作用。

按分泌激素的腺体、组织及细胞对激素进行分类，见表 13-1。

表 13-1 主要激素及其化学性质

主要来源	激素	英文缩写	化学性质
下丘脑	促甲状腺激素释放激素	TRH	3 肽
	促肾上腺皮质激素释放激素	CRH	41 肽
	促性腺激素释放激素	GnRH	10 肽
	生长激素释放激素	GHRH	44 肽
	生长激素释放抑制激素（生长抑素）	GHIH	14 肽
	催乳素释放激素	PRH	31 肽
	催乳素抑制激素	PIH	多巴胺
	血管升压素（抗利尿激素）	VP（ADH）	9 肽
	缩宫素	OT	9 肽
腺垂体	促甲状腺激素	TSH	糖蛋白
	促肾上腺皮质激素	ACTH	39 肽
	卵泡刺激素	FSH	糖蛋白
	黄体生长素	LH	糖蛋白
	生长激素	GH	蛋白质
	催乳素	PRL	蛋白质
甲状腺	甲状腺素（四碘甲腺原氨酸）	T_4	胺类
	三碘甲腺原氨酸	T_3	胺类
甲状腺 C 细胞	降钙素	CT	32 肽
甲状旁腺	甲状旁腺激素	PTH	蛋白质
胰岛	胰岛素		蛋白质
	胰高血糖素		29 肽
	胰多肽		36 肽
肾上腺：皮质	糖皮质激素（如皮质醇）		类固醇
	盐皮质激素（如醛固酮）		类固醇
髓质	肾上腺素	E	胺类
	去甲肾上腺素	NE	胺类
睾丸：间质细胞	睾酮	T	类固醇
支持细胞	抑制素		糖蛋白
卵巢、胎盘	雌二醇	E_2	类固醇
	雌三醇	E_3	类固醇
	孕酮	P	类固醇
胎盘	人绒毛膜促性腺激素	hCG	糖蛋白
消化道、脑	促胃液素		17 肽
	胆囊收缩素/促胰酶素	CCK-PZ	33 肽
	促胰液素		27 肽
心房	心房钠尿肽	ANP	21 肽
松果体	褪黑素	MT	胺类

续表

主要来源	激素	英文缩写	化学性质
胸腺	胸腺激素		肽类
肾	1,25-二羟维生素 D_3	1,25-$(OH)_2$-$VitD_3$	类固醇
各种组织	前列腺素	PG	脂肪酸衍生物

2. 激素的作用 激素参与机体各种功能活动的调节，其主要作用有以下几方面：

（1）维持内环境稳态：激素既能调节机体对环境因素的各种变化及有害刺激做出适应性反应，又能协调各种功能之间的平衡，实现人体生理功能的整合，从而维持内环境因素，如体液量、离子浓度、pH等的相对稳定。

（2）调节新陈代谢：多数激素都参与调节物质代谢和能量代谢，为生命活动供给营养和能量，维持机体代谢的动态平衡。

（3）调节生长发育：许多激素能调节细胞的增殖、分化与衰老，确保各组织、器官的正常生长发育以及细胞的更新。

（4）调控生殖过程：一些激素能促进生殖器官的发育成熟，调节包括生卵、排卵、生精、受精、着床、妊娠及泌乳在内的生殖过程。

（5）影响神经系统的发育及其功能活动，并与学习、记忆及行为活动有关。

3. 激素作用的一般特征 虽然各种激素靶细胞的调节效应不尽相同，但可表现出一些共同的作用特征。

（1）信息传递作用：激素以化学方式传递给靶细胞信息，只能使靶细胞原有的生理生化过程增强或减弱，调节其固有的代谢与功能活动。在反应过程中，激素既不添加新成分、引起新反应，也不提供额外能量，只是调节靶细胞内原有的生理生化反应。例如，生长激素促进生长发育，甲状腺激素增强代谢过程，胰岛素降低血糖。在信息传递后，激素即被分解失活，激素的及时失活也是维持内分泌功能正常的前提条件。

（2）相对特异性：激素可由血液运送到全身各个部位，但有选择地作用于靶器官、靶组织和靶细胞，称为激素作用的特异性。激素作用的特异性与靶细胞膜或细胞内存在的特异性受体有关。有些激素作用的特异性很强，只作用于某一靶腺，如促甲状腺激素只作用于甲状腺，促肾上腺皮质激素只作用于肾上腺皮质；有些激素没有特定的靶腺，作用比较广泛，如生长激素、甲状腺激素，它们几乎对全身组织细胞的代谢过程都发挥调节作用。

（3）高效能生物放大作用：激素在血液中的浓度很低，一般为 $10^{-12} \sim 10^{-9}$ mol/L，但其作用显著。原因在于激素与受体结合后的信号转导过程中，会发生一系列酶促反应并产生逐级放大效应，形成一个高效生物放大作用。如 0.1μg 的促肾上腺皮质激素释放激素，可引起腺垂体释放 1μg 促肾上腺皮质激素，后者能引起肾上腺皮质分泌 40μg 糖皮质激素，生物效应放大了 400 倍。

（4）激素间相互作用：当多种激素共同参与某一生理活动的调节时，激素之间往往存在着协同作用（synergistic effect）、拮抗作用（antagonistic action）、允许作用（permissive action）或竞争作用（competitive action），这些对维持生理功能的相对稳定十分重要。例如，生长激素、肾上腺素、糖皮质激素和胰高血糖素均升高血糖，虽然各自作用的环节不同，但在升糖效应上有协同作用；相反，胰岛素则降低血糖，与上述激素的升高血糖效应有拮抗作用。甲状旁腺激素与 1,25-二羟维生素 D_3 均可升高血钙，而降钙素则有降低血钙的作用。激素之间的协同作用与拮抗作用可以发生在受体水平，也可以发生在受体后的信息传递过程，或者是细胞内酶促反应的某个环节。另外有的激素间还存在着竞争作用：如高浓度的孕酮能与醛固酮竞争同一受体，减弱醛固酮的效应。

有的激素本身并不能直接对某些器官、组织或细胞产生生理效应，但可使另一种激素的作用明显增强，这种现象称为允许作用。例如，糖皮质激素本身对血管平滑肌并无收缩作用，但在其存在时，儿茶酚胺收缩血管的作用更强。其原因可能是由于糖皮质激素增加血管平滑肌细胞表面的肾上腺素能受体的数量，促进受体介导的细胞内信号传递过程。竞争作用是因为化学结构上类似的激素通过竞争结合同一受体。一些化学结构上类似的激素能竞争同一受体的结合位点。如盐皮质激素（醛固酮）与孕激素在结构上有相似性，盐皮质激素和孕激素都可结合盐皮质激素受体，但盐皮质激素与盐皮质激素受体的亲和力远高于孕激素，所以，盐皮质激素在较低浓度就可发挥作用。当孕激素的浓度较高时，可竞争结合盐皮质激素受体，而减弱盐皮质激素的作用。

（5）节律性分泌：许多激素具有节律性分泌的特征。如垂体激素的脉冲式分泌以及生长激素和褪黑素的昼夜节律性分泌。女性促性腺激素和卵巢激素的分泌与排卵、月经、妊娠、哺乳等过程密切相关，呈现周期性的变化。激素分泌的节律性受到下丘脑视交叉上核调控。

4. 激素的作用机制　　激素与靶细胞上的受体结合后，把信息传递到细胞内，经过一系列复杂的反应过程，最终产生细胞的生物效应。各种激素都有其相应的特异性受体，而且同一细胞上可有多种激素受体。激素化学性质不同，其作用机制也不同。近年研究表明，激素首先与靶细胞的受体结合，然后启动细胞的信号转导系统，进而使细胞的功能活动发生相应的改变。激素受体有的分布在细胞膜表面，如多数含氮类激素的受体，有的则分布在细胞内。细胞内受体分为胞质受体和核受体，如类固醇激素和甲状腺激素的受体。

（1）含氮激素的作用机制——第二信使学说：1965 年 Sutherland 等人提出的第二信使学说认为，激素作为第一信使，与靶细胞膜上的特异性受体结合后，激活膜上的鸟苷酸调节蛋白（简称 G 蛋白），继而激活膜上腺苷酸环化酶（adenyl cyclase，AC），促使 ATP 转变为环磷酸腺苷（cyclic AMP，cAMP），cAMP 作为第二信使，将细胞内的蛋白激酶（protein kinase A，PKA）系统激活。PKA 催化细胞内各种蛋白质底物发生磷酸化反应，引起靶细胞各种生物效应（图 13-7）。

第二信使学说提出后，受到了广泛的重视，并极大地推动了对激素作用机制的研究，尤其是近二十年，随着分子生物学技术的运用，使第二信使学说得到进一步的完善和发展，cAMP 已不

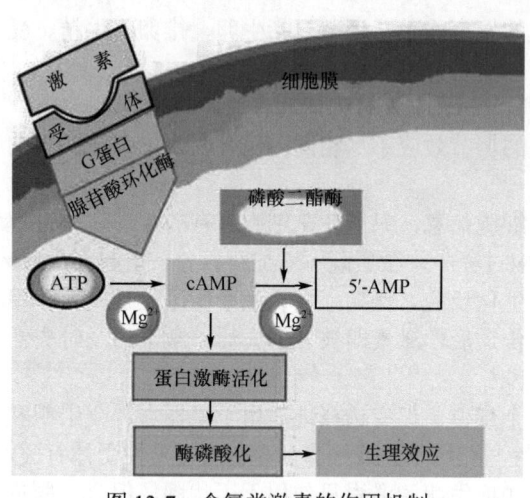

图 13-7　含氮类激素的作用机制

是唯一的第二信使，近年提出的第二信使的物质还有环磷酸鸟苷（cyclic GMP，cGMP）、三磷酸肌醇（inositol-1,4,5-triphosphate，IP$_3$）、二酰甘油（diacylglycerol，DG）、Ca^{2+} 等。详细内容已在细胞的基本功能一章描述。

（2）类固醇激素的作用机制——基因调节学说：类固醇激素的分子较小，呈脂溶性，可以透过胞膜进入细胞内。其作用机制包括：通过核受体影响靶细胞的 DNA 的转录过程，称基因调节学说（或称为基因表达学说），以及通过细胞膜受体和离子通道影响细胞兴奋性的非基因调节机制。

类固醇激素透过细胞膜进入胞质后，与胞质受体结合成激素-胞质受体复合物，同时获得进入核内的能力，由胞质转移至核内，再与核内受体结合，激发 DNA 的转录过程、生成新的 mRNA、诱导合成新的蛋白质产生相应的生物效应（图 13-8）。一般认为糖皮质激素和盐皮质激素受体为胞质受体，而性激素、1,25-(OH)$_2$-VitD$_3$ 受体为核受体。甲状腺激素虽属含氮激素，但属于亲脂激素，其作用机制却与类固醇激素相似，它可进入细胞内，但不经过与胞浆受体结合即进入核内，与核受体结合调节基因表达。

激素作用的细胞信号转导机制十分复杂。有些激素可通过多种机制而发挥不同的效应。两类激素的作用机制不是绝对的，含氮激素不仅通过第二信使机制传递信息，也可作用于基因转录与翻译阶段影响蛋白质的合成，如甲状腺激素虽属含氮激素，但其作用机制却与类固醇激素相似，它可进入细胞内，直接与核受体结合调节基因表达。另外，类固醇激素不仅作用于转录与翻译阶

段，也可以通过细胞膜受体或离子通道，产生类固醇激素的非基因调节效应，如糖皮质激素能迅速调节神经细胞的兴奋性，其作用机制可能是通过细胞膜受体介导。

5. 激素的分泌与运输

（1）激素的分泌：肽类激素在核蛋白体合成，经内质网运输到高尔基体进行剪切、装配，由质膜包裹，形成分泌颗粒；其他激素经一系列酶促反应合成后，也由质膜包裹成分泌颗粒。在适宜的刺激下，细胞通过出胞作用，将分泌颗粒中的激素释放到体液中。

激素分泌常表现出时间节律，如糖皮质激素的分泌有明显的日节律，早晨8时血中浓度最高，其余时间较低；而褪黑素在黑夜时浓度高。生长激素却是在慢波睡眠时呈现分泌高峰。还有许多激素的分泌量与个体发育阶段相关，如性激素在青春期前和绝经期后很少分泌。激素的分泌也与机体的状态相关，如在应激反应时，糖皮质激素的分泌量大增。临床在给予激素类药物治疗时应充分考虑到这些规律。

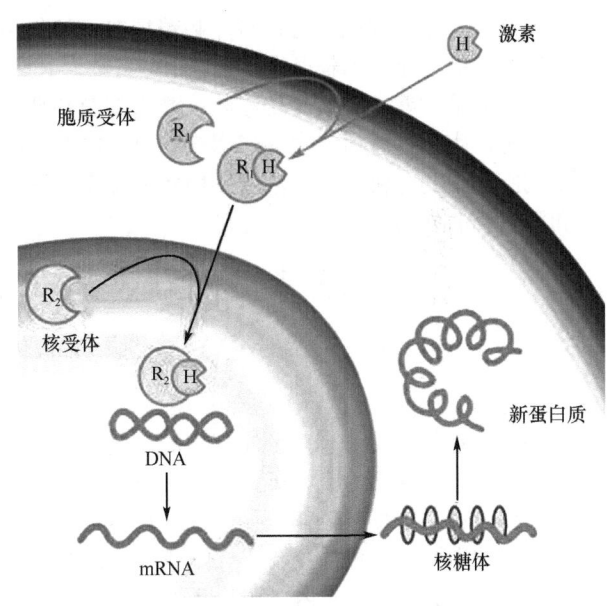

图13-8 类固醇激素的作用机制

（2）激素的运输：激素分泌入血后，一部分以游离形式随血液转运；另一部分则与血浆蛋白结合，结合型激素没有生物活性，但在体内保留时间较长，所以，结合型可视为激素在血中的临时储存形式。

（3）激素的代谢：许多激素在肝内经氧化、羟化、葡萄糖醛酸结合等反应而降解失活。肽类激素由蛋白水解酶分解成氨基酸而失活。脂溶性激素常与葡萄糖醛酸结合成复合物。有的激素也可因血液的稀释或由组织摄取而消除。激素的代谢产物主要经肾脏排出，有的脂溶性大的激素可经胆汁排泄。

由于激素的代谢使其作用逐渐减弱，最后消除。激素活性减小为原来一半的时间称激素作用的半衰期，有的激素半衰期仅几秒钟，有的可长达几小时或更长。

6. 激素分泌的调控 激素的分泌受体液、神经、精神活动及其他因素的调节。

（1）体液调节：一些激素常可影响其他激素的分泌，最典型的是腺垂体激素的分泌受下丘脑激素的调节，而腺垂体激素又调节其他靶腺的分泌活动，形成下丘脑-垂体-靶腺轴。通过此调节轴可以把下丘脑的信息转达到其他腺体，在此过程中还可实现生物效应的放大。

此外，激素调节还表现为反馈调节模式，即产生激素的内分泌细胞随时感受其所分泌的激素在血液中浓度变化的信息，通常以负反馈调节较为常见，使内分泌细胞分泌水平维持在适当的范围内，不至于过高或过低。下丘脑-垂体-靶腺轴所控制的靶腺分泌的激素会对上级腺体的分泌产生反馈控制，从而维持激素分泌量的稳定。利用这种反馈调节模式，可人为干预激素的分泌，如用雌激素类似物反馈抑制垂体促性腺激素的分泌，从而达到避孕的目的。

（2）神经调节：神经系统可通过自主神经调控体内许多内分泌腺或内分泌细胞的分泌活动。如肾上腺髓质、松果体都受交感神经支配。外环境各种刺激如光、温度的变化等，通过传入神经传到大脑，中枢整合后产生的信息传下下丘脑，再通过下丘脑-垂体-靶腺轴，影响内分泌腺分泌，使机体能更好地适应外环境的变化。

（3）精神活动对激素分泌的调节：大脑皮质的精神活动，也通过下丘脑影响内分泌活动，进而影响机体多种生理功能。如情绪低落，精神抑郁，将使许多内分泌腺的分泌功能发生改变，导致免疫功能降低，循环、呼吸、消化等各系统功能也会受到影响而导致疾病的发生。因此，在对许多疾病治疗中不要忽略心理治疗和精神安抚的作用。心理健康，乐观的生活态度对维持内环境稳态和对疾病治疗都起着很重要的作用。

（4）其他因素对激素分泌影响：激素调节代谢，而激素的分泌又受到代谢产物的调节。体内一些生理、生化过程所产生的代谢产物可影响激素的分泌，如胰岛素调节血糖，反过来血糖浓度也影响胰岛素的分泌；血钙浓度受甲状旁腺素和降钙素的调节，反过来血钙浓度也影响甲状旁腺素和降钙素的分泌。

第三节 下丘脑与垂体的结构和功能联系

一、下丘脑与垂体的结构联系

下丘脑（hypothalamus）位于丘脑下方，第三脑室的两侧。下丘脑的一些神经元既保持典型神经细胞的功能，又具有内分泌细胞的功能，称为神经内分泌细胞。分泌神经肽或肽类激素的神经内分泌细胞称为肽能神经元。下丘脑的肽能神经元主要存在于促垂体区核团与视上核、室旁核。它们可将从中枢神经系统传来的神经信息，转变为激素的信息，起着换能神经元的作用，从而以下丘脑为枢纽，把神经调节与体液调节紧密联系起来。垂体（hypophysis or pituitary）位于大脑底部蝶鞍中央的垂体窝内，按其胚胎发育、形态和功能的不同，分为腺垂体（adenohypophysis）和神经垂体（neurohypophysis）。其中腺垂体主要包括垂体前叶（anterior lobe）和垂体中间叶（intermediate lobe），神经垂体则主要为垂体后叶（posterior lobe）。

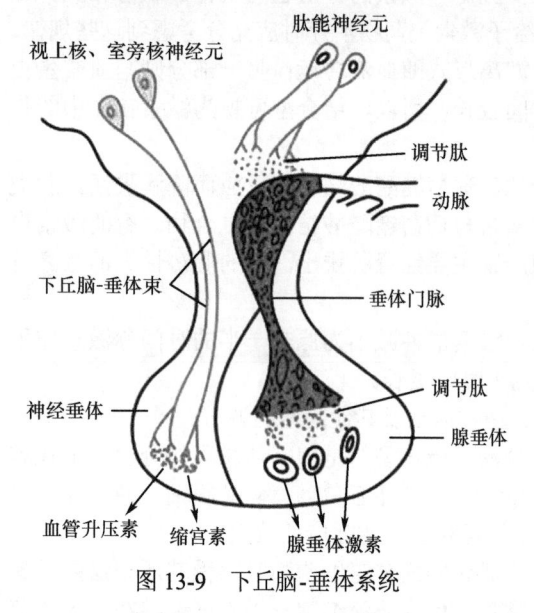

下丘脑与神经垂体和腺垂体的联系非常密切，视上核和室旁核的内分泌神经元轴突延伸终止于神经垂体，形成下丘脑-垂体束。视上核和室旁核的神经元分泌的血管升压素（vasopressin，VP）即抗利尿激素（ADH）和缩宫素（oxytocin，OT）经下丘脑-垂体束运输并储存于神经垂体。下丘脑的促垂体区核团与腺垂体之间发生功能联系，组成下丘脑-腺垂体系统。垂体上动脉先进入正中隆起，形成初级毛细血管网，然后汇集成数条垂体门脉血管进入垂体，并再次形成次级毛细血管网，垂体门脉血管及其两端毛细血管网的组成称为垂体门脉系统。下丘脑内侧基底部促垂体区肽能神经元的轴突末梢直接与初级毛细血管网接触，释放的下丘脑调节肽经垂体门脉系统运输到腺垂体，调节腺垂体内分泌细胞的功能。因此，下丘脑与垂体一起构成下丘脑-垂体功能单位（图13-9）。

图13-9 下丘脑-垂体系统

二、下丘脑调节肽

下丘脑内侧基底部主要有正中隆起和弓状核组成的下丘脑促垂体区。此区的肽能神经元（peptidergic neuron）可分泌一些神经肽（neuropeptide），这些神经肽经垂体门脉系统到达腺垂体，调节腺垂体的分泌功能，故称其为下丘脑调节肽（hypothalamic regulatory peptides，HRP），其中有些还具有腺垂体外作用。目前有9种调节肽的研究较为深入，并已被分离纯化，其中7种调节肽的化学结构已经清楚，称为激素；另外2种尚未弄清化学结构，暂称为因子，以示区别（表13-2）。

表 13-2　下丘脑调节肽的主要作用

种类	英文缩写	主要作用
促甲状腺激素释放激素	TRH	促进 TSH 释放
促肾上腺皮质激素释放激素	CRH	促进 ACTH 释放
促性腺激素释放激素	GnRH	促进 FSH 与 LH 释放
生长激素释放激素	GHRH	促进 GH 分泌
生长激素释放抑制激素	GHIH	抑制 GH 分泌
催乳素释放激素	PRH	促进 PRL 释放
催乳素抑制激素	PIH	抑制 PRL 释放

三、腺垂体分泌的激素

腺垂体是人体最重要的内分泌腺，前叶占腺垂体的绝大部分，其内分泌功能尤为重要。在腺垂体分泌的激素中，促甲状腺激素（thyroid stimulating hormone，TSH）、促肾上腺皮质激素（adrenocorticotropic hormone，ACTH）、卵泡刺激素（follicle stimulating hormone，FSH）与黄体生成素（luteinizing hormone，LH）均有各自的靶腺，分别形成：①下丘脑-腺垂体-甲状腺轴（hypothalamo-pituitary-thyroid axis）；②下丘脑-腺垂体-肾上腺轴（hypothalamo-pituitary-adrenal gland axis）；③下丘脑-腺垂体-性腺轴（hypothalamo-pituitary-gonadal axis）。腺垂体的这些激素，通过促进靶腺分泌激素而发挥作用，把这些激素统称为"促激素"。关于"促激素"参与的调节轴在相关腺体中介绍。生长激素（growth hormone，GH）、催乳素（prolactin，PRL）直接作用于靶组织或靶细胞，分别调节个体生长、物质代谢、乳腺发育与泌乳活动等。

1. 生长激素　生长激素是含 191 个氨基酸的蛋白质，可促进物质代谢与生长发育，对机体各组织器官均有影响。

（1）促进生长作用：GH 促进全身的生长发育，一方面促进骨骼的生长，使身材高大；另一方面促进蛋白质合成使肌肉发达。GH 可使肝脏合成一种生长素介质（somatomedin，SM），因其化学结构及促生长作用与胰岛素相似，也称胰岛素样生长因子（Insulin-like growth factors，IGF）。GH 通过 IGF 进一步发挥其生理作用，如 IGF 促进细胞摄取氨基酸，加速细胞蛋白质合成；促进软骨组织生长，软骨骨化后即变成骨。GH 对其他细胞如肝细胞、骨骼肌细胞和成纤维细胞也有促生长的作用，但对神经的生长和发育没有明显影响。

（2）对代谢的影响：GH 广泛调节机体的物质代谢，促进蛋白质合成，抑制糖的消耗，加速脂肪分解，使机体的能量来源由糖代谢向脂代谢转化，有利于生长发育和组织修复。① 蛋白质代谢：GH 直接促进氨基酸入胞，加速 DNA 转录和 RNA 翻译，增加体内蛋白质合成；通过增强脂肪酸氧化供能，减少蛋白质分解，使机体呈正氮平衡。② 脂肪代谢：GH 促进脂肪组织分解，加强脂肪酸向乙酰辅酶 A 的转换，使机体能源由糖代谢向脂代谢转移。如 GH 过多时则动用大量脂肪，使肝脏产生乙酰乙酸增多，导致酮血症。③ 糖代谢：生理水平的 GH 通过降低骨骼肌及脂肪组织对葡萄糖的吸收、增加肝脏糖异生，及其"抗胰岛素效应"而降低葡萄糖利用，使血糖升高。由 GH 分泌增高引起高血糖所致的糖尿称为垂体性糖尿。

腺垂体分泌 GH 受下丘脑 GHRH 与 GHIH 的双重调控，GHRH 促进 GH 分泌，GHIH 抑制 GH 分泌。正常情况下，GHRH 的作用占优势。而 GHIH 只是在应激刺激 GH 分泌过多时，才发挥对 GH 的抑制作用。

营养物质可改变 GH 的分泌。血浆氨基酸水平的升高和葡萄糖水平的降低都促进 GH 的释放。急性低血糖是 GH 分泌的强烈刺激因素，可使血清中的 GH 水平明显升高。高蛋白饮食及口服或静脉滴注精氨酸、亮氨酸、甘氨酸和赖氨酸等氨基酸可刺激 GH 分泌，其中精氨酸和亮氨酸作用最强。脂肪酸对 GH 的分泌也有调节作用，血清游离脂肪酸水平下降可促进 GH 分泌，游离脂肪酸水平升高还能抑制进食蛋白质或给予精氨酸后所引起的 GH 释放。肥胖病人体内自发的和刺激引起的 GH 分泌均受抑制。

垂体 GH 在慢波睡眠时相分泌增加（大约在入睡 1 小时左右），因此，慢波睡眠有利于生长和体力恢复。大多数应激刺激引起 GH 分泌，如外科手术、急性创伤、动脉穿刺、麻醉、休克以及精神紧张、焦虑等均可使血清 GH 水平升高。此外，雄激素、雌激素、甲状腺激素等均能促进 GH 的释放，性激素对 GH 分泌的影响可能为青春期生长较快的原因。

GH 分泌异常时，如幼年时期 GH 分泌不足，则生长发育迟缓甚至停滞，身材矮小，但智力正常，称为侏儒症（dwarfism）。相反，幼年时 GH 分泌量过多，则使身材发育过于高大，形成巨人症（gigantism）。如果成年后 GH 分泌过多，则将刺激肢端骨及面骨增生，出现鼻大唇厚、下颌突出、手足粗大，内脏器官如肝、肾增大等现象，称为肢端肥大症（acromegaly）。可见，适量的 GH 对维持机体正常生长起着重要作用。

> **案例 13-1**
>
> 患者，男性，33 岁。近 2 年出现手足进行性增大，手指变粗尤为明显，鞋号越来越大，颧骨突出，自觉相貌变丑，声音也好像变粗。2 个月前出现头痛，伴有视力减退、视野缺损。体检：血象正常，生长激素水平显著高于正常人，智力检测正常；CT 显示鞍内占位性病变，呈圆形的垂体大腺瘤。
>
> 临床诊断：肢端肥大症，垂体生长细胞瘤。
>
> 问题：
> 1. 生长激素的生理作用是什么？
> 2. 为什么成人生长激素水平过高会引发肢端肥大症？
>
> 提示：生长激素的过度作用，长骨不能再生长，只能促进扁骨及短骨生长。

2. 催乳素 催乳素含有 199 个氨基酸，结构与 GH 相似，其作用广泛，主要生理功能为：①促进泌乳：在卵巢激素作用的基础上，PRL 进一步促进乳腺发育、并使已具备泌乳条件的乳腺开始分泌乳汁并维持泌乳。②影响机体免疫功能：促进 B 细胞分泌抗体，还可以刺激巨噬细胞的吞噬功能。③影响胎儿生长发育：调节羊水量和其中的渗透压，从而影响胎儿的生长和发育；PRL 使胎儿肺泡卵磷脂增加，提示其与肺表面活性物质的生成有关。④调节性腺功能：小剂量促进雌、孕激素分泌，大剂量则有抑制作用。

PRL 的分泌受 PRH 和 PIH 的双重控制。吸吮乳头或触摸乳房所引起的传入神经冲动，经脊髓传入至下丘脑，使 PRH 神经元兴奋，继而引起 PRL 分泌，这是一种典型的神经内分泌反射。

腺垂体激素的作用和分泌调节总结于表 13-3。

表 13-3 腺垂体激素的主要作用和分泌调节

激素	靶器官	作用	分泌调节
GH	肝、骨、骨骼肌	促进蛋白质合成，促进软骨骨化，参与对物质代谢的调节	GHIH 抑制，GHRH 促进 GH 分泌
PRL	乳腺、卵巢	促进乳腺发育并泌乳	PRH 促进，PIH 抑制 PRL 分泌
FSH	睾丸支持细胞/卵巢、卵泡细胞	促进睾丸发育，生成精子/促进卵巢发育，生成卵子并分泌雌激素	GnRH 促进 FSH 分泌
LH	卵巢黄体细胞/睾丸间质细胞	诱发排卵，促进黄体形成并分泌雌、孕激素/促进睾丸分泌雄激素	GnRH 促进 LH 分泌
ACTH	肾上腺皮质	促进肾上腺皮质束状带和网状带细胞分泌糖皮质激素	CRH 促进 ACTH 的分泌
TSH	甲状腺滤泡细胞	促进甲状腺的发育，促进甲状腺滤泡细胞分泌甲状腺激素	TRH 促进 TSH 的分泌

四、神经垂体激素

下丘脑视上核和室旁核合成、分泌的神经垂体激素包括血管升压素与缩宫素，经下丘脑-垂体束被运送至神经垂体贮存，当受到适宜刺激时，激素由神经垂体释放入血而发挥作用。两者都是9肽，分子结构有相似之处，生理作用也有交叉。

1. 血管升压素 血管升压素（VP）又称抗利尿激素（ADH），主要生理作用是抗利尿和调节血压，已在本书血液循环系统及泌尿系统介绍过，临床可用于治疗尿崩症。其分泌调节主要受血浆渗透压、血容量和动脉血压影响，疼痛、低血压、尼古丁、吗啡及巴比妥类药物促进其分泌。此外，VP还有增强记忆的作用。

2. 缩宫素 OT具有促进乳汁排出和刺激子宫收缩的作用。哺乳期妇女乳腺对OT敏感，婴儿吸吮乳头时通过刺激乳头感觉神经末梢，神经冲动传到下丘脑后，不仅引起PRL释放，还刺激OT的分泌。OT作用于乳腺周围的肌上皮细胞，使其收缩促进贮存于乳腺中的乳汁排出，并能维持乳腺分泌乳汁。

OT可使子宫平滑肌收缩，妊娠晚期子宫对其敏感，可促进由子宫底向子宫颈方向的节律性收缩，有助于胎儿的娩出。雌激素能增加子宫对OT的敏感性，而孕激素的作用则相反。临床上，OT用于催生和产后止血，而未孕子宫对其不敏感。

由动物的垂体后叶提取的ADH与OT，具有收缩血管的作用，可治疗肺出血。

第四节 主要内分泌腺的功能

一、甲状腺的功能

1. 甲状腺激素的合成 甲状腺激素（thyroid hormone，TH）主要包括甲状腺素（thyroxin），又称四碘甲状腺原氨酸（thyroxine；3,5,3′,5′-tetraiodothyronine，T_4）和三碘甲状腺原氨酸（3,5,3′-triiodothyronine，T_3）两种，它们都是酪氨酸碘化物。

合成TH的基本原料为碘和酪氨酸，碘的摄入量对甲状腺功能的维持十分重要。TH的合成过程包括四步（图13-10）。

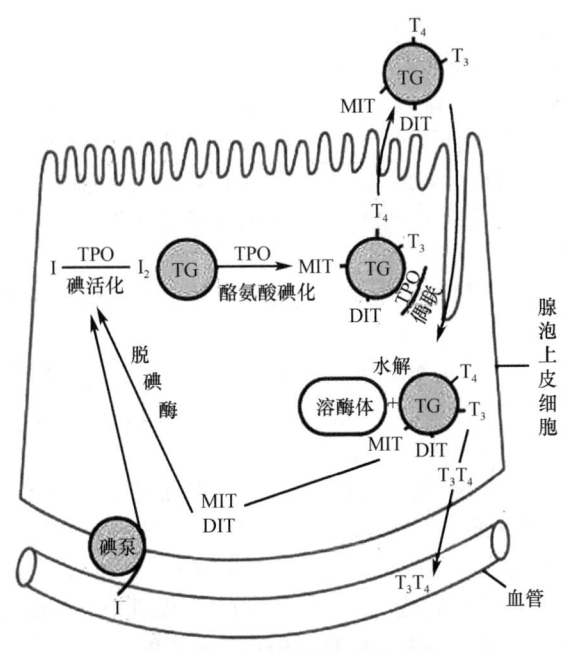

图13-10 甲状腺激素的合成

DIT. 二碘酪氨酸；MIT. 一碘酪氨酸；T_3. 三碘甲状腺原氨酸；T_4. 四碘甲状腺原氨酸；TG. 甲状腺球蛋白；TPO. 甲状腺过氧化物酶

(1) 甲状腺球蛋白的合成与储存：甲状腺球蛋白在甲状腺滤泡上皮细胞合成，然后被释放到甲状腺滤泡腔中贮存。

(2) 甲状腺滤泡聚碘与 I^- 的活化：甲状腺滤泡上皮细胞基底膜上存在着碘转运蛋白，依赖 Na^+-K^+-ATP 酶提供能量，将血液中的碘主动转运至甲状腺滤泡上皮细胞内，在甲状腺过氧化酶（thyroid peroxidase，TPO）催化下，碘被 H_2O_2 氧化为活性形式。甲状腺含碘总量约 8000μg，占全身含碘量的 90%。

(3) 酪氨酸碘化：在甲状腺滤泡上皮细胞与滤泡腔胶质交界处，活化的 I^- 再在 TPO 催化下使甲状腺球蛋白上的酪氨酸残基碘化，首先在酪氨酸苯环的 3 位加碘生成一碘酪氨酸残基（MIT）；再在 5 位加碘形成二碘酪氨酸残基（DIT）。

(4) MIT 和 DIT 的偶联：在甲状腺球蛋白分子上，两个分子的 DIT 在 TPO 催化下，偶联生成四碘甲状腺原氨酸（T_4）；一个分子的 MIT 与另一个分子的 DIT 发生偶联，形成三碘甲状腺原氨酸（T_3）。在一个甲状腺球蛋白分子上，T_3 与 T_4 之比一般为 1∶20，但这种比值常受碘含量的影响。当甲状腺内碘化活动增强时，DIT 增多，T_4 含量也相应增加；在缺碘时，MIT 增多，则 T_3 含量明显增加。TPO 对甲状腺激素的合成起关键作用，临床使用硫脲类药物抑制甲状腺过氧化物酶系统，治疗甲状腺功能亢进。

2. 甲状腺激素的贮存、释放、运输与代谢

(1) 贮存：在甲状腺滤泡上皮细胞中产生的 TH，与甲状腺球蛋白一起进入滤泡腔内以胶质形式贮存。滤泡腔中甲状腺激素的贮存量很大，可供机体利用 50～120 天。

(2) 释放：当甲状腺受到 TSH 刺激后，腺上皮细胞通过吞饮作用把滤泡腔内的甲状腺球蛋白吞入腺细胞内，形成吞噬体并与溶酶体融合。在溶酶体蛋白水解酶的作用下，甲状腺球蛋白水解，使 T_3、T_4、DIT 和 MIT 得以释放，释放的 T_3 和 T_4 迅速进入血液。T_4 每日分泌量约为 90μg，T_3 约为 6μg，DIT 和 MIT 则在脱碘酶的作用下脱碘，脱下的碘再重新利用。

(3) 运输：T_3、T_4 释放入血后，以两种形式在血液中运输。99% 以上与血浆蛋白结合，不到 1% 呈游离状态，两者之间可互相转化，维持动态平衡。游离的 TH 在血液中含量甚少，然而，正是这些游离的激素才能进入细胞发挥作用。T_3 与血浆蛋白的亲和力小，主要以游离形式存在。正常成年人血清 T_4 浓度为 51～142nmol/L，T_3 浓度为 1.2～3.4nmol/L。血液中 T_4 以结合型为主，T_3 以游离型为主，T_3 的生物活性比 T_4 约大 5 倍。

(4) 代谢：血浆中 T_4 半衰期为 7 天，T_3 半衰期为 1.5 天。一小部分 T_4 与 T_3 在肝内降解后，与葡萄糖醛酸或硫酸结合，经胆汁排入小肠。在小肠内 T_4、T_3 的代谢产物被重吸收极少，绝大部分被小肠液进一步分解后，随粪便排出。大部分 T_4 在外周组织脱碘酶的作用下，转变为 T_3；血液中的 T_3 有 75% 由 T_4 转化而来，其余来自甲状腺。T_3 可再经脱碘变成二碘、一碘以及不含碘的甲状腺原氨酸。另外，还有少量的 T_4 与 T_3 在肾组织脱氨基和羧基，分别形成四碘甲状腺醋酸与三碘甲状腺醋酸，随尿排出。

3. 甲状腺激素的生物学作用　　TH 几乎影响机体所有器官和组织的活动，主要作用是促进物质与能量代谢，促进生长和发育。

(1) 产热效应：TH 可提高绝大多数组织的耗氧率，增加氧的利用和产热量。实验表明 1mg T_4 可增加产热 4200kJ，效果非常显著。产热效应可能与 TH 增加 Na^+-K^+-ATP 酶的活性有关。TH 也能促进脂肪酸氧化，产生大量的热能，提高基础代谢率。

(2) 对三大营养物质代谢的影响：①蛋白质代谢：TH 促进蛋白质与各种酶的生成，特别是肌肉、肝与肾的蛋白质，这对儿童的生长、发育十分重要。TH 分泌不足时，蛋白质合成减少，可引起黏液性水肿；但 TH 分泌过多时，则加速蛋白质分解，特别是促进骨骼肌和骨的蛋白质分解，因而消瘦无力、血钙升高和骨质疏松。②糖代谢：TH 促进小肠黏膜对糖的吸收，加速糖原分解，抑制糖原合成，并能增强肾上腺素、胰高血糖素、皮质醇和生长激素的升糖作用，因此，TH 升高血糖；但同时，TH 还可加强外周组织对糖的利用，提高糖氧化相关酶的活性，促进糖氧化，又起到降低血糖的作用；甲状腺功能亢进时，血糖常升高，甚至出现糖尿，随后迅速降低。③脂肪代谢：TH 促进脂肪酸氧化，增强儿茶酚胺与胰高血糖素对脂肪的分解作用；既促进胆固醇的合成，又可通过肝脏加速胆固醇的降解，而且分解的速度更快。所以，甲状腺功能亢进患者血中胆固醇含量低于正常。甲状腺功能亢进时，由于蛋白质、糖和脂肪的分解代谢增强，患者常感饥饿，食欲旺盛，且明显消瘦。

（3）对生长发育的影响：TH 是促进生长发育必需的激素。其在婴儿时期作用最明显，婴儿出生后头 4 个月内其影响最大。它的作用主要是促进脑、长骨和生殖器官的生长发育。所以，先天或幼年时缺乏 TH 可引起"呆小症（cretinism）"，又称克汀病。表现为骨生长停滞导致身材矮小，上下半身比例失调。又因神经细胞变小，轴突、树突均减少，胶质细胞数量也减少，脑的发育明显障碍，造成智力低下。性器官也不能发育成熟。因此，对于 TH 分泌不足的婴儿，需在出生后 3 个月以内及时补充 TH，过迟则难以奏效。

（4）对神经系统的影响：TH 在胚胎和婴儿时期对中枢神经系统的发育起重要作用，对已分化成熟的神经组织也有作用。甲状腺功能亢进时，中枢神经系统的兴奋性增高，出现失眠、易怒、注意力不集中及肌肉颤动等症状。相反，甲低时，中枢神经系统兴奋性降低，出现抑郁、记忆力下降、反应迟钝，动作笨拙，说话和行动迟缓，淡漠、嗜睡等表现。TH 还能增加交感神经系统的效应。

（5）对心血管系统的影响：TH 可使心率增快、脉压增大，促进心肌细胞肌质网释放 Ca^{2+}，增强心肌收缩力、心输出量与心脏做功量。TH 还能增加血管平滑肌细胞肾上腺素能受体的数量，提高血管壁的张力。

案例 13-2

患者，女性，30 岁。近 2 个月来食欲亢进、易饥饿、食量增加，却身体消瘦，怕热多汗，易激动、失眠、焦虑烦躁，不时出现心悸、气促和不自主的手颤动。月经已 2 个月未来。体检：呼吸 20 次/分，安静时脉搏 120 次/分，血压 150/60mmHg。皮肤温暖湿润，语速较快。甲状腺弥漫性肿大。血中 T_4 增高，TSH 降低。妊娠试验阴性。

临床诊断：甲状腺功能亢进。

问题：

1. 甲状腺激素的生物学作用是什么？
2. 甲状腺功能亢进时为什么会发生身体消瘦、怕热多汗等临床表现？
3. 患者的血浆 TSH 水平为什么会降低？

提示：

1. 甲状腺激素对蛋白质代谢的影响主要表现为促进合成，但在甲状腺功能亢进时骨骼肌蛋白分解增加，同时糖和脂肪的分解代谢也增强，从而引起身体消瘦。
2. 甲状腺激素对能量代谢的影响主要表现为促进作用，可提高大多数组织的耗氧量，使产热增加。在甲状腺功能亢进时基础代谢率升高一倍，患者怕热喜凉，极易出汗。
3. 下丘脑-腺垂体-甲状腺轴的调节中，血液中的 T_3、T_4 浓度升降对腺垂体的 TSH 存在着经常性负反馈调节作用。

4. 甲状腺功能的调节 甲状腺激素的分泌活动主要受下丘脑-垂体-甲状腺轴的调节（图 13-11）；此外，甲状腺还可进行自身调节、神经调节。

（1）下丘脑-腺垂体-甲状腺轴的调节：腺垂体分泌的 TSH 是调节甲状腺功能的主要激素。TSH 是一种糖蛋白激素，由 α 和 β 两个亚单位组成。其生物活性主要取决于 β 亚单位。血清中 TSH 浓度为 2~11mU/L，半衰期约 60 分钟。腺垂体 TSH 分泌受下丘脑 TRH 的控制，TSH 又控制 TH 的分泌，从而形成下丘脑-腺垂体-甲状腺轴。寒冷等刺激或机体能量消耗的增加均可刺激下丘脑分泌 TRH，再通过 TSH 与甲状腺滤泡上的受体结合，增加甲状腺激素的分泌。TSH 浓度在白天很低，入睡前出现高峰，整个夜晚，TSH 维持在较高水平。当血中游离的 T_3 与 T_4 浓度增高时，通过负反馈分别抑制 TRH 和 TSH 分泌，从而控制外周甲状腺激素的水平。有些甲状腺功能亢进患者，血中可出现一些免疫球蛋白物质，其中之一是人类刺激甲状腺免疫球蛋白（human thyroid-stimulating immunoglobulin，HTSI），其化学结构与 TSH 相似，它可与 TSH 竞争甲状腺细胞上的受体，刺激甲状腺分泌和腺体细胞增生，可能是引起甲状腺功能亢进的原因之一。

（2）甲状腺的自身调节：甲状腺具有适应碘的变化而调节自身对碘的摄取以及分泌 TH 的能力，甲状腺在 TSH 缺乏或 TSH 浓度不变的情况下，这种调节仍能发生，称为自身调节。血碘含量不足时，甲状腺的碘转运机制增强，并加强 TH 的合成，以维持 TH 浓度的正常。如果长期碘摄入不足，则会造成甲状腺功能低下。当血碘浓度增加时，TH 的合成有所增加；但当血碘浓度超过 1mmol/L 时，甲状腺摄碘能力开始下降；若血碘浓度达到 10mmol/L 时，甲状腺聚碘作用完全消

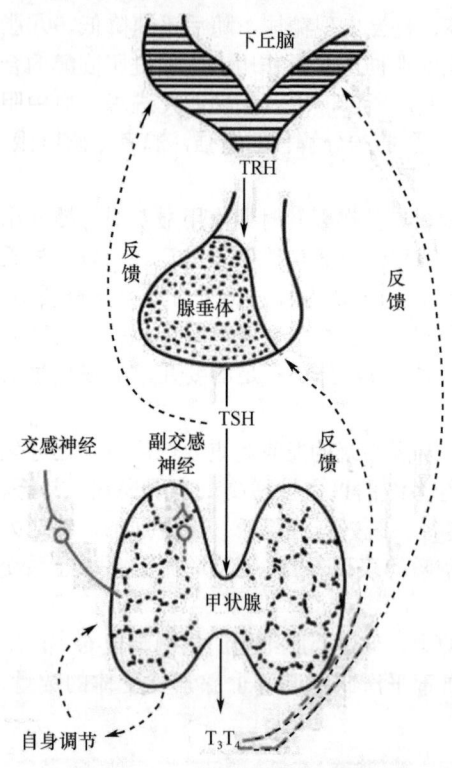

图 13-11 甲状腺激素调节示意图
实线箭头：促进作用或分泌活动；虚线箭头：抑制作用

失，即过量的碘可产生抗甲状腺效应。如果持续加大供碘量，则抑制 TH 合成的现象消失，激素的合成再次增加，出现对高碘的适应。因此，碘对甲状腺的影响非常微妙，给少年服用小剂量碘可防止甲状腺功能低下；在甲状腺手术前，给患者服用大剂量碘，可抑制甲状腺功能，使腺体萎缩。

（3）自主神经对甲状腺的影响：甲状腺接受交感神经和副交感神经双重支配，交感神经兴奋可使 TH 合成增加；副交感神经的作用尚不清楚。

另外，雌激素促进甲状腺激素的分泌，而生长激素和糖皮质激素抑制其分泌。

知识拓展　　　　　　　　　　呆　小　症

小儿缺乏甲状腺激素，则患呆小症。多于出生后数周出现症状，表现有皮肤苍白、增厚、多褶皱鳞屑，口唇厚、大且常外伸，口常张开流涎，外貌丑陋，面色苍白或呈蜡黄，鼻短且上翘、鼻梁塌陷，前额皱纹，身材矮小，四肢粗短、手常呈铲形，脐疝多见。心率减慢，体温降低，生长发育低于同龄儿童，成年后身材常为矮小。先天性甲状腺完全缺失者上述症状可在生后 1～3 个月出现，且表现较重，甲状腺尚有残存的腺体组织，则症状出现在出生后 6 个月～2 年，且常伴有甲状腺肿大。

呆小病早期诊断尤为重要，为避免永久性智力发育缺陷，应尽可能早地开始治疗，故应争取早日确诊，应细致观察其生长、发育、面容、皮肤、饮食、睡眠及大便等各方面情况辅以实验室检查多可得以诊断。

二、调节钙代谢的激素

甲状旁腺激素、降钙素、1,25-二羟维生素 D_3 是直接参与钙、磷代谢调节的三种重要激素，统称为钙调节激素（calcium-regulating hormone）。它们调节骨代谢、共同控制血钙和血磷水平的稳态（图 13-12）。雌激素、生长激素、糖皮质激素、胰岛素等激素也影响钙代谢。

1. 甲状旁腺激素 甲状旁腺激素（parathyroid hormone，PTH）由甲状旁腺主细胞合成分泌。PTH 由 84 个氨基酸残基组成，主要作用是升高血钙、降低血磷：①使破骨细胞数量增加，骨基质溶解，使骨基质中的 Ca^{2+} 迅速转移入血，将离子态的钙和磷酸盐释放到血液中，升高血 Ca^{2+}；②促进肾小管 Ca^{2+} 的重吸收和磷酸盐的排出；③PTH 通过活化维生素 D 间接促进肾远端小管对钙的重吸收，从而使尿钙减少，血钙升高；同时，可抑制近端小管对磷的重吸收，促进磷的排出，使血磷降低。PTH 是调节血钙稳态的主要激素，其分泌主要受血钙浓度调节，血钙降低可促进 PTH 的合成和分泌。

2. 降钙素 降钙素（calcitonin，CT）由甲状腺 C 细胞（又称滤泡旁细胞）合成分泌，CT 是由 32 个氨基酸组成，主要作用是降低血钙和血磷。CT 的受体主要分布在骨和肾，其一方面抑制破骨细胞溶解骨质，增强成骨细胞活动，促进骨中钙盐沉积，从而使血钙向骨转移；另一方面对抗 PTH 的作用，抑制肾小管对钙、磷、钠及氯的重吸收。CT 的作用发生快，维持时间短，其分泌受血钙浓度调节，血钙增多时 CT 分泌增加，进食及促胃液素刺激 CT 的分泌。每日血清中的 CT 浓度为 10～50pg/ml，其半衰期不到 1 小时。

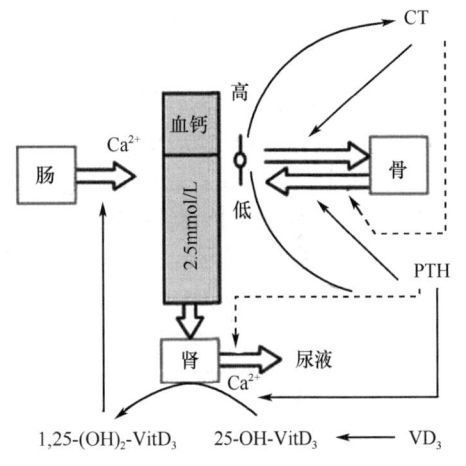

图 13-12 PTH、1,25-$(OH)_2$-VitD_3 和 CT 对血钙浓度的调节
虚线箭头：抑制作用

3. 维生素 D_3 维生素 D_3（vitamin D_3，VD_3）又称胆钙化醇（cholecalciferol），肠道的胆固醇在细菌的作用下转变为 7-脱氢胆固醇，后者吸收后，在皮肤处经紫外线照射转化为维生素 D_3，先在肝脏羟化酶的作用下形成 25-羟维生素 D_3，再经 1α-羟化酶作用转变为具有生物活性的 1,25-二羟维生素 D_3，其主要作用是促进小肠对钙、磷的吸收；促进骨钙代谢，包括骨钙动员和骨钙沉积双重作用。总的效应是升高血钙和血磷，促进骨钙沉积。

机体需要的钙主要源于食物，在胃酸提供的酸性环境下，食物中的 Ca^{2+} 在小肠上部吸收入血，1,25-二羟维生素 D_3 促进此过程。Ca^{2+} 入血后刺激降钙素的分泌，后者促进 Ca^{2+} 在骨骼中沉积，雌激素、生长激素都可促进骨钙沉积。PTH 则促进骨钙溶解，1,25-二羟维生素 D_3 促进骨钙代谢，几种激素共同维持机体钙代谢的平衡。

三、胰岛的功能

胰岛为胰腺的内分泌部，是呈小岛状散在分布于外分泌腺泡间的内分泌细胞团，主要包括 A 细胞、B 细胞、D 细胞、PP 细胞。A 细胞约占胰岛细胞的 20%，分泌胰高血糖素（glucagon）；B 细胞的数量最多，约占胰岛细胞的 75%，分泌胰岛素（insulin）；D 细胞占胰岛细胞的 5% 左右，分泌生长抑素（SS）；PP 细胞的数量很少，分泌胰多肽（pancreatic polypeptide）。

1. 胰岛素 胰岛素是含有 51 个氨基酸的小分子蛋白质，由 A（21 个氨基酸残基）和 B（30 个氨基酸残基）两条肽链组成，两链之间具有两个二硫键。人胰岛素分子量为 5800。

（1）胰岛素的生物学作用：胰岛素是促进物质合成代谢，维持血糖浓度稳定的关键激素，对于机体能源物质的储存及生长发育有重要意义。

1）对糖代谢的作用：胰岛素促进全身组织细胞，特别是肝脏、肌肉和脂肪组织对葡萄糖的摄取和利用，加速肝糖原和肌糖原的合成，抑制糖异生，促进葡萄糖转变为脂肪酸，贮存于脂肪组织，使血糖水平下降。当胰岛素缺乏时，血糖浓度升高，如超过肾糖阈，将出现尿糖。

2）对脂肪代谢的作用：促进肝脏和脂肪细胞合成脂肪酸，并转运到脂肪细胞贮存；促进葡萄糖进入脂肪细胞，合成脂肪酸和甘油三酯；能抑制脂肪酶的活性，减少脂肪的分解。胰岛素缺乏时，糖的利用障碍，脂肪分解增强，加速脂肪酸在肝内氧化，生成大量酮体，引起酮血症与酸中毒。

3) 对蛋白质代谢的作用：胰岛素增加细胞内氨基酸含量，并直接作用于核蛋白体，促进蛋白质的合成；抑制蛋白质分解。

4) 对生长的作用：胰岛素促进生长的作用有直接和间接作用，前者通过胰岛素受体实现，后者则通过其他促生长因子如生长激素或胰岛素样生长因子的作用实现。胰岛素单独作用时，对生长的促进作用并不很强，只有与生长激素共同作用时，才能发挥明显的促生长效应。

案例 13-3

患者，男性，45岁。体形消瘦，常感疲乏；尿频，烦渴，饮水量增加；饭量增大，餐后2~3小时即感觉饥饿。空腹血糖增高，尿糖（++）。

临床诊断：糖尿病。

问题：

1. 糖尿病的发病机制可能是什么？
2. 糖尿病患者为什么会出现饭量增加、饮水量增加、尿量增多和体形消瘦？
3. 机体哪些激素可参与维持血糖的稳定？

提示：

1. 胰岛素是维持血糖浓度稳定的主要激素。各种原因引起胰岛素缺乏，血糖浓度将升高，超过肾糖阈时出现尿糖，并引起糖尿病。

2. 糖尿病时，尿糖引起的渗透性利尿使尿量增多，后者可使血容量减少，通过增加饮水量而补充。随着尿糖的排泄，血糖不断损失，为维持较高浓度的血糖水平，必须通过增加饮食和（或）机体的消耗来实现。

3. 胰岛素是体内唯一降低血糖浓度的激素。升高血糖的激素很多，如胰高血糖素、生长激素、甲状腺激素和糖皮质激素等。

(2) 胰岛素分泌的调节：胰岛素分泌受多种因素影响：①血糖浓度是反馈调节胰岛素分泌的最重要因素，当血糖浓度升高时，胰岛素分泌增加，使血糖浓度降低；当血糖浓度降低至正常时，胰岛素分泌也迅速恢复到基础水平；②血液中多种氨基酸，如精氨酸、赖氨酸也有刺激胰岛素分泌的作用；③血液中脂肪酸和酮体大量增加时，也能促进胰岛素的分泌；④多种胃肠道激素以及胰高血糖素都有刺激胰岛素分泌的作用，后者还可以通过使血糖升高间接促进胰岛素的分泌；⑤迷走神经兴奋时，可引起胰岛素分泌（图13-13）。

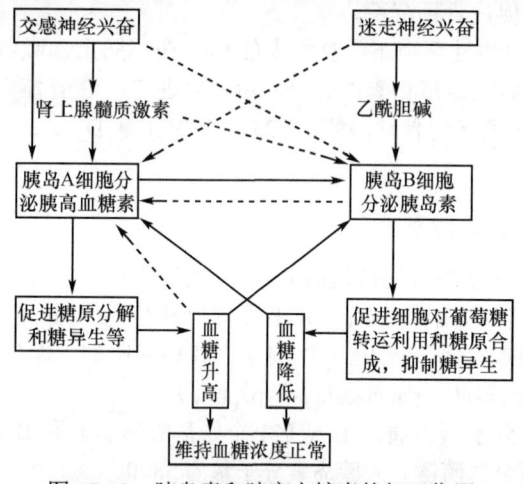

图 13-13 胰岛素和胰高血糖素的相互作用
实线箭头：促进作用；虚线箭头：抑制作用

知识拓展　　　　　糖　尿　病

糖尿病是一组以高血糖为特征的代谢性疾病。高血糖则是由于胰岛素分泌缺陷或其生物作用受损，或两者兼有引起。糖尿病时，长期存在的高血糖若得不到有效治疗，可导致各种组织特别是眼、肾、心脏、血管、神经的慢性损害、功能障碍。糖尿病分1型糖尿病和2型糖尿病。其中 1 型糖尿病多发生在青少年，其胰岛素分泌缺乏，必须依赖胰岛素治疗维持生命。2 型糖尿病多见于 30 岁以后的中、老年人，胰岛素的分泌量并不低，甚至还偏高，病因主要是机体对胰岛素不敏感即胰岛素抵抗。

2. 胰高血糖素 胰高血糖素是含 28 个氨基酸残基的多肽，分子量为 3485。它的生物学作用在很多方面与胰岛素的作用相拮抗，能促进肝脏糖原分解和葡萄糖异生，使血糖明显升高；它还能促进脂肪分解，使酮体增多，并使氨基酸加快进入肝细胞以转化成葡萄糖。血中葡萄糖浓度降低或氨基酸含量升高时，胰高血糖素分泌增加；胰岛素可因降低血糖浓度而使胰高血糖素的分泌增加，但胰岛素也可以直接作用于邻近的 A 细胞，抑制胰高血糖素的分泌；刺激交感神经促进胰高血糖素的分泌。

胰高血糖素与胰岛素从两个方向调节三大营养物质代谢，再加上甲状腺激素、肾上腺素、生长激素、糖皮质激素等多种激素的共同作用，使机体的代谢活动保持在相对稳定的水平。

四、肾上腺的功能

肾上腺由皮质和髓质两部分组成，二者在发生、结构与功能上均不相同，实际上是两个独立的内分泌腺。肾上腺皮质是腺垂体的一个靶腺，髓质受交感神经节前纤维直接支配，起着交感神经节的作用。皮质与髓质之间有特殊门脉系统相通，故两者也有功能上的联系。肾上腺皮质分泌类固醇激素，在维持机体基本生命活动中起重要作用；髓质分泌胺类激素，在机体应急反应中起重要作用。

（一）肾上腺皮质激素

肾上腺皮质起源于中胚层，肾上腺皮质在光镜下观察分三层：自外向内依次分为球状带、束状带和网状带。各带内分泌细胞存在不同的合成酶，合成的肾上腺皮质激素亦不相同。球状带分泌盐皮质激素，主要为醛固酮（aldosterone）。束状带位于皮质中间，构成皮质的大部分，网状带位于皮质最内层，束状带与网状带分泌糖皮质激素，主要是皮质醇（cortisol）。网状带还分泌少量性激素，如脱氢表雄酮（dehydroepiandrosterone）和雌二醇（estradiol）。

1. 糖皮质激素的生物学作用 糖皮质激素（GC）主要为皮质醇（又名氢化可的松，hydrocortisone），其次为皮质酮（corticosterone）。其生物学作用主要是调节三大营养物质代谢，并参与人体应激和防御反应。

（1）对三大营养素代谢的影响：GC 是调节机体糖代谢的重要激素之一，因能显著升高血糖而得名，一方面促进蛋白质分解，使氨基酸在肝脏转变为葡萄糖；另一方面又拮抗胰岛素的作用，抑制外周组织对葡萄糖的利用，导致血糖升高。GC 使脂肪重新分布，四肢脂肪分解增加，而腹、面、肩背部等靠近身体中轴部位的脂肪合成增加。肾上腺皮质功能亢进时，可呈现脸和躯干部发胖而四肢消瘦的特殊体形，称为"向心性肥胖"。GC 抑制蛋白质合成，可减慢伤口愈合，减小瘢痕。抑制骨组织蛋白质合成，造成骨破坏，导致骨质疏松。

（2）对水盐代谢的影响：GC 与醛固酮的作用有一定交叉，具有保钠、保水和排钾作用；又促进肾小球滤过功能，抑制血管升压素的分泌，因此有利于肾排水。肾上腺皮质功能不全患者，排水能力明显降低，严重时可出现"水中毒"，如补充适量的 GC 即可得到缓解，而补充盐皮质激素则无效。

（3）对血细胞的影响：GC 刺激骨髓造血，使红细胞及血小板数量增加；使中性粒细胞增加；使嗜酸性粒细胞数量减少；使淋巴组织萎缩，血中淋巴细胞减少，产生免疫抑制作用。

（4）对循环系统的影响：GC 对维持正常血压是必需的。GC 并不直接引起血管收缩，但能增强血管平滑肌对儿茶酚胺的敏感性，维持一定的血管紧张性，称为 GC 对儿茶酚胺的允许作用。另外，GC 可降低毛细血管壁的通透性，减少血浆的滤出，有利于维持血容量。

（5）在应激反应中的作用：环境中各种对机体有害的刺激，如麻醉、感染、失血、中毒、创伤、寒冷、恐惧等因素作用于机体，使肾上腺皮质激素分泌增加，调动各个系统，抵御上述种种有害刺激，称为应激反应（stress reaction）。在这一反应中，GC 的分泌增加，对机体代谢、血液、循环等功能进行调节，以增强机体对应激刺激的反应，有利于调动机体潜能，缓解伤害性刺激对机体的损伤。

此外，GC 还有其他方面的作用，如促进胎儿肺表面活性物质的合成，增强骨骼肌的收缩力，提高胃腺细胞对迷走神经与促胃液素的反应性，增加胃酸与胃蛋白酶原的分泌，抑制骨的形成而促进其分解等。临床上使用大剂量的 GC 及其类似物，可用于抗炎、抗过敏、抗毒和抗休克。

案例 13-4

患者，男性，40 岁。1 年前由于诊断为肾病综合征服用醋酸波尼松片，同时每日配合降压、补钙及预防溃疡治疗，治疗半年以来出现明显发胖，双膝以下间歇性水肿，体力下降。查体：体形较肥胖，脸圆呈满月、面色红；前额皮肤可见痤疮，肩背皮下脂肪增厚隆起呈"水牛背"，四肢相对消瘦且无力。血液检查各项指标均正常，尿常规正常。

临床诊断：服用糖皮质激素的副作用。

问题：
1. 糖皮质激素的生物学作用是什么？
2. 长期服用糖皮质激素为什么会出现满月脸、水牛背等临床表现？
3. 临床上长期使用糖皮质激素的病人为什么需要配合降压、补钙及预防溃疡治疗？

提示：
1. 糖皮质激素可使脂肪重新分布，四肢脂肪分解增加，而腹、面、肩背部等靠近身体中轴部位的脂肪合成增加。肾上腺皮质功能亢进可呈现脸和躯干部发胖而四肢消瘦的特殊体形。
2. 糖皮质激素有升压、抑制骨的形成及提高胃腺细胞对迷走神经与促胃液素的反应性，增加胃酸与胃蛋白酶原的分泌等作用。
3. 糖皮质激素对 ACTH 的分泌具有负反馈调节作用，临床上长期使用糖皮质激素的病人往往出现 ACTH 水平降低，因而产生肾上腺皮质萎缩，故在停药时应逐渐减量，以使肾上腺皮质逐渐恢复功能。

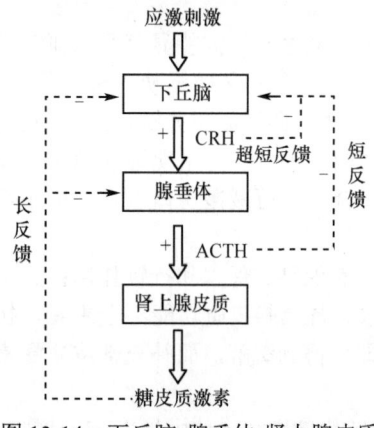

图 13-14 下丘脑-腺垂体-肾上腺皮质功能轴

空心箭头：促进作用或分泌活动；虚线箭头：抑制作用

GC 的分泌受腺垂体 ACTH 的控制，ACTH 的分泌又受下丘脑 CRH 控制。当血中 GC 分泌过多时，能反馈抑制 ACTH 和 CRH 的分泌，ACTH 分泌过多时也能抑制 CRH 的分泌。正是由于下丘脑-腺垂体-肾上腺皮质功能轴的反馈调节，使血中 GC 的含量维持在相对稳定的水平（图 13-14）。

GC 的分泌还呈昼夜节律特征，每日清晨分泌达高峰，以后逐渐下降，到晚上入睡后再明显下降，午夜时分泌达最低点，以后再逐渐上升。目前认为，这种节律受下丘脑生物钟的控制。实验证明，ACTH 和 CRH 分泌也有这种节律。所以，临床应用 GC 类药物时，在早晨 8 点一次给药，使其与内源性激素的清晨分泌峰一致，以减少对 ACTH 的负反馈抑制，尽量避免肾上腺皮质的萎缩。

2. 盐皮质激素 肾上腺皮质分泌的盐皮质激素在人体以醛固酮为主，它对水盐代谢的作用最强，是调节机体水盐代谢的重要激素。醛固酮促进肾脏远曲小管和集合管 Na^+-K^+ 交换，具有保 Na^+、排 K^+、保水的作用。其分泌受血管紧张素调节，血 K^+ 升高、血 Na^+ 降低等均可促进其分泌。关于醛固酮对肾脏的作用及其机制可参阅第十章泌尿系统。

3. 性激素　肾上腺皮质分泌的性激素以雄激素为主，主要有脱氢表雄酮、雄烯二酮和硫酸脱氢表雄酮。与性腺不同，肾上腺皮质可终生合成雄激素，而不仅仅在性腺发育以后。肾上腺雄激素生物学活性很弱，主要在外周组织转化为活性更强的形式而产生效应。肾上腺雄激素对两性不同。对于性腺功能正常的男性，其作用甚微，即使分泌过多也不表现出临床体征，但对男童却能引起性早熟性阴茎增大和第二性征过早出现。对于女性，肾上腺雄激素是体内雄激素来源的基础，在女性的一生中都发挥作用。少量的雄性激素对妇女的性行为极为重要，若其分泌过量，可使女性男性化。脱氢表雄酮的分泌量与年龄呈负相关。

（二）肾上腺髓质激素

肾上腺髓质位于肾上腺的中心，相当于一个交感神经节，受内脏大神经节前纤维支配（属交感神经），形成交感-肾上腺髓质系统。肾上腺髓质的嗜铬细胞分泌肾上腺素和去甲肾上腺素，其比例大约为 4:1，都是酪氨酸衍生的胺类，属于儿茶酚胺类化合物。它们的生物学作用与交感神经系统紧密联系，作用很广泛。在机体遭遇紧急情况时，如恐惧、惊吓、焦虑、创伤或失血等情况，交感神经活动加强，肾上腺髓质分泌激素急剧增加，其结果出现心率加快、心肌收缩力加强、心输出量增加、血压升高、血流加快、内脏血管收缩、骨骼肌血管舒张、支气管舒张、血糖升高等反应。上述特定情况下由于交感神经-肾上腺髓质系统激活所引起的反应即为应急反应（emergency reaction）。应急反应有助于机体在不利情况下更好地适应环境急剧变化。

"应急"与"应激"两者间既有联系又有区别。引起上述应急反应的种种刺激也是引起应激反应的刺激。两反应的不同之处在于前者主要是交感-肾上腺髓质系统起作用，发挥作用快；后者主要是下丘脑-垂体-肾上腺皮质系统起作用，影响面广。当机体受到有害刺激时，两个系统同时发生反应，相辅相成，使机体的适应能力更强。在应激反应中尚伴有生长激素、胰高血糖素、催乳素、血管升压素及肾素等多种激素分泌增多，使机体适应能力更加完善。

五、其他激素

1. 松果体激素　松果体因形似松果而得名，也称松果腺。松果体合成和分泌的主要激素为褪黑素（melatonin，MT）。褪黑素的分泌受光照调节，具有明显的昼夜节律，即昼低夜高。人类 MT 分泌与年龄有关，出生后 3 个月开始分泌，6 岁左右达到高峰，松果体细胞从青春期开始钙沉积，MT 分泌随年龄逐渐减少。MT 具有广泛的生物学作用，对生殖、内分泌系统、神经系统、人体衰老、免疫功能、生物节律等功能都有调节作用：①调整生物节律：使机体功能与昼夜节律同步。如调节因夜间工作、跨时区飞行等原因造成的睡眠节律紊乱，使机体更快适应新的环境，建立正常睡眠节律。②抑制性腺活动：人在青春期前生殖功能处于抑制状态与体内较高浓度的 MT 水平有关，儿童性早熟也与 MT 的分泌障碍有关。③提高免疫能力：通过受体介导，MT 可促进免疫细胞分裂增殖。④对于神经系统的作用：MT 抑制中枢神经系统的活动，主要表现为镇静、镇痛、抗惊厥、抗抑郁等作用。⑤抗氧化：MT 是最强的抗氧化物，因其高脂溶性可进入细胞，直接清除氧自由基，维护线粒体的功能。

2. 胸腺素　胸腺位于胸腔内前纵隔上部，胸骨柄后部，分左、右两叶，呈长扁条状，两叶借结缔组织相连，上端可达胸腔上口。在幼儿时期胸腺生长很快，到两岁时重量可达 10~15g，青春期达到顶点，重量约 25~40g；以后胸腺逐渐退化，到 45 岁后逐渐萎缩，被脂肪组织所代替。胸腺的网状上皮细胞分泌的胸腺素（thymosin），是多肽类激素。胸腺素具有免疫调节作用，能促进淋巴细胞的生长与成熟。胸腺也是 T 淋巴细胞生长、成熟的场所。

3. 前列腺素　前列腺素（prostaglandin，PG）是广泛存在于人和动物体内的一组组织激素，为不饱和脂肪酸衍生物，因其首先从前列腺组织中被提取而得名，主要有 PGA、PGB、PGC、

PGD、PGE、PGF、PGG、PGH、PGI之分。PG的生物学作用广泛而复杂，几乎对机体各个系统的功能活动均有影响，主要有①神经系统：调节体温、行为和自主神经活动，参与睡眠过程，调制神经递质的释放；②循环系统：影响血小板聚集、血管口径、毛细血管壁的通透性；③呼吸系统：调节支气管平滑肌；④消化系统：抑制胃酸分泌，保护胃黏膜，刺激小肠运动，调节胰腺、肠道黏膜的分泌功能；⑤泌尿系统：增加肾血流量，促进水、钠排出；⑥内分泌系统：影响甲状腺、肾上腺、卵巢、睾丸等的分泌功能；⑦生殖系统：促进精子运行，调节子宫平滑肌，参与月经、排卵的调节及分娩；⑧脂肪组织：抑制脂肪分解。前列腺素还是主要的致痛介质、致炎介质和致过敏介质。临床上应用环加氧酶抑制剂抑制前列腺素的合成，有良好的退热、抑制血栓形成、镇痛和减轻炎症反应等作用。

4. 瘦素 瘦素（leptin）是由脂肪细胞6号染色体的肥胖基因（obese gene）表达的肽类激素，可以降低体重而得名。瘦素主要由白色脂肪组织合成和分泌，但褐色脂肪组织、胎盘、肌肉和胃黏膜也有少量合成。瘦素直接作用于脂肪细胞，抑制脂肪的合成，降低体内脂肪的储存量，增加机体的能量消耗并抑制食欲，使体重降低。瘦素的分泌具有昼夜节律，在夜间分泌水平较高。体内脂肪储量是影响瘦素分泌的主要因素。在机体能量的摄入与消耗取得平衡的情况下，瘦素分泌量可反映体内储存脂肪量的多少。血清瘦素水平在摄食时升高，而禁食时降低。

5. 骨钙素 骨钙素（osteocalcin，OC）是由骨基质中成骨细胞合成并分泌的可与钙结合的多肽类激素，是骨基质中含量最丰富的非胶原蛋白。骨钙素在调节和维持骨钙中起重要的作用，其血清水平可反映成骨细胞的活性。骨钙素还可促进胰岛B细胞分泌胰岛素，提高外周组织对胰岛素的敏感性，加速葡萄糖的利用，减少内脏脂肪堆积。骨钙素的分泌受钙三醇的调节。

（胡光强　伍庆华）

思 考 题

1. 简述下丘脑与垂体功能单位。
2. 内分泌系统的组成和功能。
3. 从生理角度分析侏儒症与呆小病的主要区别。
4. 胰岛素分泌不足的患者为何会出现多饮、多尿、多食及体重减轻的症状？
5. 应激反应和应急有何联系？
6. 长期使用糖皮质激素药物的患者，会引起机体出现哪些不良反应？能否突然停药？为什么？

第十四章　生殖系统

【学习目标】
掌握：精子的发生及其调控；卵泡的发育及其调控；性激素的生理作用及分泌调节，月经周期中女性激素与月经周期的关系。
熟悉：睾丸、卵巢、子宫的基本结构；月经周期及其调控；受精、着床的基本过程。
了解：男、女性外生殖器的结构；分娩机制；男、女性行为。

生物体生长发育到一定阶段后，能够产生与自己相似的子代个体，这种功能称为生殖（reproduction）。一切生物都是通过生殖功能繁衍种族、传递遗传信息，对生物的进化起着重要的作用。人类的生殖功能既有个体的生理性作用，也有人类的社会性效应。

人类的生殖活动需要由两个性别不同的个体共同参与完成。本章重点讨论男、女生殖系统的结构；与生殖功能有关的两性性腺的功能及其调节；受精、着床及分娩等基本过程及其机制。

第一节　男性生殖系统结构和功能

一、男性生殖系统的结构

男性生殖系统分为内生殖器和外生殖器两部分。内生殖器包括睾丸、输精管道和附属腺体等。睾丸为男性生殖腺，可产生精子和分泌雄性激素；输精管道包括附睾、输精管、射精管及尿道，为成熟、贮存和输送精子的管道；附属腺包括精囊、前列腺及尿道球腺，分泌的液体参与组成精液，给精子提供营养与活力等。外生殖器包括阴囊和阴茎（图14-1）。阴茎具有排尿和射精的双重功能。

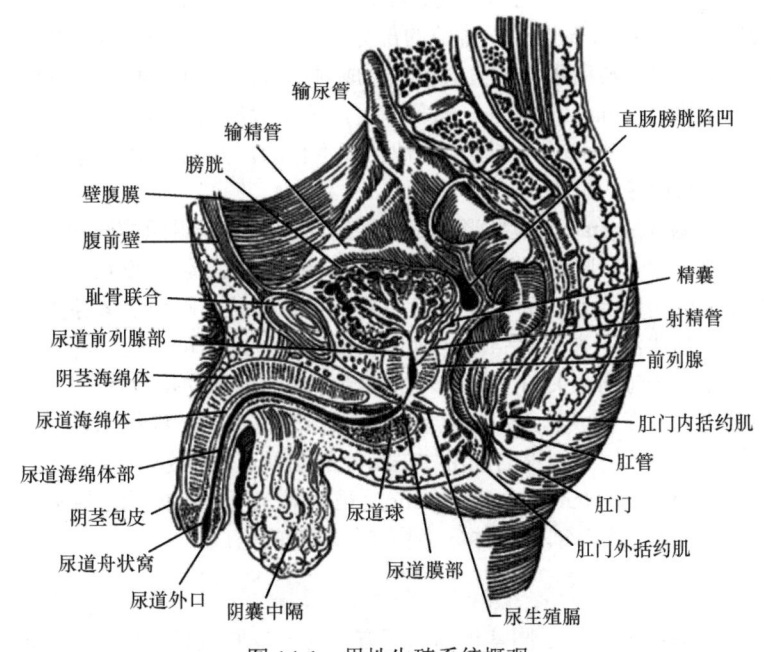

图14-1　男性生殖系统概观

(一) 内生殖器

1. 睾丸 睾丸（testis）为男性生殖腺，位于阴囊内，左右各一，呈微扁的卵圆形，表面光滑，分前、后两缘，上、下两端和内、外侧面。睾丸前缘和下端游离，后缘与附睾相连，有血管、神经和淋巴管出入。上端被附睾头遮盖。成人睾丸重10～15g。性成熟期以前发育较慢，随着性成熟发育迅速增大。老年人的睾丸随着功能衰退而逐渐萎缩变小。

睾丸表面有致密结缔组织构成的白膜包被。白膜在睾丸后缘增厚进入睾丸，形成睾丸纵隔，由睾丸纵隔再发出许多睾丸小隔，将睾丸实质分隔成100～200个睾丸小叶。每个小叶内盘曲1～4条细长的生精小管，又称精曲小管，由其生精上皮层内的生精细胞产生精子。生精小管之间的结缔组织内有睾丸间质细胞，分泌雄性激素。生精小管在进入睾丸纵隔前汇聚成短而直的精直小管，进入睾丸纵隔后，相互吻合成睾丸网。由睾丸网发出12～15条睾丸输出小管进入附睾头（图14-2）。

2. 附睾 附睾（epididymis）呈新月形，紧贴睾丸的上端和后缘。上端膨大为附睾头，中部为附睾体，下端狭细为附睾尾。

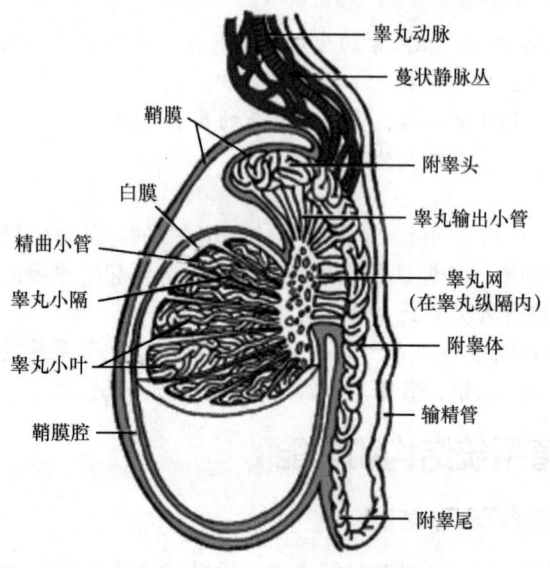

图 14-2 睾丸和附睾结构及排精路径模式图

附睾头由睾丸输出小管弯曲盘绕形成。全部输出小管最后汇合成一条附睾管，迂回盘曲形成附睾体和尾，末端移行为输精管。附睾有暂时存储和促进精子进一步成熟的作用。

3. 输精管和射精管 输精管（ductus deferens）是附睾管的直接延续，管壁厚，肌层比较发达，管腔细小，为输送经精子的管道。输精管分为四部，睾丸部位于睾丸上、下端之间，沿睾丸后缘上行进入精索；精索部为睾丸上端至腹股沟管皮下环之间的部分，为男性节育手术部位；腹股沟管部行于腹股沟管内；盆部为行于盆腔的部分，至膀胱底的后面，形成膨大的输精管壶腹，末端变细后穿前列腺实质，与精囊腺的输出管汇合成射精管，开口于尿道的前列腺部。

4. 精囊腺 精囊腺（seminal vesicle）又称精囊，位于膀胱底后方，输精管的外侧。是一对长椭圆形的囊状器官，表面凹凸不平，主要由迂曲的管道构成，其输出管与输精管末端合成射精管。精囊腺分泌的液体参与精液的组成。

5. 前列腺 前列腺（prostate）呈栗形，是由腺组织和平滑肌组织构成的实质性器官，表面被前列腺囊包裹。前列腺位于膀胱和尿生殖膈之间，分为尖、底、体三部分。上端宽大为前列腺底，与膀胱颈、精囊腺和输精管壶腹相邻，有尿道和射精管分别从上端前后缘穿入。前列腺体的后面较平坦，中间有一纵行浅沟，称前列腺沟，前列腺肥大时，此沟可消失。前列腺尖向下与尿生殖膈相贴，尿道前列腺部穿前列腺尖向下移行为尿道膜部。前列腺的排泄管开口于尿道的前列腺部。青春期，前列腺迅速生长发育成熟，中年以后腺组织逐渐退化，结缔组织增生，常导致前列腺肥大，压迫尿道引起排尿困难。前列腺的分泌物是精液的主要组成部分。

6. 尿道球腺 尿道球腺（bulbourethral gland）是一对豌豆大小的球形腺体，包埋在会阴深横肌内，腺的输出管开口于尿道球部。腺体分泌物参与精液的组成。

(二) 外生殖器

1. 阴囊 阴囊（scrotum）位于阴茎根部的下方，为一皮肤囊袋，由皮肤和肉膜组成。阴囊的皮肤薄而柔软，颜色较深，富有伸展性。肉膜为浅筋膜，含有平滑肌纤维，可随外界温度变化而收缩与舒张，以调节阴囊内的温度，有利于精子的发育与存活。肉膜在正中线上向阴囊深部发出阴囊中隔，将阴囊腔分为左、右两部，容纳睾丸和附睾（图14-1）。

2. 阴茎 阴茎（penis）固定于耻骨联合下缘的会阴部皮肤深面，分为头、体、根三部。阴茎主要由2个阴茎海绵体和1个尿道海绵体构成，外面包以筋膜和皮肤。阴茎海绵体为两端尖细的圆柱体，左、右各一，位于阴茎背侧。尿道海绵体亦呈圆柱状，位于阴茎海绵体的腹侧，尿道海绵体部贯穿其全长，前端为膨大的阴茎头，尖端有矢状位的尿道外口，头后稍细的部分为阴茎颈；后端扩大为尿道球，由球海绵体肌包绕固定。每个海绵体外面均包有一层坚韧的纤维膜，称白膜。海绵体由许多海绵体小梁和血窦组成，当血窦舒张充血时，阴茎即变粗变硬而勃起。阴茎皮肤薄而柔软，富有伸展性，至阴茎颈处反折游离，形成双层皮肤的环形皱襞，包绕阴茎头，称阴茎包皮。

> **知识拓展** 　　　　　　　　　　**隐睾症**
> 　　男性的睾丸最初是在腹腔形成的，在胚胎期第3个月，才由腹腔随着睾丸系带逐渐下降至腹股沟管；在胚胎期第7个月，穿过腹股沟管；到了胎儿第9个月后，才进入阴囊。所以早产儿较易发生隐睾症，如果睾丸在下降的过程中，未能按正常途径从腹膜后下降至同侧阴囊内，则是隐睾症。男性早产儿发生隐睾症的比例有20%，足月生产的男性有2%，在1岁以后的比例是1%；而隐睾症患者中，两侧均发生的比例是10%。
> 　　睾丸的下降与生殖有密切的关系，阴囊内的温度比腹腔内温度低1～2℃，是睾丸生成精子的最佳温度。若发生了隐睾症，由于其腹腔温度过高，影响精子的生成，可导致男性不育症。隐睾症初期可行内分泌治疗，内分泌治疗无效者在2岁前进行手术治疗。

二、男性一生各阶段的生殖生理特点

男性的一生可分为胎儿期、新生儿期、儿童期、青春期、成年期、中年和老年时期，在胎儿期完成性别的分化。从出生到12岁左右的儿童期内，男孩与女孩在生理特点上没有太大的区别；从儿童到青春期男性特征变化最为明显，并开始具有生殖功能，青春期终止于15～17岁；男性的生殖功能在青春期后的整个成年时期，一直处于相对稳定状态；直到老年后男性的睾丸仍可有精子生成，并具有一定生育力，但生育能力维持时间的长短则因人而异。

三、睾丸的功能及其调节

睾丸具有产生精子和分泌激素的双重功能。精子的生成在生精小管进行，雄激素由睾丸的间质细胞分泌。

（一）睾丸的生精功能

1. 精子的发生过程 从精原细胞有丝分裂开始到生成外形成熟的精子的过程称为精子发生（spermatogenesis）。包括有丝分裂、减数分裂及精子成熟三个阶段，整个过程平均约需64天。

一个精原细胞通过有丝分裂成为两个子细胞，其中一个作为干细胞贮存，另一个经过多次有丝分裂以保证源源不断地有新的生殖细胞产生。从青春期开始，一些精原细胞开始进行减数分裂，经过初级精母细胞及次级精母细胞阶段，形成具有23条染色体的单倍体精细胞；精细胞再经过一系列形态的变化，失去胞质，形成鞭毛，成为外形成熟的精子（spermatozoa）。在上述生精过程中，随着生精细胞的不断成熟，各级生精细胞不断突破支持细胞间的紧密连接向管腔迁移，最后释放入生精小管的管腔。生精小管上皮的生精细胞对一些有害因素很敏感，局部炎症、酒精中毒、高热、长期高温环境等都可能引起生精功能的障碍，导致不育。

睾丸生精小管内产生的精子还不具备运动和受精能力，主要靠小管外周肌样细胞的收缩以及管腔液的移动而被运送至附睾，在附睾贮存并进一步完成功能上的成熟，获得运动和受精能力。附睾内仅贮存少量的精子，大量的精子则贮存于输精管及其壶腹部，在性生活中，精子通过输精管的蠕动，把精子运送至尿道。

> **知识拓展　　　　　　　　影响精子生成的因素**
> ①温热对睾丸生精过程有抑制作用：隐睾症、长期穿紧身衣裤、过多骑摩托车和三轮车。②环境污染：除水质、空气、食品污染外，电磁辐射以及微波、红外线、紫外线、X线和γ射线等。③有毒、有害物质：如重金属铝、钴、铅等，以及棉酚、杀虫剂、防腐剂都可以对睾丸生精功能造成损害。④病毒：如急性病毒性腮腺炎（常导致无精症）。⑤化学药物：治疗肿瘤的药物（如环磷酰胺）、抗高血压药（如甲基多巴、呱乙啶）、镇静剂（鸦片或海洛因）、雄激素和雌激素、抗胃酸药（如西咪替丁和雷尼替丁）、中药（如雷公藤、麝香）等。另外，营养不良、微量元素（如锌）和维生素缺乏均可导致精子发生障碍。

2. 支持细胞的功能　支持细胞是生精上皮中唯一的体细胞，对于精子的发生具有以下重要作用：①构成血-睾屏障（blood-testis barrier），阻止血液中的有害物质损伤发育中的生精细胞；避免生精细胞与机体免疫系统接触，防止产生抗精子抗体等自身免疫反应。②对生精细胞的支持和营养作用，为各级生精细胞发育成熟提供场所，将体液中的能量物质、氨基酸、维生素等直接或加工后供给生精细胞利用。③分泌功能，分泌雄激素结合蛋白（androgen binding protein，ABP）、金属结合蛋白和维生素结合蛋白等，协助睾酮、一些金属离子及维生素等精子发生所必需的物质运输；分泌液体进入生精小管的管腔，帮助精子的转运。

（二）睾丸的内分泌功能

睾丸间质细胞分泌的雄激素（androgen）主要包括睾酮（testosterone，T）和雄烯二酮（androstenedione），卵巢、肾上腺也能合成分泌少量雄激素。另外，支持细胞也分泌抑制素（inhibin）和雌激素等参与睾丸功能调节。

1. 雄激素的合成、运输和代谢　合成睾酮的原料胆固醇被转运到线粒体，经胆固醇侧链裂解酶作用生成孕烯醇酮，孕烯醇酮经过羟化、脱氢等过程转变为雄烯二酮，雄烯二酮再经17-β羟甾脱氢酶的作用转化为睾酮。55岁以后随年龄增加，血中睾酮的含量逐渐降低。

睾酮分泌入血后，仅有1%~2%的睾酮以游离状态存在，其余约98%的睾酮与血浆中的性激素结合蛋白、白蛋白或皮质醇结合蛋白结合运输。睾酮经血液运输到靶组织后，以游离状态的形式进入靶组织直接发挥作用，或经靶细胞内5α-还原酶的作用转化为活性更强的双氢睾酮产生调节效应。

雄激素的作用机制与其他类固醇激素一样，首先是雄激素进入靶细胞与胞质受体结合形成激素受体复合物，再进入细胞核通过诱导靶基因转录，促使特异性功能蛋白质合成，从而发挥生理效应。

雄激素的代谢主要在肝脏及前列腺进行，睾酮及其他雄激素在肝脏转化为17-酮类固醇，在前列腺转化为双氢睾酮，最后形成水溶性的葡萄糖醛酸盐或硫酸盐随尿液排出，部分经胆汁进入肠道随粪便排出。

2. 雄激素的生理功能　雄激素在胚胎期的性分化、青春期性器官的发育和成熟、精子的发生、副性征与性功能的维持、调节促性腺激素分泌等方面均发挥重要作用，同时对机体的代谢活动也具有调节作用。

（1）对胚胎性别分化的影响：胚胎7周时分化出睾丸，并分泌雄激素，诱导含Y染色体的胚胎向男性分化；雄激素的影响也导致了神经系统分化的性差异。此外睾酮对睾丸的下降也起重要作用。男性胎儿性染色体为XY，决定着原始性腺发育为睾丸，再由睾丸所分泌的睾酮等激素决定男性内、外生殖器的形成。因而，睾酮对正常男性胎儿生殖器的分化起关键作用，如果胚胎时期睾酮含量过低或雄激素受体缺乏，胚胎不能进行正常的性别分化，可能导致出现不同程度的男性假两性畸形。

(2) 刺激生殖器官的发育及男性副性征的出现：雄激素可直接刺激睾丸，维持睾丸的正常发育，刺激精囊与前列腺的发育及其正常分泌，促进阴茎与阴囊的正常发育。睾酮还促进男性特有的副性征发育，刺激和维持正常的性欲。

(3) 维持生精作用：睾酮自间质细胞分泌后，可经支持细胞进入曲细精管与生精细胞相应的受体结合，促进精子的生成。此外，附睾是精子成熟的场所，其功能的完整性很大程度也取决于附睾中的雄激素含量。因此，睾酮对于维持正常的精子发生和成熟都是至关重要的。

(4) 对骨骼生长的影响：在青春期，雄激素首先促进骨骼的生长及钙、磷在骨骼中的沉积，使身高迅速增加，但身高增长到一定程度又导致骨骺与长骨的融合。

(5) 对物质代谢的影响：促进蛋白质的合成，抑制蛋白质的降解；对脂代谢的作用为使血中低密度脂蛋白增加，高密度脂蛋白减少，因而成年男性患心血管疾病的危险性高于围绝经期前的女性。

(6) 其他作用：促进红细胞的生成；作用于中枢神经系统，参与调节具有男性特征的行为活动。

（三）睾丸功能的调节

睾丸的生精功能和内分泌功能均受下丘脑、腺垂体的调控，而睾丸分泌的激素又能反馈调节下丘脑-腺垂体的分泌活动，它们在功能上互相联系，互相影响。此外，也受睾丸局部的旁分泌和自分泌调节。

1. 下丘脑-垂体-睾丸轴 从青春期开始，下丘脑以脉冲性释放的方式分泌 GnRH，GnRH 经垂体门脉系统到达腺垂体，促进腺垂体分泌 FSH 和 LH，LH 主要作用于间质细胞，FSH 主要作用于生精细胞和支持细胞。

与许多蛋白质激素的作用机制一样，FSH 与 LH 首先与膜受体结合，然后经跨膜信号转导途径发挥生理作用。FSH 与支持细胞上特异的 G 蛋白偶联受体结合，通过 G 蛋白-AC-cAMP-PKA 信号转导途径，启动生精过程，并与睾酮一起参与精子发生的维持。LH 与睾丸间质细胞膜上受体结合后，也通过 G 蛋白-AC-cAMP-PKA 信号转导途径，促进睾酮的合成和释放，所以 LH 也称为间质细胞刺激素（interstitial cell stimulating hormone）。

另一方面，睾丸分泌的激素对下丘脑、腺垂体的功能具有反馈调节作用。当血浆中睾酮达到一定浓度后，作用于下丘脑和垂体，抑制 GnRH 和 LH 的分泌，产生负反馈调节作用，使血中睾酮维持在一定水平。支持细胞分泌的抑制素，也可抑制垂体 FSH 的分泌。正是由于下丘脑、腺垂体及睾丸之间的相互作用，保证了睾丸功能活动的正常进行（图 14-3）。

2. 睾丸的旁分泌或自分泌调节 近年的实验研究表明，在支持细胞与生精细胞之间、间质细胞与支持细胞之间，还可能以旁分泌的方式进行错综复杂的局部调节。睾丸可产生多种肽类、GnRH、胰岛素样生长因子及白细胞介素等物质，可能以旁分泌或自分泌的方式参与睾丸功能的局部调节。

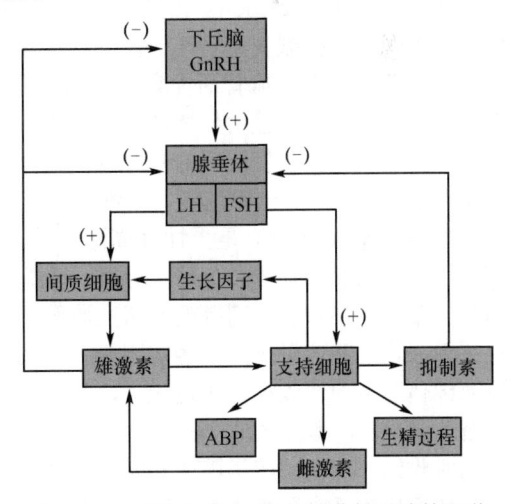

图 14-3 下丘脑-垂体-睾丸轴功能活动的调节

案例 14-1

患者，男性，63 岁，以小便困难多年为主诉就诊。体检：前列腺增大，血清 PSA（前列腺特异抗原）=12个单位（正常时，PSA<4个单位）。患者行前列腺摘除术，病理检查显示：除前列腺良性结节外，还有癌灶出现。骨扫描结果为阴性。患者接受了2个疗程的放射治疗和抗雄激素治疗。之后两年PSA恢复正常。在放射治疗结束后的第3年，患者出现了腿及背部疼痛，骨扫描结果提示有转移灶，PSA升高至80。6个月后，患者出现精神症状，血液检查提示肾衰。诊断：前列腺癌。

问题：
1. 如何解释患者的排尿困难？为什么医生在患者第一次就诊时就考虑肾衰？
2. 用抗雄激素治疗前列腺癌的理论基础是什么？

提示：
1. 前列腺在雄激素和雌激素的作用下上皮细胞和基质增生、肥大导致前列腺增生。增大的前列腺阻塞尿道穿过前列腺的部分。尿流在前列腺处受阻，可能导致囊内压增大，GFR下降，破坏肾单位引起肾衰。
2. 大多数前列腺癌早期有雄激素受体，抗雄激素治疗可以阻止肿瘤生长，使大量癌细胞死亡。治疗本身却使那些失去依赖雄激素生长特性的细胞克隆被筛选出来。这些细胞分化程度低，更具有侵袭性，且恶性程度高，抗雄激素治疗对其没有作用。因为肾上腺和睾丸都能产生雄激素，用抗雄激素治疗的疗效要比单纯切除睾丸的疗效好。

四、男性的性兴奋与性行为

男性的性兴奋是在肉体及精神等方面的刺激下和神经内分泌系统的参与控制下，从性欲的激发到性交、再由性欲高潮到消退的一系列过程。它包括兴奋期、平台期、高潮期和消退期，性反应周期时间的长短也因人而异。除心理活动外，主要表现为阴茎的勃起和射精。阴茎的勃起和射精是男性性功能正常的重要表现，其过程需要神经内分泌系统、血管系统、生殖器官以及良好精神心理状态的协同作用。阴茎的勃起和射精的基本中枢都在脊髓的腰骶段，但高位中枢对脊髓中枢的活动具有下行激活或抑制作用。

阴茎的勃起（erection）指受到性刺激时阴茎迅速胀大、变硬并挺直的现象。这是一些心理和外生殖器局部的机械刺激引起的反射活动。其传出神经主要是副交感神经的舒血管纤维，通过这些纤维释放的ACh、血管活性肠肽（VIP）及一氧化氮（NO）等产生强烈的舒血管效应，使阴茎内的动脉扩张，血流量明显增加，这是引起阴茎勃起的主要原因。同时，由于血流量增加，阴茎海绵体的压力升高，使阴茎的静脉回流受阻，进而维持阴茎的勃起。交感神经缩血管纤维的传出冲动可以终止勃起。一般地说，男性从性交开始到射精的时间为3~15min。

射精（ejaculation）是男性性高潮时精液经尿道射出体外的过程，分为移精及排精两个阶段。当腹下神经丛及膀胱丛兴奋时，附睾、精囊、前列腺等分泌增加，精子与其分泌液混合成为精液，同时附睾、输精管和精囊壁的平滑肌收缩，将精液泄入后尿道中，此过程为移精。然后，由于储存在后尿道的精液量增加，触发阴部神经的反射性活动，阴部神经兴奋，使环绕阴茎基底部的尿道海绵体肌节律性收缩，压迫尿道，而使精液排射出尿道。射精的同时伴有强烈的快感，此时性兴奋达到顶峰，即性高潮（orgasm）。在正常情况下，随着射精动作出现的一瞬间，膀胱内括约肌应同时收缩，从而关闭了尿道和膀胱的通路，迫使精液从后尿道向前射出。射精一旦发生，睾丸将很快再度旋转，阴囊逐渐松弛而下降，阴茎渐渐松软无力，进入性消退期，在射精后的一段时间不能再次产生勃起与射精，称为不应期，不应期长短因人而异，也与年龄、身体状况等多种因素有关。遗精（spermatorrhea）是指在无性交活动的情况下发生的一种射精，它可以发生在睡眠状态中，或者发生在清醒状态时，是未婚男子常见的生理现象。

第二节　女性生殖系统结构和功能

一、女性生殖系统的结构

女性生殖系统也分为内生殖器和外生殖器两部分。内生殖器包括卵巢、输卵管、子宫、阴道及前庭大腺（图14-4）。卵巢是女性生殖腺，可产生卵子和分泌女性激素。输卵管为输送卵子的管道和卵子受精的部位。子宫是形成月经和孕育胎儿的器官。阴道为性交、月经排出和胎儿娩出的通道。前庭大腺为附属腺。外生殖器包括阴阜、大阴唇、小阴唇、阴蒂、前庭球和阴道前庭等。

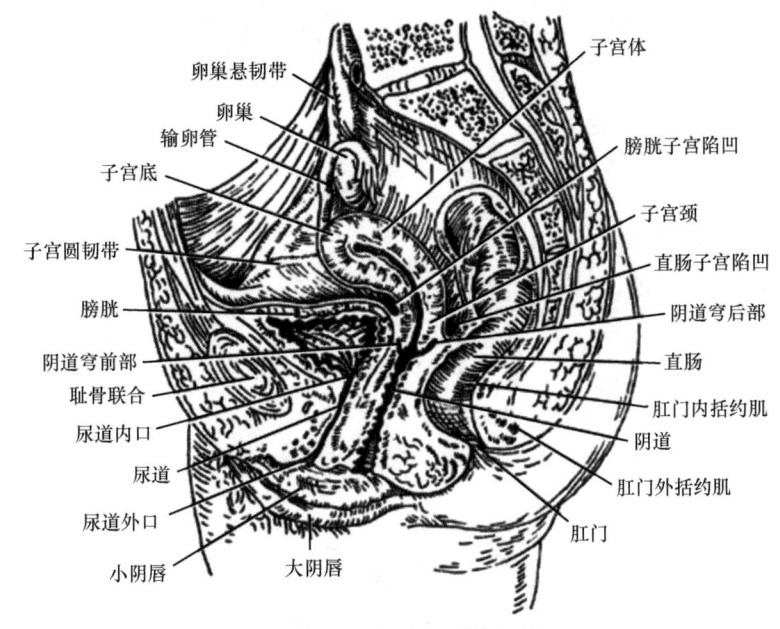

图14-4　女性生殖系统概观

（一）内生殖器

1. 卵巢　卵巢（ovary）为成对的实质性器官，左、右各一，位于盆腔侧壁髂内、外动脉夹角处形成的卵巢窝内。卵巢呈扁卵圆形，灰红色，分为上、下两端，前、后两缘和内、外两侧面。上端为输卵管端，借腹膜形成的卵巢悬韧带附着于骨盆侧壁，卵巢悬韧带内有卵巢血管、神经、淋巴管等出入，是寻找卵巢血管的标志；下端为子宫端，借卵巢固有韧带连于子宫；前缘为卵巢系膜缘，借卵巢系膜连于子宫阔韧带；后缘游离为独立缘，被子宫阔韧带后层的腹膜所包裹（图14-5）。

卵巢的形态、大小随年龄而异。幼年期卵巢较小，表面光滑。性成熟期卵巢体积最大，由于排卵，其表面形成瘢痕，变得凹凸不平。成年人卵巢约为4cm×2cm×1cm大小，重5～6g。40～50岁女性的卵巢因功能开始衰退而逐渐缩小，到绝经期萎缩至1.5cm×0.75cm×0.5cm大小。

卵巢表面覆盖着一层上皮，上皮深面有一薄层致密结缔组织膜，称白膜。卵巢实质由浅层的皮质和深层的髓质构成。皮质较厚，占卵巢大部分，由不同发育阶段的卵泡、黄体以及结缔组织等构成。髓质较薄，主要由结缔组织、血管、淋巴管和神经组成（图14-6）。

2. 输卵管　输卵管（uterine tube）左、右各一，为输送卵子的肌性管道，长10～14cm，位于子宫阔韧带上缘，从卵巢上端连于子宫底两侧。输卵管由内侧向外侧分为输卵管子宫部、峡部、壶腹部和漏斗部4部分（图14-5）。输卵管内侧端的子宫部有输卵管子宫口通子宫腔；输卵管峡部短而直，常为输卵管结扎术施行部位；输卵管壶腹部粗而长，为卵子受精部位，也是宫外孕好发部位；外侧端的漏斗部游离，有输卵管腹腔口，开口于腹膜腔，其边缘有许多突起的输卵管伞和一条较长的卵巢伞。输卵管管壁由黏膜、肌层及浆膜构成。黏膜上皮为单层柱状纤毛上皮。纤毛的摆动和肌层的蠕动有助于受精卵进入子宫腔。

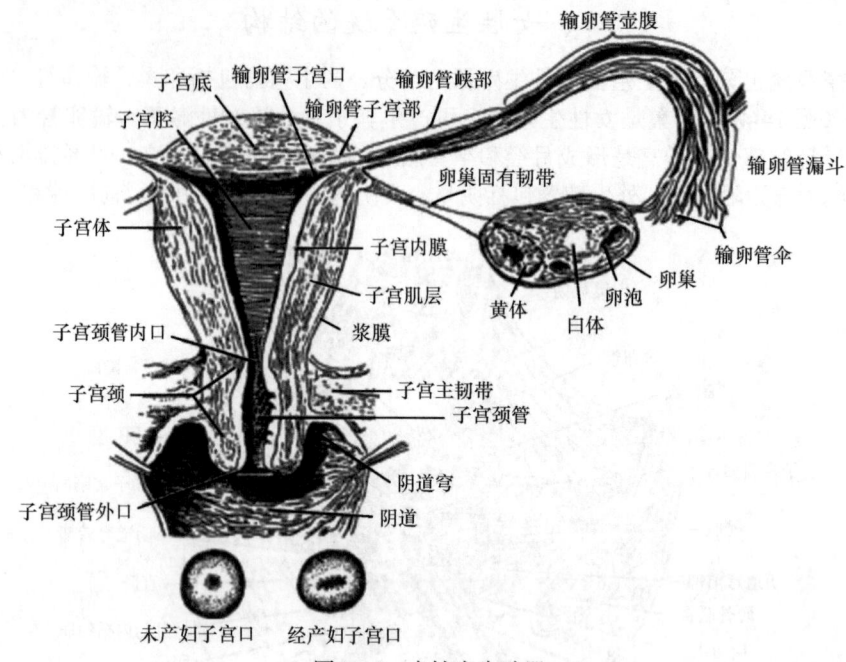

图 14-5　女性内生殖器

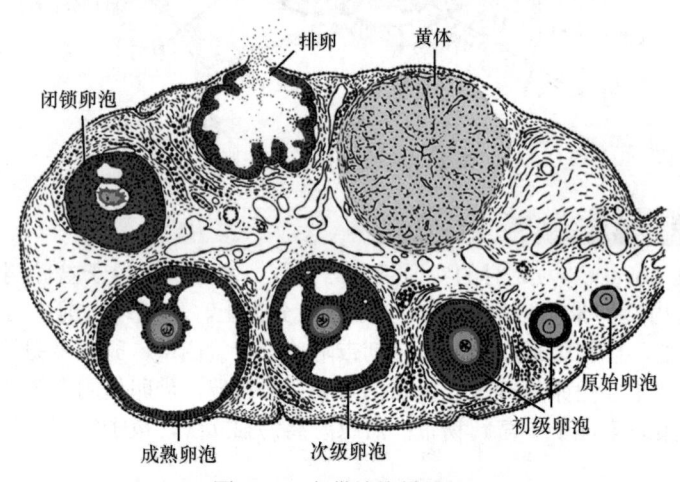

图 14-6　卵巢结构模式图

> **知识拓展　　　　　　　　　　输卵管妊娠**
>
> 　　输卵管妊娠是因卵子在输卵管壶腹部受精，受精卵因某些原因在输卵管被阻，而在输卵管的某一部分着床、发育，发生输卵管妊娠以壶腹部为最多，占 50%～70%；其次为峡部，占 30%～40%；伞部最少见，占 1%～2%。

3. 子宫　　子宫（uterus）是供胎儿生长发育的肌性器官，壁厚而腔小。其形态、大小、位置和结构随年龄、妊娠和月经周期发生变化。

　　子宫位于小骨盆中央，膀胱与直肠之间，两侧有卵巢和输卵管。成年女性子宫呈轻度前倾前屈位（图 14-4）。维持子宫正常位置的装置主要有韧带和盆底肌等结构，子宫的韧带包括子宫阔韧带、子宫圆韧带、子宫主韧带和子宫骶韧带。如果固定子宫的结构薄弱或受损，可导致子宫异位或脱垂。

成人子宫呈前后略扁的倒置梨形，可分为底、体、颈三部。子宫底为两侧输卵管子宫口以上的部分；子宫下端狭窄的部分为子宫颈，可分为子宫颈阴道部和子宫颈阴道上部，子宫颈的下端有子宫口通阴道，上端短而狭窄称为子宫峡，子宫峡长约1cm，妊娠期逐渐伸展、变长，妊娠末期子宫峡可延至7~11cm，峡壁逐渐变薄，产科剖宫术常选此处；子宫颈与子宫底之间的部分为子宫体。子宫的内腔称子宫腔，分为上部子宫体内的子宫腔，下部子宫颈内的子宫颈管，其中子宫腔是胚胎正常着床的部位，子宫腔以外的着床发育均称为宫外孕。

子宫壁分为三层。内层为黏膜，又称子宫内膜，由单层柱状上皮和固有层组成，富含基质细胞、子宫腺和螺旋动脉，根据其结构和功能特点，子宫内膜可分为功能层和基底层，功能层较厚，为靠近子宫腔的内膜部分，随着月经周期而发生增生、脱落，胚泡也在此层植入。子宫壁中层最厚，称为肌层，由平滑肌和少量结缔组织构成，其间有丰富的血管，子宫肌层的收缩活动，有助于精子的运动和胎儿的娩出。外层最薄，称为浆膜，为覆盖于子宫底和子宫体表面的腹膜脏层，向子宫前、后面分别移行为膀胱子宫陷凹和直肠子宫陷凹，子宫颈的外膜为纤维膜（图14-7）。

4. 阴道 阴道（vagina）位于骨盆腔中央，为连接子宫和外生殖器的肌性管道，前壁长7~9cm，与膀胱和尿道相邻，后壁长10~12cm，与直肠相邻。上部较宽，包绕子宫颈阴道部，两者间的环形凹陷，称为阴道穹隆，下部较窄，穿尿生殖膈，以阴道口开口于阴道前庭（图14-5）。

阴道壁由黏膜、肌层及纤维性外膜组成，富有伸展性，是性交器官，也是月经排出及胎儿娩出的通道。

5. 前庭大腺 前庭大腺（greater vestibular gland）位于阴道口的两侧，导管向内侧开口于阴道前庭，分泌液有润滑阴道的作用。

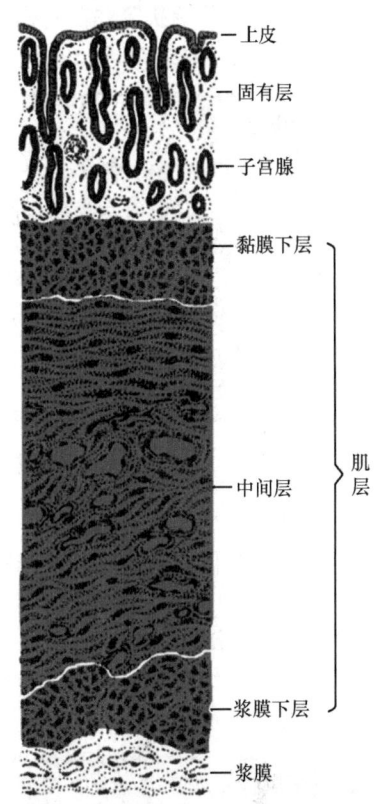

图14-7 子宫壁结构

（二）外生殖器

女性外生殖器主要包括阴阜、大阴唇、小阴唇、阴道前庭、阴蒂、前庭球（图14-8）。

1. 阴阜 阴阜（mons pubis）位于耻骨联合前面的皮肤隆起，内含较多的脂肪组织，青春期发育时，其皮肤表面开始生长阴毛。

2. 大阴唇 大阴唇（greater lips of pudendum）位于前庭球外侧部的表面，为一对纵行隆起的皮肤皱襞，外侧面长有阴毛，内侧面光滑湿润，有大量皮脂腺，两侧大阴唇在前、后端形成前、后联合。

3. 小阴唇 小阴唇（lesser lips of pudendum）位于大阴唇的内侧，是一对前后纵行较薄的皮肤皱襞，表面光滑无毛，富有弹性，向前形成阴蒂系带，向后形成阴唇系带。

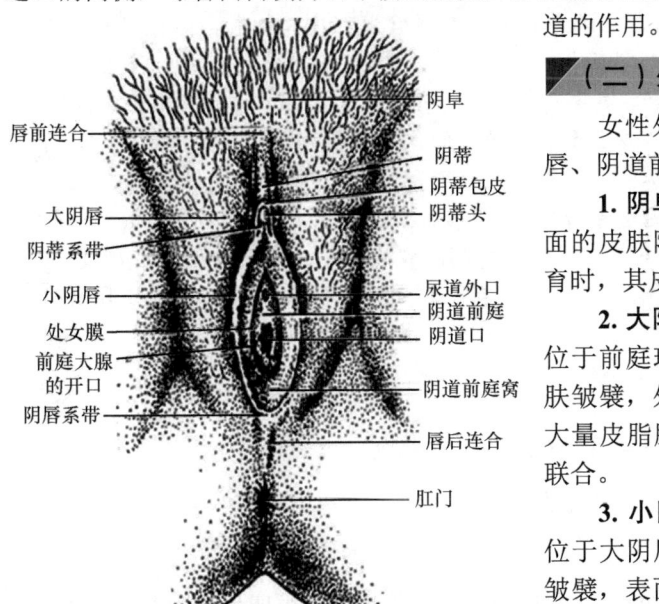

图14-8 女性外生殖器

4. 阴道前庭 阴道前庭（lesser lips of pudendum）是指阴蒂、阴唇系带和两侧小阴唇之间的菱形区。前部有尿道外口，后部有阴道口。阴道口有一层膜称处女膜。在小阴唇与处女膜之间的沟内，左右各有一前庭大腺导管的开口。

5. 阴蒂 阴蒂（clitoris）位于小阴唇的顶端下方，由两个阴蒂海绵体组成，与男性的阴茎海绵体同源，可以勃起。其头端称阴蒂头，富有感觉神经末梢。

6. 前庭球 前庭球（bulb of vestibule）位于两侧大阴唇皮下，相当于男性的尿道海绵体，呈蹄铁形，两侧前端狭窄并左右相连，位于尿道外口与阴蒂之间的皮下，后端膨大，位于大阴唇的皮下并与前庭大腺相邻。

> **【附】乳房**
>
> 乳房（breast）有哺乳功能，位于胸部浅筋膜内，左右各一，向上自第2~3肋，向下至第6~7肋。乳房形态和大小变化较大，成年未孕女性乳房呈半球形，紧张而富有弹性。乳房表面中央为乳头，有输乳管开口，乳头周围为深色的乳晕，内有乳晕腺，其分泌物可润滑乳头。乳房由皮肤、乳腺、脂肪和纤维组织构成。乳腺被纤维结缔组织分隔成15~20个乳腺叶，乳腺叶的排泄管称为输乳管，以放射状汇聚开口于乳头。乳房表面的浅筋膜与胸壁深筋膜之间，有纤维束形成乳房悬韧带，对乳房起支持固定作用，乳腺癌时，韧带牵拉皮肤内陷，可引起"酒窝征"。

二、女性一生各阶段的生殖生理特点

女性的一生经历胎儿期、新生儿期、儿童期、青春期、性成熟期、围绝经期及绝经后期。其中生殖功能变化最明显的是青春期和围绝经期。女性青春期以第一次月经来潮为标志，一般发生在13~14岁，此时卵巢功能开始表现为周期性的活动，并出现女性第二性征。性成熟期的卵巢生殖功能与内分泌功能最为旺盛，并保持规律的周期性活动的特征。女性大约从40岁起卵巢功能开始衰退进入围绝经期，机体内分泌和生理功能也出现一系列变化。绝经后卵巢的功能完全丧失，生殖器官萎缩老化，心血管系统、脂代谢、骨代谢也发生改变。

> **知识拓展　　　　　女性适宜的生育年龄**
>
> 女性从月经初潮到绝经前均可受孕，但从初潮至生殖器官发育基本成熟一般是13~18岁。也有研究认为，妇女身体其他器官完全发育成熟要到23岁以后。如果在此年龄之前生育，不仅影响母体的发育和健康，还可导致胎儿发育不良。因为处于急速发育中的母亲不能及时供给胎儿生长发育所需要的大量营养物质，以至于影响胎儿的体质和智力发育，孕产妇的难产率、流产、早产、胎儿畸形发生率也高。另外，过晚生育也不利于优生，因为随着年龄增长，女性卵巢内原始卵泡数量急骤下降。而且随着年龄增长，特别是35岁以上高龄妇女，由于卵子内的染色体老化、畸变的可能性增大，均可导致胎儿畸形、智力低下、死胎的发生率增高。研究显示35岁以上的母亲，胎儿患先天愚儿（唐氏综合征）的发生率要比24~29岁的母亲高5倍，40岁以上者则高出10~15倍。因此，从妇产科学和社会学的角度看，女性最佳生育年龄在24~29岁。

三、卵巢的功能及其调控

卵巢的主要功能是产生成熟卵子和分泌雌激素和孕激素。

（一）卵巢的生殖功能

1. 卵泡的发育 卵泡（ovarian follicle）是卵巢的基本功能单位，由卵母细胞和卵泡细胞构成。可分为原始卵泡、初级卵泡、次级卵泡和排卵前成熟卵泡四个阶段（图14-9）。出生时，两侧卵巢中有70万～200万个原始卵泡，青春期减至4万个。一般每月有15～20个原始卵泡开始生长发育，经初级卵泡与次级卵泡阶段，通常只有1个卵泡发育成优势卵泡并成熟，排出其中的卵细胞，而其余同时开始生长的卵泡均在发育过程中先后退化，形成闭锁卵泡。

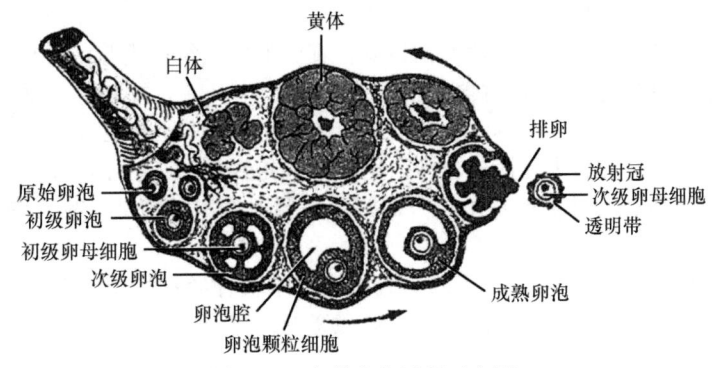

图14-9 卵巢生卵过程示意图

2. 排卵 当优势卵泡发育成熟时，其分泌的大量雌激素对垂体的正反馈效应，形成LH峰，由LH峰触发排卵（ovulation），即卵泡壁破裂，卵细胞与透明带、放射冠一起随卵泡液排出卵泡的过程。排卵的时间一般在下次月经来潮前的14天，LH峰出现后的12小时。

3. 黄体的形成及退化 卵泡排卵后，卵巢破裂口被纤维蛋白封闭，残余的卵泡壁内陷，血管破裂，血液进入腔内凝固，形成血体。此后新生血管长入，残留卵泡细胞增殖，在LH的作用下颗粒细胞和内膜细胞分别转化为颗粒黄体细胞和卵泡膜黄体细胞，外观呈黄色，称为黄体（corpus luteum）。黄体的主要功能是分泌孕激素，同时也分泌雌激素。如排出的卵子得以受精，则黄体在滋养层细胞分泌的人绒毛膜促性腺激素（human chorionic gonadotropin，hCG）的作用下继续发育增大，转变为妊娠黄体（corpus luteum of pregnancy），为胚胎着床及着床后胚胎的发育提供性激素支持，直到胎盘形成后替代黄体。如卵子没有受精，黄体在2周后开始退化，逐渐被结缔组织取代，成为白体。

（二）卵巢的内分泌功能

卵巢合成及分泌的类固醇激素主要是雌激素（estrogen）、孕激素（progesterone）和少量雄激素。除类固醇激素外，卵巢还分泌多种肽类激素参与卵巢、下丘脑及腺垂体功能的调节。

1. 雌激素和孕激素的合成与代谢 卵巢类固醇激素的合成主要以血中胆固醇为原料，由卵泡内膜细胞及颗粒细胞共同完成。按照雌激素合成的双重细胞学说，首先是卵泡内膜细胞在LH作用下合成孕激素，再由孕激素转化为雄激素，即雄烯二酮和睾酮；雄激素扩散至颗粒细胞后，在芳香化酶作用下转变为雌激素，即雌酮（estrone）和雌二醇（estradiol），进入血液循环或卵泡液中。由于FSH作用于发育到一定阶段的卵泡颗粒细胞，诱导其芳香化酶的表达，因此只有发育近成熟的优势卵泡才能合成分泌大量雌激素。性激素分子结构的一些基团被替代后得到的人工合成激素类似物，如炔雌醇、炔诺酮等可应用于临床疾病的治疗或避孕药物。

卵巢分泌的雌激素主要与血浆中的雌激素结合蛋白或白蛋白结合，运输至靶器官。孕激素主要与白蛋白结合，少量可与血中皮质醇结合蛋白结合运输。雌、孕激素主要在肝脏降解为雌三醇（estriol）和孕二醇（pregnanediol），其代谢产物以葡萄糖醛酸盐或硫酸盐的形式，分别经尿液或经胆汁随粪便排出。

2. 雌激素的生理作用 雌激素主要促进女性生殖器官的发育和副性征的出现，并维持在正常状态，此外对中枢神经系统、心血管系统及骨骼等也有广泛的效应。

（1）对生殖器官的作用：①促进子宫发育，子宫内膜增生，主要是上皮、腺体及螺旋小动脉增生，使内膜具有对胚胎的接受性；使排卵期宫颈口松弛，子宫颈分泌大量清亮、稀薄的黏液，有利于精子通过。②促进输卵管黏膜上皮中纤毛细胞的增生,增强纤毛向子宫方向的摆动及输卵管蠕动,有利于将受精卵运送至子宫。③与 FSH 协同使卵泡颗粒细胞 FSH 受体表达增加,使芳香化酶活性升高,促进卵泡发育。④促进阴道上皮的增生和角化,使阴道分泌物呈酸性,增强其对损伤及感染的抵抗力。⑤促进外生殖器的发育。

(2) 对乳腺和副性征的作用:刺激腺泡发育,促进脂肪组织在乳腺、臀部的聚集,促进女性第二性征如全身脂肪和毛发的分布,女性体态等的出现。

(3) 对骨骼生长发育的影响:刺激成骨细胞的活动,加速骨的生长,促进骨中钙、磷的沉积,尤其是促进骨的成熟,促进骨骺的愈合。因此进入绝经期后,由于雌激素水平的降低,导致绝经后妇女发生骨质疏松、骨折的危险性升高。促进肾对水和钠的重吸收,增加细胞外液的量,导致体内水、钠潴留。

(4) 对中枢神经系统的影响:近年的研究发现,中枢神经系统中也有雌激素受体分布,雌激素能诱导某些神经元生长,促进突触形成。雌激素的缺乏可能与阿尔茨海默病的发生有一定的关系。

(5) 对心血管系统的影响:雌激素能使血中高密度脂蛋白含量增加,低密度脂蛋白含量减少;促进胆固醇的代谢和转运,降低血中胆固醇的浓度,防止动脉硬化。因此绝经期前妇女心血管疾病发病率较男性低,而绝经后发病率显著升高。

3. 孕激素的生理作用 孕激素的作用大多是在雌激素作用的基础上得以发挥。

(1) 对生殖器官的作用:①抑制子宫内膜细胞的增殖,促使子宫内膜上皮由增生期向分泌期转化,为受精卵着床和胚胎发育提供良好条件。②使子宫平滑肌兴奋性降低,抑制子宫收缩,防止妊娠期胚胎的排出;促进基质细胞增殖并且发生蜕膜化。③使宫颈黏液分泌减少且变稠,不利于精子通过。④促进输卵管上皮的分泌,为着床前受精卵及卵裂球提供营养,促进受精卵向子宫腔运动。⑤抑制阴道上皮增生和角化。

(2) 对乳腺的作用:在雌激素作用的基础上,孕激素进一步促进乳腺小叶及腺泡发育,腺泡细胞增生,为分娩后泌乳作好准备。

(3) 产热作用:孕激素可增强能量代谢,也可作用于下丘脑体温调节中枢,使体温调定点水平上移或影响散热过程,因而排卵后基础体温升高 0.3~0.6℃,并在黄体期一直维持在这一水平。临床上常将女性基础体温的双相变化作为判断排卵的标志之一。

(三) 卵巢功能的调节

1. 下丘脑-腺垂体对卵巢活动的调节 卵巢功能也受下丘脑-腺垂体调节,三者具有密切的功能联系,形成了下丘脑-腺垂体-卵巢轴。下丘脑正中隆起释放的 GnRH 呈脉冲式分泌,通过 IP_3 和 DG 调节腺垂体 FSH 和 LH 的分泌,并在月经周期中呈现周期性变化。

FSH 是卵泡生长发育的始动激素,颗粒细胞有 FSH 受体,FSH 还能使颗粒细胞上出现 LH 受体,与 LH 结合后可使颗粒细胞的形态及激素分泌能力向黄体细胞转化,形成黄体。排卵前 LH 分泌峰能诱发成熟卵泡排卵,排卵后 LH 又可维持黄体细胞持续分泌孕酮。

2. 卵巢激素对下丘脑-腺垂体的反馈作用 下丘脑及腺垂体均存在雌、孕激素的受体,雌、孕激素可反馈性地调节下丘脑和垂体激素的分泌。雌激素对下丘脑和垂体激素分泌既有负反馈作用又有正反馈作用,其作用性质与血浆中雌激素的浓度有关。小剂量的雌激素抑制下丘脑 GnRH 的释放;在排卵前一天左右,由于卵泡产生大量雌激素,血中雌激素水平达到顶峰,可促进 GnRH 的释放,引起排卵前 LH 和 FSH 释放,以血中 LH 浓度增加最明显,形成 LH 峰。雌激素这种促进 LH 大量分泌的作用,称为雌激素的正反馈效应,而孕激素则抑制上述正反馈作用。在月经周期的大部分时间内,卵巢甾体激素可反馈抑制促性腺激素的分泌。故当卵巢切除或卵巢功能低下及绝经后,体内性激素水平下降,而 LH 和 FSH 水平则明显升高(图 14-10)。

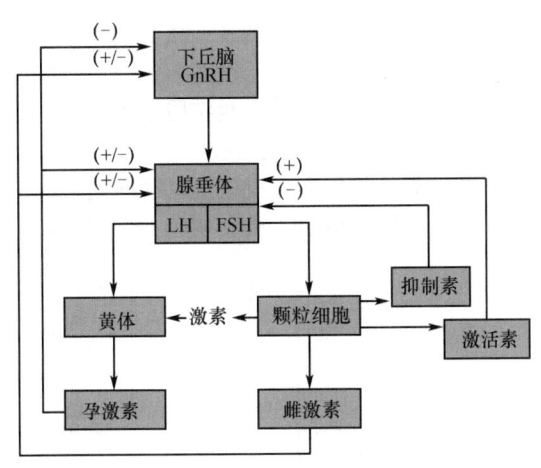

图 14-10　下丘脑-腺垂体-卵巢轴的功能联系

四、月经及月经周期的调节

女性在生育年龄，卵巢中卵泡的生长发育、排卵与黄体形成呈周期性变化，称为卵巢周期（ovarian cycle），其最明显的变化是子宫内膜呈现周期性的剥落、出血，即月经（menstruation），所以卵巢周期又称月经周期（menstrual cycle），为两次月经第一天之间的间隔时间，其长度因人而异，平均约 28 天，其中月经持续时间正常为 3～5 天。

（一）月经周期的分期

由于月经周期中卵巢分泌的雌、孕激素的波动，导致子宫内膜功能层的形态和功能发生周期性的变化，据此可将其分为增生期（proliferative phase）、分泌期（secretory phase）及月经期（menstrual period）三个时期。

增生期一般为月经周期的第 1～14 天。此期卵泡生长，所分泌的雌激素也逐渐增加，在雌激素的作用下，月经期损伤的子宫内膜修复、生长，子宫腺体和间质中螺旋小动脉增生。

分泌期一般为月经周期的第 15～28 天。在黄体分泌的大量孕激素作用下，子宫内膜进一步发育，内膜腺体更为弯曲，分泌大量黏液，有利于囊胚的存活及附着于子宫内膜。此期的黄体细胞也分泌雌激素，雌激素除协同孕激素促进子宫内膜发育外，对于子宫内膜的"胚胎种植窗"的形成也起重要作用。

月经期一般为月经周期的 1～4 天，与增生期的早期重叠。如果排卵后卵子未受精，则黄体萎缩退化，导致血中雌、孕激素水平突然降低，子宫螺旋小动脉痉挛性收缩，内膜靠宫腔面 2/3 的功能层组织发生缺血、变性、坏死剥脱，血管破裂出血。坏死的内膜组织连同血液一起排出即月经，同时子宫平滑肌收缩有助于月经血从子宫腔排出，但也可引起痛经。

除子宫内膜的变化外，阴道黏膜、宫颈黏液、输卵管及乳房受月经周期中雌、孕激素的影响也发生相应的周期性变化，临床上可根据此特点判断卵巢功能。

（二）月经周期的调节

正常月经周期的形成是因为下丘脑-垂体-卵巢轴活动的结果。

1. 下丘脑-垂体-卵巢轴的作用　青春期开始后，下丘脑的弓状核、视交叉上核等核团的一些神经内分泌细胞合成并脉冲式释放 GnRH，GnRH 经垂体门脉系统运输到达腺垂体，与腺垂体的促性腺激素细胞上受体结合，引起垂体脉冲性释放促性腺激素 FSH 和 LH。FSH 与卵泡颗粒细胞上的 FSH 受体结合，促进芳香化酶的合成，进而使雄激素转化为雌激素；同时 FSH 也促进颗粒细胞合成抑制素和激活素（activin）。LH 作用于卵泡膜细胞上的 LH 受体，促进孕激素与雄激素的合成。GnRH、FSH 和 LH 均通过 G 蛋白偶联受体介导的跨膜信号转导途径发挥其调节作用。

另一方面，卵巢分泌的雌激素、孕激素、抑制素和激活素也对下丘脑及垂体激素分泌存在反馈调节。其中，雌、孕激素对下丘脑及腺垂体起反馈调节作用，除雌激素在排卵前的短时间正反馈效应外，主要表现为负反馈调节。抑制素和激活素作用于腺垂体，分别抑制或促进促性腺激素的合成与分泌。

2. 月经周期中的内分泌调节 卵巢的周期性变化是月经周期形成的基础，习惯上将卵巢周期分为卵泡期（follicular phase）与黄体期（corpus luteal phase）两个阶段（图 14-11）。

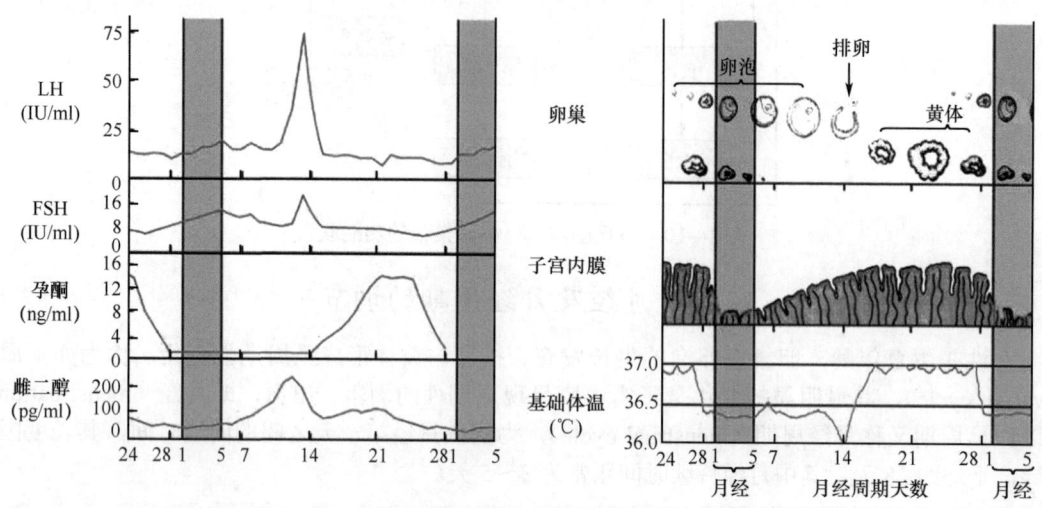

图 14-11 月经周期中激素、卵巢和子宫内膜的变化

（1）卵泡期：由于前次月经周期的卵巢黄体萎缩，体内孕激素及雌激素水平下降，解除了对下丘脑及腺垂体的抑制效应。下丘脑 GnRH 的脉冲性释放，促使腺垂体的 FSH 及 LH 脉冲性分泌，特别是脉冲性释放的幅度增加。在 FSH 和 LH 作用下，卵泡发育并分泌雌激素，雌激素促进子宫内膜增生。此后，由于卵巢颗粒细胞产生的雌激素和抑制素对下丘脑及腺垂体的负反馈作用，腺垂体分泌 FSH 有所减少。

随着优势卵泡发育成熟，雌激素水平进一步增加，此时血中高浓度的雌激素对下丘脑及腺垂体都产生正反馈作用，触发下丘脑 GnRH 大量释放，刺激腺垂体分泌 LH 和 FSH 达到峰值，尤以 LH 峰更为明显。LH 峰在排卵前 1 天出现，是排卵的必要条件。

（2）黄体期：排卵后 LH 促进黄体的形成和维持，并分泌雌、孕激素，形成雌激素的第二个高峰和孕激素的分泌峰。孕激素能促使子宫内膜进一步增生变厚，血管扩张充血，腺体增大，腺细胞的胞质出现许多颗粒，内膜呈现高度分泌状态。子宫内膜变得松软并富含营养物质，子宫平滑肌相对静止，为胚泡着床和发育做好准备。若不受孕，黄体的寿命为 12~15 天，黄体即退化，血中孕激素与雌激素浓度明显下降，子宫内膜由于失去了雌、孕激素的支持，使子宫内膜血管痉挛，导致内膜缺血、坏死、脱落和出血，进入下一个月经周期。如怀孕，胎盘分泌人绒毛膜促性腺激素（hCG），使黄体功能继续维持一定时间，月经周期停止，进入妊娠状态，直至分娩以后，月经周期再逐渐恢复。

五、妊娠、分娩与泌乳

（一）妊娠

妊娠（pregnancy）是指母体内新的个体产生的过程，包括受精、着床、妊娠的维持及胎儿生长发育。

1. 受精 受精（fertilization）指精、卵识别，精子穿入卵细胞及两者融合的过程。一般于排卵后的 6~7 天在输卵管的壶腹部完成。

受精包括一系列复杂的生物学过程，卵子发育成熟和精子获能是受精的必要条件。从卵巢排出的卵子必须完成第一次成熟分裂，释放出第一极体，停止于第二次成熟分裂的中期，只有这一时期的卵子才能受精。在人类和大多数哺乳动物，精子进入阴道时并不具备受精能力，必须在女性生殖道停留一段时间，获得穿过透明带使卵子受精的能力，这一过程称为获能（capacitation）。获能包括了精子离开雄性生殖道后至受精前所发生的一切形态及功能的变化。获能的本质是暴露精子表面与卵识别的部位，解除对顶体反应的抑制，增强精子膜的流动性，便于精卵结合。获能的最后阶段是精子发生顶体反应（reaction of acrosome），释放出顶体中贮存的顶体酶。

受精包括以下几个环节：①精子通过头部的摆动穿过卵周的放射冠到达透明带。②精子表面的细胞膜受体与透明带蛋白（如 ZP_3）相互作用，通过一系列跨膜信号转导，诱发顶体反应。③顶体酶作用于透明带，再加上精子本身的机械运动，使精子穿过透明带。④精子头部暴露的顶体后膜与卵膜发生融合，精子头部的核物质随即进入卵子。⑤精子进入卵子后，使卵细胞内 Ca^{2+} 浓度升高，触发卵内的皮质反应，卵膜下的皮质颗粒以出胞的形式释放出特殊的酶，作用于透明带的糖蛋白，使透明带变硬，阻止多精受精。⑥卵内 Ca^{2+} 浓度升高导致卵的激活，迅速恢复和完成第二次减数分裂，释放出第二极体，细胞核的染色体随即解聚形成雌原核；进入卵内的精子核也解聚形成雄原核。⑦雌、雄原核融合形成一个新的细胞即合子（zygote），受精过程完成。

2. 着床 着床（implantation）是指胚泡通过与子宫内膜的相互作用侵入子宫内膜的过程，是发育到囊胚期的胚胎与具有对胚胎接受性的子宫内膜相互作用的结果。

受精卵在输卵管内发育至桑椹胚，在输卵管的蠕动和输卵管管腔上皮纤毛摆动的作用下，逐渐向子宫运行，于受精后第 3 天到达宫腔。胚胎在宫腔一般停留 3 天，在此期间从子宫内膜的分泌物中获得营养，进一步发育至囊胚期胚胎。

与此同时，由于黄体分泌的大量孕激素及一定量雌激素的协同作用，使子宫内膜发生形态及功能的变化而具备对胚胎的接受性。子宫内膜对胚胎的接受性仅限于称为"胚胎种植窗"有限的时间。该窗口仅持续 3~4 天，一般在月经周期的第 20~23 天。因此，实施试管婴儿技术时应注意胚胎移植的最佳时间。

着床过程包括以下三个环节：①囊胚定位并附着在子宫特定部位的内膜细胞；②囊胚穿过子宫上皮的基底膜进入内膜基质层；③囊胚最后植入。囊胚穿过上皮基底膜后，滋养层细胞分泌的蛋白酶分解基质成分，同时分泌几种旁分泌因子促进着床部位所在区域的基质细胞发生蜕膜化。蜕膜细胞呈多边形，富含糖原及脂质，一方面为植入早期的胚胎提供营养，同时致密的蜕膜区的形成又在胚胎周围建立起机械及免疫学屏障，防止胚泡过度侵入和母体免疫系统对胚胎的排斥。

3. 妊娠的维持 着床一旦发生，来自囊胚的滋养层细胞和母体的蜕膜细胞迅速增生形成胎盘。胎盘是妊娠期重要的器官，具有以下多种功能。①物质交换功能，胎儿发育所需要的各种营养物质及 O_2，胎儿代谢产生的 CO_2 及代谢物的交换，都在胎盘与母体的血液循环之间完成；②贮存大量营养物质，如蛋白质、多肽、糖原和铁等，供胎儿在母体提供的营养不足时或分娩过程的需要；③内分泌功能，胎盘是一个临时性的内分泌器官，它能分泌大量的蛋白类激素和和肽类激素，如 GnRH、人绒毛膜促性腺激素（hCG）、人绒毛膜促生长素、生长抑素、神经肽 Y 以及类固醇激素等。这些激素对维持妊娠和促进胎儿生长发育有着重要作用。

hCG 是由胎盘绒毛组织的合体滋养层细胞分泌的最重要的糖蛋白激素，分子量大约为 39 000，由 α 和 β 亚基组成。hCG 与 LH 在结构及功能上有很大的相似性。hCG 的分泌开始于胚泡形成早期，在排卵后 8~9 天就能从母体血中检测到 hCG，以后逐渐增多，于妊娠 8~10 周达到峰值后下降。因此临床上常采用检测女性血液或尿中 hCG 水平作为诊断早孕的指标。hCG 的作用是防止妊娠早期黄体的退化，使之发育为妊娠黄体，继续分泌大量的雌、孕激素。因此，hCG 可用于妊娠的维持，防止早期流产。

整个妊娠期母体孕激素和雌激素都保持很高水平，这也是维持妊娠的必要条件。妊娠3个月以前，雌、孕激素由妊娠黄体产生，妊娠第8周后胎盘开始合成孕激素、雌激素（主要是雌三醇），并逐渐代替黄体成为母体雌、孕激素的主要来源。由于胎盘缺乏合成激素所需的原料胆固醇以及雌激素生成的一些关键酶，因此，雌、孕激素的合成需要母体-胎盘-胎儿共同完成。妊娠期分泌的雌激素进一步促进子宫、乳腺的发育；使骨盆韧带、关节松弛，利于胎儿的娩出。孕激素促进子宫内膜蜕膜化；抑制子宫平滑肌收缩，防止流产；与雌激素协同进一步促进乳腺发育，为泌乳做好准备。

案例 14-2

患者，女性，30岁，结婚7年没有怀孕，月经周期不规则（22～36天）。经检查，患者丈夫精子数量、活力和形态均正常。常规生理检查显示无异常，盆腔超声检查证实：女性外生殖器形态、子宫和卵巢大小均正常。

临床诊断：不孕症。

问题：从生理角度考虑，该妇女不孕的可能原因有哪些？

提示：患者丈夫的精子在阴道中不能完成获能过程；受精过程中，精子可能被卵细胞排斥（如存在抗精子抗体）；不能正常形成一个优势卵泡；优势卵泡无法接收信号以完成排卵；输卵管有堵塞使得精子不能上行或者受精卵无法下行；闭锁黄体功能失调；子宫局部异常导致受精卵不能牢固着床。

（二）分娩

分娩（parturition）指胎儿及其附属物从母体子宫经阴道排出体外的过程。一般发生在妊娠的40周左右。

分娩发动的机制还不十分清楚。妊娠末期胎盘雌激素分泌增加，胎儿下丘脑-垂体-肾上腺轴的作用，胎儿生长到一定程度对子宫的牵张刺激，子宫局部和胎膜释放的前列腺素以及垂体分泌的催产素等都可能参与了分娩过程的发动。分娩的过程分三个阶段，属于正反馈调节。首先是起源于子宫底部的收缩逐渐向下扩布，胎儿被推向宫颈，使宫颈扩大变薄，时间可长达几小时。然后，胎儿对子宫颈的刺激反射性地引起子宫收缩，同时垂体后叶释放的催产素也使子宫收缩不断增强直到胎儿经阴道娩出。在胎儿娩出后约10分钟，胎盘与子宫分离，并被排出体外。在此过程中，胎盘产生的一种松弛素（relaxin）使女性的骨盆韧带松弛，子宫颈松软，有利于胎儿娩出。

（三）泌乳

妊娠期在雌激素、孕激素及催乳素及胎盘泌乳素的作用下，乳房小叶的腺泡进一步发育为泌乳做好准备。另外，在妊娠晚期，乳房组织中的淋巴细胞增多，分泌的 IgA 进入局部血流，被乳腺上皮细胞摄取转运至乳汁，因而初乳中含有大量的免疫球蛋白。由于妊娠期高浓度的雌、孕激素阻碍乳汁的合成、分泌，泌乳的发动开始于分娩后，属于反射活动。因为分娩后，雌、孕激素水平下降，婴儿吸吮乳头刺激下丘脑产生催乳素释放激素，进而使腺垂体分泌大量催乳素，并和催产素一起，共同完成泌乳和射乳过程。

催乳素在哺乳期一直维持较高水平，其对下丘脑 GnRH 的释放具有抑制作用，另外，高浓度催乳素也可能直接抑制卵巢的功能，导致哺乳期闭经和停止排卵，具有一定的避孕作用，但不能完全避免哺乳期妊娠。

（胡光强　李　晶）

思 考 题

1. 简述雄激素、雌激素、孕激素的生理作用。
2. 试述月经周期的形成机制。
3. 试述下丘脑和腺垂体对睾丸生精和内分泌功能的调节。
4. 简述男、女性生殖系统的主要结构。
5. 精子排出体外依次需经过哪些结构?

参 考 文 献

丁文龙, 刘学政. 2018. 系统解剖学. 9 版. 北京: 人民卫生出版社.
顾晓松. 2012. 系统解剖学 (案例版). 2 版. 北京: 科学出版社.
唐四元. 2017. 生理学. 4 版. 北京: 人民卫生出版社.
王庭槐. 2018. 生理学. 9 版. 北京: 人民卫生出版社.
武宇明, 祁文秀. 2020. 生理学. 北京: 人民卫生出版社.
姚泰. 2015. 生理学. 3 版. 北京: 人民卫生出版社.
周华, 崔慧先. 2016. 人体解剖生理学. 7 版. 北京: 人民卫生出版社.
朱大年. 2020. 生理学. 2 版. 北京: 科学出版社.
朱启文, 高东明. 2012. 生理学 (案例版). 2 版. 北京: 科学出版社.
邹锦慧, 洪乐鹏, 岳兴权. 2015. 人体解剖学. 5 版. 北京: 科学出版社.
Barrett KE, Barman SM, Brooks HL, et al. 2019. Ganong's Review of Medical Physiology. 26th ed. New York: McGraw-Hill Education.
Guyton AC, Hall JE. 2015. Textbook of Medical Physiology. 13 th ed. Philadelphia: Saunders.
Hall JE. 2021. Textbook of Medicine Physiology. 14th ed. Philadelphia: Saunders.
Kim EB, Susan MB, Boitano S, et al. 2012. Brooks. Ganong's Review of Medical Physiology. 24th ed. California: McGraw-Hill Education.
Vanputte CL, Regan J, Russo AF, et al. 2016. Seeley's Anatomy & Physiology. 11th ed. New York: McGraw-Hill Education.
Widmaier EP, Raff H, Strang KT. 2018. Vander's Human Physiology. 15th ed. New York: McGraw-Hill Education.